Eigler · Ohren-, Nasen-, Rachen- und Kehlkopfkrankheiten

Ohren-, Nasen-, Rachen- und Kehlkopfkrankheiten

Begründet
von A. Knick

35. und 36., neu bearbeitete und ergänzte Auflage. Mit 164 teilweise mehrfarbigen Abbildungen von

Dr. Gerhard Eigler

o. Professor der Hals-, Nasen-, Ohrenheilkunde
Direktor der Hals-, Nasen-, Ohrenklinik
der Justus Liebig-Universität Gießen

Walter de Gruyter & Co.
Vormals G. J. Göschen'sche Verlagshandlung
J. Guttentag Verlagsbuchhandlung
Georg Reimer · Karl J. Trübner · Veit & Comp.
Berlin 1966

Vorwort zur 35. und 36. Auflage

Die 35. und 36. Auflage gleicht sich nach Umfang und Aufbau weitgehend der 34. Auflage an. Um die neuesten diagnostischen und therapeutischen Erkenntnisse zu berücksichtigen, mußte eine eingehende Überarbeitung vorgenommen werden. Dabei war es möglich, zahlreiche Anregungen der Rezensenten zu berücksichtigen. Neu eingefügt wurden u. a. die Kapitel über die Fazialischirurgie, die Erkrankungen der Halslymphknoten und die Sprach- und Kinderaudiometrie.
Der Verfasser hofft, daß die neue Auflage, wie die vorhergehenden, dem Studenten als Leitfaden während des Studiums dient und später in der täglichen Praxis ein Ratgeber bleiben wird.

Allen meinen Mitarbeitern, die mich bei der Neubearbeitung mit Rat und Tat unterstützt haben, sage ich auch an dieser Stelle aufrichtigen Dank.

Dem Verlag und seinen Mitarbeitern möchte ich für die verständnisvolle und harmonische Zusammenarbeit sowie für die gute qualitative Ausstattung des Buches Dank und Anerkennung aussprechen.

Gießen, Herbst 1965 GERHARD EIGLER

Inhaltsübersicht

Spezielle Otologie

ZWEITER TEIL: KRANKHEITEN DER NASE

Allgemeine Rhinologie

Spezielle Rhinologie

DRITTER TEIL: KRANKHEITEN DES RACHENS

Allgemeine Pharyngologie

Spezielle Pharyngologie

VIERTER TEIL: KRANKHEITEN DES KEHLKOPFES

Allgemeine Laryngologie

Spezielle Laryngologie

Einleitung

Die Ohren-, Nasen-, Rachen- und Kehlkopfkrankheiten werden als Sonderfach von der allgemeinen Medizin abgetrennt, da Ohr, Nase, Rachen und Kehlkopf nicht nur anatomisch-physiologisch, sondern vor allem in pathogenetischer Hinsicht aufs engste miteinander verbunden sind. Nase, Rachen und Kehlkopf bilden zusammen die oberen Luftwege. Das Mittelohr ist durch die Ohrtrompete, gleichsam als Nebenhöhle der Nase, diesen angegliedert. Als Grenzgebiete zu anderen Disziplinen gelten die Ösophagus-, Bronchial-, Speicheldrüsen- und äußeren Erkrankungen des Halses. Sie werden ebenso wie die rhinogenen und otogenen intra- und extrakraniellen Komplikationen kurz abgehandelt.

Die Krankheiten der einzelnen Gebiete werden aus didaktischen Gründen getrennt besprochen, wobei jedoch auf die Beziehungen zueinander und zum übrigen Körper stets ausführlich hingewiesen wird.

ERSTER TEIL

Krankheiten des Ohres

Allgemeine Otologie

A. Anatomie

Das periphere Gehörorgan, an dem man äußeres, mittleres und inneres Ohr unterscheidet, ist mit seinem mittleren und inneren Teil zusammen mit dem peripheren Ohrgleichgewichtsorgan in das Schläfenbein eingebettet. Dieses setzt sich aus der *Pars squamosa*, *Pars petrosa* und der *Pars tympanica* zusammen.

Zum **äußeren Ohr** gehören die Ohrmuschel und der äußere Gehörgang (Abb. 1). Der Gehörgang *(Porus acusticus externus)*, etwa 3 cm lang, mit Haut ausgekleidet und in der Tiefe durch das Trommelfell abgeschlossen, besteht aus einem knorpligen äußeren und einem knöchernen inneren Teil *(Pars tympanica, Pars squamalis, Processus mastoideus)*. Beide verlaufen nicht geradlinig in einer Achse, sondern bilden einen nach vorne offenen stumpfen Winkel (daher Streckung durch Zug an der Ohrmuschel nach hinten oben bei der Otoskopie und beim Ausspritzen nötig!).

An der Grenze zwischen knorpligem und knöchernem Teil verengt sich der Gehörgang (Isthmus), jedoch wird er kurz vor dem Trommelfell wieder etwas weiter. Im Bereich des knorpligen Gehörganges findet sich eine dicke, am Knorpel festhaftende Haut mit Haaren, Talgdrüsen und Knäueldrüsen (modifizierte Schweißdrüsen), deren dünnflüssige, helle Absonderung sich mit dem dicken fett- und pigmenthaltigen Sekret der Talgdrüsen zu dem bräunlichen Ohrenschmalz (Zerumen)

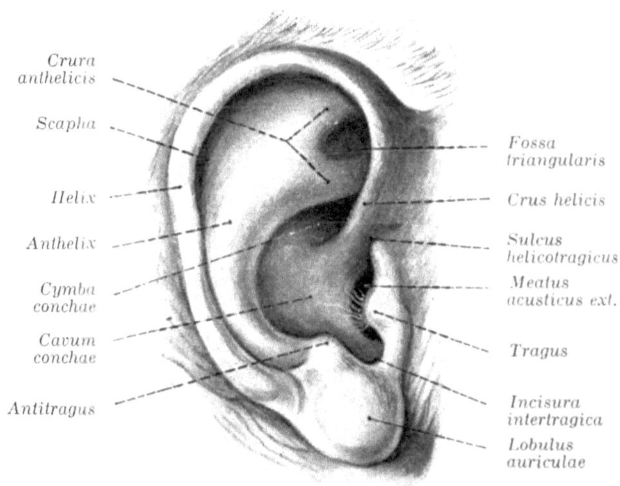

Abb. 1. Rechte Ohrmuschel, Auricula (nach WALDEYER)

vermischt. Der **knöcherne Gehörgang** ist von einer dünnen, fest am Knochen haftenden, von Drüsen und Haaren freien Haut ausgekleidet, nur oben verläuft manchmal ein schmaler, dreieckiger Hautstreifen mit Drüsen und Härchen bis nahe ans Trommelfell (Abb. 2).

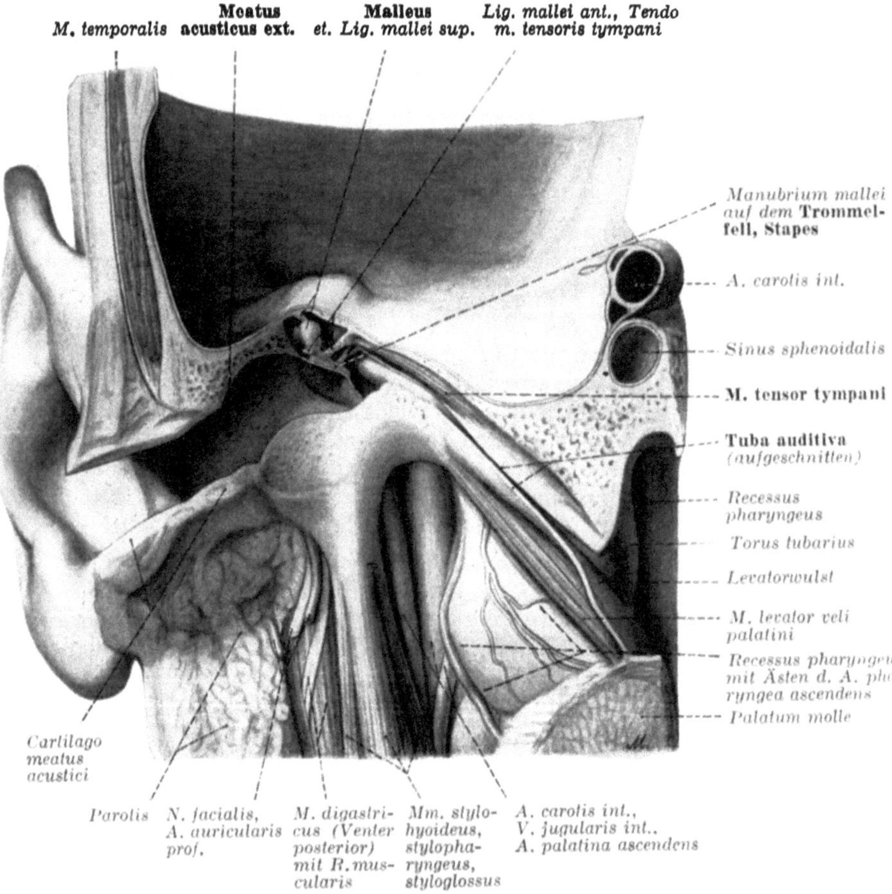

Abb. 2. Schnitt durch äußeres Ohr (Ohrmuschel und äußerer Gehörgang), Trommelfell und Mittelohr (Paukenhöhle mit Gehörknöchelchen und Ohrtrompete) (nach WALDEYER)

Beziehungen zur Nachbarschaft: Die vordere Wand des knöchernen Gehörganges wird von der *Pars tympanica* gebildet. Sie ist zugleich die Wand des Kiefergelenkes. An die untere und zum Teil auch die vordere knorplige Wand grenzt die *Parotis* (daher Ohrenschmerzen bei Kiefergelenksentzündung und Parotitis). Da der äußere Knorpel vorne durch zwei bindegewebige Septen (*Incisurae* SANTORINI) unterbrochen wird, können Entzündungen sowohl vom Gehörgang auf die Parotis als auch Entzündungen der Parotis auf den Gehörgang übergreifen. An die hintere und obere knöcherne Gehörgangswand, die durch den Warzenfortsatz des Schläfenbeines gebildet wird, stößt das *Antrum mastoideum* mit einigen Zellen des Warzenfortsatzes (Schwellungen, „Senkung" bei Mastoiditis). Außerdem verläuft in der Hinterwand der senkrechte Teil des *Canalis facialis.*

Beim Neugeborenen ist der Gehörgang, da der Warzenfortsatz des Schläfenbeins noch nicht ausgebildet ist, kurz und fast nur häutig und knorplig.

Das **Mittelohr** besteht aus der Ohrtrompete *(Tuba auditiva)*, der Paukenhöhle und den Nebenräumen im Warzenfortsatz, nämlich dem *Antrum mastoideum* und den von dort fingerförmig nach allen Richtungen bis unter die *Lamina interna* der mittleren und hinteren Schädelgrube vordringenden Warzenfortsatzzellen. Es ist durch die Ohrtrompete mit dem Nasenrachenraum verbunden und kann somit als eine Nebenhöhle der Nase betrachtet werden. Das *Ostium pharyngeum* der Tube liegt dicht hinter und seitlich der unteren Nasenmuschel im Nasenrachenraum vor der ROSENMÜLLERschen Grube. Die für gewöhnlich geschlossene Ohrtrompete wird beim Sprechen und Schlucken durch die Tätigkeit der an dem knorpligen Teil ansetzenden *Mm. levator* und *tensor veli palatini* geöffnet. Dadurch findet ein Luftaustausch zwischen dem Mittelohr und dem Nasenrachenraum statt, so daß der Luftdruck des Mittelohres dem Außendruck angeglichen wird.

Die **Ohrtrompete** ist 3,5 cm lang und besteht aus einem membranös-knorpligen pharyngealen Teil und zu einem Drittel aus einem knöchernen tympanalen Teil. Beide stoßen an einer verengten, nur 2 mm weiten Stelle, dem Isthmus, zusammen, so daß hier durch entzündliche Schwellungen leicht ein Verschluß entstehen kann.

Die **Paukenhöhle** (*Tympanum)*, ein trommelförmiger Raum, gliedert sich in drei übereinanderliegende Räume, den *Recessus hypotympanicus* unterhalb des Trommelfells, den *Recessus mesotympanicus* im Bereich des Trommelfells und den *Recessus epitympanicus* (Kuppelraum), der oberhalb des Trommelfells liegt und die Körper der Gehörknöchelchen (Hammer und Amboß) enthält.

Die **Gehörknöchelchen,** Hammer *(Malleus)*, Amboß *(Incus)* und Steigbügel *(Stapes)*, sind durch Gelenke untereinander verbunden. Sie bilden eine Kette zwischen Trommelfell und ovalem Fenster *(Fenestra vestibuli)*. Der vom *N. trigeminus* innervierte *M. tensor tympani* zieht den Hammergriff einwärts und spannt damit das Trommelfell, der vom *N. facialis* innervierte *M. stapedius* kantet den Steigbügel nach hinten innen und drängt somit das hintere Ende der Steigbügelplatte ins *Vestibulum.*

Praktisch wichtig: Vorne oben mündet die Ohrtrompete in die Paukenhöhle, hinten oben ist diese im Bereich des Kuppelraums durch den *Aditus ad antrum* mit dem Zentralraum des Warzenfortsatzes, dem *Antrum mastoideum*, verbunden. Beide Mündungen liegen ungefähr gleich hoch über dem Paukenboden, so daß Schleim und dünnflüssige Absonderungen nicht ohne weiteres nach vorne oder hinten abfließen können, sondern sich hinter dem Trommelfell ansammeln.

Der **Paukenboden** ist knöchern und liegt dem *Bulbus* der *Vena jugularis interna* an. Oben ist die Pauke nur durch eine dünne Knochenwand, dem *Tegmen tympani*, von der *Dura mater* der mittleren Schädelgrube und des Schläfenhirns getrennt. Sie weist nicht selten Gefäßverbindungen zur Dura auf (Dehiszenzen).

Die **mediale Wand** der Pauke wird von der glatten knöchernen Labyrinthwand, dem *Promontorium*, gebildet, hinter dem die Schnecke liegt (Abb. 3). Nur hinten oben an der Nische des ovalen Fensters, wo der Steigbügel mit seinem Ringband eingefügt ist, und unten am runden Fenster ist der Abschluß gegen das Labyrinth ein membranöser. Über dem ovalen Fenster verläuft quer über die Paukenwand in einem knöchernen Wulst der horizontale Teil des *Canalis facialis* (FALLOPPIO). Dahinter und darüber nach dem *Antrum mastoideum* hin reicht die glatte Wand des knöchernen Labyrinthes, und zwar der Wulst des horizontalen Bogenganges, an die Oberfläche. Der horizontale Bogengang stellt somit einen Teil der medialen Wand des *Antrum mastoideum* dar.

Die **laterale Wand** der Pauke ist teils knöchern, teils membranös (Abb. 4). Sie besteht oben im Bereich des Kuppelraumes aus dem inneren Teil der oberen knöchernen Gehörgangswand, im Bereich des *Recessus mesotympanicus* aus dem Trommelfell und im Bereich des Kellerraumes aus dem inneren Teil der knöchernen unteren Gehörgangswand. An allen diesen Wandteilen mit ihrem häutigen Überzug, die bei der Otoskopie zu übersehen sind, spielen sich bei Mittelohrentzündungen die sichtbaren Veränderungen ab.

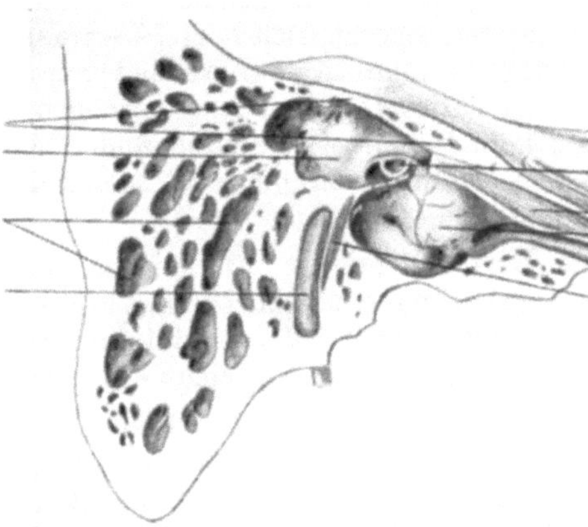

Abb. 3. Mediale Paukenhöhlenwand (nach Corning)

Das im *Sulcus tympanicus* verankerte, leicht elliptische **Trommelfell** (Durchmesser etwa 1 cm) ist in der Mitte, dem *Umbo*, trichterförmig eingezogen und infolgedessen an dieser Stelle von der Innenwand (Promontorium) nur 2 mm entfernt (Abb. 2). Es ist schräg gestellt und bildet mit der hinteren oberen Gehörgangswand einen stumpfen und mit der vorderen unteren einen spitzen Winkel. Es besteht in der *Pars tensa* aus drei Schichten, dem äußeren Epidermisüberzug, der Membrana propria mit einem

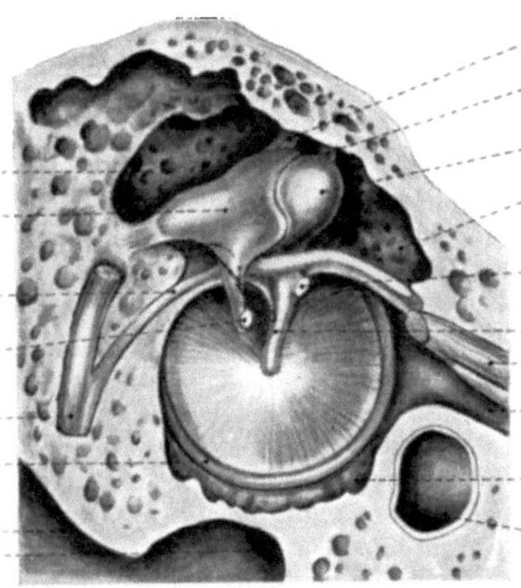

Abb. 4. Schnitt durch ein Felsenbein in der Ebene des Cavum tympani. Blick auf die laterale Wand

Gewebe radiär und zirkulär verlaufender Bindegewebsfasern und dem inneren Überzug, dem Mukoendost der Paukenhöhle. Im Bereich der *Pars flaccida* fehlt die Membrana propria weitgehend.

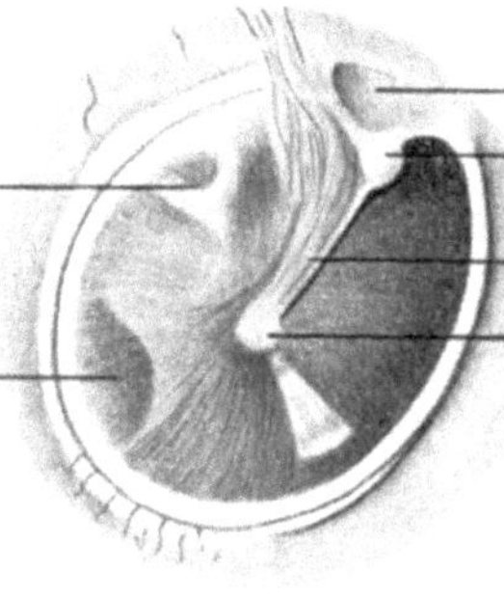

Abb. 5. Normales rechtes Trommelfell

Nebenräume der Paukenhöhle: An den Kuppelraum der Pauke schließt sich hinten im vorderen oberen Teil des Warzenfortsatzes als Zentralraum des letzteren das *Antrum mastoideum* an. Von diesem dehnen sich nach allen Richtungen bis an die *Lamina interna* der mittleren (Schläfenhirndura) und hinteren (*Sinus sigmoides* und Kleinhirndura) Schädelgrube und an die Warzenfortsatzspitze im Knochen die *Cellulae mastoideae* aus. Sie können sich bis in die Hinterhauptschuppe unter dem Ansatz der Nackenmuskulatur, nach oben und vorne in die Schläfenschuppe und in den Jochfortsatz unter dem *M. temporalis* und einwärts bis hinter das Labyrinthmassiv weit ins Felsenbein erstrecken (perilabyrinthäre Zellen), ja, sie können sogar als Pyramidenspitzenzellen weit nach innen und vorne bis über den inneren Gehörgang und bis in die Felsenbeinspitze reichen. Die peripheren Zellen, besonders an der Warzenfortsatzspitze, wo der *M. sternocleidomastoideus* ansetzt, sind häufig erweitert (Terminalzellen). Die Zahl und Größe der Zellen ist sehr verschieden. Es gibt völlig von lufthaltigen Zellen durchsetzte „ideal pneumatisierte" Warzenfortsätze und solche, die nur wenige lufthaltige Zellen und größtenteils diploetischen oder kompakten (eburnisierten) Knochen enthalten und dazwischen alle möglichen Übergänge (totale oder partielle Hemmung der Pneumatisation).

Die **Ausbildung des Zellsystems** vollzieht sich in den ersten Lebensjahren gleichzeitig mit der Entwicklung des Warzenfortsatzes. Tritt im Säuglingsalter eine Infektion des Mittelohres und damit eine Schädigung des *Mucoendostes* ein, so soll nach den Untersuchungen WITTMAACKS auch die Pneumatisierung des Warzenfortsatzes gestört werden und eine partielle oder totale Hemmung der Zellenbildung zustande kommen. Daneben spielen zweifellos bei der Pneumatisierung auch konstitutionelle Faktoren eine wichtige Rolle (ALBRECHT, SCHWARZ).

Histologie. Das gesamte Mittelohr mit seinen Nebenräumen ist von einer zarten, seidenpapierdünnen Haut ausgekleidet. Sie besitzt im pharyngealen Teil der Tube ein mehrreihiges Flimmerepithel mit dicker *Submucosa* und Schleimdrüsen, im tympanalen Teil der Tube und im vorderen Teil der Paukenhöhle (Tubenecke) ein einschichtiges Zylinderepithel mit Flimmerhaaren und schleimbildenden Becherzellen und eine dünne Bindegewebsschicht, die zugleich Periost ist und keine Schleimdrüsen enthält. Der übrige Teil der Paukenhöhle, das Antrum mastoideum, das Trommelfell, die Gehörknöchelchen und die Warzenfortsatzzellen, sind von einer zarten endostalen Bindegewebsschicht und einem dünnen einschichtigen kubischen Epithel (*Mucoendost*) ohne schleimbildende Becherzellen ausgekleidet.

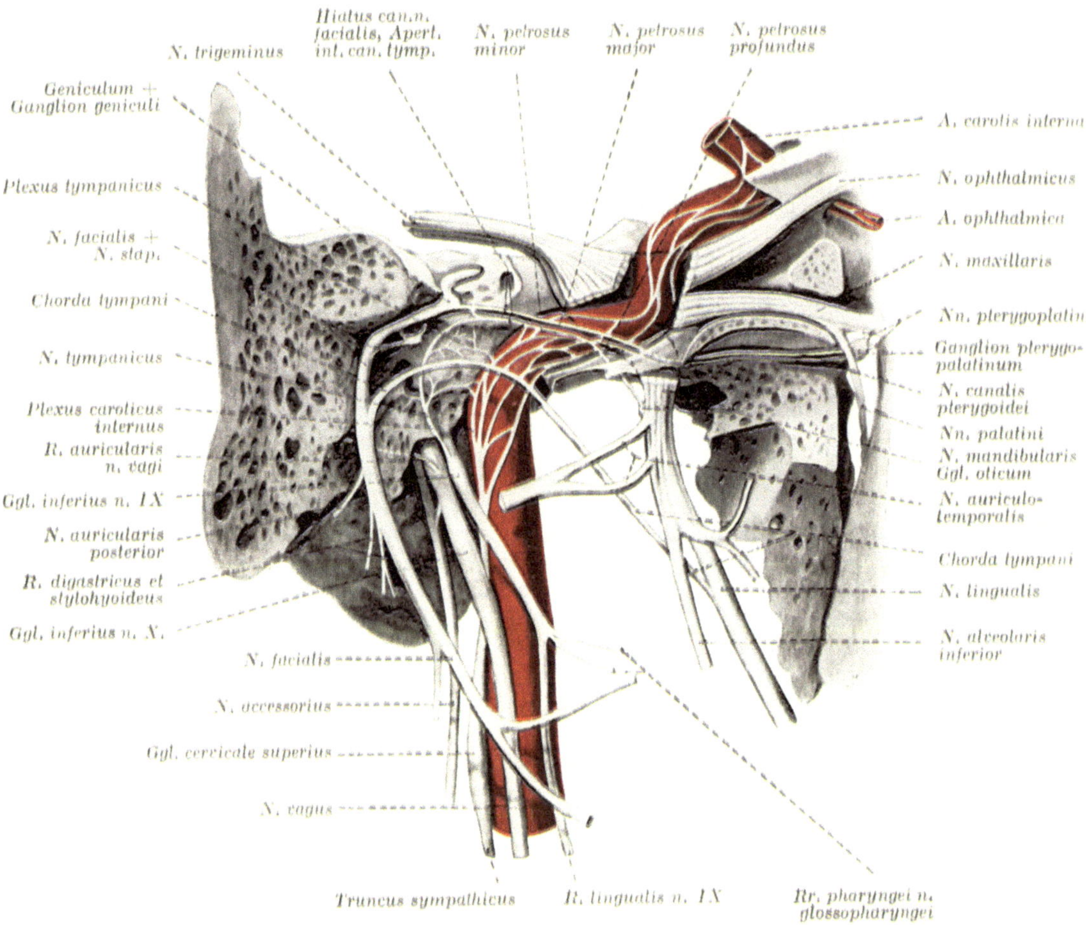

Abb. 6. Die Nerven der Paukenhöhle. Teile des Knochens und ein Stück des N. trigeminus und Ggl. semilunare sind entfernt (nach WALDEYER)

Beim **Fötus** besteht die Auskleidung aus einem dicken sulzigen myxomatösen embryonalen Bindegewebe, das in den letzten Monaten vor der Geburt und später verschwindet. Tritt während der ersten Säuglingszeit auf Grund paratypischer (Infektionen) oder idiotypischer (Konstitution) Einflüsse keine Rückbildung dieses embryonalen Bindegewebes ein, so kann dieses zur Bildung einer anomalen hypertrophischen Schleimhaut und zur partiellen oder totalen Hemmung der Pneumatisation des Warzenfortsatzes führen.

Die kleinen **Arterien der Paukenhöhle** stammen zum größten Teil aus der *Carotis externa (A. maxillaris, A. pharyngea ascendens, A. stylomastoidea)*, zum kleineren Teil aus der *Carotis interna (A. meningea media)*. Die Venen leiten ihr Blut zu den *Vv. meningeae mediae*, dem *Bulbus v. jugularis*, *dem Plexus venosus caroticus* und zu dem *Plexus pharyngeus* ab. Die **Nerven** stammen aus dem *Plexus tympanicus*, der u. a. Fasern des *Glossopharyngeus* und des *Vagus* enthält (Abb. 6).

Das **Innenohr** (Abb. 7) liegt in einer kompakten Knochenkapsel des pneumatisierten oder spongiösen Felsenbeines zwischen Paukenhöhle und innerem Gehörgang eingebettet. Man unterscheidet Schnecke, Vorhof und die etwa in den Ebenen des

Raumes stehenden Bogengänge. Die Hohlräume des knöchernen Labyrinthes, die mit sogenannter Perilymphflüssigkeit gefüllt sind, kommunizieren durch den *Ductus perilymphaticus*, der von dem Boden der Paukentreppe nach der hinteren Schädelgrube verläuft, frei mit dem subarachnoidalen Raum des Schädels. Die Perilymphe ähnelt in ihrer chemischen Zusammensetzung weitgehend der des Liquor cerebrospinalis, zum Teil auch der des Blutserums. In dem knöchernen Hohlraumsystem ist das mit sogenannter Endolymphflüssigkeit gefüllte häutige Labyrinth als geschlossener Sack aufgehängt. Die Endolymphe ist entweder ein Sekretionsprodukt der *Stria vascularis* und der Labyrinthmembranen oder ein Transsudat der Perilymphe.

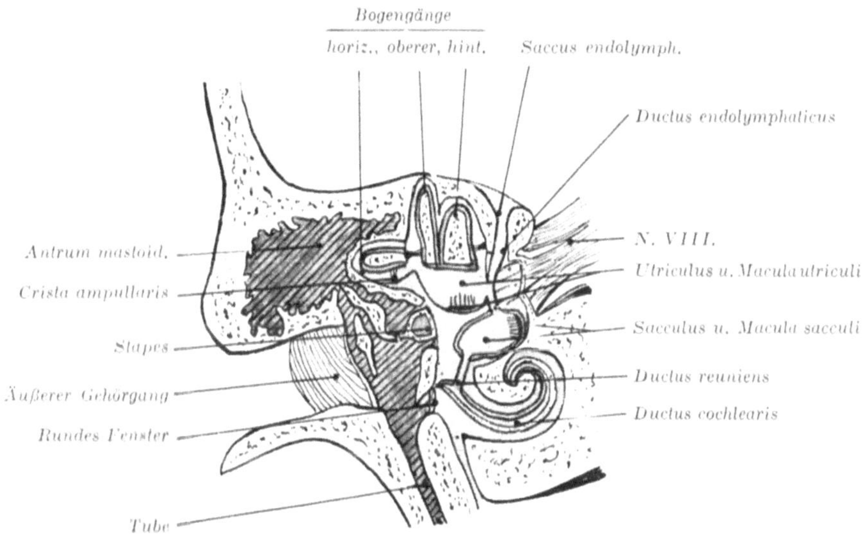

Abb. 7. Mittelohr und Labyrinth (schematisch)

Die **Schnecke** liegt mit der Spitze paukenwärts nach vorn und mit der Basis nach hinten, dem inneren Gehörgang zugekehrt, von wo die *Pars cochlearis* in die Schneckenspindel *(Modiolus)* eintritt und sich in jeder der zweieinhalb Windungen nach Durchtritt durch das *Ganglion spirale* und die *Lamina spiralis ossea* im Endorgan, der *Lamina basilaris*, verteilt. Jede Windung ist durch die zwischen *Lamina spiralis ossea* und *Ligamentum spirale* ausgespannte *Lamina basilaris* und die Reissnersche Membran *(Paries vestibularis ductus cochlearis)*, die den *Ductus cochlearis* umschließen, in eine Vorhofstreppe *(Scala vestibuli)* und eine Paukentreppe *(Scala tympani)*, die beide mit sogenannter Perilymphe angefüllt sind, geteilt. In dem mit sogenannter Cortilymphe gefüllten *Ductus cochlearis* liegt auf der *Membrana basilaris* das Cortische Organ, die Nervenendstelle der *Pars cochlearis* (Abb. 8 u. 9).

Im **Vorhof** *(Vestibulum)* liegen, durch straffe Bänder an der Knochenwand fixiert, zwei Endolymphsäckchen, der *Utriculus* und *Sacculus*, mit den Endorganen der zuführenden Äste der *Pars vestibularis N. VIII*, der *Macula utriculi* und *sacculi*, auf deren flachen, senkrecht zueinander angeordneten Hügeln von Sinnes- und Stützzellen als charakteristisches Gebilde die Otolithenmembran mit den kristallinen Otolithen ruht. Die sogenannte Endolymphe steht durch den *Ductus endolymphaticus*, der im *Saccus endolymphaticus* an der hinteren Pyramidenkante mündet, mit dem *Endocranium* und durch den *Ductus reuniens* mit dem *Ductus cochlearis* in Verbindung.

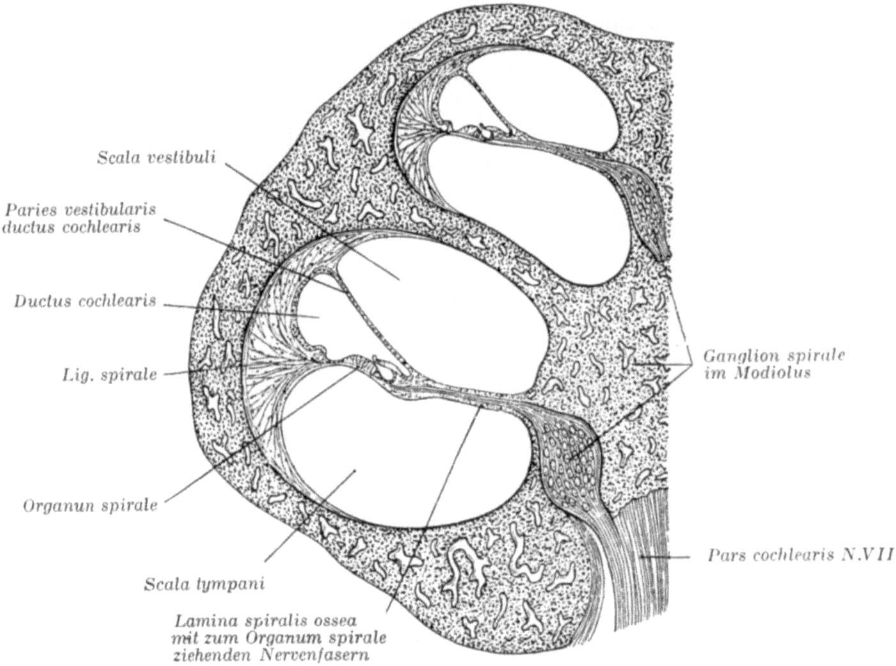

Abb. 8. Querschnitt durch 2 Schneckenwindungen aus einem axialen Längsschnitt durch die Schnecke (nach WALDEYER)

Die **knöchernen Bogengänge** enthalten die **häutigen Bogengänge,** die aus einem glatten bogenförmigen Schlauch und einem kolbig aufgetriebenen Teil, der *Ampulle*, mit dem Endorgan des zuführenden Astes der *Pars vestibularis*, der *Crista ampullaris*, bestehen.

Das **Labyrinth** wird im wesentlichen von der aus der *A. basilaris* kommenden *A. labyrinthi* versorgt, die als Endarterie zusammen mit den Nervenästen zu den einzelnen Teilen des häutigen Labyrinths läuft. Die Venen führen ihr Blut zum Teil in den *Sinus petrosus inferior* und *transversus*, z. T. in den *Bulbus venae jugularis* ab.

Anatomische Beziehung des Ohres zur Nachbarschaft. An der oberen Fläche des Felsenbeines, die von der Dura der mittleren Schädelgrube überzogen ist, am *Tegmen tympani et antri*, grenzen der Kuppelraum der Pauke, das Antrum, einige Warzenfortsatzzellen sowie der obere Bogengang des Labyrinths unmittelbar an die Schläfenhirndura. An der hinteren Fläche des Felsenbeins, die von der Dura der hinteren Schädelgrube bedeckt ist, verläuft in einer Duraduplikatur entlang einer Knochenrinne des Felsenbeins der *Sinus sigmoides.* Er setzt sich oben in den *Sinus transversus* und unten am Boden der Paukenhöhle in den *Bulbus* der *Vena jugularis* fort und steht durch die *Vena emissaria mastoidea*, die am hinteren Rande des Warzenfortsatzes, und zwar in der Höhe des äußeren Gehörganges, eintritt, mit den Kopfschwartenvenen in Verbindung (Abb. 10). An den Sinus sowie an die lateral hinten und medial vorne von ihm liegende Dura grenzen die Zellen des Warzenfortsatzes unmittelbar an. Weiter medial liegen dann im Felsenbein an der Kleinhirndura einzelne retrolaby-

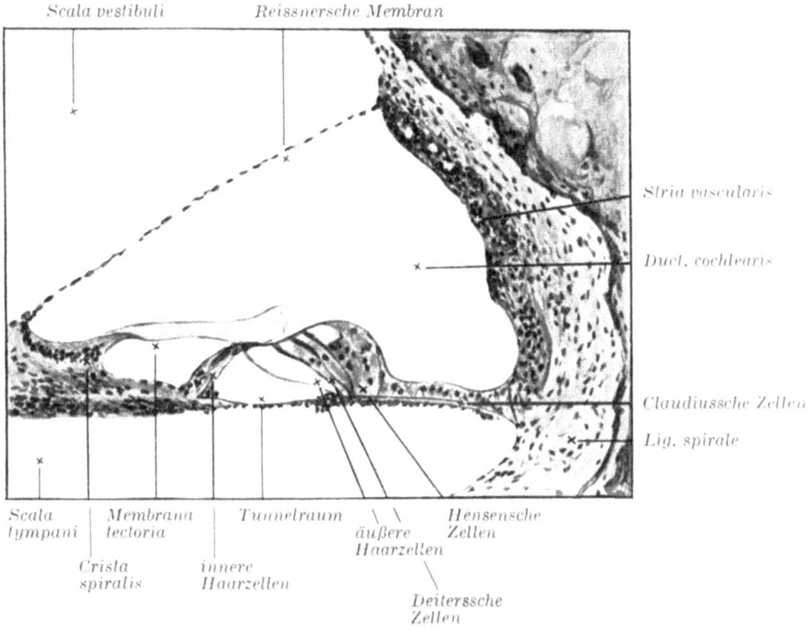

Abb. 9. Ductus cochlearis mit Organum spirale im Querschnitt

rinthäre Zellen, das Massiv des Labyrinths mit dem Wulst des hinteren Bogenganges und der innere Gehörgang mit den *Nn. facialis*, *stato-acusticus* und *intermedius*. An der Felsenbeinkante, zwischen mittlerer und hinterer Schädelgrube, verläuft in der Dura der *Sinus petrosus superior*, der den *Sinus cavernosus* und *Sinus sigmoides* verbindet.

Bei Erkrankungen des Mittelohres können also mitergriffen werden:

1. Das Ohrlabyrinth (Überleitung am horizontalen Bogengangswulst durch Arrosion des Knochens oder an dem ovalen oder runden Fenster durch Eindringen von Bakterien oder Toxinen. Abb. 11).
2. Der Nervus facialis an der medialen Paukenwand und in der hinteren Gehörgangswand (Knochenkaries und Eiterungen).
3. Die mittlere Schädelgrube (Extraduralabszeß, Meningitis, Schläfenlappenabszeß vom Tegmen tympani aus).
4. Die hintere Schädelgrube (Extraduralabszeß, Thrombophlebitis des Sinus transversus und sigmoides, Kleinhirnabszeß, Meningitis vom Warzenfortsatz und der Pyramide und von tiefen perilabyrinthären Zellen aus).
5. Die Vena jugularis interna (Thrombophlebitis vom Paukenboden und von tiefliegenden Zellen aus).
6. Die Arteria carotis interna (Arrosion und Blutung, besonders bei Tuberkulose und Geschwülsten).

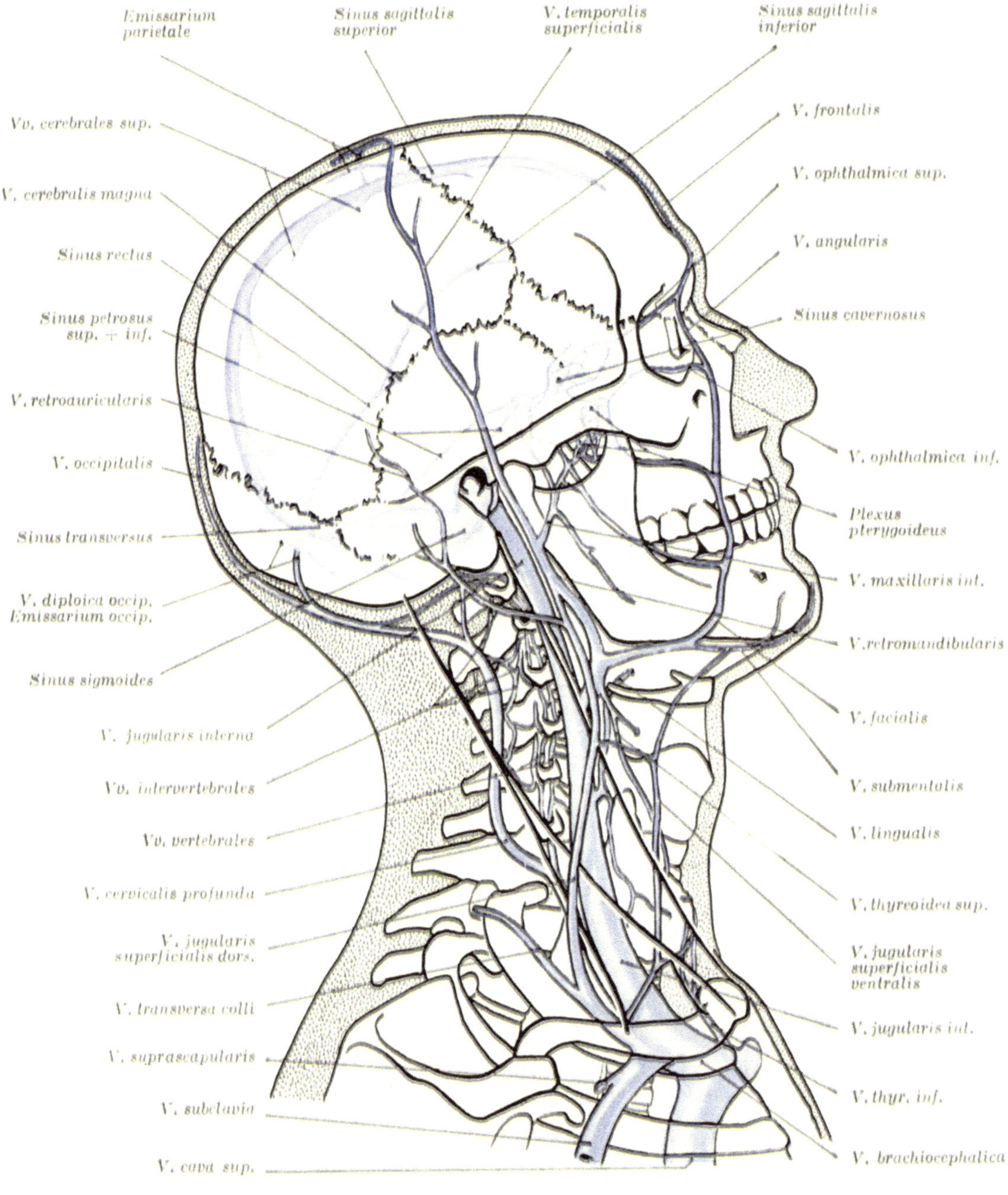

Abb. 10. Schema der wichtigsten Venen und Venenverbindungen des Kopfes und Halses. Der Schädel ist durchsichtig gezeichnet; die inneren Schädelvenen sind hell gehalten. Die Halsvenen sind, soweit sie vom M.sternocleidomastoideus oder vom Knochen verdeckt sind, hell gezeichnet (nach WALDEYER)

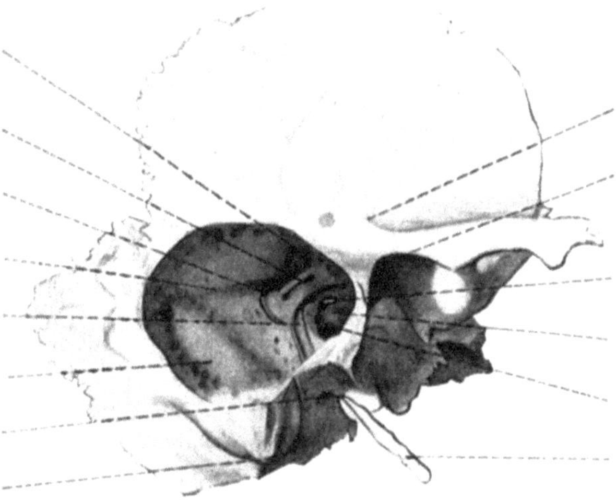

Abb. 11. Lage des Labyrinthes, des N.facialis und des Sinus sigmoides nach Wegnahme der hinteren Gehörgangswand und der Cellulae mastoideae (nach Waldeyer)

B. Physiologie und Funktionsprüfung

Die beiden Äste des Nervus VIII *(Stato-acusticus)* dienen trotz der anatomischen Vereinigung zwei durchaus verschiedenen Funktionen. Die *Pars cochlearis N. VIII* und ihr Endorgan, das Cortische Organ in der Schnecke, sind die Träger der Hörfunktion, während die *Pars vestibularis* und ihre Sinnesorgane im Vorhof und in den Bogengangsampullen nichts mit dem Hören zu tun haben, sondern an der statischen Funktion, der Aufrechterhaltung des Körpergleichgewichts, beteiligt sind.

I. Hörfunktion

Die Schallwellen werden von dem Trommelfell aufgefangen und auf die Gehörknöchelchen (Hammer, Amboß und Steigbügel) übergeleitet. Dabei wird ein Teil der Energie reflektiert und wandert als Schallwelle nach außen. Die vom Trommelfell aufgenommenen Luftschwingungen werden hierbei transformiert (Steigerung des Druckes auf das Zwanzigfache) und dann von der Fußplatte des Steigbügels, die mit einem Ringband in dem ovalen Fenster[1]) befestigt ist, auf die Perilymphe des Vorhofes übertragen. Von dort pflanzen sie sich auf der Basilarmembran weniger als Kompressionswellen, sondern hauptsächlich als Schlauchwellen fort. Sie durchlaufen ein breites Amplitudenspektrum, das bei hohen Frequenzen steigbügelnahe und bei niedrigen helikotremanahe gelegen ist. Dies wird durch die verschiedenartige Elastizität der Basilarmembran bedingt, die in der Nähe des Steigbügels relativ starr ist und zur Schneckenspitze hin immer elastischer wird. Die mechanische Energie der Perilymphe überträgt sich über die Basilarmembran auf das Cortische Organ, d. h. die inneren und äußeren Haarzellen. Hierbei werden ihre Sinneshärchen verbogen. Auf diese Weise entstehen Änderungen des elektrischen Gleichgewichtes, so daß

[1]) Die Elastizität der Labyrinthfenster ist zur Wahrnehmung von Tönen unbedingt notwendig. Starrheit beider Fenster macht, auch bei intaktem nervösem Endapparat, völlige Taubheit. Ebenso ist das Vorhandensein von Perilymphflüssigkeit für die Hörfunktion unentbehrlich.

bioelektrische Potentiale (Mikrofonpotentiale) gebildet werden. Diese stellen das Reizmoment für die Nervenendigungen des *Nervus stato-acusticus* dar. WEVER und BRAY (WEVER-BRAY-Phänomen) ist es auf Grund der nach Schallreizen im *N. stato-acusticus* auftretenden Aktionsströme gelungen, von dem freigelegten Nerven durch Elektroden elektrische Energie abzuleiten und durch Verstärkung und Umwandlung wieder in dieselben Schallreize zu verwandeln, die dem Ohr zugeführt wurden. Den einzelnen Tonhöhen entsprechen dabei bestimmte Abschnitte der Basilarmembran, und zwar werden an der Schneckenspitze die tiefen und an der Basis die hohen Töne wahrgenommen. Nach diesen neuesten Untersuchungen hat also die fast hundert Jahre alte geistvolle Hörtheorie von HELMHOLTZ weitgehend an Bedeutung verloren. Seine Resonanztheorie hat heute keine Gültigkeit mehr, sondern muß entweder in eine Vielortstheorie (EWALD) bzw. in eine Einortstheorie (v. BÉKÉSY) umgewandelt werden.

Neben der Übertragung von Schallwellen durch die Luft auf den Schalleitungsapparat findet aber noch eine Fortleitung durch den Kopfknochen auf das Trommelfell, die Gehörknöchelchenkette und die Labyrinthflüssigkeit direkt statt.

Das **Richtungshören** wird durch die kontralaterale Lage der Ohrmuscheln und äußeren Gehörgänge ermöglicht. Da das Gehörorgan ein Kurzzeitmesser ist, wird noch ein Zeitintervall von $^1/_{30\,000}$ sec bei Seitwärtswandern der Schallquelle erkannt.

II. Hörprüfung mittels Sprache und Stimmgabeln

Fast allen Hörprüfungsmethoden mit Sprache und Stimmgabeln haftet der Nachteil an, daß sie rein subjektive Proben darstellen und ihre Zuverlässigkeit weitgehend von dem Willen des Untersuchten abhängt. Aus praktischen Gründen unterscheidet man zwei verschiedene Arten von Hörstörungen, wenn damit auch, wie die elektroakustischen Untersuchungen bewiesen haben, keineswegs die Vielfalt der möglichen Störungen und ihre genauere Differenzierung erschöpft sind.

In Hinsicht auf die Lokalisation von Hörstörungen werden unterschieden:

a) Das Schalleitungsorgan: Gehörgang, Trommelfell, Gehörknöchelchen und Perilymphe (daneben noch der Knochen und die Weichteile des Kopfes und übrigen Körpers).

b) Das Schallempfindungsorgan: Das CORTIsche Organ, der Nervus cochleae und sein zentraler Verlauf mit den zentralen Hörfeldern.

Die **Hörprüfung** hat daher den Zweck festzustellen:

1. Den Grad der Hörstörung.
2. Die Art der Hörstörung (Schädigung im Bereich der tiefen oder hohen Töne).
3. Den Sitz der Hörstörung (äußeres, Mittel- und Innenohr oder zentrale Hörbahnen).

Zum Teil geschieht dies in einfacher und zuverlässiger Weise durch die Untersuchung mit Hilfe der Sprache (Hörweite für Flüstern und Umgangssprache) und mittels Stimmgabeln (Hördauer bei Knochen- und Luftleitung, Feststellung der oberen und unteren Tongrenze). Die Prüfung sehr hoher Töne erfolgt durch die Galton-Pfeife oder das Monochord.

Die **Sprachprüfung** hat den Vorzug, daß man damit nicht nur ein Urteil über die Leistungsfähigkeit des Ohres im praktischen Leben gewinnt, sondern daß man durch das Nachsprechen der vorgesprochenen Prüfungsworte auch eine sichere Kontrolle der Angaben des Kranken besitzt und daß man die Prüfung überall ohne Hilfsmittel durchführen kann. Geprüft wird gewöhnlich mit Flüstersprache, nur bei hochgradigen

Störungen mit Umgangssprache oder lauter Sprache. Um etwa gleich stark zu flüstern, ist es ratsam, die Flüsterlaute nicht mit dem vollen Ausatmungsdruck herauszubringen, sondern nur mit Hilfe der sogenannten „Reserveluft", d. h. mit dem Luftquantum, das nach gewöhnlicher (nicht absichtlich starker) Ausatmung noch übrig ist. Man wählt am zweckmäßigsten zunächst Zahlen von 1—100, um auch befangene und weniger gescheite Kranke untersuchen zu können. Danach werden andere Wörter, Wortgruppen und Sätze zur Prüfung herangezogen. Um einen möglichst genauen Querschnitt der in der jeweiligen Sprache vorkommenden Lautzusammenstellungen zu haben, wurden entsprechende Sprachteste mit sinnvollen oder sinnlosen Silben und Wörtern zusammengestellt. Neuerdings werden auch damit besprochene Schallplatten und Magnetophonbänder zur Sprachgehörprüfung herangezogen *(Sprachaudiometrie)*.

Grad der Hörstörung. Ein Normalhörender versteht geflüsterte Worte in völliger Stille etwa 20—25 m weit; jedoch ist es deswegen nicht nötig, immer in einem ganz großen Raum oder im Freien zu prüfen. Es genügt für die praktische klinische Feststellung der Hörweite meist ein Zimmer von 6 m Länge. Werden durch dieses hindurch, besonders wenn man sich beim Sprechen vom Kranken um 90° oder 180° abwendet, alle Flüsterzahlen verstanden, so liegt ein normales Hörvermögen oder höchstens eine unbedeutende Hörstörung vor. Hat man ausnahmsweise einen kleineren Raum zur Verfügung, so prüft man zunächst (vom Pat. abgewendet) Zahlen und Worte mit den Lauten, die erfahrungsgemäß auch vom Normalhörenden am schlechtesten und wenigsten weit gehört werden (tiefe Laute wie 100, 9, 5, Kuckuck, Uhu, Uhr, Ohr usw.), und kann sich so überzeugen, ob überhaupt eine nennenswerte Hörstörung vorliegt oder nicht. Man unterscheidet vier Grade der Schwerhörigkeit:

1. Leichte Schwerhörigkeit (Umgangssprache 4 m).
2. Mittelstarke Schwerhörigkeit (Umgangssprache 1—4 m).
3. Hochgradige Schwerhörigkeit (Umgangssprache 1 m).
4. Taubheit und an Taubheit grenzende Schwerhörigkeit (Umgangssprache 0,25 m).

Um besseren Aufschluß über die Leistungsfähigkeit im praktischen Leben zu gewinnen, prüft man regelmäßig auch die Hörweite für Flüstersprache. Außerdem überzeugt man sich, wie weit in Umgangssprache vorgesprochene Sätze bei beiderseits offenem Ohr verstanden werden (binaurales Satzgehör).

Art und Sitz der Hörstörung. Das normale Ohr ist, wie sich gezeigt hat, imstande, mittlere Töne (300—5000 Hertz) auch bei physikalisch geringer Schallintensität leichter wahrzunehmen als tiefe und hohe Töne. Infolgedessen werden auch bei vergleichender Prüfung mit der Sprache die Laute, die vorwiegend Töne der mittleren Frequenzen enthalten, z. B. 46, 64, leichter und ohne Störlärm weiter verstanden als Worte, die mehr aus tiefen (A-, O-, U-Laute) und hohen Tönen (I-Laute) bestehen. Da zur Wahrnehmung der tiefen Töne vor allem die Funktion des Schalleitungsorganes (Gehörgang, Trommelfell, Gehörknöchelchen) von Wichtigkeit ist, werden bei Schalleitungsschwerhörigkeit (Gehörgangsverschlüssen, Mittelohrerkrankungen, Defekten des Trommelfell-Gehörknöchelchen-Apparates) Zahlen und Wörter mit niedrigen Frequenzen besonders schlecht gehört. Umgekehrt macht sich die Erkrankung des Labyrinthes oder des Hörnerven, d. h. die Schallempfindungsstörung, hauptsächlich und zuerst in einer Schädigung der Wahrnehmung hoher Töne bemerkbar.

Durch die **Prüfung mit einfachen Tönen** mit einer kontinuierlichen Tonreihe nach Bezold, die alle wahrnehmbaren Töne ($C_2 = 16$ bis $g^7 = 24802$ Doppelschwingungen [Hertz]) umfaßt und durch Stimmgabeln und Pfeifen oder elektrophysikalisch durch das Audiometer erzeugt werden, lassen sich bestimmte Ausfälle und Störungen an einzelnen Stellen der Tonskala feststellen, vor allem die für Schalleitungsstörungen (Mittelohr) kennzeichnenden Ausfälle im Bereich der tiefsten Töne (Heraufrücken der unteren Tongrenze) und die für Schallempfindungsstörungen (Labyrinth, Hörnerv) typischen Ausfälle der hohen Töne (Herabrücken der oberen Tongrenze).

Praktisch läßt sich der zur Lokalisation der Hörstörungen nötige Aufschluß über die untere und obere Tongrenze leicht mit Hilfe einer tiefen, belasteten, kräftiger schwingenden C-Gabel (64 Hertz) und einer hohen c^5-Stimmgabel (4096 Hertz) gewinnen. Wird C gar nicht oder nur ganz kurz oder nur bei ganz starkem Anschlag gehört, so bedeutet das eine relativ starke Schädigung im unteren Tonbereich und entspricht einer Mittelohrstörung. Wird jedoch c^5 gar nicht oder nur bei starkem Anschlag oder ganz kurz gehört, so liegt die für die Labyrinth- und Hörnerverkrankung typische Einschränkung der oberen Tongrenze vor. Genau und praktisch einfach läßt sich die obere Tongrenze mit der kleinen und billigen Königschen Galton-Pfeife oder mit dem Monochord bestimmen, mit denen man alle Töne von c^5 bis zur oberen Hörgrenze erzeugen kann (Abb. 12).

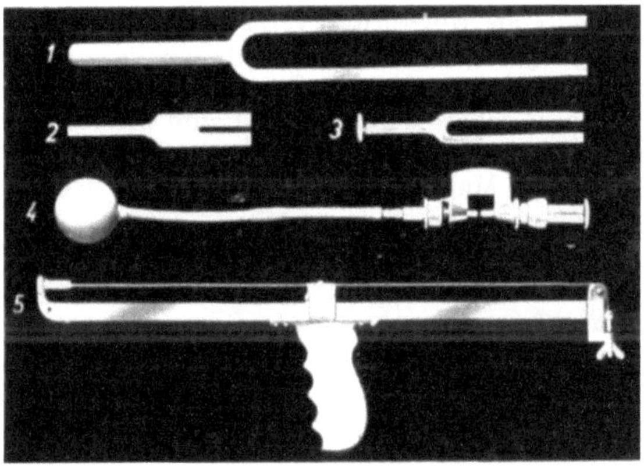

Abb. 12. *1* A-Stimmgabel (108 Hertz). *2* c^5-Stimmgabel (4096 Hertz). *3* a^1-Stimmgabel (435 Hertz). *4* Galton-Pfeife. *5* Monochord nach Struycken

Außerdem läßt sich noch auf einem anderen einfachen Wege Aufschluß über die **Lokalisation der Hörstörung** gewinnen, nämlich durch Prüfung der Hördauer einer mittleren Stimmgabel (z. B. $a^1 = 435$ Hertz) bei Luftzuleitung vor dem Ohr, bei Knochenleitung vom Warzenfortsatz und durch Vergleich der Hördauer untereinander (Rinnes Versuch) und mit der des normalhörenden Untersuchers. Beim Normalen ist die Hördauer bei Luftleitung (Stimmgabelzinken vor dem Ohr) bedeutend länger als bei Knochenleitung (Stimmgabelstiel auf dem Warzenfortsatz), d. h., die auf dem Warzenfortsatz verklungene Stimmgabel wird vor dem Ohr wieder gehört (Knochenleitung kürzer als Luftleitung = Rinnes Versuch +).

Mittelohrerkrankungen behindern vor allem die Zuleitung der Schallwellen durch die Luft. Infolgedessen ist die Hördauer für a^1 bei Luftleitung gegenüber der normalen stark verkürzt. Die direkte Zuführung der Schallwellen durch den Knochen von einer mit dem Stiel auf dem Warzenfortsatz aufgesetzten Stimmgabel (a^1) ist jedoch nicht geschädigt, sondern relativ besser als unter normalen Verhältnissen. Die bessere und verlängerte Knochenleitung offenbart sich auch darin, daß eine auf den Scheitel gesetzte A-Gabel bei einseitiger Schalleitungsstörung nach dem kranken Ohr hin gehört wird (WEBERS Versuch).

Bei dem GELLÉschen Versuch wird ein Politzerballon luftdicht in den Gehörgang eingesetzt und durch Kompression des Ballons eine Drucksteigerung im Gehörgang bewirkt. Hierbei nimmt die Tonstärke einer auf die Kopfmitte gesetzten Stimmgabel (A, C) ab. Diese Verschlechterung der Knochenleitung beruht wahrscheinlich auf der Spannung der Schalleitungskette und einer intralabyrinthären Drucksteigerung, die durch das Einwärtsdrängen der Stapesfußplatte entsteht. Eine Abnahme der Tonstärke tritt nicht ein, wenn die Stapesfußplatte — wie bei der Otosklerose — knöchern fixiert ist. Der Versuch ist nicht immer zuverlässig.

Bei **Labyrinth- und Hörnervenerkrankungen** ist die Empfindlichkeit des Endorgans gegen jegliche akustische Reize herabgesetzt, ganz gleich, ob sie durch Luft- oder Knochenleitung zugeführt werden. Infolgedessen ist die Hördauer sowohl bei Knochenleitung als auch bei Luftleitung verkürzt. Das Verhältnis beider zueinander bleibt dabei ähnlich wie beim normalen Ohr.

Einseitige Taubheit: Völliger Ausfall der Hörfunktion kann durch verschiedene Prüfungen festgestellt werden:

1. Man muß an einseitige Taubheit denken, sobald bei normalem anderem Ohr weniger als 1 m Flüstern verstanden wird, da in dieser Entfernung das Flüstern unter Umständen auch durch das mit dem Finger verschlossene gesunde Ohr gehört werden kann. Hält man in einem solchen Falle noch das kranke Ohr zu, und wird dann Flüstern genauso gut verstanden wie vorher, so hört der Kranke nur mit dem gesunden Ohr, und es liegt einseitige Taubheit bzw. sehr hochgradige Schwerhörigkeit vor (LUCAE-DENNERTscher Versuch). Wird bei dem Versuch jedoch schlechter verstanden, so hört der Untersuchte noch mit dem kranken Ohr.
2. Am sichersten ist die einseitige Taubheit bei Anwendung des BARANYschen Lärmapparates zu erkennen. Schaltet man das gesunde Ohr durch das starke Geräusch eines Lärmapparates ganz aus, so läßt sich durch Fragen und Nachsprechenlassen mit lauter Sprache feststellen, ob der Untersuchte auf dem kranken Ohr taub ist oder nicht. Diese Kontrollprüfung mit dem Lärmapparat ist besonders wichtig bei Mittelohreiterungen und Verletzungen, um leicht und sicher eine Schädigung des Innenohres zu erkennen. Sehr bequem und fast ebenso zuverlässig ist die Prüfung mit dem Schüttelversuch (WAGENER). Man führt den Finger in das gesunde hörende Ohr ein und macht während der Prüfung des angeblich tauben Ohres schüttelnde Bewegungen, wodurch das gesunde Ohr vom Hörakt für Flüstersprache so gut wie ganz ausgeschaltet wird.

Ausführung der Hörprüfung in der Praxis:

1. **Sprachprüfung:** Dem Kranken, der am Ende eines geräuscharmen Untersuchungsraumes steht, wird nach Verschluß der Augen durch eine Hilfsperson mittels des WAGENERschen Schüttelversuches das nicht zu prüfende Ohr weitgehend vertäubt. Dann läßt man flüsternd vorgesprochene Zahlen und andere Wörter nachsprechen, während man sich vom Untersuchten entfernt oder sich ihm nähert, und ermittelt so die Hörweite für Flüstern, in der alles Vorgesprochene gerade noch verstanden wird, und zwar für jedes Ohr getrennt. Zugleich achtet man bei den verschiedenen Entfernungen darauf, ob die aus tiefen Tönen bestehenden Sprachlaute schlechter und weniger weit gehört werden (Schalleitungsstörung) oder die vor-

wiegend mit hohen Tönen ausgestatteten Wörter (Schallempfindungsstörung). Wird Flüstern nicht verstanden, dann wird mit Umgangs- oder lauter Sprache geprüft. Gleichzeitig bewahrt die regelmäßige Anwendung der BARANYschen Lärmtrommel vor dem Übersehen etwaiger einseitiger Taubheit. Schon aus der eben geschilderten Sprachprüfung läßt sich oft außer dem Grad auch die Art und der Sitz der Hörstörung diagnostizieren.

2. **Stimmgabelprüfung:** Hierbei schlägt man eine mittlere Stimmgabel (a^1 = 435 Hertz) weich am Daumenballen oder Knie an, setzt sie auf den Warzenfortsatz des kranken Ohres, läßt angeben, wann sie gerade verklungen ist, und prüft sofort, ob die Stimmgabel auf dem Warzenfortsatz eines Normalen (z. B. des Untersuchers) noch gehört wird oder nicht. Durch Umkehrung des Versuchs und Kontrolle findet man so, ob die Hördauer bei Knochenleitung vom Warzenfortsatz gegenüber der normalen Hördauer verlängert (Mittelohrstörung) oder verkürzt ist (Schallempfindungsstörung). Zur Ergänzung wird geprüft, ob die Hördauer bei Luftleitung gegenüber der normalen verkürzt oder sehr stark verkürzt ist, indem man die angeschlagene a^1-Gabel vor das kranke Ohr und dann nach Abklingen vor das Ohr eines Normalhörenden hält und umgekehrt. Außerdem kann man zur Ergänzung noch einen Vergleich zwischen Knochen- und Luftleitung des kranken Ohres (RINNES Versuch) anstellen.

Zur Ergänzung wird bei einseitiger Erkrankung die A-Stimmgabel auf den Scheitel gesetzt und auf Lateralisation des Tones geprüft (WEBERS Versuch). Wird der Ton nach dem kranken oder schlechteren Ohre hinüber gehört, so spricht das zusammen mit der Verlängerung der Hördauer für eine Mittelohrerkrankung.

Eine weitere Ergänzung kann dann die Prüfung der unteren und oberen Tongrenze bilden. Wird die C-Stimmgabel gar nicht oder nur wenige Sekunden gehört, so liegt eine Einschränkung der unteren Tongrenze vor (Mittelohrschwerhörigkeit). Handelt es sich um eine Einschränkung der oberen Tongrenze, dann wird die c^5-Stimmgabel gar nicht oder wenige Sekunden oder nur bei stärkerem Anschlag gehört (Schallempfindungsschwerhörigkeit).

Aufgeschrieben wird der Befund der Hörprüfung zur besseren Übersicht gewöhnlich nach einem bestimmten Schema.

Aggravation leichterer Hörstörungen nach Unfällen ist sehr häufig und schwer zu beweisen. Sie läßt sich u. a. vermuten:

1. Wenn bei mehrfacher gewöhnlicher Hörprüfung die Ergebnisse (Hörweite, Stimmgabelversuche, audiometrische Prüfungen) nicht übereinstimmen.

2. Wenn nur zögernd und stotternd nachgesprochen wird oder absichtliches Falschhören und Vorbeireden zu beobachten sind, wobei gewöhnlich statt der vorgesprochenen Zahl die nächsthöhere oder -niedere oder stets die Hälfte nachgesagt wird.

Der Verdacht der Übertreibung wird bestätigt:

3. Wenn sich besseres Hören nachweisen läßt bei Irreführung dadurch, daß mehrere Personen abwechselnd aus verschiedener Entfernung vorsprechen oder der sprechende Untersucher immer gleich weit entfernt stehen bleibt, während eine Hilfsperson sich bei der Untersuchung geräuschvoll nähert und entfernt.

4. Wenn bei längerer ermüdender Prüfung mit verbundenen Augen oder im Dunkeln statt Ermüdung und Nachlassen der Hörweite umgekehrt Besserhören festzustellen ist.

Simulation von Hörstörungen ist ebenfalls häufig, besonders nach Unfällen. Die Vortäuschung von **doppelseitiger Taubheit** oder Schwerhörigkeit kann nur durch Überrumpelung und Überlistung aufgedeckt werden, indem man versucht, den Simulanten durch affektive Erregung zu verwirren und dabei Äußerungen auf Gehörseindrücke hervorzurufen, z. B. indem man unverhofft laut sagt „Ist das aber ein Schwindler!“ oder „Machen Sie sich doch die Hose zu, die steht ja offen!“ (dabei nicht hinsehen!) oder Ähnliches.

Zur Entlarvung der häufigen Simulation **einseitiger Taubheit** gibt es verschiedene Methoden. Gebräuchlich sind u. a. folgende:

1. Der Verdacht derartiger Simulation muß auftauchen, wenn ein Kranker behauptet, bei Verschluß des guthörenden anderen Ohres weder Flüstern noch Umgangssprache zu verstehen. Beim Normalhörenden wird die Flüstersprache meist, die Umgangssprache immer beim einfachen Verschluß des Ohres mit dem Finger durchgehört.

2. Simulation ist anzunehmen, wenn jemand bei guthörendem anderem Ohre behauptet, keinen Ton einer Stimmgabelreihe zu hören, auch nicht die höheren oberhalb a^1, die bei einseitiger Taubheit ins andere Ohr hinübergehört werden.

3. Die Entlarvung der Simulation einseitiger Taubheit gelingt oft mit Hilfe einer durchbohrten Olive. Man hat zwei gleiche Oliven, von denen eine durchbohrt ist, und verschließt bei der Prüfung das gesunde Ohr abwechselnd mit der einen oder anderen Olive und versucht, ob sich der Simulant täuschen läßt.

4. Der Stengersche Versuch geht von der Tatsache aus, daß von zwei gleich hohen und ungefähr gleich stark angeschlagenen Stimmgabeln (a^1), die zugleich jede auf einer Seite vor das Ohr gehalten werden, der Ton nur auf der Seite gehört wird, auf der die Stimmgabel dem Ohre näher ist. Sind beide Stimmgabeln gleich weit von jedem Ohre entfernt, so kann man nicht unterscheiden, auf welcher Seite und in welchem Ohr der Ton gehört wird. (Man prüft am besten bei verbundenen Augen und indem man sich hinter den Kranken stellt.) Liegt nun wirklich einseitige Taubheit, z. B. rechts vor, so wird der Kranke die linke Stimmgabel stets von einer gewissen Entfernung an (z. B. 20 cm) hören, ganz gleichgültig, ob auf der anderen Seite die Stimmgabel näher, gleich weit oder überhaupt nicht vorhanden ist. Bei Simulation von rechtsseitiger Taubheit jedoch wird der Simulant behaupten, die vorher in 20 cm gehörte linke Stimmgabel dann nicht zu hören, wenn die rechte Gabel gleichzeitig näher ans Ohr (z. B. 10 cm) gehalten wird und daher der Ton rechts erscheint. Nach demselben Prinzip kann der Stengersche Versuch auch mit einem Audiometer durchgeführt werden.

5. Ebenso wie zur Diagnose einseitiger Taubheit kann der Baranysche Lärmapparat auch zur Aufdeckung der Simulation verwendet werden (Marx). Hält man den rasselnden Lärmapparat während der Hörprüfung unverhofft an das hörende Ohr und fragt: „Hören Sie das Rasseln? — Laut oder leise?“, so wird in der Regel der Simulant glauben, es handle sich um eine Prüfung des gesunden Ohres, zumal wenn er durch vorangehende anderweitige Stimmgabelprüfungen abgelenkt und ermüdet ist und wird diese Frage und evtl. auch andere beantworten und damit beweisen, daß er mit dem angeblich tauben Ohr hört.

6. Leseversuch mit Lärmapparat (Lombard). Setzt man einen Lärmapparat ins hörende Ohr und läßt man gleichzeitig etwas vorlesen oder ein Gedicht oder Ähnliches vorsprechen, so wird bei einseitiger Taubheit die Stimme laut, schreiend und

monoton, sobald der Apparat rasselt, weil das gesunde Ohr übertäubt ist und der Kranke damit ähnlich wie der völlig Taube die Kontrolle über seine eigene Stimme verliert. Beim Aufhören des Rasselns tritt wieder normaler Tonfall ein. Beim Simulanten fällt das Lauterwerden der Stimme natürlich fort, da er beim Einsetzen des Lärmapparates nicht völlig taub wird. Oft sprechen die Simulanten beim Rasseln des Apparates nur undeutlich murmelnd oder gar nicht mehr.

Eine Simulation der **doppelseitigen Taubheit** ist sehr schwer zu entlarven. Gewöhnlich gehören hierzu eine längere Beobachtungszeit, viel Übung und Erfahrung, um Widersprüche im Verhalten des zu Untersuchenden zu erkennen. Als Entlarvungsmethoden dienen u. a. das Wecken aus dem Schlaf durch lautes Schellen oder Pfeifentöne oder der von HERRMANN empfohlene Ableseunterricht zusammen mit wirklich tauben Patienten. Der Simulant wird dann nach etwa 8 Tagen, wenn er angeblich das Ablesen erlernt hat, auf beiden Ohren mit der BARANYschen Lärmtrommel vertäubt und aufgefordert, geflüsterte Worte nachzusprechen. Hierbei versagt gewöhnlich der Simulant, da er das Ablesen im Unterricht wegen seines guten Hörvermögens gar nicht mit Ernst und Eifer erlernt hat.

Die **Dissimulation (Negierung von Hörstörungen)** muß vor allem dort ausgeschaltet werden, wo aus beruflichen Gründen ein gutes Hörvermögen gefordert wird.

III. Audiometrie

Der Hörprüfung mittels Sprache und Stimmgabeln haften unvermeidbare Mängel an. Zum Beispiel sagt „Flüstersprache mit Reserveluft gesprochen“ nichts Genaues über die verwandte Sprachstärke aus, und die Hörprüfungsbefunde verschiedener Untersucher stimmen unter Umständen nicht überein. Stimmgabeln sind meist nicht obertonfrei, sie schwingen nicht gleichmäßig ab usw.

Deshalb hat man mit Hilfe elektro-akustischer Apparate Töne bestimmter Frequenzen erzeugt, deren Intensität je nach Stärke der Stromzufuhr variiert werden kann und dabei meßbar ist. Unter dem Namen **Audiometer** werden solche einfach zu bedienende Apparate hergestellt, die an das vorhandene Stromnetz anzuschließen sind.

Die **Untersuchung** beschränkt sich im allgemeinen auf bestimmte Frequenzen, z. B. die Töne der C-Reihe, und ermittelt die Ruhehörschwelle, d. h. das eben gerade Hörbarwerden der geprüften Töne in einem völlig ruhigen Raum. Die graphische Darstellung der Meßergebnisse zeigt dann den Hörverlust auf, gemessen in der physikalischen Lautstärkeeinheit Dezibel[1]). Dabei sind die Audiometer so geeicht, daß die Hörschwelle Normalhöriger mit der O-Linie zusammenfällt, sowohl bei Zuführung des Schalles durch den Luftleitungs- als auch durch den Knochenleitungshörer, der auf dem Warzenfortsatz aufgesetzt wird. Schwerhörige brauchen größere Lautstärken, um einen Ton zu hören. Der erforderliche Zuwachs an Lautstärke bis zum Erreichen der Hörschwelle ist im Audiogramm (Abb. 13) in Dezibel ablesbar.

[1]) Die Tonintensität wird in dem absoluten Maß erg/cm² sec gemessen. Im mittleren Hörbereich rufen 10^{-7} erg/cm²sec Schallintensität bereits eine Hörempfindung hervor, während 10^7 erg/cm² sec dagegen erst zur oberen Grenze der möglichen Hörempfindung (Schmerzgrenze) führen. Um den Intensitätsunterschied von $1:10^{14}$ (!) in kleinen Zahlen ausdrücken zu können, schreibt man nur die Potenzen 0—14 und nennt ihre Einheit Bel. Ein Zehntel dieser Einheit wird Dezibel genannt. Dezibel ist also eine Zahl, die das logarithmische Verhältnis von Lautstärken angibt (nach GRANDJOT, Beihefte z. Z. H.-N.-O.-Hk., Bd. 1, S. 433, 1949).

Atlas-Tonaudiogramme

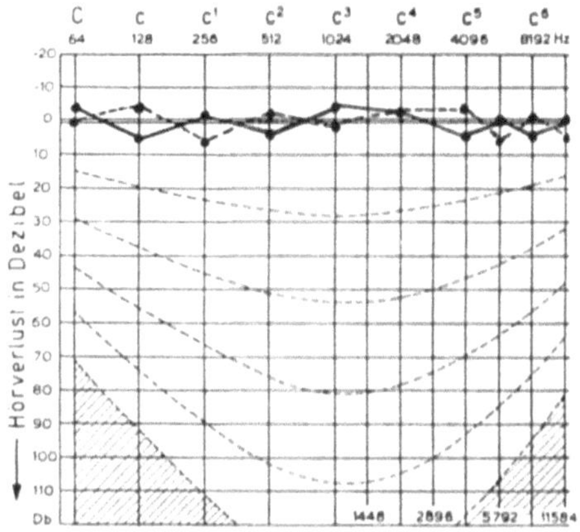

Abb. 13. Normales Hörvermögen

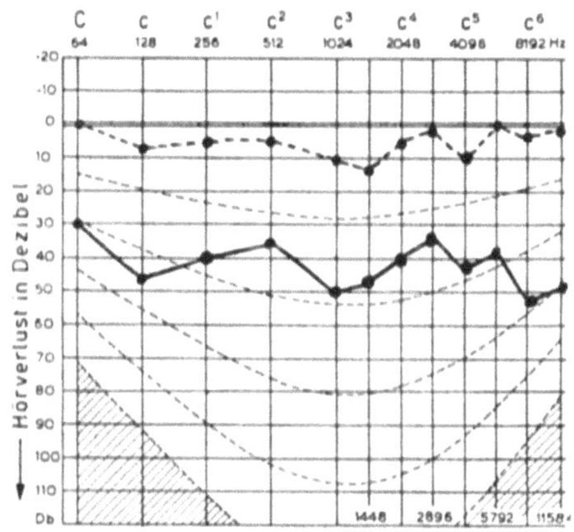

Abb. 14. Schalleitungsschwerhörigkeit

——— Luftleitung ------ Knochenleitung

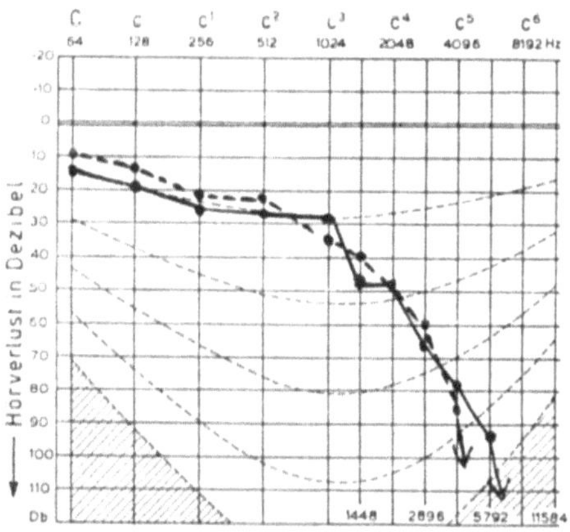

Abb. 15. Altersbedingte Innenohrschwerhörigkeit

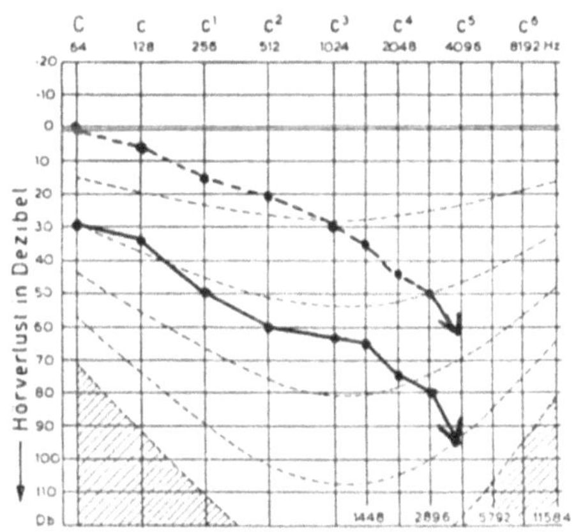

Abb. 16. Kombinierte Schwerhörigkeit

——— Luftleitung ------ Knochenleitung

Bei der **Auswertung der Audiogramme** sind der Verlauf der einzelnen Kurven und die Relation der zusammengehörigen Luft- und Knochenleitungskurven zu berücksichtigen. Die Erkenntnisse der klassischen Stimmgabelversuche (RINNE, WEBER, SCHWABACH) lassen sich bis zu einem gewissen Grade auf die Audiometrie übertragen.

a) Bei Mittelohrschwerhörigkeit (Abb. 14) ist bei normaler Knochenleitungskurve die Luftleitungskurve verschlechtert. Der Schall erreicht das gesunde Innenohr ungehindert bei Knochenleitung, die Übertragung durch das erkrankte Mittelohr ist jedoch gestört.

b) Bei Schallempfindungsschwerhörigkeit sind Luft- und Knochenleitungskurve in gleicher Weise verschlechtert. Der Übertragungsmechanismus ist in Ordnung, die Hörstörung ist in das Innenohr zu lokalisieren. Meistens weisen die Kurven nach den höheren Frequenzen hin eine zunehmende Verschlechterung auf (Abb. 15).

Kombinierte Hörstörungen haben entsprechend andere Kurven (Abb. 16). Häufig ist die Auswertung der Audiogramme nicht einfach.

Vorteile der audiometrischen Untersuchung:

1. Die Untersuchung geht relativ schnell vonstatten.
2. Die kurvenmäßige Darstellung erlaubt eine rasche Orientierung.
3. Das Meßergebnis ist exakter als bei der Verwendung von Stimmgabeln und erleichtert die Beurteilung des Hörvermögens im Verlauf von Ohrerkrankungen.
4. Aggravationsversuche werden leicht aufgedeckt, da es praktisch unmöglich ist, bei wiederholter Prüfung jeweils die gleiche (überschwellige!) Tonintensität anzugeben.

Die tonaudiometrische Untersuchung soll nur in Verbindung mit den übrigen Untersuchungen (Sprachgehörsprüfung, klinische Untersuchung) vorgenommen werden. Gleichen Audiogrammkurven entspricht nicht immer ein gleiches Sprachhörvermögen.

Die **Sprachaudiometrie** hat den Vorteil, daß nicht nur beiden Ohren, sondern jedem Ohr einzeln sowohl durch Luft- als auch Knochenleitung Satz-, Wort- und Silbenteste mit bestimmter regulierbarer Tonintensität angeboten werden können. Zur Anpassung von geeigneten Hörgeräten ist sie unerläßlich (Siehe Seite 13).

Kinder- und Reflexaudiometrie:

Eine audiometrische Untersuchung von Kleinkindern bzw. Kindern ist mit den üblichen Methoden nicht möglich, da dem Kind noch das Verständnis und der Wille zur notwendigen Mitarbeit fehlen. Man ist aus diesem Grunde auf die Beobachtung von Reaktionen und Reflexen, die durch Schallreize ausgelöst werden (Psychogalvanischer Haut- und Auropalpebralreflex) angewiesen. Vom 3. Lebensjahr an kann man beim Kind mit Hilfe der auf bedingten Reflexen beruhenden Spielaudiometrie (Klötzchentest HUIZING, und der „peep-show" DIX und HALLPIKE) weitgehend objektive Messungen durchführen und Hörverlustkurven aufnehmen.

Die Reflexaudiometrie dient beim Erwachsenen zum Ausschluß einer simulierten Taubheit.

Kompliziertere audiometrische Untersuchungen beschäftigen sich mit dem **überschwelligen Gehör.** Auf diese Weise können bei manchen Schwerhörigen in topisch-diagnostischer Hinsicht wichtige Feststellungen gemacht werden: z. B. Schwerhörigkeiten infolge Schädigung des Sinnesepithels im Schneckenorgan, Schwerhörigkeit infolge Schädigung des VIII. Hirnnerven oder seiner zentralen Bahnen.

Die wichtigsten Methoden:

1. Prüfung des binauralen Lautstärkeausgleichs (FOWLER).
2. Bestimmung der Unterschiedsschwelle für Tonintensitätsänderungen (von BÉKÉSY, LÜSCHER und ZWISLOCKI).
3. Die Geräuschaudiometrie (LANGENBECK).

IV. Funktion des Vorhofbogengangsorganes

Die **Vorhofbogengangsorgane** (Vestibularorgan) sind neben dem Tastsinn, dem Auge, dem Kleinhirn und der Tiefensensibilität (Gelenk- und Muskelsinn) als sechster Sinn bei der Aufrechterhaltung des Körpergleichgewichts und der Koordination der Bewegungen beteiligt. Bewegungen des Körpers und des Kopfes in senkrechter und horizontaler Richtung wirken in erster Linie auf die Säckchen des Vorhofes und die in ihnen enthaltenen nervösen Endorgane (*Macula sacculi* und *utriculi* mit ihren *Otolithenmembranen*), während Drehungen des Kopfes und des Körpers besonders die annähernd in den drei Ebenen des Raumes stehenden Bogengänge und die in ihnen befindlichen nervösen Endorgane (*Crista ampullaris* mit *Cupula*) erregen. Der auslösende (adäquate) Reiz, der die Endorgane durch Zerrungen und Verschiebungen an den Otolithenmembranen und den Cupulae mit den zugehörigen Sinneshaarzellen erregt, ist dabei in Bewegungen und Strömungen der Endolymphe in den Vorhofsräumen und häutigen Bogengängen zu suchen (MACH-BREUERsche Theorie).

Bei **einseitigem Funktionsausfall,** d. h. wenn auf einer Seite plötzlich der Zufluß von Reizen zu den Kernen der *Pars vestibularis N. VIII* (DEITERsche, BECHTEREWsche, ROLLERsche und Augenmuskelkerne) und zum Kleinhirn aufhört, machen sich, im Gegensatz zum oft symptomlosen allmählichen Ausfall, außerordentlich schwere Dekompensationserscheinungen (Schwindel, Erbrechen usw.) bemerkbar infolge des Überwiegens der Reize (Tonus) von der anderen Seite. Plötzlicher oder allmählicher **doppelseitiger Funktionsausfall** dagegen bedingt im allgemeinen geringe Störungen (Schwanken, Unsicherheit beim Gehen usw.), die sich meist bald verlieren und dann nur bei geschlossenen Augen oder im Dunkeln nachweisbar sind. Allerdings kommt es bei einseitigem Ausfall selten und bei doppelseitigem Ausfall hin und wieder zu dem folgenschweren „DANDY-Syndrom". Dabei klagen die Patienten bei Kopf- und Gehbewegungen über sehr lästige Sehstörungen (Bildunschärfe und Scheinbewegungen der Gegenstände). Diese lassen sich auch experimentell durch Kopfschütteln hervorrufen.

Auch bei krankhaften Reizen im Labyrinth (Bogengangsfistel, Labyrinthitis usw.), bei künstlicher Reizung (Kälte-, Dreh-, galvanischer, mechanischer Reiz) treten eine Reihe von Erscheinungen auf, die sich als Drehschwindel, Übelkeit und objektiv als Gleichgewichtsstörungen (Schwanken, Fallen nach einer Seite beim Stehen und Gehen), Nystagmus und Erbrechen auswirken. Übelkeit und Erbrechen werden durch Überspringen der Erregung von den Vestibulariskernen auf die benachbarten Vaguskerne ausgelöst und spielen diagnostisch-klinisch keine besondere Rolle, da sie sich auch bei anderen Hirnerkrankungen finden. Ebenso ist die klinische Bedeutung des Schwindels, der sich als ausgesprochener Drehschwindel (Gefühl des Drehens der Außenwelt oder des Sichselbstdrehens) äußert, nicht groß, da er als rein subjektives Symptom wenig kontrollierbar ist. Am wichtigsten, besonders für die Funktionsprüfung, ist die Beobachtung des Nystagmus und der Gleichgewichtsstörungen.

Der **vestibuläre Nystagmus** ist eine rhythmische Bewegung der Augäpfel, die aus einer schnellen Zuckung und aus einer etwas langsameren entgegengesetzten Bewegung besteht. Die schnelle Zuckung springt am meisten in die Augen und ist daher maßgebend für die Bezeichnung der Richtung[1]). Der Nystagmus schlägt entweder

[1]) Jedoch ist gerade die langsame Komponente die primär vom Vestibularorgan ausgelöste Reflexbewegung, während die schnelle Komponente nur eine Ausgleichsbewegung höherer Zentren (Hirnrinde?) ist. Daher zeigt sich auch in Fällen mit vestibulärem Nystagmus bei Ausschaltung des Großhirns (Bewußtlosigkeit, Narkose) statt des Nystagmus nur eine langsame Bewegung der Augen, die der schnellen Komponente entgegengesetzt ist.

horizontal, wenn nur der horizontale Bogengang gereizt wird (z. B. ·→r), oder daneben auch rotierend, wenn gleichzeitig die anderen Bogengänge, wie meist bei krankhaften Prozessen, mit erregt werden (z. B. ↻ r). Er kann feinschlägig oder grobschlägig, schwach oder stark sein. Bei Blick in die Richtung des Nystagmus wird er verstärkt. Bei Blick in entgegengesetzter Richtung wird er abgeschwächt und bei geringer Stärke evtl. ganz aufgehoben. Ebenso beim Fixieren. Daher muß man bei Beobachtung des Nystagmus über 1 Meter entfernte Gegenstände betrachten lassen oder die BARTELsche Brille (oder die FRENZELsche Leuchtbrille) mit starken Konvexgläsern verwenden, da diese ein Fixieren unmöglich machen (Abb. 19).

V. Funktionsprüfung des Vorhofbogengangsorganes

Bei der **Funktionsprüfung** beobachtet man erstens den Spontannystagmus und zweitens den künstlichen Reiznystagmus, der durch gewisse Reize (Temperatur, Kopfschütteln, Lagewechsel, Drehung, Druck, galvanischer Strom) erzeugt wird, um die Erregbarkeit des Labyrinthes zu prüfen und festzustellen, ob Über-, Unter- oder Unerregbarkeit eines oder beider Labyrinthe besteht.

Spontannystagmus[1]) kommt vor bei krankhaften Prozessen im Labyrinth (Bogengangsfistel, Labyrinthitis bei Mittelohreiterungen, Labyrinthitis bei Lues, MENIÈREsche Krankheit, Verletzungen und Erschütterungen des Labyrinths bei Schädelbrüchen), bei Erkrankungen des Nervus VIII (Neuritis des N. stato-acusticus, bei Lues, Akustikustumoren) und bei Erkrankungen des Kleinhirns und der Medulla oblongata (Kleinhirnabszeß, Meningitis, Tumoren). Er ist bei Labyrintherkrankungen nach der entgegengesetzten Seite oder nach der erkrankten Seite gerichtet und kann zu verschiedenen Zeiten in der Richtung wechseln, wenn die Funktion des befallenen Labyrinthes noch nicht ganz erloschen ist. Besteht jedoch ein totaler Funktionsausfall des erkrankten Labyrinthes (Unerregbarkeit auf kalorische Reize), so ist der Spontannystagmus meist nach der gesunden Seite gerichtet. Er pflegt dann wie alle anderen Dekompensationsstörungen (Schwindel, Erbrechen, Gleichgewichtsstörungen) rasch geringer zu werden und früher oder später zu verschwinden.

Tritt das nicht ein oder wird der Nystagmus gar stärker oder ist er bei Unerregbarkeit des Labyrinths nach der kranken Seite gerichtet, so handelt es sich gewöhnlich um intrakranielle Komplikationen (Kleinhirnabszeß, umschriebene Meningitis, Tumor). Diagonaler und vertikaler Nystagmus werden meist zentral durch Hirnerkrankungen und direkte Kernreizungen ausgelöst.

Der **Nystagmus der Bergleute** wird durch Störungen des optischen Tonus bedingt. Der **Eisenbahnnystagmus** entsteht dadurch, daß beim Fahren Gegenstände fixiert werden (Fixationsnystagmus) und die Bulbi in Endstellung zurückschnellen. Dem meist **angeborenen** undulierenden oder **Pendelnystagmus** fehlen die schnelle und langsame Komponente.

Künstlicher Reiznystagmus: Er wird dadurch ausgelöst, daß bei Drehungen um die **vertikale** Körperachse oder bei Kalt- und Heißreizen in der Nähe des **horizontalen** Bogenganges **Endolymphströmungen** auftreten. Diese Strömungen bewirken eine Scherung und Abbiegung der in die Ampulle ragenden Cupula der Crista ampullaris in Richtung der Endolymphströmung (Abb. 17). Da infolge der Trägheit im Beginn der Drehung die Endolymphe gegenüber der Knochenwandung zurückbleibt, bewegt sich die Cupula entgegen der Drehrichtung, beim plötzlichen Abstoppen der Drehung dagegen entsprechend der Drehrichtung, weil sich ja die Endolymphe auf

[1]) Einige nystagmusähnliche Zuckungen finden sich in äußerster seitlicher Blickrichtung bei 60 Prozent aller Menschen und haben keine pathologische Bedeutung.

Grund ihrer Trägheit zunächst noch weiter dreht. Da Drehempfindung und Nystagmus nur bei Druck auf die Cupula entstehen, treten diese auch nur im Beginn (Nystagmus entsprechend der Drehrichtung) und am Schluß der Drehung (Nystagmus entgegen der Drehrichtung) auf. Mechanische Reize (Druckänderung bei Labyrinthfisteln) und Kalt- und Heißreize rufen ähnliche Strömungsverhältnisse hervor.

Fistelprobe: Eine mechanische Reizung des Labyrinths durch positive und negative Druckschwankungen im Gehörgang, die sich auf das Labyrinth übertragen, kann unter normalen Verhältnissen nicht stattfinden. Hauptsächlich bei Defekten in der knöchernen Labyrinthkapsel (am häufigsten bei Fisteln am horizontalen Bogengangswulst infolge von chronischen Mittelohreiterungen oder nach operativer Freilegung des häutigen Labyrinths bei Otoskleroseoperation) ist diese sogenannte Fistelprobe positiv, d. h. es tritt gewöhnlich nach Kompression (*ampullopetale* Strömung) starker Nystagmus nach der kranken Seite, nach Aspiration (*ampullofugale* Strömung) schwächerer Nystagmus nach der anderen, gesunden Seite auf. Sitzt die Fistel an anderer Stelle oder sind in den Bogengängen Verklebungen vorhanden, so kann der Nystagmus auch umgekehrt gerichtet sein. Mitunter ist die Fistelprobe ausgesprochen oder andeutungsweise positiv bei kongenitaler luischer Schwerhörigkeit.

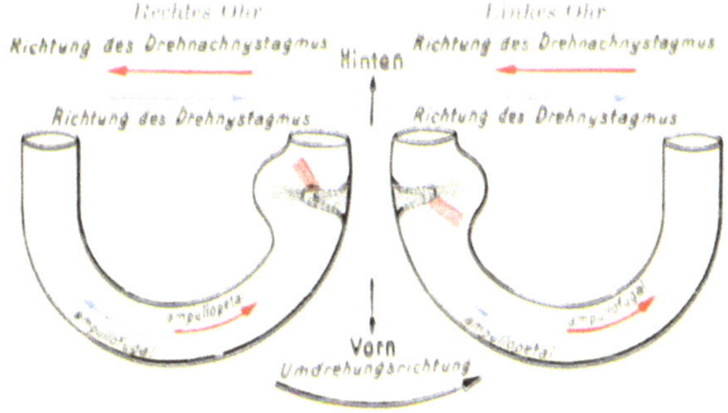

Abb. 17. Die Beziehungen zwischen der Richtung des Nystagmus einerseits und der Endolymphströmung und Cupulabewegung andererseits

Die Fistelprobe ist von allen Reizmethoden die stärkste und beweist bei positivem Ausfall, daß die Funktion des Labyrinths noch nicht erloschen ist, auch wenn es sonst unerregbar ist (Taubheit, Fehlen von kalorischem und rotatorischem Nystagmus).

Praktische Ausführung: Man erzeugt die Verdichtung oder Verdünnung der Luft im Gehörgang mit Hilfe eines kleinen Gummiballons mit daransitzendem Gummischlauch und Olive, die luftdicht in den Gehörgang eingesetzt wird, oder mit Hilfe eines Politzerballons mit Olive, oder einfacher und meist genügend, indem man den *Tragus* nach innen in den Gehörgang hineindrückt oder losläßt.

Drehnachnystagmus: Dreht man einen Gesunden auf einem Drehstuhl oder Drehsessel bei aufrechter Kopfhaltung zehnmal nach rechts herum und hält dann plötzlich an, so geht nach dem Trägheitsgesetz die vorherige Bewegung der flüssigen Teile, also der sogenannten Endolymphe in den horizontalen Bogengängen fürs erste weiter rechts herum, d. h. im rechten Bogengang *ampullofugal*, im linken Bogengang *ampullopetal*. Beide Strömungen lösen nach dem Ewaldschen Gesetz einen Nystagmus nach links aus. Der von der linken Seite (*ampullopetale* Strömung!) ausgelöste Anteil ist jedoch der stärkere. **Nach Rechtsdrehung entsteht also ein Drehnachnystagmus nach links**, der zum größeren Teil vom linken Labyrinth, zum kleineren Teil vom rechten ausgelöst wird. **Umgekehrt entsteht bei Linksdrehung ein Drehnachnystagmus nach rechts**, der zum größeren Teil vom rechten Labyrinth, zum kleineren vom linken herrührt. Infolgedessen muß sich ein frischer Ausfall der Funktion des linken Labyrinths vor allem in der Schwäche und Kürze des Drehnachnystagmus nach Rechtsdrehung zeigen, da ja infolge der Unerregbarkeit des linken Labyrinths die linksseitige ampullopetale Strömung, die Hauptkomponente als Reizwirkung, fortfällt.

Umgekehrt zeigt sich bei Aufhebung der Funktion des rechten Labyrinths der Drehnachnystagmus nach Linksdrehung schwächer und kürzer als nach Rechtsdrehung. Das gilt jedoch nur für die erste Zeit des Eintretens des Funktionsausfalls. Später nach mehreren Monaten oder Jahren verwischt sich der Unterschied in Stärke und Dauer des Drehnachnystagmus, weil eine gewisse Kompensation auftritt.

Ausführung der Drehprüfung: Man dreht auf dem Drehstuhl bei aufrechter Haltung und mit um 30 Grad nach vorn geneigtem Kopf (Horizontalstellung der horizontalen Bogengänge) erst zehnmal rechts herum, hält plötzlich an und beobachtet unter Ausschaltung des hemmenden Einflusses der Fixation durch Vorsetzen der FRENZELschen Leuchtbrille bei Blick geradeaus die Stärke, Zahl und Dauer der Nachnystagmusschläge. Ebenso nach zehnmaliger Linksdrehung.

Entsteht beiderseits ein lebhafter gleichstarker *Nystagmus* von etwa 25 Sekunden Dauer (bei Rechtsdrehung nach links, bei Linksdrehung nach rechts), so liegt keine Funktionsstörung, bei Dauer von über 50 Sekunden dagegen eine Übereregbarkeit vor. Zeigt sich zwischen beiden Drehungen ein sehr auffälliger Unterschied in Stärke und Dauer des *Nystagmus* (z. B. rechts 25, links 7 Sekunden), so liegt ein frisch entstandener einseitiger Funktionsausfall vor.

Ist der *Drehnachnystagmus* beiderseits schwach und kurzdauernd, aber gleich, so kann es sich um einen einseitigen alten Funktionsausfall mit Kompensation handeln. Klärung muß dann die übrige Untersuchung (*Kopfschüttel-*, *kalorischer Nystagmus* usw.) schaffen. Läßt sich beiderseits kein *Drehnachnystagmus* auslösen, dann sind beide Labyrinthe unerregbar.

Kalorischer Nystagmus: Spritzt man den rechten Gehörgang bei um 60 Grad nach hinten und etwas rechts geneigtem Kopf[1]) mit kaltem Wasser von 27 Grad aus, so pflanzt sich die Abkühlung durch die hintere Gehörgangswand auf die angrenzende Labyrinthwand und den zunächstliegenden horizontalen Bogengangswulst fort. Dabei tritt durch Abkühlung und Schwererwerden der Endolymphteilchen eine *ampullofugale* Strömung auf, da die Ampulle bei rückwärts geneigtem Kopf oben steht, und daher ein nach der entgegengesetzten Seite, also nach links gerichteter Nystagmus. Umgekehrt entsteht bei Ausspritzen mit heißem Wasser von 47 Grad ein Nystagmus nach der gleichen Seite, also nach rechts (Abb. 18).

Ausführung der kalorischen Prüfung: Man spült das zu untersuchende Ohr (vorher *Cerumen* entfernen! Bei trockener Perforation keine Spülung!) mit 10 cm^3 Wasser von 27 (Schwachreizprüfung), 20 oder 15 Grad, letzteres bei zu erwartender starker Herabsetzung der Erregbarkeit, und zwar in Optimumstellung des Bogenganges (bei rückwärts und nach der gleichen Seite geneigtem Kopf) mit einer Spritze (Abb. 19), die statt mit einer Kanüle vorne mit einem Gummischlauch versehen ist.

---

[1]) Dabei wird der rechte horizontale Bogengang in senkrechte Stellung mit der *Ampulle* nach oben (Optimumstellung) gebracht.

Als kalorisch unerregbar ist ein *Labyrinth* anzusehen, wenn nach Spülung mit einem Liter Wasser von 15 Grad kein *Nystagmus* auftritt. Die Feststellung der kalorischen Erregbarkeit kommt hauptsächlich bei alten Schädelverletzungen ohne Trommelfellverletzung, bei Hirntumoren, MENIÈREscher Erkrankung und bei Nervenschwerhörigkeit bzw. Taubheit in Frage. Übererregbarkeit (in Stärke und Dauer des *Nystagmus*) findet sich bei zirkumskripter Labyrinthitis, Lues und bei Hirntumoren der gleichen Seite.

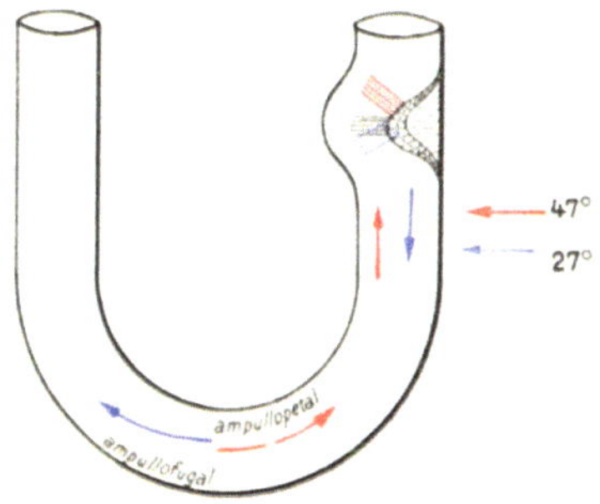

Abb. 18. Die Auswirkung der Abkühlung und Erwärmung (kalorische Prüfung) auf die Endolymphströmung und Cupulabewegung

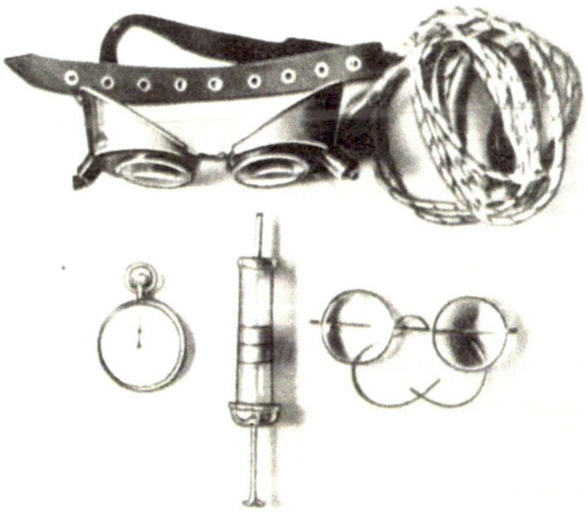

Abb. 19. Oben: FRENZELsche Leuchtbrille. Unten: Stoppuhr, Spritze mit Gummischlauch zur kalorischen Prüfung und BARTELSsche Konvexbrille

Da durch starke Reize bei Anwendung großer Wassermengen manchmal eine Hemmung des *Nystagmus* und eine scheinbare Unerregbarkeit zu beobachten ist, erscheint es zweckmäßiger, schwache Reize anzuwenden (KOBRAK). Man spritzt daher gewöhnlich 10 cm³ Wasser von 27 oder 20 Grad in den Gehörgang. Danach tritt bei normal erhaltener Erregbarkeit nach 10—30 Sekunden der entsprechende *Nystagmus* nach der entgegengesetzten Seite auf. Dieser hält etwa 50—150 Sekunden an. Auftreten des *Nystagmus* nach kürzerer oder längerer Latenzzeit oder von längerer oder kürzerer Dauer läßt sich im Sinne der Über- oder Untererregbarkeit deuten, wenn mehrere Untersuchungen zu verschiedenen Zeiten das gleiche Resultat ergeben.

Bei galvanischer Reizung des *Ohrlabyrinthes* entsteht ein *Nystagmus*. Dieser hat jedoch klinisch keine Bedeutung.

Gleichgewichtsstörungen infolge Reizung oder Ausfall eines *Labyrinths* oder des zentralen Verlaufs der Vestibularnerven äußern sich im Stehen durch Schwanken und Fallen nach einer Seite bei Fuß- und Augenschluß (ROMBERGS Versuch), im Gehen (evtl. mit geschlossenen Augen) durch Unsicherheit, Schwanken, Abweichen nach einer Seite und vorsichtiges breitbeiniges Gehen (Seemannsgang), in Abweichungen (Rechts- oder Linksdrall) beim Treten auf der Stelle bei geschlossenen Augen (UNTERBERGERscher Tretversuch). Die Erscheinungen sind wie alle anderen Labyrinthsymptome bei frischen Funktionsstörungen und -ausfällen am Anfang am stärksten und auch bei offenen Augen deutlich. Später gleichen sie sich aus, so daß sie nur bei Augenschluß oder im Dunkeln (Ausschluß der Augenkontrolle) oder nur bei besonders schweren Anforderungen an das Gleichgewichtsorgan (Stehen auf schiefer Ebene, Stehen und Hüpfen auf einem Bein) nachweisbar sind.

Typisch für rein labyrinthäre Erkrankungen ist, daß die Richtung des Fallens oder Abweichens stets der Richtung der langsamen Komponente des *Nystagmus* entspricht und durch die Kopfstellung beeinflußbar ist. Zum Beispiel tritt beim *Nystagmus* nach rechts (langsame Komponente nach links!) infolge Ausfalls des linken *Labyrinths* oder Reizungen an einem der beiden *Labyrinthe* aus irgendeiner Ursache (Labyrinthitis, Labyrinthfistel, Lues, kalorische Reizungen usw.) bei Kopfstellung geradeaus rein seitliches Fallen nach links ein, bei Linksdrehung des Kopfes jedoch Fallen nach hinten, bei Rechtsdrehung Fallen nach vorne (BARANY).

Bei den durch intrakranielle Erkrankungen (Kleinhirn, Medulla oblongata) ausgelösten Gleichgewichtsstörungen dagegen ist die Richtung unabhängig von der Kopfstellung. Das Schwanken und Fallen erfolgt hier bei jeglicher Kopfhaltung stets nach derselben Richtung, meist nach der Seite des Krankheitsherdes.

Die **Elektronystagmographie** (JUNG und MITTERMAIER) erlaubt nicht nur eine dokumentarische Festlegung der Art des vorhandenen Nystagmus, sondern gestattet auch die Auswertung eines experimentell ausgelösten Nystagmus nach Dauer, Schlagzahl, Schlagweite, Winkelgeschwindigkeit und nach dem ganzen Kurvenverlauf. Die bisherigen Erfahrungen gestatten jedoch noch keine bestimmten Aussagen in diagnostischer Hinsicht.

Bei der Prüfung der Kleinhirnfunktion sind zu beachten:

1. Gleichgewichtsstörungen, d. h. Fallen nach einer Seite beim Stehen und Abweichen nach einer Seite beim Gehen. Im Gegensatz zu **labyrinthären** Störungen sind diese unabhängig von der Richtung des vorhandenen Nystagmus, in der Richtung nicht beeinflußbar durch Änderung der Kopfstellung und besonders deutlich beim Flankengang, d. h. beim Gehen nach der kranken Seite mit geschlossenen Augen.

2. Nystagmus (S. 23)

3. Hemiataxie der Extremitäten auf der erkrankten Seite. Sie ist in Gestalt der Adiadochokinese fast immer bei Erkrankungen der Kleinhirnhemisphären vorhanden. Antagonistische Bewegungen, z. B. Pronation und Supination der Hand, Öffnen und Schließen der Hand, das normalerweise bei geschlossenen Augen beiderseits gleichmäßig und in raschem Wechsel ausgeführt wird, kann bei Kleinhirnerkrankungen auf der kranken Seite nur langsam und mühsam zustande gebracht werden.

4. Störungen der sogenannten vestibulären Reaktionsbewegungen (BARANY), d. h. die Abweichreaktionen an den Extremitäten, die beim Zeigeversuch beobachtet werden.

Zeigeversuch: Man läßt den sitzenden Patienten mit ausgestrecktem Arm und Zeigefinger bei geschlossenen Augen den vorgehaltenen Zeigefinger des Untersuchers berühren, dann den Arm gestreckt zum Knie abwärts führen und wieder hoch zum unverändert gehaltenen Zeigefinger des Untersuchers heben. Der Gesunde trifft dann stets wieder ohne Abweichen den Finger des Untersuchers. Erzeugt man beim Gesunden einen künstlichen *Nystagmus* z. B. nach links (durch Rechtsdrehung oder durch Kaltspülung des rechten Ohres), so tritt nachher beim Zeigeversuch stets in beiden Armen ein Vorbeizeigen entsprechend der langsamen Komponente, d. h. eine Abweichreaktion nach rechts auf. Dieses Vorbeizeigen beruht auf einer Koordinationsstörung.

C. Spiegeluntersuchung des Ohres

Die **Endoskopie** zur Ausleuchtung und Betrachtung tiefer und verborgen gelegener Körperhöhlen ist wie überall in der Medizin auch in der Hals-, Nasen- und Ohrenheilkunde in den letzten Jahrzehnten stark ausgebaut worden. So gibt es für die Oto-, Postrhino-, Antro-, Laryngo-, Broncho- und Ösophoskopie heute zahlreiche Spezialoptiken meist mit distaler Beleuchtung.

Die **Otoskopie** mit Reflektor und indirektem Licht bereitet ebenso wie die Rhinoskopie, Postrhinoskopie und Laryngoskopie dem Anfänger zunächst erhebliche Schwierigkeiten und kann nur durch ausgiebige praktische Übung, wenn möglich täglich in einem praktischen Kurs, und nicht nach dem Buch allein erlernt werden. Jedoch soll folgende kurze Darstellung der Technik als Anleitung und zur Auffrischung früher erworbener Kenntnisse und Fertigkeiten dienen.

I. Prinzip und praktische Ausführung

Bei der **Otoskopie** und auch bei den übrigen vorher genannten Endoskopien ist das Problem, die Tiefe eines zylindrischen, dunklen Hohlorgans (Gehörgang, Trommelfell, Nase, Kehlkopf) zu betrachten, in einfachster Weise durch den durchbohrten Hohlspiegel (Reflektor) gelöst. In den dunklen Gehörgang wird mit Hilfe dieses Reflektors das von einer künstlichen Lichtquelle aufgefangene Licht geworfen, die Tiefe beleuchtet und gleichzeitig mit dem hinter dem Loch des Reflektors befindlichen Auge aus günstiger Sehweite betrachtet. Dabei ist das Optimum an Beleuchtung und Übersicht nur dann vorhanden, wenn Gehörgangsachse, Achse des reflektierten Lichtstrahlenbündels und Sehachse des Auges hinter dem durchbohrten Hohlspiegel zentriert sind. Man muß daher wie beim Endoskopieren und Augenspiegeln monokulär sehen und das Gesichtsfeld des anderen Auges ausschalten. Der Nachteil des einäugigen Sehens, die unvollkommene Tiefenwahrnehmung und das mangelnde körperliche Sehen, läßt sich durch Übung und durch Zuhilfenahme der Lupe ausgleichen, da durch Vergrößerung des Bildes die Beurteilung der Tiefenverhältnisse erleichtert wird.

Der **Reflektor** soll, um lichtstark, handlich und für alle Zwecke (auch für die Laryngoskopie) brauchbar zu sein, eine Brennweite von etwa 16—20 cm und einen Durchmesser von 10 cm haben (Abb. 20 u. 30). Mit einem solchen Hohlspiegel wird bei einer Entfernung der Lichtquelle von 0,3—1 m die größte Helligkeit und das deutlichste Sehen in der Tiefe erreicht, weil dann das durch den Spiegel reflektierte Licht auf das Trommelfell fällt. Dabei soll sich der Hohlspiegel gleichzeitig etwa 20 cm von der Ohrmuschel entfernt befinden. Am zweckmäßigsten wird der Spiegel als Stirnreflektor gebraucht. Ob er an einem Stirnband mit oder ohne Stirnschale oder an einem festen Stirnreifen angebracht wird, ist gleichgültig. Vor allem muß er mit einem festen Schloß und einem guten Kugelgelenk versehen sein, damit er in allen Richtungen beweglich ist und doch in jeder Richtung fest stehen bleibt.

Er soll beim Spiegeln ganz nahe ans Auge gebracht werden, damit trotz des engen Loches das Gesichtsfeld so groß wie möglich ist. Auch sonst kann in der Praxis der Reflektor wertvolle Dienste leisten, besonders in der Wohnung des Kranken, wo das Bett oft gerade an schwer zugänglichen und schlecht beleuchteten Stellen steht. Mit dem über die Stirn geschlagenen Reflektor kann man das Tageslicht vom Fenster oder das Licht einer Lampe einfangen und zur Untersuchung und Behandlung (Einspritzung, Punktion usw.) auf die erkrankte Körperstelle werfen. Infolgedessen hat sich mancher praktische Arzt mit Recht daran gewöhnt, den Stirnreflektor als vielseitiges Beleuchtungsinstrument stets bei sich zu führen.

Die **Lichtquelle** soll so stark wie möglich sein. Am besten ist elektrisches Licht (60- bis 100-Watt-Lampe), das durch einen Metallmantel mit runder Öffnung seitlich abgeblendet ist. Im Notfall genügt auch das Tageslicht, eine elektrische Taschenlampe oder Kerze. Je schwächer die Lichtquelle ist, desto stärker muß der Raum verdunkelt werden, damit die relative Helligkeit steigt. Die Lichtquelle muß sich stets rechts hinter dem Kopf des Patienten befinden, wenn, wie gewöhnlich, mit dem linken Auge gespiegelt wird. Rechts vom

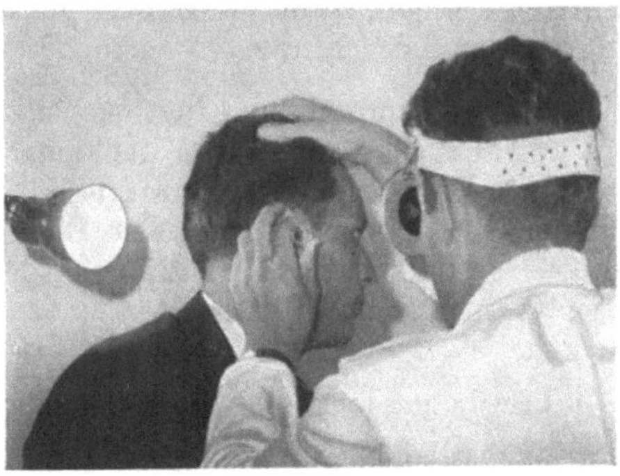

Abb. 20. Otoskopische Untersuchung

Patienten und links vom Arzt steht die Lichtquelle wegen der Rechtshändigkeit der meisten Untersucher. Würde sie auf der anderen Seite stehen, so nähme beim Operieren der rechte Arm oft das Licht weg. Infolgedessen wird mit dem zunächstliegenden linken Auge gespiegelt. Nur wenn links nicht volle Sehschärfe vorhanden ist, muß das rechte Auge benutzt werden.

Der Ohrtrichter dient dazu, den Gehörgangseingang auseinanderzuhalten und etwa vorhandene Haare auf die Seite zu drängen. Er wird, nachdem der Gehörgang mit der einen Hand durch Zug an der Ohrmuschel nach hinten oben gestreckt ist, unter leicht drehenden Bewegungen mit der anderen Hand eingeschoben und dann mit der linken zwischen Zeigefinger und Daumen festgehalten. Man wählt den Ohrtrichter so weit wie möglich, um recht viel Licht und Übersicht zu haben.

Bei der praktischen Ausführung ist folgendes zu beachten:

1. **Stellung des Kranken, des Arztes und des Lichtes:** Arzt und Kranker sitzen einander gegenüber, so daß das kranke Ohr dem Arzt zugewendet ist (Abb. 20). Kleine Kinder werden auf dem Schoß einer Hilfsperson festgehalten, und zwar so, daß die Beine des Kindes zwischen den Beinen der Hilfsperson eingeklemmt, die Arme und der Rumpf von dem rechten Arm des Helfenden umfaßt werden und der Kopf mit der linken Hand der Hilfsperson gehalten wird.

2. **Aufsetzen des Reflektors:** Der Reflektor wird an der Stirn so befestigt, daß das Verbindungsstück der Kugelgelenke senkrecht neben der Nasenwurzel verläuft und der Spiegel so nahe wie möglich am linken Auge steht.

3. **Fangen, Einstellen und Zentrieren des Lichtes:** Es wird bei ruhig gehaltenem Kopf der Reflektor durch kleine Drehungen um die senkrechte und waagerechte Achse bewegt, bis er in die richtige schräge Mittelstellung zwischen Lichtquelle und Kopf des Patienten kommt und der Lichtreflex auf die Ohrmuschel, d. h. auf die Mitte des Gesichtsfeldes, fällt.

4. **Einstellung des Gehörgangs und Trommelfells:** Werden nun mit der einen Hand der Gehörgang durch Ziehen an der Ohrmuschel nach hinten oben erweitert und gestreckt und mit der anderen Hand unter leicht drehender Bewegung der Ohrtrichter eingeführt und dann mit der linken Hand gehalten, so fällt das Licht in den Gehörgang, und es kann das Trommelfell eingestellt werden. Um ein Mißlingen des Spiegelns zu vermeiden, darf weder der Kopf des Arztes noch der des Patienten nach erfolgter Einstellung des Lichtes seitlich oder auf- und abwärts verschoben werden. Nur Drehbewegungen am Kopf des Patienten um eine waagerechte oder senkrechte Achse, bei denen der Gehörgang im Lichtstrahlenbündel eingestellt bleibt, sind gestattet und zur Übersicht über alle Teile des Gehörgangs oder Trommelfells sogar notwendig. Durch geringe Rechts- und Linksdrehungen des Patientenkopfes läßt sich die hintere und vordere Gehörgangswand mit dem entsprechenden Teil des Trommelfells einstellen. Durch Neigen des Kopfes nach der abgewandten Schulter werden die pathologisch so wichtige obere Gehörgangswand und die obere Hälfte des Trommelfells (randständige Perforation!) und durch Neigen auf die zugewandte Schulter die untere Gehörgangswand sichtbar.

Die **Lupe** (10 Dioptrien) wird nach Einstellung des Trommelfells dicht vor dem Ohr in den Strahlengang gehalten, und zwar nicht senkrecht, sondern etwas schräg geneigt, damit das Spiegelbild des Reflektors nicht stört. Oft ist zur Herstellung völliger Übersicht über das Trommelfell die Reinigung des Gehörgangs notwendig. Große Stücke von Zerumen, Epidermismassen oder Eiter werden durch Ausspritzen mit warmem Wasser entfernt. Nur wenn möglicherweise eine trockene Perforation im Trommelfell vorhanden ist, muß die Entfernung der Zerumen-, Epidermis- und Sekretbröckel mit der Ohrkürette oder einem stumpfen Häkchen geschehen. Eiter und Flüssigkeit in der Tiefe werden durch kleine gedrehte Wattetupfer mit der Pinzette oder durch Wattetupfer, die auf dünner vorn angerauhter Sonde aufgedreht sind, abgetupft.

II. Otoskopische Befunde

Der **normale Gehörgang** hat glatte Wände, die außen oft mit gelblichem Zerumen bedeckt sind. Das Lumen ist innen schrägoval und infolge des Vorspringens der vorderen und unteren Wand oft so eng, daß das Trommelfell nur zum Teil und nur bei starker Drehung des Kopfes nach der anderen Seite zu übersehen ist. Die obere Gehörgangswand vor dem Trommelfell erscheint häufig gerötet infolge reflektorischer Hyperämie durch den Reiz des Ohrtrichters und des Austupfens.

Pathologische Gehörgangsbefunde: Als pathologischer Inhalt findet sich Zerumen als gelbe oder bräunliche, zähe oder klebrige Masse oder brauner Pfropf. Epidermismassen sind grau-weiß, schmierig und entstehen durch Abschuppung der Haut des Gehörgangs und Trommelfells bei *Otitis externa* und *media*, oder sie stammen aus dem Mittelohr bei Cholesteatombildungen. Eiter kann gelb, rötlich-hämorrhagisch oder schmutzig-gelb und dünnflüssig-serös, zähflüssig, rahmig, schleimig oder schmierig sein und rührt von Gehörgangsfurunkeln, diffusen Gehörgangsentzündungen oder Mittelohreiterungen her. Granulationen und Polypen können als hochrote oder blaßrote, kugelige, gestielte und pendelnde Gebilde (Sonde!) den Gehörgang bei Mittelohreiterungen, seltener bei Gehörgangsfurunkeln und nach Verletzungen, ganz oder teilweise ausfüllen.

Pathologische Veränderungen an der Gehörgangswand: Umschriebene spitze oder runde weißrote Vorsprünge im knöchernen Teil sind leicht mit der Sonde als harte Exostosen oder Hyperostosen zu erkennen. Allgemeine Auflockerung,

Schwellung und Rötung der Haut findet sich bei der *Otitis externa.* Umschriebene weiche schmerzhafte Schwellungen und Rötungen treten im knorpligen Teil bei Furunkeln auf. Konzentrische Schwellungen im knöchernen Teil dicht vor dem Trommelfell sieht man mitunter bei *akuter Otitis media* zusammen mit Blutblasenbildung, seltener auch bei *chronischer Otitis media* zusammen mit Granulationen und Cholesteatommassen. Umschriebene Schwellungen *(Periostitis)* an der hinteren und oberen knöchernen Gehörgangswand (Senkung) sind wichtig bei *akuter* und *chronischer Otitis media* als Zeichen von Knochenerkrankungen. An den gleichen Stellen trifft man bei chronischen Mittelohreiterungen oder *Cholesteatomen* partielle oder totale Defekte (Fisteln in der knöchernen Gehörgangswand), die meist durch rote himbeerartige Granulationen, blasse Polypen, weiße Epidermismassen oder schmutzig-gelbe Eiterborken ausgefüllt sind. Deswegen muß man den hinteren und oberen Rand des Trommelfells und die angrenzende Gehörgangswand stets (auch bei sonst gut erhaltenem blassem und spiegelndem Trommelfell) gut ableuchten und gegebenenfalls mit der abgebogenen Sonde abtasten, um hinter unscheinbaren kleinen Hautwülsten und Sekret- oder Zeruminalborken bis ins Mittelohr führende Fisteln zu entdecken.

Das **normale Trommelfell** (Abb. 5) ist silber- oder perlmuttergrau, stark glänzend und radiär gestreift und steht nicht senkrecht zum Gehörgang, sondern ähnlich wie die Ohrmuschel in einer schrägen Ebene von hinten oben außen nach vorn unten innen geneigt. Das Trommelfell ist mit dem dahinterliegenden Hammergriff fest verwachsen und in der Mitte, am Ende des Hammergriffes (Umbo), trichterförmig eingezogen. Je eine durch den Hammergriff und senkrecht dazu durch den Umbo verlaufend gedachte Linie teilt das Trommelfell in vier Quadranten, die zur Lokalisation krankhafter Veränderungen dienen. An dem künstlich beleuchteten normalen Trommelfell springen verschiedene Einzelheiten stark in die Augen: Vorne oben ein weißes Knötchen, der kurze Fortsatz des Hammers, dann der schräg nach hinten unten und der Mitte verlaufende weißgelbliche Hammergriff und der vom Umbo nach vorn unten abgehende dreieckige Lichtreflex. Quer nach vorn und hinten geht vom kurzen Fortsatz je eine kleine Falte aus, die die *Pars tensa* von der darüberliegenden leicht eingedellten *Pars flaccida*, der Shrapnellschen Membran, trennt und besonders bei Verstärkung der normalen Einziehung des Hammergriffs deutlicher vorspringt. Verschiedene Gebilde scheinen oft beim normalen Trommelfell und mehr noch am verdünnten atrophischen Trommelfell durch, und zwar dicht unter der hinteren Falte als gelblicher Streifen die *Chorda tympani*, im hinteren oberen Quadranten parallel zum Hammergriff weiß-gelblich der lange Amboßschenkel, im hinteren unteren Quadranten grau-gelblich das nahe dahinterliegende *Promontorium* und dahinter die dunkle Nische des runden Fensters. Der vordere untere Quadrant erscheint durch den dreieckigen Lichtreflex am hellsten, während der vordere obere Quadrant am dunkelsten aussieht, weil tief dahinter die Tubenmündung liegt.

Farbe, Glanz, Stellung des Trommelfells, Aussehen und Stellung des Hammergriffs, des kurzen Fortsatzes und des Lichtreflexes sind also die Kennzeichen, auf die der Anfänger achten muß, wenn er krankhafte Befunde vor sich hat. Häufig ist zur Deutung des Trommelfellbildes wegen der kleinen Verhältnisse und der mangelhaften Plastik die Anwendung der Lupe notwendig.

Pathologische Trommelfellbefunde: Veränderungen der Farbe zeigen sich im Fehlen des Glanzes und dreieckigen Reflexes, in umschriebener oder vollständiger milchiger oder sehnig grauer Trübung, ebenso in umschriebener fleckig-weißer Trübung. Die sogenannte Verkalkung, die aber in Wirklichkeit meist auf Epithelverfettung beruht, ist ein Rest früherer Entzündungen. Verdickte Narben entstehen nach kleinen Defekten und Parazentesen. Atrophische Narben sind durch Überhäutung von Perforationen nach Herüberwachsen des Epithels der äußeren und inneren Schicht des Trommelfells entstanden. Sie bestehen daher nur aus zwei Schichten und erscheinen wegen des Fehlens der Bindegewebsschicht dunkler als das übrige Trommelfell und meist rötlich durchscheinend mit spiegelndem Reflex.

Umschriebene gelbe oder braune Flecken können von kleinen Zeruminalstückchen herrühren. Am Rande hinten oben sitzende gelbe Flecken sind verdächtig auf Sekretborken in einer randständigen Perforation und Knochenfistel. Gelblich und nach oben bogenförmig abgegrenzt erscheint die untere Hälfte des Trommelfells bei Exsudaten im Mittelohr. Häufiger jedoch sind bei Mittelohrkatarrhen die Exsudate wegen gleichzeitiger Trübung des Trommelfells nicht zu sehen.

Rot oder rotbraun sind punktförmige oder unregelmäßige Blutungen (nach Ohrfeigen oder Detonationen). Rötung der oberen Gehörgangswand, der SHRAPNELLschen Membran und des Gefäßbündels parallel des hinteren Randes des Hammergriffs tritt auf als reflektorische Hyperämie nach Einführung des Ohrtrichters, nach Austupfen, Ausspritzen und als entzündliche Hyperämie, verbunden mit radiärer Injektion des ganzen Trommelfells und Vorwölbung des Trommelfells bei *Otitis media acuta.*

Hochrot und allgemein oder hinten oben zitzenförmig vorgewölbt und nur stellenweise noch mit grauen Hautschuppen bedeckt ist das Trommelfell bei starken akuten Mittelohrentzündungen. Befindet sich auf der Höhe der Vorwölbung eine punktförmige Perforation, aus der gelblicher Eiter quillt, so ist sie leicht zu deuten. Sonst wird sie vom Anfänger häufig mit den ebenso roten Granulationspolypen bei chronischen Mittelohreiterungen verwechselt. Die letzteren lassen sich aber mit Hilfe der Sonde leicht feststellen, da sie bei Berührung schmerzlos und frei beweglich sind. Oft wird auch die gerötete mediale Paukenwand bei totalem Defekt des Trommelfells (chronische Otitis media) vom Ungeübten für ein entzündetes Trommelfell gehalten. Umschrieben rot erscheinen gegenüber dem blassen Trommelfell größere Perforationen, wenn die dahinter liegende Paukenschleimhaut entzündet ist.

Schwärzlich oder rötlich sehen atrophische Trommelfelle bei Mittelohrkatarrhen und atrophische Narben aus. Bei Oterosklerose scheint oft das Promontorium im hinteren unteren Quadranten rötlich durch.

Blau (ähnlich den Hautvenen) erscheint das Trommelfell bei Blutergüssen in der Paukenhöhle *(Hämatotympanum)* nach Kopfverletzungen. Blauviolett sieht es aus im Beginn einer akuten Mittelohrentzündung, wenn die Epidermisschicht noch über dem hyperämischen Stratum fibrosum erhalten ist. Umschrieben rötlich oder bläulich sind Blutblasenbildungen auf dem Trommelfell und der Gehörgangswand bei starker *exsudativer Otitis media acuta* (Grippe).

Weiß sind die abgeschuppten Hautmassen auf dem akut entzündeten und geröteten Trommelfell und die aus dem Mittelohr entleerten übelriechenden Cholesteatommassen.

Die **wichtigsten Stellungsänderungen des Trommelfells** sind die Einziehung und die Vorwölbung. Kommt es bei Tubenverschluß durch Resorption von Luft in der Pauke zu einem Vakuum, so werden das Trommelfell durch den äußeren Luftdruck tiefer in die Pauke hineingedrängt und die normale trichterförmige Einziehung verstärkt. Otoskopisch zeigen sich dabei ein starkes schnabelartiges Vorspringen des kurzen Hammerfortsatzes, eine starke Anspannung der von ihm ausgehenden vorderen und hinteren Falte, ein fast waagerechter und perspektivisch stark verkürzter Verlauf des Hammergriffs und ein Abrücken des dreieckigen Reflexes vom

Hammergriff. Auch umschriebene atrophische Narben können eingezogen sein. Werden diese letzteren durch Lufteinblasen vorgetrieben (VALSALVAscher Versuch, *Politzern*), so ändert sich der Lichtreflex auf ihnen. Nur wenn die Narben oder das Trommelfell fest mit der medianen Paukenwand verwachsen sind, wölben sie sich beim Lufteinblasen nicht vor.

Abflachung (Ausgleich der normalen trichterförmigen Einziehung) und leichte Vorwölbung des Trommelfells treten auf bei Mittelohrkatarrhen und leichten Mittelohrentzündungen infolge von Verschwellungen des Trommelfells und von Exsudatbildung hinter dem Trommelfell. Dabei finden sich oft nur eine Trübung und Durchfeuchtung des Trommelfells, keine Rötung *(Mucosusotitis)*.

Starke Vorwölbungen sind fast stets mit Rötung verbunden. Entweder ist das Trommelfell im ganzen vorgewölbt oder nur hinten unten wulstförmig oder hinten oben sack- oder zitzenförmig. Gleichzeitig findet man dabei häufig vorspringende gelbe oder bläuliche (hämorrhagische) Epithelblasen.

Bei **Substanzverlusten am Trommelfell** sind zentrale und randständige Perforationen scharf zu unterscheiden. **Zentrale Perforationen** heißen alle diejenigen, die nicht bis an den Rand des Trommelfells reichen, auch wenn sie nicht ganz in der Mitte sitzen. Kleine stecknadelstich- oder stecknadelkopfgroße Perforationen sind leicht daran zu erkennen, daß sie sowohl am geröteten als auch am blassen Trommelfell schwarz erscheinen, weil durch sie kein Licht in die Pauke fällt. Oft sind sie an gelben Sekrettropfen kenntlich, die aus ihnen pulsierend herausquellen.

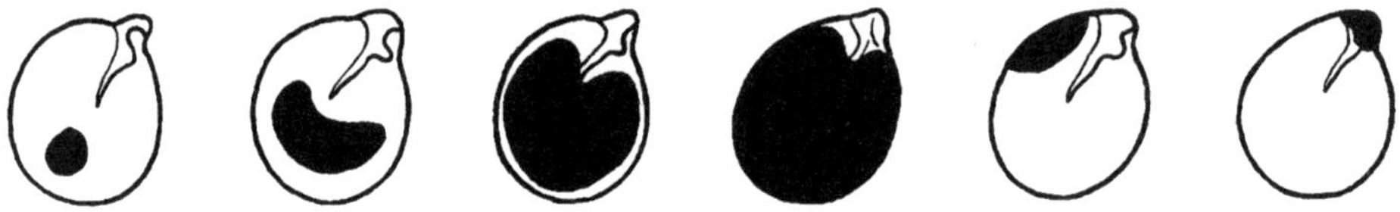

1 2 3 4 5 6

Abb. 21. Zentrale und randständige Perforationen. 1. Kleine runde Perforation, 2. größere ovale Perforation, 3. große nierenförmige Perforation, 4. fast Totaldefekt des Trommelfells, 5. randständiger Defekt hinten oben in der Pars tensa, 6. randständiger Defekt vorne oben in der Pars flaccida

Größere runde, ovale, nieren- oder herzförmige Perforationen (Abb. 21), die in der Mitte um den Hammergriff herumliegen, kommen bei akuten Eiterungen meist nur bei Infektionskrankheiten (Scharlach, Masern, Grippe) vor und führen oft, da sie sich häufig nicht schließen, zu chronischen Eiterungen. Sie sehen rot aus, wenn die Paukenschleimhaut dahinter entzündet ist und wenn das gewöhnlich vorhandene gelbe oder gelbweiße, fadenziehende Sekret gut abgetupft ist. Bei ausgeheilter trockener Otitis media chronica unterscheidet sich die blasse Paukenwand in der Farbe wenig von dem Trommelfell. Infolgedessen sind dann die Perforationen nur schwer, und zwar an dem Schatten, den der Rand des Trommelfells auf die Paukenwand wirft, zu erkennen.

Große Defekte der *Pars tensa* mit Resten am Hammergriff (Totaldefekt des Trommelfells) kommen nur nach nekrotisierenden akuten Eiterungen vor (Scharlachotitis).

Randständige Perforationen bei chronischen Eiterungen sind oft unscheinbarer und schwerer zu erkennen und trotzdem klinisch ungemein wichtig, weil sie gewöhnlich bei Knochenerkrankungen oder Cholesteatomen des Kuppelraums oder Antrums vorhanden sind. Sie sitzen meist im hinteren oberen Quadranten oder in der SHRAPNELLschen Membran (Abb. 21) und sind nicht selten mit kleinen Defekten in der angrenzenden knöchernen Gehörgangswand verbunden und durch kleine himbeerartige, polypöse Granulationen, braungelbe schmierige Sekretborken oder durch weiße Epidermisfetzen (Cholesteatommassen) verlegt.

Manchmal ist die ganze *Pars tensa* des Trommelfells in vollem Glanze mit Hammergriff und dreieckigem Reflex erhalten und erst beim Absuchen des hinteren und oberen Randes des scheinbar normalen Trommelfells entdeckt man (mit Hilfe des stumpfen Häkchens) in der SHRAPNELL-Membran oder am Rande des hinteren oberen Quadranten unter gelben Borken eine kleine Fistel nach dem Antrum oder Kuppelraum.

Im ganzen gibt der Trommelfellbefund zwar wichtige Hinweise bei Mittelohrerkrankungen, aber er ist nicht allein ausschlaggebend. Auch bei scheinbar geringen Veränderungen (z. B. bei Säuglingsotitis, bei subakuter Otitis media und besonders bei der chronischen Otitis media) können in der Tiefe erhebliche Knochenerkrankungen vorliegen.

D. Allgemeiner Untersuchungsgang

Wie überall gewöhne man sich auch beim Ohr eine stets gleichartige systematische Untersuchungsmethode an, um Fehldiagnosen durch Übersehen einzelner Symptome zu vermeiden.

Die **Anamnese,** die gewöhnlich der Untersuchung vorausgeht und je nach dem Untersuchungsbefund ergänzt werden muß, gibt oft aufschlußreiche Hinweise und hat besonders zu berücksichtigen:

1. Heredität (erbliche Taubheit oder familiäre Schwerhörigkeit bei Otosklerose und andere Labyrinth- und Nervenschwerhörigkeiten).

2. Frühere Allgemeinerkrankungen wie Masern, Scharlach, Diphtherie, Grippe, Typhus, epidemische Meningitis, Mumps, Osteomyelitis, Lues, Diabetes, Anämie, Arteriosklerose, Nephritis.

3. Frühere Ohrkrankheiten (Eiterungen, Ohrenschmerzen, Ohrensausen, Schwerhörigkeit, Drehschwindel).

4. Entstehung des jetzigen Ohrenleidens (akuter oder allmählicher Beginn, akute Exazerbation eines chronischen Leidens, vorausgehende Infektionskrankheiten wie Scharlach, Masern, Schnupfen, Angina).

5. Jetzige Beschwerden (Ohrenschmerzen, Ohreiterung, Schwerhörigkeit, Ohrensausen, Drehschwindel, Erbrechen, Gleichgewichtsstörungen, Kopfschmerzen, Fieber, Schüttelfrost).

I. Spezielle Untersuchung

1. Äußere Besichtigung und Betastung.

Zunächst werden die Ohrmuschel, der Gehörgangseingang und die Umgebung des Ohres besichtigt und betastet (Lymphknotenschwellungen, Ekzeme, Kopfläuse). Dabei muß geachtet werden auf Furunkelschwellungen am Eingang, Schwellungen am Ansatz der Ohrmuschel und am Warzenfortsatz, Druckempfindlichkeit des Knochens am Warzenfortsatz und besonders an der Spitze, Druckempfindlichkeit des Gehörgangs und Tragus, Schwellungen in der Umgebung vorne (Parotis).

2. Durch die **Otoskopie** wird dann mit Hilfe des Stirnreflektors und des Ohrtrichters der Gehörgangs- und Trommelfellbefund erhoben. Dabei ist u. U. die Untersuchung mit Hilfe der Sonde (Polyp) oder des stumpfen Häkchens (randständige Perforation) nicht zu vergessen.

3. Die **Funktionsprüfung des Ohres** ist notwendig, wenn Verdacht auf Erkrankungen des Mittel- und Innenohres besteht, besonders aber wenn Störungen von seiten des Gleichgewichtsorganes vorhanden sind (Schwindel usw.).

4. Die **Untersuchung der Nase, des Nasenrachens, Rachens** und **des Kehlkopfes** mit Reflektor und Spiegel ist stets notwendig, um die Ursachen für die Mittelohrerkrankungen oder Ohrbeschwerden (Schmerzen) aufzudecken (Septumdeviation, Polypen, adenoide Vegetationen, Nebenhöhleneiterungen, Mandelhypertrophie, Tonsillitis, Peritonsillarabszeß, ulzeröse Syphilis oder Tuberkulose und Geschwülste des Rachens und Kehlkopfes usw.).

5. Die **Auskultation des Luftstromes,** der beim VALSALVAschen Versuch oder durch das POLITZERsche Verfahren oder durch Tubenkatheterismus von der Nase durch die Tube ins Mittelohr getrieben wird, ist wichtig zur Feststellung der Durchgängigkeit, von Perforationen und Verletzungen des Trommelfells und von flüssigen Exsudaten in der Paukenhöhle. Normalerweise hört man dabei nach Einführung eines Hörschlauchs in den Gehörgang ein fernklingendes Blasegeräusch, bei Tubenstenosen ein hohes pfeifendes fernklingendes Geräusch, bei Exsudat im Mittelohr neben dem Zischen ein feinblasiges Rasseln, bei großer Perforation im Trommelfell ein sehr nahe klingendes scharfes Zischen (Perforationsgeräusch), bei kleinen Perforationen ein hohes, naheklingendes Zischen oder Pfeifen, das auch ohne Hörschlauch wahrnehmbar ist.

Bei der Otoskopie nach dem Einblasen der Luft läßt sich erkennen, ob ein vorher eingezogenes Trommelfell oder eine eingezogene Narbe durch die Luft vorgewölbt oder an der Paukenwand haftengeblieben ist (Adhäsion!).

6. Die **Röntgenuntersuchung** (Aufnahme) **des Schläfenbeins** kommt zur Anwendung, wenn es sich um die Darstellung der pneumatischen Zellen im Warzenfortsatz

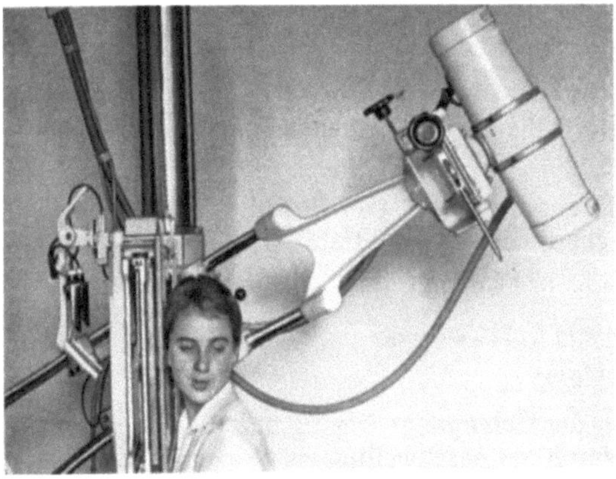

Abb. 22. Aufnahmerichtung nach SCHÜLLER

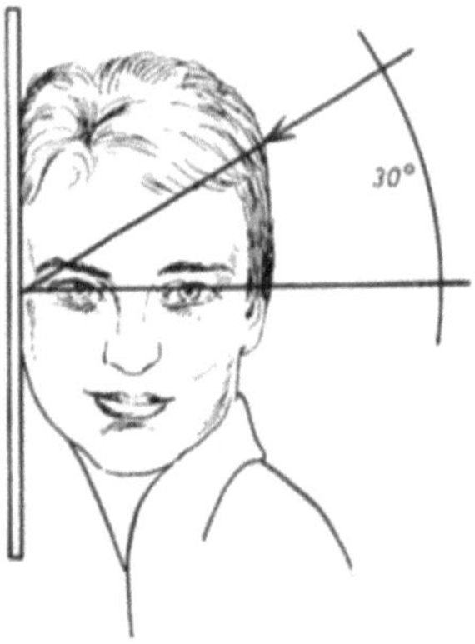

Abb. 23. Schematische Darstellung zu Abb. 22

und ihrer Erkrankungen handelt, also vor allem zur Diagnose der latenten Mastoiditis, der Cholesteatombildung und zur Auffindung von Fissuren bei Basisbrüchen.

Die **Aufnahme nach Schüller** geschieht wie folgt: Das kranke Ohr liegt bei leicht nach der Platte gewendetem Gesicht auf der Platte, so daß der Zentralstrahl durch den Scheitelhöcker der gesunden Seite und den Gehörgang der kranken Seite geht (Abb. 22). Zum Vergleich wird in gleicher Weise auch das gesunde Schläfenbein aufgenommen. Auf der Platte sind dann die Zellen des Warzenfortsatzes oder etwaige pathologische Veränderungen an ihnen und den knöchernen Zellsepten zu erkennen (Abb. 24). Normalerweise erscheinen die Zellen als wabenartige dunkle Räume mit einem System sich kreuzender Knochenbälkchen.

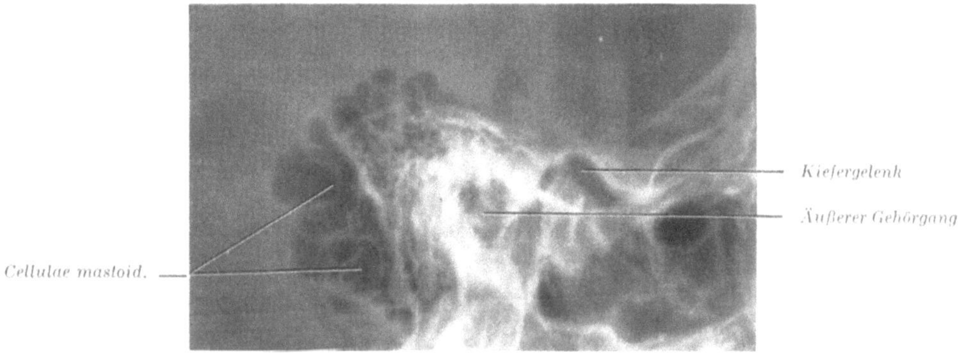

Abb. 24. Normal pneumatisierter rechter Warzenfortsatz (Röntgenaufnahme nach SCHÜLLER).

Sind die Zellen mit Eiter oder geschwollener Schleimhaut gefüllt, so erscheinen sie nicht scharf (Vergleich mit der normalen Seite!), sondern verschleiert, was aber noch keine Knochenerkrankung beweist. Finden sich jedoch neben der Verschleierung des Zellbildes auch Lücken und Defekte in dem System von Knochenbälkchen und an Stelle der wabenartigen Zellen unregelmäßig konturierte Hohlräume, so handelt es sich um völlige oder partielle Einschmelzungen der knöchernen Zwischenbälkchen, also um eine Knochenerkrankung (Mastoiditis). Totale oder partielle Hemmungen der Pneumatisation und Sklerosierung des Warzenfortsatzes lassen sich ebenfalls im Röntgenbild erkennen (Abb. 25).

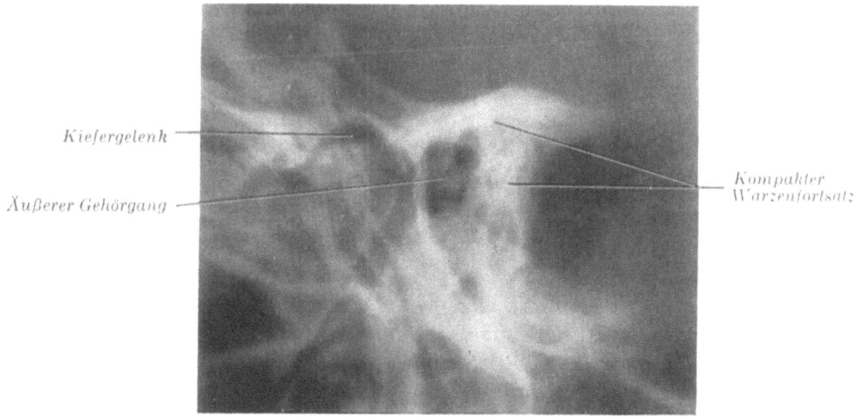

Abb. 25. Kompakter linker Warzenfortsatz (Röntgenaufnahme nach SCHÜLLER)

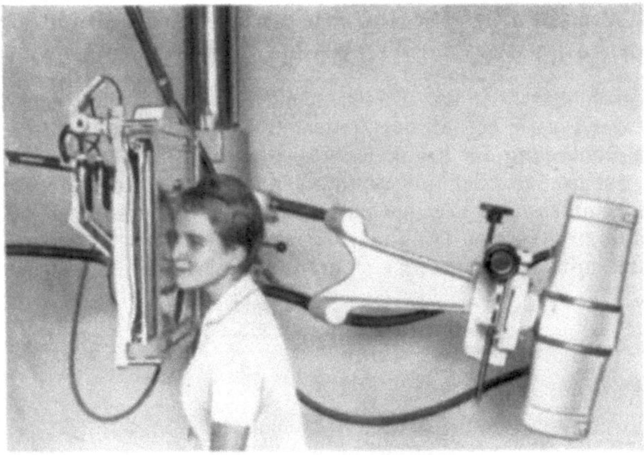

Abb. 26. Aufnahmerichtung nach Stenvers

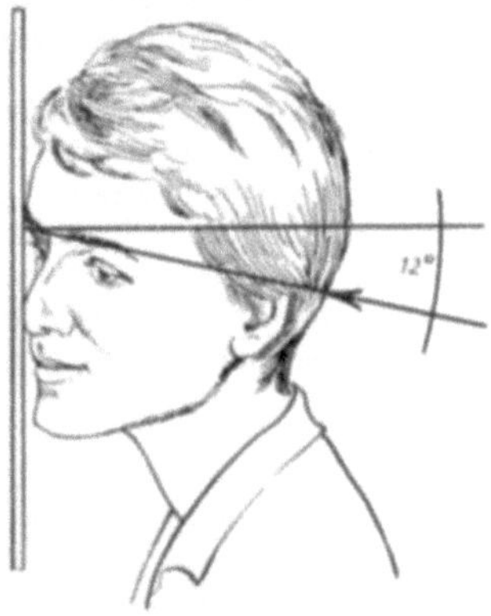

Abb. 27. Schematische Darstellung zu Abb. 26

Da diese Hemmungen häufig bei der chronischen Otitis vorkommen, muß man hier besonders auf Erweiterungen des Antrums achten, um eine größere Cholesteatombildung auszuschließen.

Zur Erkennung von perilabyrinthären und Pyramidenspitzenzelleneiterungen, von Akustikustumoren, Schädelbasisfrakturen haben sich besonders die **Röntgenaufnahmen nach Stenvers** (Abb. 26 u. 28) und die **axialen Schädelaufnahmen** bewährt. Cholesteatome stellen sich dagegen besonders gut bei **Schläfenbeinaufnahmen nach E. G. Mayer** dar.

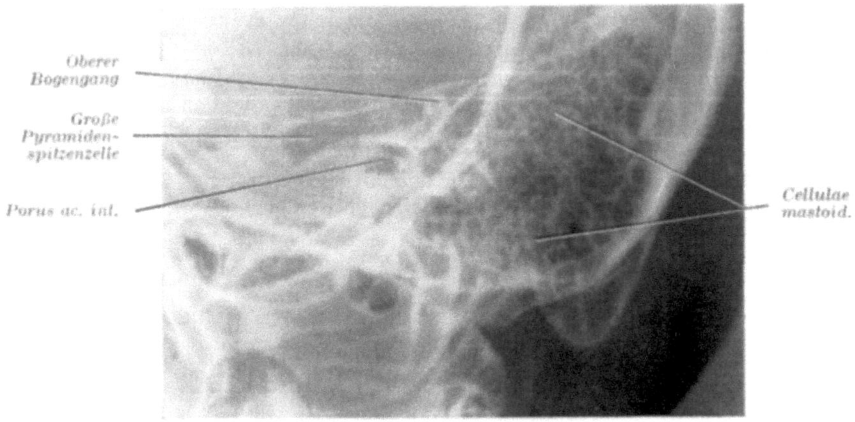

Abb. 28. Exzessive Pneumatisation (Röntgenaufnahme nach Stenvers)

II. Allgemeine Untersuchung

1. Unerläßlich ist aber auch die **allgemeine Untersuchung des Körpers,** sofern es sich nicht um rein örtliche Erkrankungen wie den Zeruminalpfropf handelt. Besonders bei akuten und chronischen Mittelohreiterungen ist der Allgemeinzustand zu beachten und auf Fieber, Kreislaufveränderungen, Exantheme (Infektionskrankheiten), Nystagmus, Hirnnervenlähmungen, Aphasie, Adiadochokinese, Nackensteife und Kernigsches Symptom zu untersuchen. Auch bei nichteitrigen Erkrankungen, be-

sonders den Innenohrstörungen unklarer Ätiologie, muß nach allgemeinen Erkrankungen, in erster Linie nach Lues, Diabetes, Nephritis, Arteriosklerose, Leukämien, Anämien und nach Schädigungen durch Medikamente und chemische Gifte, gefahndet werden.

2. Die **Untersuchung des Liquor cerebrospinalis** ist wichtig bei jedem Verdacht auf Komplikationen im Bereich des Endokraniums und muß sich auf Druck, Zellzahl und -art, Eiweiß- und Keimgehalt erstrecken. Vor allem ist auch bei klarem Liquor zur Feststellung entzündlicher Veränderungen (beginnende Meningitis, latenter Hirnabszeß) die Untersuchung auf Zell- und Eiweißvermehrung (Anstellung der PANDYschen, der Mastix- und der Goldsolreaktion) notwendig.

3. **Blutuntersuchung.** Wichtig ist bisweilen die Feststellung einer Leukozytose bei latenter Mastoiditis oder Verdacht auf intrakranielle Komplikation, insbesondere auf Hirnabszeß. Das Leukozytenbild (Verschwinden der Eosinophilen und Lymphozyten, Linksverschiebung des Kernbildes mit Auftreten von jugendlichen Formen) gibt bei Komplikationen, besonders bei septischen, zwar nicht immer, aber häufig diagnostische und prognostische Aufschlüsse. Wichtig ist die bakteriologische Blutuntersuchung bei Otitis media mit unklarem Fieber und Verdacht auf Sinusphlebitis. Auch die Blutkörperchensenkungsreaktion kann in manchen Fällen diagnostisch weiterhelfen.

E. Allgemeine Symptomatologie

I. Ohrenschmerz

Spontaner Ohrenschmerz, der den Kranken am allerhäufigsten zum Arzt führt, kann von Ohrerkrankungen ausgelöst oder von Erkrankungen der näheren und ferneren Umgebung fortgeleitet sein.

Bei Ohrerkrankungen findet sich Spontanschmerz vor allem bei Gehörgangsfurunkel und bei akuter Otitis media, seltener bei akuten Exazerbationen einer Otitis media chronica, eines Cholesteatoms, eines Mittelohr- und Tubenkatarrhs. Beim Gehörgangsfurunkel ist der Schmerz sehr heftig, weit nach außen lokalisiert, nachts anschwellend. Er äußert sich beim Kauen und bei leisesten Berührungen des Ohres.

Bei akuter Mittelohrentzündung ist der Schmerz bei Beginn am heftigsten (wie Zahnreißen!), ziemlich tief im Ohr lokalisiert, oft pulsierend und nach dem Warzenfortsatz, dem Scheitel und der Stirn ausstrahlend. Minuten- oder stundenweise schwillt er krampfartig an und läßt den Kranken nicht zur Ruhe kommen, zumal er sich bei jeder Erschütterung und Bewegung beim Kauen und Schlucken verstärkt. Im Gegensatz zum Furunkel tritt er meist plötzlich auf, so daß die Patienten gewöhnlich die Uhrzeit angeben können.

Bei Mastoiditis infolge akuter Otitis media wird der Schmerz ähnlich tief und je nach der Lokalisation ähnlich ausstrahlend empfunden. Ebenso, jedoch seltener, ist der Schmerz bei der chronischen Otitis mit Knochenerkrankung oder Cholesteatombildung, zumal bei akuten Exazerbationen und beginnenden zerebralen Komplikationen. Oft steht er in Widerspruch zu dem geringen objektiven Befund (kleine Perforation in der SHRAPNELL-Membran).

Der Mittelohr- und Tubenkatarrh macht, wenn überhaupt, nur zeitweise leichte stechende und ziehende Schmerzen, die tief in der Grube hinter dem aufsteigenden Unterkieferast empfunden werden. Oft besteht auch nur ein Druckgefühl auf dem erkrankten Ohr.

Druckschmerzhaftigkeit ist diagnostisch wichtig und muß durch Palpation am Gehörgang und auf dem Knochen des Warzenfortsatzes geprüft werden, auch bei fehlenden spontanen Schmerzen und geringen objektiven Symptomen.

Die Otitis externa (Gehörgangsfurunkel) zeichnet sich vor allem durch hochgradige Druckempfindlichkeit des äußeren Ohres (Berührung des Tragus, des Gehörgangs oder der Muschel) aus, während bei der Otitis media höchstens die Gegend hinter dem Unterkieferast dicht unter dem äußeren Gehörgang oder die Warzenfortsatzspitze (im Anfang!) druckempfindlich ist. Beim Säugling jedoch ist auch bei der Otitis media der Gehörgang oft druckempfindlich, da der knöcherne Gehörgang noch fehlt und die Kompression des kurzen häutigen Gehörgangs direkt auf das entzündete Trommelfell übertragen wird. Bei Mastoiditis infolge akuter oder chronischer Otitis media (akute Exazerbation) ist die Warzenfortsatzspitze, das *Planum mastoideum* hinter oder die laterale Kuppelraumwand über der Ohrmuschel druckempfindlich. Druckschmerz hinten oben am Warzenfortsatz in der Höhe des äußeren Gehörgangs, d. h. in der Gegend der *Vena emissaria mastoidea*, kommt bei Sinusthrombose vor, ebenso Druckempfindlichkeit entlang dem vorderen oberen Rande des *M. sternocleidomastoideus* bei Thrombophlebitis des *Bulbus* und der *Vena jugularis int.*

Ein ins Ohr **fortgeleiteter Schmerz infolge Erkrankungen der Nachbarschaft** muß angenommen werden, wenn sich am Ohr nichts Krankhaftes findet. In der näheren Umgebung des Ohres machen folgende Krankheiten Ohrenschmerzen: Kiefergelenksentzündungen (beim Kauen und Sprechen, Druckempfindlichkeit des Gelenkes), Parotitis (Schwellung vor und unter dem Ohr), Lymphknotenentzündungen vor dem Ohr, auf der Parotis oder hinter dem Ohr auf dem Warzenfortsatz bei Ekzem, Kopfläusen, Furunkel, Impetigo, Erysipel der behaarten Kopfhaut. Auch die latente luische Meningitis äußert sich, abgesehen von heftigen allgemeinen Kopfschmerzen, Haarausfall, Nerven-Labyrinthschwerhörigkeit und sonstigen Hirnnervenstörungen, vorwiegend in Schmerzen, die in und hinter das Ohr ausstrahlen, ebenso manche akute Meningitis anderer Genese.

Auch von **Erkrankungen der weiteren Umgebung** kann der ausstrahlende Schmerz ins Ohr verlegt werden. Besonders jeder schmerzhafte Reiz im Gebiet des *Nervus V* und *Nervus X* kann ins Ohr ausstrahlen, da das Ohr von diesen beiden Nerven sensibel versorgt wird (Hustenreflex beim Austupfen des Gehörgangs!). Kariöse Zähne im Ober- und Unterkiefer, Dentitio difficilis, Gingivitis, Paradentose, Alveolarpyorrhoe, Kieferhöhleneiterungen, Trigeminusneuralgien, Pharyngitis besonders im Bereich des Seitenstranges, akute und chronische Tonsillitis, Peritonsillarabszeß, luische Geschwüre, Tuberkulose im Rachen und Kehlkopf, akute Perichondritis und Diphtherie des Kehlkopfes und Karzinome des Hypopharynx und Larynx sowie Lymphknotenschwellungen der verschiedensten Genese im Bereich der Gefäßscheide sind die Krankheiten, die am häufigsten Schmerzen im Ohr verursachen. Bei negativem Ohrbefund darf man daher nie verfehlen, Nase, Rachen und Kehlkopf genau mit Reflektor und Spiegel zu untersuchen. Die Diagnose „Nervöser Ohrschmerz" (Otalgie) darf nur gestellt werden nach Ausschluß organischer Erkrankungen.

II. Ohrlaufen

Oft handelt es sich nur um dünnflüssiges Zerumen, das von ängstlichen Patienten für Eiter angesehen wird. Unter Ohrenfluß versteht man im allgemeinen eine seröse, eitrige, seltener blutige Absonderung, die geruchlos oder übelriechend sein kann und häufiger aus dem Mittelohr als aus dem Gehörgang stammt.

Ohrlaufen bei Gehörgangserkrankungen: Offene Furunkel sondern eitrig, nässende Ekzeme dünnflüssig-eitrig, chronische Gehörgangsentzündungen übelriechend, schmierig-eitrig ab. Im allgemeinen ist die Sekretmenge wesentlich geringer als bei Mittelohrerkrankungen. Zu erkennen ist die Gehörgangsaffektion an der gleichzeitigen Schwellung und Schmerzhaftigkeit des Gehörgangs, dem Fehlen einer Trommelfellperforation und einer Schwerhörigkeit.

Ohrlaufen bei Mittelohrerkrankungen: Bei der Otitis media acuta findet sich schon vor der Perforation des Trommelfells manchmal ein leichtes Nässen aus dem Ohr, besonders wenn die Entzündung mit Blasenbildung im Gehörgang und am Trommelfell einhergeht. Nach der Perforation wird dann die Sekretion oft sehr reichlich, serös-goldgelb, später immer mehr eitrig und schleimig. Im Beginn und später bei gleichzeitiger Warzenfortsatzeiterung ist die Absonderung manchmal so stark, daß es ständig aus dem Gehörgang tropft. Meist ist auf dem aus der Perforation quellenden Sekret ein pulsierender Reflex zu sehen, da sich die Pulsation der stark entzündeten Pauke auf den Eiter überträgt. Jedoch kann auch bei nichtperforiertem Trommelfell das Sekret geplatzter Epithelblasen oder eingeträufelte Flüssigkeit, wenn im Spalt zwischen entzündetem Trommelfell und der Gehörgangswand gelegen, pulsieren. Sieht man nach Abtupfen den rahmigen Eiter sofort wieder pulsierend nachquellen, so muß man in späteren Stadien der Entzündung auf eine Miterkrankung des Knochens im Warzenfortsatz schließen (Mastoiditis).

Im allgemeinen ist also bei akuter Otitis media die Sekretion reichlich, geruchlos und pulsierend. Übelriechend durch sekundäre Infektion mit Fäulniserregern wird der Eiter nur dann, wenn die Sekretion gering ist und der Eiter nicht regelmäßig durch Ausspritzen und Austupfen beseitigt wird. Eine primäre fötide Eiterung kommt bei akuter Otitis media nur ganz vereinzelt bei kachektischen Kindern vor oder bei nekrotisierenden Schleimhaut- und Knochenprozessen infolge von Scharlach, Grippe, Masern und Diphtherie.

Bei Otitis media chronica ist die Sekretion meist geringer, im allgemeinen nicht pulsierend und sehr oft fötide. Zum Teil tritt bei geringer Sekretion der üble Geruch erst durch das Liegenbleiben und die Zersetzung des Sekretes ein. Bei spärlicher Absonderung trocknet der Eiter oft zu gelben übelriechenden Borken ein. Bleibt auch der frisch abgesonderte Eiter trotz Behandlung fötide, dann handelt es sich um Knochenerkrankungen oder Cholesteatombildungen. Bei chronischen Schleimhauteiterungen ist der abgesonderte Eiter dagegen bei regelmäßiger Ohrpflege geruchlos und schleimig.

Blutig-seröse Sekretion trifft man im Beginn akuter Eiterungen, die durch Blutblasenbildung am Trommelfell ausgezeichnet sind, häufig nur einige Tage lang an.

Blutungen aus dem Ohr kommen meist nur bei chronischen und protrahierten Eiterungen vor infolge leicht blutender Granulationen, ferner bei malignen Tumoren und bei schweren Kopfverletzungen. Im letzteren Falle sind sie pathognomonisch für Schädelbasisbrüche, die durch das Schläfenbein, und zwar durch das Mittelohr oder den Gehörgang, gehen. Bei solchen Verletzungen ist besonders darauf zu achten, ob die Absonderung wäßrig oder blutig-wäßrig und reichlich ist, d. h. ob etwa infolge Durazerreißung Liquor abträufelt.

III. Schwellungen in der Umgebung des Ohres

Dabei handelt es sich gewöhnlich um entzündliche Schwellungen, öfter um Abszesse. Schwellung hinter und über dem Ohr und infolgedessen charakteristisches Abstehen der Ohrmuschel tritt in erster Linie bei Knochenerkrankungen des

Warzenfortsatzes, der Mastoiditis, aber auch bei Gehörgangsfurunkeln und Entzündung der retroaurikulären Lymphknoten auf dem Warzenfortsatz auf. **Mastoiditische Schwellungen** beruhen auf Ödem und eitriger Infiltration des Periostes und sitzen dem Knochen breit auf, bald höher, bald tiefer, öfter mehr über der Ohrmuschel und sogar vorn unter dem *M. temporalis* (Jochbeinzellen), je nach dem Sitz des Eiterdurchbruchs im Knochen und sind fast immer mit Druckempfindlichkeit des umgebenden Knochens verbunden.

Schwellungen bei Gehörgangsfurunkel sitzen in der Regel dicht an der Ohrmuschel in der Übergangsfalte, während hinten der Knochen frei zu fühlen und nicht druckempfindlich ist (Abb. 29).

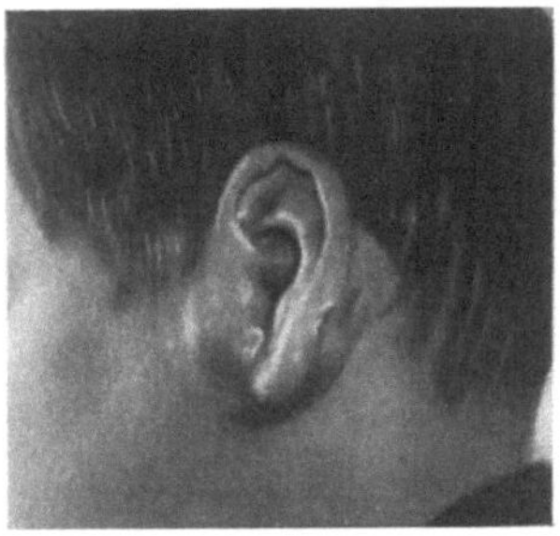

Abb. 29. Abszedierende Gehörgangsfurunkulose

Schwellungen retroaurikulärer Lymphknoten finden sich meist bei Furunkel, Ekzem, Kratzeffekten, Impetigo, infizierten Wunden und Erysipel der behaarten Kopfhaut. Schwellungen vor und unter dem Ohr sieht man vor allem bei der Parotitis und bei Eiterdurchbrüchen an der Warzenfortsatzspitze (BEZOLDsche Mastoiditis).

Schwellungen innen an der knöchernen hinteren oberen Gehörgangswand (Senkung der Hinterwand) treten auf bei Knochenerkrankungen im benachbarten *Antrum mastoideum* und den nächstgelegenen Warzenfortsatzzellen und engen das Gehörgangslumen schlitzförmig ein. Sie sind ein wichtiges Symptom bei der Mastoiditis.

IV. Ohrgeräusche

Sie sind eine häufige Begleiterscheinung der Erkrankungen des äußeren, mittleren und inneren Ohres, haben jedoch im einzelnen wenig Charakteristisches und daher diagnostisch wenig Bedeutung. Sie treten auf als tiefe Geräusche (Summen, Brausen, Fauchen, Sausen, Blasen) besonders bei Gehörgangs- und Mittelohrerkrankungen (Zerumen, Mittelohrkatarrh und -eiterung, Adhäsivprozeß, Otosklerose) und als hohe Geräusche (Zischen, Kreischen, Singen) besonders bei Labyrinth- und Hörnerverkrankungen. Geräusche können auch synchron mit dem Puls ohne objektiv nachweisbare Ohrerkrankungen vorkommen und nervöse Leute bis zur Verzweiflung belästigen, mitunter noch jahrelang, nachdem völlige Ertaubung eingetreten ist.

V. Schwerhörigkeit

Sie begleitet die meisten Ohrerkrankungen, tritt aber oft in den Hintergrund gegenüber anderen klinischen Erscheinungen, so gegenüber den Schmerzen bei akuter Otitis media, dem Ohrenfluß bei chronischen Eiterungen, den Ohrgeräuschen bei Mittelohrkatarrh mit Adhäsivprozessen und bei Otosklerose. Häufig werden auch leichte, langsam entstehende und besonders einseitige Schwerhörigkeiten nicht beachtet, weil sie nur wenig stören. Erst durch Zufall beim Telefonieren oder bei Mit- oder Neuerkrankungen des anderen Ohres (Zeruminalpfropf, Mittelohrkatarrh) wird oft die scheinbar plötzlich entstandene, in Wirklichkeit schon lange bestehende Schwerhörigkeit entdeckt.

Zu unterscheiden sind folgende Typen:

Schalleitungsstörung: Sie kommt vor bei Zeruminalpfropf, Tuben-Mittelohrkatarrh, Otitis media, Adhäsivprozessen, Trommelfellperforationen und gewissen Formen von Otosklerose (Stapes-Ankylose).

Schallempfindungsstörung: Sie findet sich bei toxisch-infektiöser Neuritis des *N. statoacusticus* (Typhus, Scharlach, Influenza, Tuberkulose, Lues, Diabetes, Gicht, verschiedenen Medikamenten u. a.), bei chronisch progressiven Labyrinthschwerhörigkeiten (Arteriosklerose, Nephritis, Alters- und Berufsschwerhörigkeit u. a.).

Kombinierte Schwerhörigkeit: Sie tritt bei Innenohrerkrankungen, die mit Schalleitungsstörungen verbunden sind, besonders bei Otosklerose auf.

Charakteristisch sind für den Zeruminalpfropf der plötzliche Beginn der Schwerhörigkeit mit starkem Sausen und Fremdkörpergefühl im Ohr, für den Tubenmittelohrkatarrh das Verstopfungsgefühl und die vorübergehende Besserung des Gehörs bei zufälligem Lufteintritt in die Tube (Knacken im Ohr beim Schneuzen) und für manche Labyrinthschwerhörigkeiten die Kombination mit Drehschwindel.

Auffällige und häufige Schwankungen der Schwerhörigkeit, oft entsprechend seelischen Verstimmungen, Erregungen usw., sind ebenso wie Ungereimtheiten im Prüfungsbefund, z. B. sehr große oder gar keine Unterschiede in der Hörweite für Flüstern und Umgangssprache, wechselnde und nicht typische Befunde bei der Stimmgabelprüfung, fast stets das Kennzeichen funktionell-neurotischer Schwerhörigkeit.

VI. Vestibulärer Schwindel

Bei Anämie, Arteriosklerose, Neurose, Kopfverletzungen und anderen Allgemeinerkrankungen klagen die Kranken oft über „Schwindel“ und meinen dann die Empfindung im Sinne des Schwarzwerdens vor den Augen. Im Gegensatz dazu ist der echte Ohr- oder Labyrinthschwindel meist ein ausgesprochener Schwank- oder Drehschwindel, d. h., es scheint dem Kranken, als ob sich die Gegenstände um ihn drehen oder, bei geschlossenen Augen, als ob er selbst sich drehe. Auch bei Augen- und Kleinhirnerkrankungen gibt es solchen Drehschwindel. Bei Augenkrankheiten schwindet er bei Augenschluß, bei Kleinhirnerkrankungen ist er vom Labyrinthschwindel durch die übrigen begleitenden Erscheinungen zu unterscheiden. Der Labyrinthschwindel ist am stärksten bei akuten Labyrinthreizungen oder plötzlicher Ausschaltung der Funktion eines Vestibularorganes (Bogengangsfistel und Labyrinthitis bei Mittelohreiterungen, Arteriosklerose und Embolie der Labyrinthgefäße, Labyrinthverletzungen und -erschütterungen durch Schädeltraumen und bei Anfällen der echten MENIÈREschen Erkrankung). Bei jedem Schwindel, der als Drehschwindel mit begleitendem Nystagmus, Übelkeit, Erbrechen und mit Gleichgewichtsstörungen auftritt, besteht stets der Verdacht auf eine Labyrintherkrankung.

VII. Fazialislähmung

Der *Nervus VII* wird infolge des Verlaufs mit dem *Nervus VIII* durch den inneren Gehörgang, durch die Labyrinthwand quer an der medialen Paukenwand und dann senkrecht abwärts in der hinteren Gehörgangswand bei Erkrankungen und Verletzungen des Ohres öfter mitbefallen. Im äußeren Ohr (Gehörgang) wird der Fazialis fast nur bei entsprechend verlaufenden Schädelbasisbrüchen gelähmt. Bei akuten und chronischen Mittelohreiterungen und bei Mittelohrtuberkulose stellt sich manchmal, bei den seltenen Mittelohrgeschwülsten (Karzinome, Glomustumoren, Fazialisneurinome) recht oft, infolge Einschmelzung des knöchernen FALLOPPIO-Kanales eine Lähmung des Gesichtsnerven als Zeichen der fortschreitenden Knochenerkrankung ein. Harmloser sind die Fazialislähmungen im Beginn der Otitis med. acuta, weil es sich hierbei meist nur um toxische Schädigungen handelt. Wahrscheinlich ist manche sogenannte „rheumatische" Fazialislähmung weiter nichts als die Begleiterscheinung einer ganz leichten Mittelohrentzündung. In unklaren Fällen ohne Mittelohreiterung ist daran zu denken, daß die Fazialislähmung auch bei luischen Hörnerven- oder Meningealerkrankungen vorkommt, ebenso bei Kleinhirnbrückenwinkeltumoren, hier allerdings erst als letztes der klassischen Symptome: Schwerhörigkeit, Taubheit, Vestibularisstörungen oder -ausfall, Trigeminushypästhesie. Bei allen peripheren Fazialislähmungen im Bereich des Ohres sind sämtliche drei Äste befallen. Geschmacksstörungen im Bereich der vorderen Zweidrittel der Zunge fehlen nur bei Affektionen zentral oder peripher vom gemeinsamen Verlauf des *N. facialis* und der *Chorda tympani*, der sich vom *Meatus acusticus internus* bis etwa 1 cm oberhalb des *Foramen stylomastoideum* erstreckt.

VIII. Meningitis

In allen genetisch unklaren Fällen von Meningitis ist stets eine Ohruntersuchung (und eine Nasennebenhöhlenkontrolle) notwendig. Die Anamnese versagt hier häufig, da die Patienten nicht selten mehr oder weniger benommen sind. Beachtenswert ist vor allem die Tatsache, daß die otogene Leptomeningitis meistens erst relativ spät (bei Zellwerten über 500 und 1000 im Kubikmillimeter) typische klinische Erscheinungen wie Nackensteife, positiven KERNIG und Erbrechen auslöst. Schon Kopfschmerzen, besonders der Halbseitenkopfschmerz auf der erkrankten Ohrseite, Schwindel und uncharakteristische Temperaturen können von einer Meningitis herrühren. Die Latenz der klinischen Symptome der otogenen Meningitis rührt daher, daß bei Durchbrüchen von Eiterungen ins Endokranium im allgemeinen zunächst eine lokale, durch Verwachsungen mehr oder weniger abgekapselte Meningitis entsteht. Erst im weiteren Verlauf kommt es dann zu einer Generalisierung in den Subarachnoidalräumen. Da von dem Liquorbefund das operative Vorgehen weitgehend abhängt, mache man es sich daher zur Regel, bei Verdacht auf Meningitis lieber zu oft als zu wenig eine Liquorkontrolle vorzunehmen.

IX. Otogener Hirnabszeß

Die Symptome sind je nach dem Sitz recht verschieden. Gewöhnlich handelt es sich um Abszesse im Schläfenlappen oder im Kleinhirn. Die Initialerscheinungen bestehen bei beiden häufig in uncharakteristischem Fieber, in Kopfschmerzen und manchmal in Erbrechen. Im manifesten Stadium kommt es dann zu ausgesprochenen Lokal- und Allgemeinsymptomen. Die ersten richten sich weitgehend nach dem Sitz und bestehen bei Schläfenlappenabszessen u. a. in Hirndruckerscheinungen (Druckpuls, Stauungspapille, Kopfschmerzen), sensorischer Aphasie (bei linksseitigem Abszeß und bei Rechtshändern), kontralateralen Paresen, Spasmen und Konvulsionen (beim Übergreifen auf die innere Kapsel), bei Kleinhirnabszessen ebenfalls in Hirndruckerscheinungen (Druckpuls, Stauungspapille, Kopfschmerzen, CHEYNE-STOKESsche Atmung), zerebellarem Nystagmus (beim Blick nach der kranken Seite), zerebellarer Ataxie und in Adiadochokinese. Als Allgemeinsymptome treten daneben unabhängig vom Sitz vor allem geistige Trägheit, Somnolenz, Schlafsucht, Unruhe, Aufschreien, Stuhlverstopfung, Übelkeit und Erbrechen auf.

Die **enzephalo- und arteriographischen Untersuchungen** zur Klärung des Sitzes und der Größe sind bei otogenen Abszessen manchmal wegen Zeitmangels nicht möglich, da die Abszesse meistens nicht abgekapselt sind, schnell fortschreiten und daher frühzeitig einen Ventrikeleinbruch oder einen Durchbruch in die Subarachnoidalräume mit nachfolgender schwerer Meningitis bewirken können.

X. Sepsis

Die **otogene Sepsis** wird in der Regel durch eine Phlebitis oder Thrombophlebitis der benachbarten größeren Hirnblutleiter ausgelöst. Meistens handelt es sich dabei um entzündliche Veränderungen im Bereich des *Sinus transversus* und *sigmoides* und der *Vena jugularis int.* Sekundär können auch kleinere Blutleiter wie der *Sinus petrosus sup.* und *inf.* und mit diesen in Verbindung stehende andere Blutleiter *(Sinus cavernosus)* erkranken. Lokale Erscheinungen fehlen, wenn man vom Trommelfellbefund absieht, nicht selten. Auch eine Ohreiterung braucht nicht zu bestehen. Einseitige Kopfschmerzen und septische Temperaturen, beim Erwachsenen fast stets mit Schüttelfrösten verbunden, können allein das Krankheitsbild beherrschen. Je nach der Abwehrkraft des einzelnen und nach der Virulenz der in die Blutbahn gelangten Keime tritt dann früher oder später eine Metastasenbildung in den Lungen, den Gelenken, der Haut und anderen Organen auf. Bei unklarer Sepsis muß daher immer an das Ohr gedacht werden.

F. Allgemeine Therapie und Prophylaxe

Die **Therapie** hat auch in der Otologie in den letzten beiden Jahrzehnten eine entscheidende Wandlung erfahren. Die Anwendung der *Sulfonamide*, *Antibiotika* und *Bakteriostatika* hat bei vielen früher lebensbedrohlichen entzündlichen Erkrankungen zu erstaunlichen Heilerfolgen geführt. Da die meisten und ernsthaftesten Ohrerkrankungen und ihre Komplikationen entzündlicher Natur sind und fast stets durch *Strepto-*, *Staphylo-* oder *Pneumokokken* — daneben sind daran auch *Enterokokken*, FRIEDLÄNDER-, *Proteus-*, *Pyocyaneus-* und *Kolibakterien* beteiligt — hervorgerufen werden, muß bei allen ernsthafteren bakteriellen Erkrankungen neben den notwendigen chirurgischen Maßnahmen ihre Anwendung dringend empfohlen werden. Von den zahlreichen **Sulfonamiden** (z. T. handelt es sich um Kombinationspräparate) kommen heute in der Hauptsache Langzeitpräparate zur Anwendung, die meist per os gegeben werden. Sie werden an Serumalbumine gebunden und diffundieren in den Infektionsherd. Ihre Diffusion durch die Blut-Liquor-Schranke ist je nach Präparat verschieden. Die Sulfonamide wirken besonders bei Strepto- und Staphylokokkenerkrankungen sowie bei Infektionen durch Anaerobier. Um Resistenzsteigerungen der Keime zu verhindern, sollten stets optimale Dosen verabreicht werden. Abgesehen von hämotoxischen und Magen-Darm-Störungen sind Nebenwirkungen selten.

Von den **Antibiotika** ist das peroral oder parenteral gegebene Penicillin besonders bei Infektionen mit grampositiven Erregern *(Strepto-*, *Staphylo-* und *Pneumokokken)*, das halbsynthetische Penicillin bei gramnegativen Kokken wirksam. Relativ häufig sieht man bei Penicillinanwendung meist harmlos verlaufende allergische Reaktionen. Schockreaktionen sind dagegen selten, verlaufen aber oft tödlich. Das Streptomycin und das Dihydrostreptomycin werden bei Tuberkulose, Proteus- und Pyocyaneusinfektionen angewandt. Das erste bewirkt vorwiegend toxische Schäden am *N. vestibularis*, das zweite am *N. cochlearis*. Zusatz von 20% Pantothenal bietet einen weitgehenden Schutz gegen die neurotoxischen Nebenwirkungen. Die Tetracycline und Chloramphenicole sind vor allem gegen anaerobe,

Proteus-, Pyocyaneus- und Salmonella-Infektionen wirksam. Erythromycin hat sich besonders gegen therapieresistente Staphylokokkenstämme bewährt.

Bei **Ohrtuberkulose** bewirken die verschiedenen Tuberkulostatika bei innerlicher und örtlicher Anwendung (Einblasen) sehr gute Heilerfolge.

Im letzten Jahrzehnt hat sowohl die **Hormon-** als auch die **Vitamintherapie** in der Hals-Nasen-Ohren-Heilkunde immer mehr Eingang gefunden. So haben sich die **Kortisone** vor allem bei Ekzemen, allergischen Erkrankungen, Larynxödemen und Verätzungen der Speiseröhre bewährt. Die **Vitamintherapie** wird vor allem bei Erkrankungen des Innenohres und der Schleimhäute durchgeführt. Die **Antihistaminika** spielen bei der Behandlung der Allergiekrankheiten eine Rolle.

Umschläge. Heiße, feuchte Umschläge und elektrische Wärmestrahler, z. B. die Solluxlampe sowie Kurzwellendurchflutungen sind indiziert überall, wo rasche eitrige Einschmelzung des Entzündungsherdes durch aktive Hyperämie erwünscht ist, also vor allem bei Gehörgangsfurunkeln. Kontraindiziert sind heiße Umschläge, wo eine eitrige Einschmelzung unerwünscht ist, z. B. bei Mastoiditis.

Kalte Umschläge bewirken eine Schmerzlinderung. Man benützt entweder die kleinen ringförmigen Eisbeutel fürs Ohr oder läßt alle Viertelstunden mit kaltem Wasser angefeuchtete und gut ausgedrückte zusammengelegte Tücher oder Gaze, evtl. mit Eis, auf den Warzenfortsatz und auf die Ohrmuschel legen und mit wollenem Tuch bedecken.

Schwitzen mittels warmen Bades, nachfolgender Einpackung und gleichzeitiger Verabreichung von heißem Tee und antipyretischen Mitteln ist oft von Erfolg im Beginn der akuten Otit. med., bei Mittelohrkatarrh mit Exsudat und bei akuten toxisch-infektiösen Labyrinth- und Nervenschwerhörigkeiten.

Am raschesten werden die hartnäckigen Exsudate resorbiert durch ein trockenes Heißluftbad (30 Minuten) oder ein Voll-Lichtbad (nicht Dampfbad!).

Die **Strahlentherapie** hat sich neben den chirurgischen Maßnahmen besonders bei den Karzinomen der Ohrmuschel bewährt. Dagegen sollten Gehörgangs- und Mittelohrkarzinome nur dann bestrahlt werden, wenn sie inoperabel sind oder wenn trotz der Radikaloperation eine Rezidivgefahr besteht. Die Röntgenreizbestrahlung (insgesamt 300—600 r in mehreren Sitzungen) wird bei chronischen Ekzemen angewandt.

Einträufelungen (3—5 Tropfen, warm wegen Schwindel!): *Wasserstoffsuperoxyd*, *½%ige Sodalösung* oder *Glyzerin* zur Aufweichung harter Zeruminal- und Epidermispfröpfe, *Paraffin. liquid.* zur Erweichung harter Sekretborken vor der Entfernung durch die Kürette. *3%iger Borspiritus*, *3%iger Resorcinspiritus* oder *Alkoholglyzerin* sind nützlich zur Austrocknung hypertrophischer Schleimhaut und Bekämpfung von Polypenbildung bei chron. Mittelohreiterungen. Einträufelungen von *Otalgan*, *Turgasept* u. a. zur Schmerzlinderung bei geschlossener *Otitis med. ac.* werden leider oft kritiklos und ohne vorherige otologische Untersuchung verordnet. Sie verschleiern dann den Trommelfellbefund und verleiten leicht dazu, notwendige andere therapeutische Maßnahmen hinauszuschieben. Sie sind am besten ganz zu unterlassen, zumal meist mit kalten Umschlägen und antipyretischen Mitteln u. a. die gleiche Schmerzlinderung zu erreichen ist.

Einlagen von gedrehten Wattepfröpfen und Tampons, die mit flüssigen Medikamenten getränkt oder Salben bestrichen sind, können bei Gehörgangsfurunkel und diffuser Gehörgangsentzündung in der Regel nur vom Arzt sachgemäß mit der Pinzette vorgenommen werden, ebenso die Einführung schmaler Gazestreifen.

Das Austupfen mit Wattetampons, die auf eine dünne Sonde oder Pinzette gedreht sind, kann unter Umständen auch der Kranke selbst vornehmen.

Ausspritzungen sind erforderlich bei reichlich sezernierenden Mittelohreiterungen. Verschleppung der Erreger in die entfernteren Mittelohrräume und sekundäre Infektionen sind nach den praktischen Erfahrungen dabei nicht zu fürchten. Es liegt also kein Grund vor, auf die leichte Entfernung des Sekrets durch Ausspritzen zu verzichten und sie durch die sogenannte Trockenbehandlung (Austupfen und Einlegen von Gazestreifen) zu ersetzen, zumal letztere umständlicher ist und öfter Sekretstauung und Gehörgangsentzündungen veranlaßt.

Kontraindiziert ist jede Ausspritzung und Einträufelung bei **frischen Trommelfellverletzungen nach Traumen, Explosionen, Ohrfeigen usw. und bei trockener Dauerperforation** nach Otitis med., weil danach schwere Mittelohreiterungen entstehen können. Es ist daher vor Ausspritzungen von Zerumen und Fremdkörpern daran zu denken und danach zu forschen. Zum Ausspritzen von Zeruminalpfröpfen und Fremdkörpern benutzt man eine große auskochbare Druckspritze mit fest aufgeschraubtem (nicht nur aufgestecktem), stumpfem (nicht olivenförmigem) Ansatz, evtl. mit aufgestülptem Gummischlauch (Abb. 30). Zur Selbstbehandlung dienen kleine Spritzen, am besten kleine Gummiball-Ohrspritzen oder kleine Hartgummi- oder Glasspritzen mit weichem Gummiansatz. Beim Ausspritzen muß stets die Ohrmuschel gut nach hinten oben gezogen werden, damit der Gehörgang gestreckt und offen und daher der Abfluß frei ist. Benutzt wird warmes Wasser (etwa 37 Grad, da sonst Schwindel und kalorischer Nystagmus auftreten) eventuell mit Zusatz von *Wasserstoffsuperoxyd* (1 Eßlöffel auf $^1/_4$ Liter) oder warmes *3%iges Borwasser.*

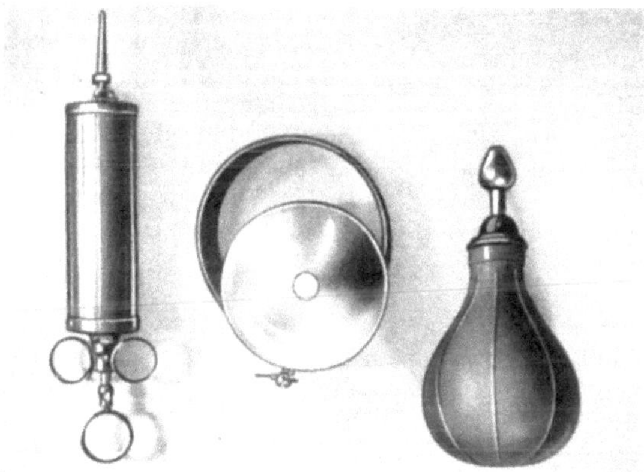

Abb. 30. Ohrspritze, Stirnreflektor, POLITZER-Ballon mit Olive

Direkte Ausspülungen der Paukenhöhle und des Kuppelraumes bei chronischen Mittelohreiterungen mit dem Paukenröhrchen, das vorn an der Spitze etwas aufwärts gebogen ist oder ein aufwärts gerichtetes Loch hat, sind in der Regel dem Facharzt vorbehalten.

Zu **Einblasungen** mit dem Pulverbläser nimmt man *Borsäure-*, *Antibiotika-* oder *Sulfonamidpulver* bei akuten und chronischen Mittelohreiterungen mit großer Perforation.

Lufteinblasung durch die Tube wird angewendet zum Ausgleich von Einziehungen des Trommelfells und zu diagnostischen Zwecken (Perforation).

Politzers Verfahren: Der olivenförmige Ansatz eines nicht zu kleinen POLITZERschen Gummiballons (Abb. 30) wird luftdicht in ein Nasenloch eingesetzt, während das andere zugehalten wird (Abb. 31). Läßt man nun das Gaumensegel heben durch „Kuckuck"-, „Kaffee"-, „Clara"-Sagen und drückt gleichzeitig den Ballon zusammen, so streicht die Luft durch die geöffnete Tube ins Mittelohr, was mit dem Hörschlauch an dem Blasegeräusch festzustellen ist. Gelingt es mit der Sprechmethode nicht, dann geht es gewöhnlich mit der Schluckmethode. Man läßt etwas Wasser in den Mund nehmen und dieses auf das Kommando „jetzt" hinunterschlucken, während man gleichzeitig den Ballon zusammendrückt. Bei Kindern gelingt das POLITZERN gewöhnlich leicht beim Schreien.

Der **Katheterismus der Ohrtrompete** wird angewendet an Stelle des Politzerns, entweder ohne Anästhesierung oder bei empfindlichen Patienten nach Anästhesie der Nasen- und Rachenschleimhaut (Nasen-Spray oder Einpinseln).

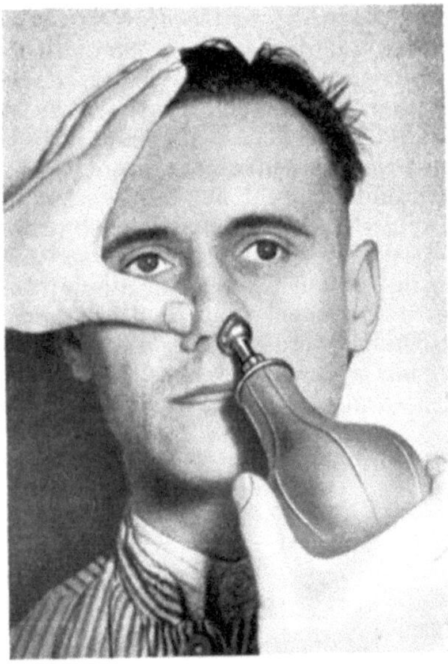

Abb. 31. Anwendung des Politzer-Ballons

Tubenwulst-Methode: Bei aufrechter Kopfhaltung und angezogenem Kinn wird nach Hochheben der Nasenspitze mit dem Daumen der linken Hand, die im übrigen den Kopf hält und stützt, der Tubenkatheter mit der Spitze nach unten entlang dem Nasenboden durch den unteren Nasengang eingeschoben bis an die Hinterwand des Nasenrachens. Dann wird er seitlich gedreht, so daß die Spitze bzw. äußere Öse nach lateral sieht. Nun wird er in dieser Stellung zurückgezogen, bis er aus der Rosenmüllerschen Grube über den hinteren Tubenwulst mit einem Ruck in die Tubenmündung schnappt und dabei ohne Widerstand sich nach oben außen dreht, so daß schließlich die äußere Öse genau nach dem äußeren oberen Augenwinkel derselben Seite zeigt. Jetzt wird der Katheter zwischen Daumen und Zeigefinger der linken Hand leicht federnd festgehalten und mit dem Politzer-Ballon und entsprechendem Ansatz oder mit dem Gummi-Doppelgebläse Luft eingeblasen und gleichzeitig das Geräusch mit dem Hörschlauch am Ohr des Kranken kontrolliert (Abb. 32).

Septum-Methode: Der im Nasenrachenraum liegende Katheter wird nach median gedreht, so daß die äußere Öse median zeigt, dann wird er in dieser horizontalen Stellung herausgezogen, bis man den Widerstand beim Anstoßen an das Septum der Nase fühlt, nun wird er schnell 180 Grad nach unten und lateral gedreht. Er schnappt dabei gewöhnlich in die Tubenmündung ein, so daß wiederum die äußere Öse genau nach dem äußeren oberen Augenwinkel zeigt.

Politzern und Katheterismus sind wegen der Infektionsgefahr bei frischem Schnupfen, Eiterungen in der Nase und Wunden im Nasenrachenraum zu unterlassen. Bei Mittelohreiterungen mit großer Perforation und bei Kleinkindern ist das Durchblasen in umgekehrter Richtung vom Gehörgang nach der Tube zur Entfernung des Sekrets und Lüftung des Mittelohrs sehr wirksam.

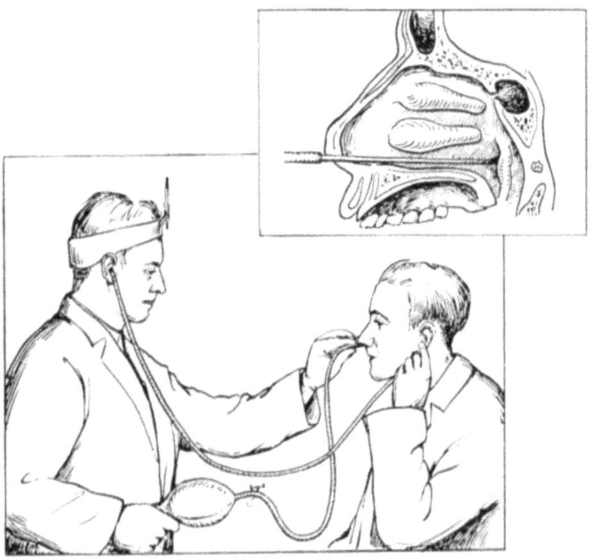

Abb. 32. Tubenkatheterismus

Kleine Operationen:

Die **Instrumente** (Sonde, Häkchen, Kürette, Parazentesenadel usw.) können gerade sein, weil man in dem kurzen Gehörgang genügend an ihnen vorbeisehen kann und mit ihnen fast ebenso geschickt arbeitet wie mit den längeren bajonett- oder knieförmig gebogenen Instrumenten (Abb. 33).

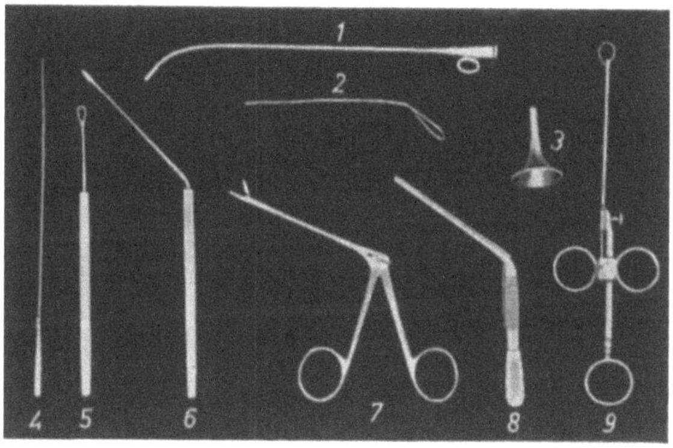

Abb. 33. *1* Tubenkatheter, *2* Biegbare Silbersonde, *3* Ohrtrichter, *4* Ohrwatteträger, *5* Stumpfe Zerumenkürette, *6* Parazentesemesser, *7* Ohrzängelchen nach STRÜMPEL, *8* Kniepinzette, *9* Ohrpolypenschnürer

Anästhesie: Einträufeln von *2%igem Pantocain* mit *Suprarenin* (1 Tropfen auf 1 cm^3) nach Austupfen des Sekrets und einviertelstündiger Einwirkung genügt bei Perforation des Trommelfells und freiliegender Schleimhaut zu Ätzungen und Polypenentfernungen. Bei Parazentese und Furunkelinzision verwendet man am besten die unschädliche Rauschnarkose.

Ätzungen von polypöser Schleimhaut und Granulationen in der Pauke nimmt man vor mit *Argentum nitricum*, letzteres in 10—50%iger Lösung. Man verwendet hierzu Watteträger, auf denen dünngedrehte Wattetampons befestigt sind. In der Fenstergegend muß man wegen Labyrinthreizungen vorsichtig sein und gut neutralisieren, bei *Argentum nitricum* mit Kochsalzlösung, bei der Verwendung von Säuren mit Sodalösung oder *Natrium bicarbonicum*.

Inzisionen: Die Furunkelinzision wird selten und nur bei eingeschmolzenen Furunkeln mit einem kleinen spitzen sichelförmigen Furunkelmesser vorgenommen, mit dem man an der Basis einsticht und rasch von innen nach außen schlitzt.

Die Parazentese des Trommelfells ist ein ungefährlicher Eingriff, den auch der praktische Arzt beherrschen muß. In Rauschnarkose wird mit einer Lanzettnadel oder einem kleinen Furunkelmesser in dem hinteren unteren Quadranten des Trommelfells durchgestochen bis man Knochen fühlt, und dann das Trommelfell nach hinten oben (Abb. 5) gespalten. Diese Schnittrichtung ist wegen der Schrägstellung des Trommelfells von oben außen nach unten innen zum völligen Durchschnitt die günstigste. Das Mißgeschick, daß ein hinter dem hinteren unteren Quadranten hochstehender Bulbus der *Vena jugularis* getroffen wird und eine Blutung entsteht, ist höchst selten. Es kann am entzündeten Trommelfell auch vom Facharzt nicht vermieden werden und darf daher den praktischen Arzt nicht abhalten, die Parazentese auszuüben. Nach dem Eingriff wird gewöhnlich nur außen am Gehörgang Watte vorgelegt und erst am nächsten Tage ausgespritzt.

Polypenextraktion mit Schlinge und Kürette. Kleine Polypen innen am Trommelfellrand werden nach Anästhesierung mit einer gering gebogenen Kürette abgekratzt. Große pendelnde Polypen werden mit der kalten schneidenden Drahtschlinge, die sich in das Führungsrohr des Schlingenschnürers ganz zurückzieht, gefangen und durchgeschnitten.

„Reißende“ Schlingen, bei denen sich der Draht nicht ganz in das Führungsrohr zurückziehen kann, und die daher nicht durchschneiden, sind nicht zu gebrauchen, da man mit ihnen bei derbem polypösem Gewebe den daran haftenden Steigbügel luxieren kann.

Prophylaxe der Ohrerkrankungen: Erkältung durch direkten Luftzug von außen ist nicht in dem Maße zu fürchten, wie es von Laien geschieht. Das viel verbreitete Wattetragen im Ohr ist daher meist überflüssig. Nur bei trockenen Perforationen ist es zweckmäßig, besonders zur Verhütung des Eindringens von Wasser beim Waschen und Baden. Da die Infektion des Mittelohres fast ausschließlich von der Nase aus erfolgt, sind vor allem die Behandlung der Nase und die Beseitigung disponierender Ursachen wie Rachenmandelwucherungen, Polypen, vergrößerte hintere Muschelenden usw. nötig.

Vor allem bei Kindern, aber auch bei Erwachsenen mit katarrhalischer Diathese und Neigung zu Mittelohrentzündungen empfiehlt sich ein längerer Klimawechsel.

Spezielle Otologie

A. Erkrankungen des äußeren Ohres

I. Mißbildungen

Mikrotie (Verkleinerung der Ohrmuschel), partieller oder totaler Defekt der Ohrmuschel und Atresie des Gehörgangs mit verkrüppelten Rudimenten finden sich häufig ein- manchmal auch doppelseitig (Abb. 34). Die Atresie des Gehörgangs ist dabei meist eine tiefgehende knöcherne, so daß das plastische operative Vorgehen bei der Bildung eines Gehörganges äußerst schwierig ist, zumal auch das Mittelohr fehlen kann. Zur Klärung der Art und des Grades der Mißbildung sind Röntgenschichtaufnahmen unerläßlich. Völlige Aufhebung der Hörfähigkeit auf der mißbildeten Seite ist selten. In diesen Fällen ist von einer plastischen Gehörgangsoperation abzuraten. Versuche, bei starker Mikrotie oder Aplasie der Ohrmuschel operativ eine normale Ohrmuschel aufzubauen, ergeben bis heute keine befriedigenden Erfolge. Kunststoffprothesen liefern meist bessere kosmetische Resultate.

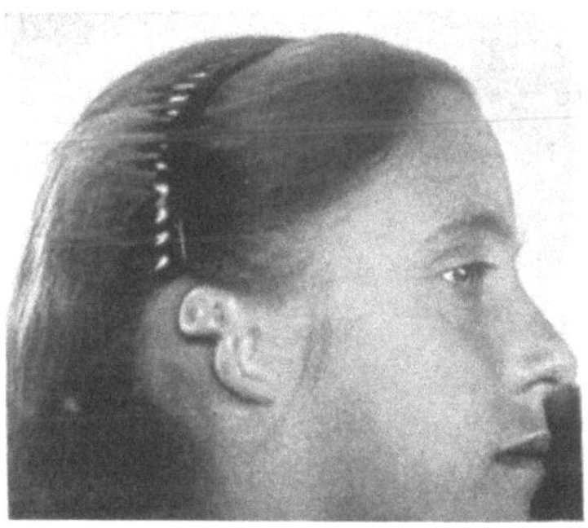

Abb. 34. Ohrmuschelmißbildung bei Mikrotie

Die **Fistula auris congenita** (Rest eines Kiemenganges) findet sich allein oder zusammen mit anderen Hemmungsbildungen meist vor oder unter dem Tragus als blind endender, feiner, nässender Fistelgang. Verschluß der äußeren Öffnung führt zur Zysten- oder Abszeßbildung. Die Exstirpation muß ebenso wie bei kongenitalen Halsfisteln in toto erfolgen, da sonst Rezidive auftreten.

Makrotie (Vergrößerung der Ohrmuschel). Die häßliche abnorme Vergrößerung der gesamten Ohrmuschel oder einzelner Teile (Abb. 35 u. 37), besonders des Ohrläppchens, läßt sich durch mehrfache Keilexzisionen längs in der Mitte des *Helix* und radiär durch ihn mit gutem kosmetischem Erfolg beseitigen. Bei abstehenden Ohren wird durch entsprechende bogenförmige Haut- und Knorpelexzisionen hinten an der Ohrmuschel ein gutes Anliegen erreicht (Abb. 36). Zapfenförmige, oft knorplige Aurikularanhänge vor dem Tragus lassen sich exzidieren.

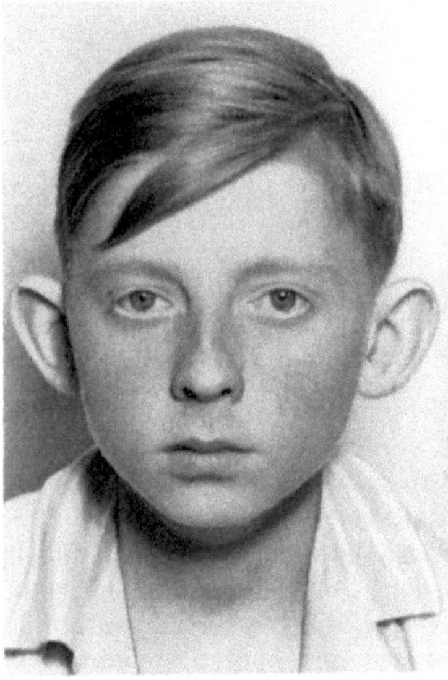

Abb. 35. Abstehende Ohren

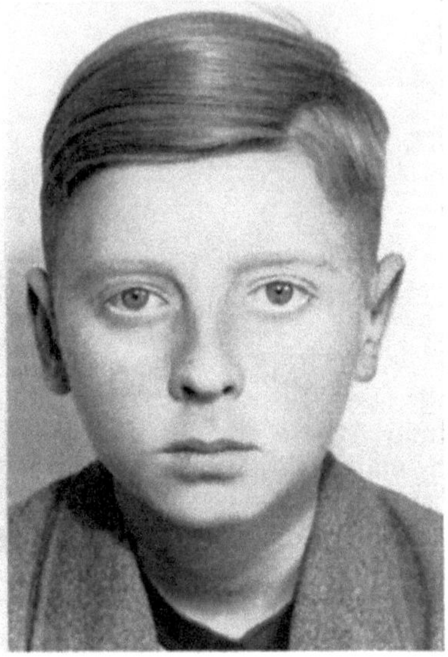

Abb. 36. Zustand nach Ohrmuschelplastik

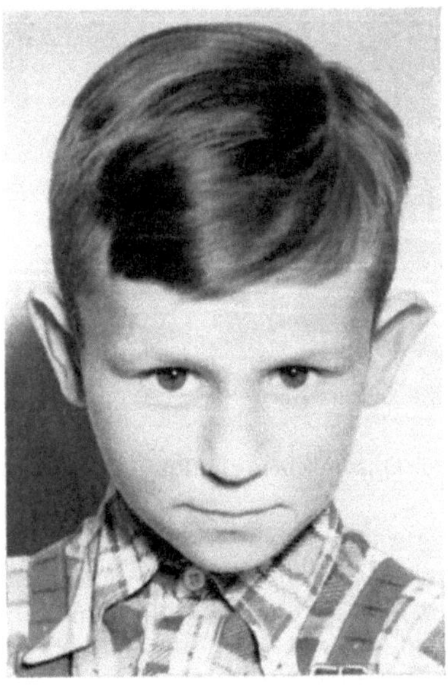

Abb. 37. DARWINsches Spitzohr links

II. Verletzungen

1. **Ohrmuschelverletzungen:** Sie werden am häufigsten durch Unfälle, seltener durch Raufereien und sportliche Betätigung verursacht. Auch fast vollständige, ja gänzliche Abreißungen lassen sich durch frühe Naht oft per primam heilen. Allerdings müssen hierbei sämtliche schlecht ernährten zertrümmerten Knorpelpartien entfernt und alle freiliegenden Knorpelteile mit Haut bedeckt werden.

Eine seltene eigentümliche tranmatische Erkrankung ist das **Othämatom**, das nach Kontusion vorwiegend bei Ringkämpfern, Faustkämpfern, Fußballspielern, unruhigen Geisteskranken und bei Lastenträgern (Gepäckträger, Fleischer) auftritt (Abb. 38). Manchmal ist die Ursache nur eine geringfügige (z. B. Umknickung der Ohrmuschel im Schlaf), von der der Kranke nichts weiß. Besonders führen tangential treffende Stöße zur Ablösung des Perichondriums und der Haut vom Knorpel und nachträglich zur Abhebung des Perichondriums in größerer Ausdehnung durch Blut und seröses Exsudat. Meist tritt dann in der äußeren oberen Hälfte der Ohrmuschel eine weiche, polsterartige, fluktuierende, alle Buchten ausfüllende Schwellung auf.

Behandlung: Die Resorption dauert meist lange und wird gefördert durch Kompressionsverband, Heißluft, Solluxlampenbestrahlung und evtl. durch Punktion und Aspiration mit der Spritze (Aseptik!). Bei größeren Othämatomen, längerer Dauer oder Infektion ist, um einen Knorpelschwund und eine Verkrüppelung (Abb. 39) der Ohrmuschel zu vermeiden, ein operatives Vorgehen angezeigt. Kosmetisch sehr gute Erfolge sind mit einem Schnitt an der Hinterfläche der Ohrmuschel, Exzision des erkrankten Knorpels und Ausräumung des Hämatoms zu erzielen (HERRMANN).

2. **Weichteilverletzungen des Gehörganges:** Diese entstehen am häufigsten beim Säubern mit scharfen Gegenständen (Haarnadeln, Streichhölzern), infolge sonstiger Manipulationen bei Pruritus oder Entfernung von Fremdkörpern, seltener durch Einspießen oder Eindringen von Fremdstoffen nach Unfällen. Sie sind nicht selten die Ursachen für Furunkelbildungen oder diffuse eitrige Entzündungen des Gehörganges.

Therapie: Vermeidung jeglicher Betätigung im Gehörgang ohne direkte Sicht. Bei Auftreten von Entzündungen entsprechende Behandlung (siehe Kapitel Entzündungen S. 58).

3. **Verletzungen des knöchernen Gehörganges:** Sie sind fast ausschließlich auf Schädelbasisbrüche zurückzuführen und finden sich meist bei Pyramidenlängsfrakturen. Frakturen der Vorderwand bewirken heftige Schmerzen beim Kauen und entstehen durch Bruch oder Luxation des Kieferköpfchens nach hinten bei starkem Schlag oder Stoß gegen den Unterkiefer. Bei jeder Fraktur sind Röntgenaufnahmen in den verschiedensten Ebenen zur Feststellung ihrer Ausdehnung und Funktionsprüfungen des Innenohres erforderlich.

Therapie: Sie richtet sich nach Art und Ausdehnung und soll so konservativ wie möglich sein. Bei Trümmerfrakturen und Dislokationen sind Reposition und Tamponade erforderlich. Bei offenen Frakturen mit Verletzungen des häutigen Gehörgangs müssen mittels Antibiotika aufsteigende intrakranielle Komplikationen unterbunden werden.

III. Geschwülste

Am häufigsten sind **Atherome** und **Karzinome** der Ohrmuschel und des Gehörganges (Abb. 42, 43 und 44). Durch frühzeitige Diagnose (Probeexzision) und frühzeitige Exstirpation weit im Gesunden oder Röntgennahbestrahlung ist meist eine Dauerheilung zu erzielen. Karzinome, die die Basis der Ohrmuschel, den Warzenfortsatz oder den Gehörgang mitergriffen haben, müssen nicht nur durch große radikale Eingriffe ausgerottet werden, sondern verlangen außerdem eine Ausräumung der regionären Lymphknoten und eine radiologische Nachbehandlung.

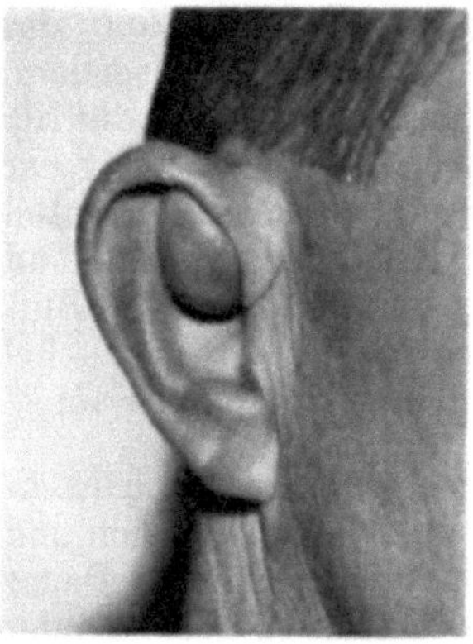

Abb. 38

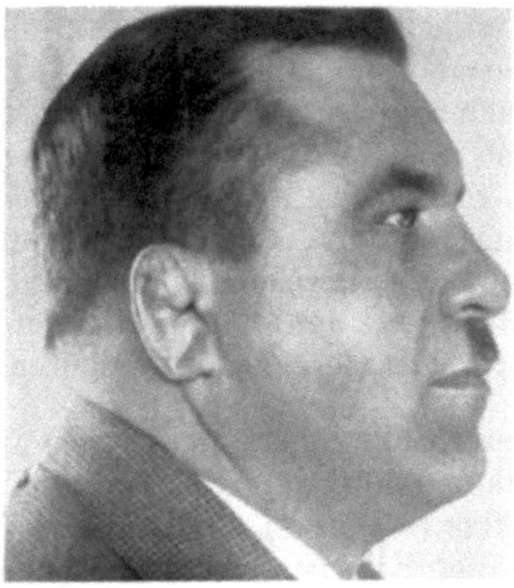

Abb. 39

Abb. 38. Othämatom der Ohrmuschel. Die Schwellung besteht hier nur auf der Vorderseite der Ohrmuschel

Abb. 39. Abgeheiltes Othämatom der Ohrmuschel. Die Ohrmuschel zeigt eine Verunstaltung ähnlich wie bei der ausgeheilten Perichondritis

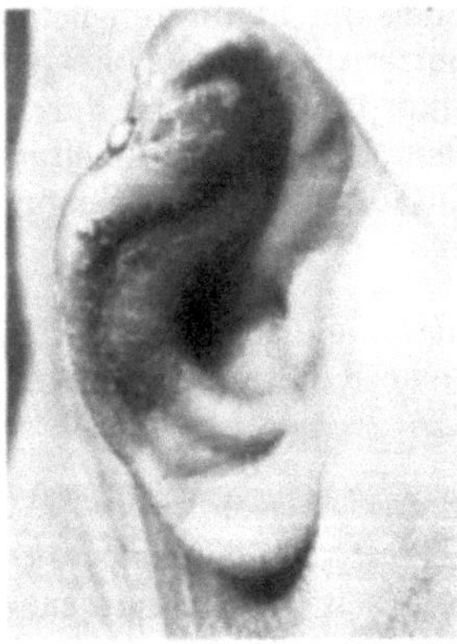

Abb. 40

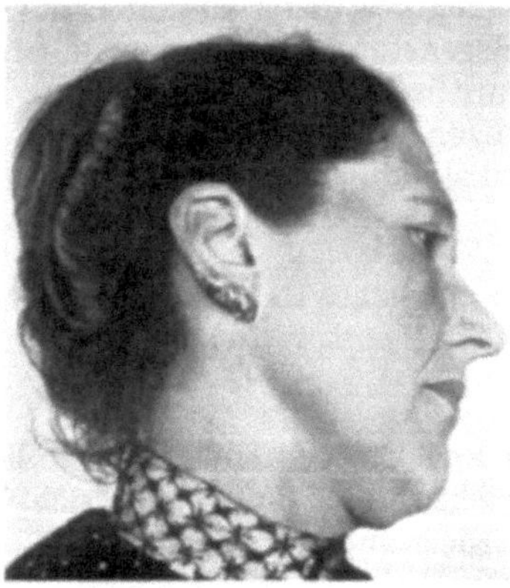

Abb. 41

Abb. 40. Perichondritis der Ohrmuschel nach Erfrierung

Abb. 41. Tuberkulom des Ohrläppchens. Die Verdikkung und livide Verfärbung der Haut erinnern an eine Gefäßgeschwulst

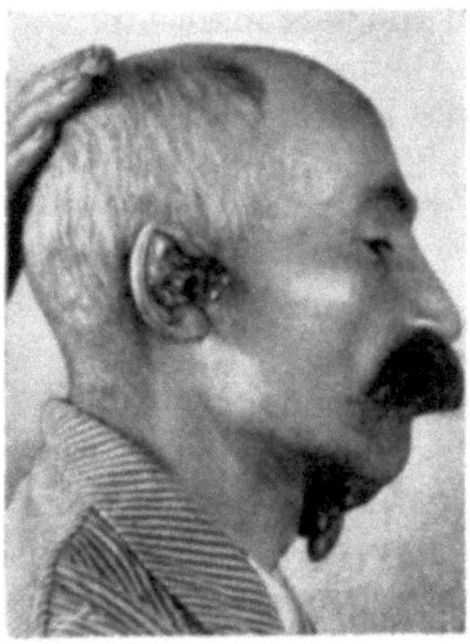

Abb. 42

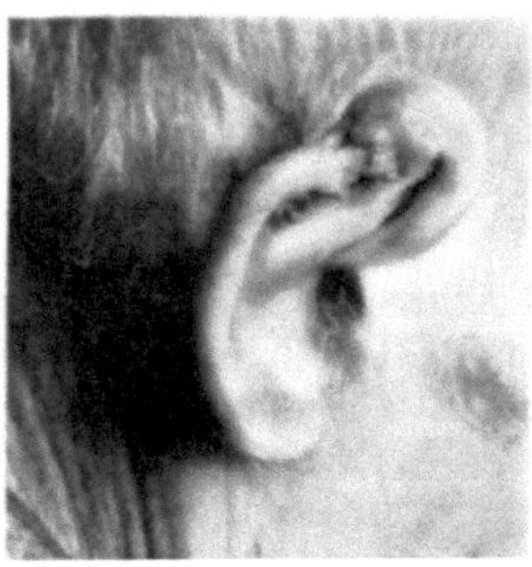

Abb. 43

Abb. 42. Flächenhaft sich ausdehnendes Karzinom um den äußeren Gehörgang

Abb. 43. Basaliom der Ohrmuschel

IV. Erworbene Atresien und Exostosen des Gehörgangs

Erworbene Atresien nach Verletzungen, Verätzungen, Ekzemen usw. werden durch breite Exzisionen und Knochenabtragungen beseitigt. Eine Wiederbildung ringförmiger Narbenverengerungen wird durch Hautplastiken, Tamponade mit Gazestreifen und Einlegen von Drains verhindert.

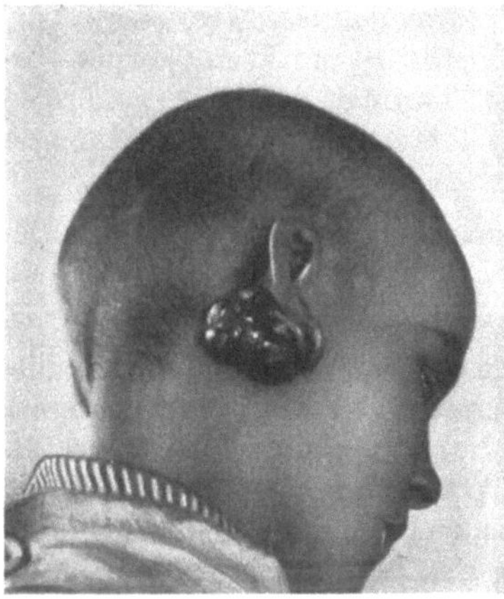

Abb. 44. Spindelzellensarkom der Ohrmuschel

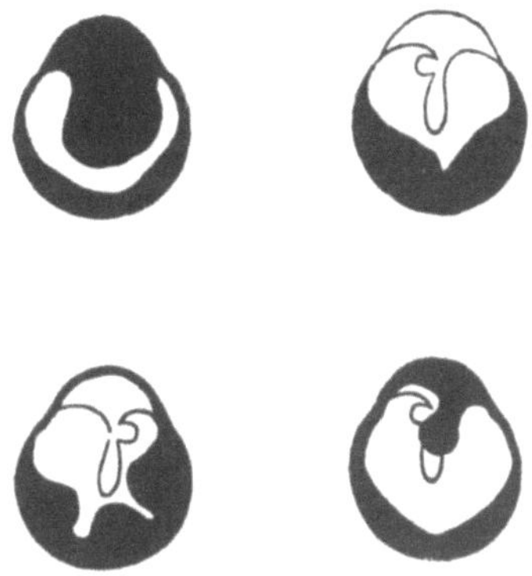

Abb. 45. Die verschiedenen Arten von Exostosenbildungen (Schematisch nach H. K. Meyer)

Exostosen des Gehörgangs kommen einzeln oder multipel vor. Bevorzugt treten sie bei Sportschwimmern („Baderatten") auf und finden sich meist doppelseitig (Abb. 45). Operative Beseitigung ist nur dann erforderlich, wenn sie den Gehörgang weitgehend verschließen und durch Ansammlung von Zerumen und Epidermisschuppen Schwerhörigkeit oder bei Entzündungen Eiterverhaltungen bedingen.

V. Fremdkörper im Gehörgang

Beim Erwachsenen gelangen sie entweder durch Zufall ins Ohr, z. B. Käfer, Fliegen beim Schlafen oder Getreidekörner, Strohhalmstückchen, Grannen, Kohlestückchen u. ä. bei der Arbeit, oder sie werden absichtlich als Gegenmittel gegen Geräusche, Ohr- und Zahnschmerzen hineingesteckt (z. B. Wattepfropfen, Wachsstückchen, Zwiebelschalen, Knoblauch, Kampferstücke). Kinder stopfen sich beim Spielen allerhand, meist runde und stumpfe, nie scharfe und verletzende Dinge ins Ohr: Steine, Glasperlen, Schuhknöpfe, Kirsch-, Birnen-, Apfel- und Johannisbrotkerne, Kaffeebohnen, Erbsen, Bohnen, Korkstückchen, Blätter, Papier. Alle solche Fremdkörper verletzen von sich aus fast nie den Gehörgang oder das Trommelfell und können daher lange (Jahrzehnte!) ohne Störungen im Gehörgang verweilen. Die Entfernung braucht also nie sofort zu geschehen, nur bei vorhandener Mittelohreiterung müssen sie bald entfernt werden, um Eiterverhaltungen zu vermeiden.

Zuerst liegen die Fremdkörper günstig vorn im knorpligen Gehörgang. Erst durch unzweckmäßige Entfernungsversuche der Angehörigen mit der Haarnadel oder durch fehlerhafte Extraktionsversuche eines Arztes, wie sie leider immer noch — gewöhnlich blind ohne Reflektorbeleuchtung oder mit ganz unzweckmäßigen großen Instrumenten (Pinzette und Zange) — geschehen, werden sie weiter in den knöchernen

Gehörgang hineingeschoben und u. U. mit Gewalt über den Isthmus hinaus in die erweiterte Bucht vor dem Trommelfell gedrängt. Hierdurch wird die Situation wesentlich verschlimmert, da nun der Patient infolge der Schmerzen verängstigt und der Gehörgang meist zerfetzt und verschwollen ist. Ist obendrein das Trommelfell verletzt, treten Fieber und eine Mittelohreiterung auf, so wird es noch bedrohlicher, und es muß sofort eingegriffen werden. Ist endlich gar der Steigbügel ins Labyrinth luxiert worden, so können sich eine Labyrinthitis und Meningitis einstellen.

Diagnose: In jedem Fall muß sich der Arzt selbst durch den Reflektor zuerst vorsichtig ohne, dann mit Ohrtrichter überzeugen, ob überhaupt ein Fremdkörper vorhanden ist und wo er sitzt. Wiederholt ist nur auf die Vermutungen der Angehörigen hin nach Fremdkörpern blind gesucht und dabei das Trommelfell oder der Hammer herausgerissen worden, obgleich überhaupt kein Fremdkörper vorhanden war.

Behandlung: Sofortiger Beginn mit Extraktionsversuchen ohne kunstgerechte Beleuchtung (Otoskopie) und blinde Faßversuche mit Zange oder Pinzette sind ein schwerer Kunstfehler.

Unberührte Fremdkörper versucht man zunächst durch Ausspritzen zu entfernen, da sich 95% aller Fremdkörper so beseitigen lassen. Der Kopf wird von einer Hilfsperson gehalten, die Ohrmuschel mit der linken Hand nach hinten oben gezogen und mit einer großen Ohrspritze und körperwarmem Wasser unter Druck entlang der hinteren Gehörgangswand gespritzt. Die meisten kleinen Fremdkörper folgen sofort dem Druck des zurücklaufenden Wassers. Bei quellbaren Erbsen, Bohnen usw. muß man erst Alkoholglyzerin zum Schrumpfen einträufeln und dann ausspritzen. War das vergeblich, dann muß nochmals Alkoholglyzerin eingeträufelt werden, um eine nachträgliche Quellung zu verhindern. Lebende Tiere (Käfer, Maden, Fliegen) werden erst durch Öl-, Spiritus- oder Glyzerineinträufelungen veranlaßt, ihre Haftorgane loszulassen.

Kontraindiziert ist das Ausspritzen, wenn eine Verletzung des Trommelfells oder von früher her eine trockene Perforation zu vermuten ist.

Ist der unberührte Fremdkörper vor dem Isthmus eingeklemmt und daher das Ausspritzen vergeblich, so muß die instrumentelle Extraktion mit einem stumpfen Häkchen stattfinden. Sie ist schmerzhaft, erfordert ruhiges Halten und muß daher in Rauschnarkose und bei guter Reflektorbeleuchtung vorgenommen werden. Wer die otologische Technik nicht beherrscht, schicke den Fall zum Facharzt! Zeit genug ist stets dazu. Von Instrumenten sind zu vermeiden: Zängelchen und scharfe Häkchen, da man mit ihnen am Fremdkörper abgleitet, ihn tiefer stößt und den Gehörgang verletzt. Das geeignetste Instrument, mit dem man fast immer zum Ziele kommt, ist das stumpfe Häkchen, das rechtwinklig, nicht stumpfwinklig abgebogen sein muß. Es wird unter Spiegelbeleuchtung flach tangential an der Gehörgangswand da vorbeigeführt, wo zwischen Gehörgang und Fremdkörper noch ein kleiner Spalt frei ist. Hinter dem Fremdkörper wird es gedreht, so daß der gebogene Teil senkrecht hinter dem Fremdkörper liegt und diesen beim Ziehen mit herauswälzt. Nach der Extraktion werden Gehörgang und Trommelfell auf Verletzungen besichtigt und Ausspritzen und Tupfen vermieden.

Sind schon Extraktionsversuche vorangegangen und ist der Fremdkörper hinter den Isthmus geschoben, so muß er ebenfalls mit dem stumpfen Häkchen entfernt werden. Ist aber der Gehörgang bereits zerfetzt und geschwollen, dann wartet man unter Anwendung kalter Umschläge, antibiotischen Schutzes und täglicher Kontrolle (Fieber, Allgemeinbefinden, Eiterung?) mit der Extraktion, bis die Schwellung abgeklungen ist.

Besteht jedoch eine Mittelohreiterung, Störung des Allgemeinbefindens (Fieber, Schwindel, Kopfschmerzen, Erbrechen) oder ist die Extraktion des eingekeilten oder in der Paukenhöhle befindlichen Fremdkörpers auch einer sachkundigen und geübten Hand nicht gelungen, so muß der Fremdkörper operativ in Narkose durch Ablösen der Ohrmuschel von hinten entfernt werden.

Hierzu werden die Ohrmuschel hinten bogenförmig umschnitten, der Gehörgang samt Periost abgelöst und die hintere obere knöcherne Gehörgangswand trichterförmig abgemeißelt. Dann werden der häutige Gehörgang längs geschlitzt, der vorliegende Fremdkörper herausgeholt und die Wunde nach Tamponade des Gehörgangs wieder geschlossen. Bei Eiterungen mit Komplikationen (Labyrinthitis, Meningitis) oder Einkeilung des Fremdkörpers in der Paukenhöhle müssen unter Umständen die Totalaufmeißelung des Mittelohres und die Labyrinthektomie gemacht sowie Antibiotika gegeben werden.

Im allgemeinen tut der praktische Arzt gut daran, Patienten, bei denen schon durch ungeschickte Extraktionsversuche von Laien oder Ärzten Verletzungen gesetzt sind, dem Ohrenarzt zu überweisen, damit ihm nicht die Folgen der vorausgegangenen Extraktionsversuche zur Last fallen.

VI. Zeruminal- und Epidermispfröpfe

Zeruminalpfröpfe bestehen aus Ohrenschmalz, Epidermisschuppen und Haaren, manchmal mit Beimengungen von Schmutz (Kalk- und Kohlestaub). Neben äußeren Noxen (Austrocknung) spielt vor allem eine endogene Veranlagung bei der Verfestigung und Ansammlung des normalerweise halbflüssigen Zerumens eine entscheidende Rolle. Unzweckmäßige und häufige Reinigungsmaßnahmen begünstigen die Pfropfbildung. Sie macht keine Störung, solange noch ein kleiner Spalt vom Gehörgangslumen frei ist. Erst bei völligem Abschluß durch Aufquellung und Durchfeuchtung (Waschen, Baden, Durchnässen und Schwitzen) entstehen plötzlich Hörstörungen.

Prognose: Gut, wenn nicht hinter dem Pfropf noch andere Ohrkrankheiten verborgen sind.

Behandlung: Lockerung des Pfropfes am Rande mit stumpfer Sonde oder stumpfem Häkchen und Ausspritzen mit der Ohrspritze, nachdem man durch Befragen eine bestehende Trommelfellperforation möglichst ausgeschlossen hat. Nach mehreren Spritzen erscheint gewöhnlich der Pfropf in der untergehaltenen Schale, und die Hörstörung ist beseitigt. Ältere Pfröpfe bilden vollständige Ausgüsse des Gehörgangs mit Abdruck des Trommelfells und sind von abgeschuppter Haut eingehüllt. Mißlingt die Ausspritzung, so muß der zu harte Pfropf erst zu Hause durch Einträufeln von *1%iger Sodalösung* oder *Glyzerin* erweicht und dann ausgespritzt werden. Nach dem Ausspritzen Austrocknen des Spülwassers mit Wattetupfer, Besichtigung des Trommelfells, um festzustellen, ob außer der reflektorischen Hyperämie pathologische Veränderungen vorhanden sind, und Prüfung der Hörweite. Bei bestehender trockener Trommelfellperforation wird das Zerumen statt mit der Spritze mit stumpfem Häkchen und Ohrkürette vorsichtig entfernt.

Prophylaxe: Durch Reinigungsmaßnahmen im Gehörgang, Auswischen mit Handtuchzipfel, Haarnadel oder Ohrschwämmchen und Wattetragen wird die Zeruminalbildung vermehrt, das gebildete Ohrschmalz in die Tiefe geschoben und die normale Entleerung der Talgdrüsensekrete und des mit Härchen und Hautschuppen untermischten Zeruminalsekrets nach außen gestört. Sie müssen also unterbleiben.

Epidermispfröpfe können dadurch entstehen, daß vor allem im Alter und bei chronischen Entzündungen das Trommelfell- und Gehörgangsepithel in seinen oberflächlichen verhornenden Schichten nicht, wie es normalerweise geschieht, zum Gehörgangseingang abwandert, sondern daß die vermehrten Epithelmassen sich im knöchernen Gehörgang vor dem Trommelfell abstoßen und anhäufen. Durch Druck erweitern sie allmählich den knöchernen Gehörgang. Diese sogenannten **„Cholesteatome des Gehörgangs"** kann man selten allein mit der Spritze, meist nur nach Aufweichen mit Häkchen und Kürette in mehreren Sitzungen entfernen. Sie können wegen der Druckgeschwüre und Granulationen an dem zuweilen freiliegenden Knochen, wegen der stinkenden Gehörgangseiterung und der starken Schmerzen eine Mittelohreiterung vortäuschen, die dann nur durch eine genaue Besichtigung des Trommelfells und die Feststellung einer normalen Hörweite ausgeschlossen werden kann. Oft findet man auch wirklich hinter solchen Epidermispfröpfen als Ursache ein Cholesteatom des Mittelohrs versteckt, erkennbar an einer randständigen Perforation des Trommelfells oder einem Gehörgangsdefekt.

1. Beispiel: Junger Mann, nie vorher schwerhörig oder ohrenleidend, kommt in die Sprechstunde, weil er plötzlich nach dem Waschen rechts „taub" geworden sei und an unerträglichem Sausen und Brausen im Kopfe, Stechen und Drücken im Ohr und Schwindelgefühl leide. Links habe er keine Beschwerden.

Befund: Rechtes Ohr: Nach Abziehen des Tragus und besser noch durch einen weiten Ohrtrichter ist dicht am Eingang eine braunschwarze Masse zu sehen, die den Gehörgang ganz ausfüllt und ziemlich hart ist. Nach Ausspülen des Zerumen Trommelfell und Hörvermögen normal.

Diagnose: **Zerumen obturans rechts.**

VII. Entzündungen der Ohrmuschel

Erfrierungen leichten Grades sind häufig (Rötung und Schwellung). Schwere Grade führen zur Blasen- und Geschwürsbildung und evtl. zu Knorpelnekrosen.

Behandlung: Innerlich *Priscol*, *Eupaverin*, äußerlich Einreiben mit Schnee, Einpinseln mit reinem *Ichthyol*, 5%iger *Tanninlösung* oder *10%igem Ichthyol-Collodium*, Frostsalben. Gegen Sekundärinfektionen Antibiotika. Nach der Heilung sieht der Ohrmuschelrand infolge von vernarbten Defekten oft wie zernagt aus (Abb. 40).

Verätzungen und Verbrennungen werden nach den auch sonst üblichen Richtlinien behandelt. Oberstes Gebot ist dabei die Vermeidung von Knorpelnekrosen und Gehörgangsstenosen.

Das **Erysipel** geht häufig von der Kopfhaut auf die Ohrmuschel über. Noch häufiger entsteht es bei Schrunden und Rissen des Gehörgangseingangs, bei Mittelohreiterungen oder nach Operationen. Die Ohrmuschel ist stark geschwollen, schmerzhaft und von praller, glänzender, flammend roter Haut überzogen.

Behandlung: *Penicillin*, *Sulfonamide*, äußerlich *Ichthyol*- oder *Carvendol*-Salbenverbände.

Die **Perichondritis** der Ohrmuschel kann zuerst dem Erysipel ähnlich sehen. Jedoch verschwindet infolge der Abhebung des Perichondriums, ähnlich wie beim Othämatom, die Modellierung des Ohrknorpels, und es entstehen weiche, schmerzhafte Schwellungen (oft Abszesse) in der Ohrmuschelrundung. Das äußerst schmerzhafte Leiden entsteht, allerdings selten, im Anschluß an Gehörgangsfurunkel, Verletzungen der Ohrmuschel und nach Totalaufmeißelungen des Mittelohres. Die

Infektion erfolgt im letzteren Fall meist dann, wenn bei der Hautlappenbildung aus der hinteren Gehörgangswand der Schnitt bis in den Knorpel geführt wurde und gleichzeitig der gewöhnliche Erreger der Perichondritis, das *Bact. pyocyaneum*, anwesend ist. Nach der Heilung bleibt oft infolge Knorpelschwundes eine Entstellung und Verkrüppelung der Ohrmuschel zurück (Abb. 39 u. 40).

Behandlung: Kalte Umschläge mit 3%iger Borsäurelösung, Bekämpfung der Infektion nach Resistenzbestimmung der Erreger durch geeignete Antibiotika und Sulfonamide, sowie partielle Entknorpelung.

VIII. Ohrmuschel- und Gehörgangsekzeme

Ekzeme an der Ohrmuschel, am Gehörgangseingang und hinter dem Ohr an der Übergangsfalte (Intertrigo) sind außerordentlich häufig, besonders infolge des Ausflusses bei vernachlässigten Mittelohreiterungen oder bei Kindern mit **exsudativer Diathese** zusammen mit Ekzemen der Kopfhaut und des Gesichts. Daneben treten sie nach Behandlung mit **allergisierenden Medikamenten** auf. Da bei ihrem Auftreten die Konstitution eine ausschlaggebende Rolle spielt, können aber auch viele andere **endogene** und **exogene** Faktoren ihre Entstehung bewirken. Oft handelt es sich um nässende Ekzeme mit Bläschen (impetiginöses Ekzem) und Bildung von Borken aus dem angetrockneten Sekret, seltener bei Erwachsenen um chronische trockene, abschilfernde, seborrhoische Ekzeme, die besonders am Eingang des Gehörganges lokalisiert und durch Juckreiz lästig sind.

Gehörgangsekzemen liegen dieselben Ursachen zugrunde wie den Ohrmuschelekzemen. Sie werden dadurch besonders lästig, daß sie neben der nässenden Absonderung und Schwerhörigkeit einen quälenden Juckreiz hervorrufen können.

Behandlung: Weglassen schädlicher Arzneimittel und Meidung anderer allergisch wirkender Stoffe (Jodoform, Seife, Benzol, Schmieröle usw.). Behandlung von Mittelohreiterungen, Ausspritzen, Austupfen und Ausräumen der Haut- und Sekretmassen aus dem Gehörgang mit der Kürette. Danach bei nässenden Ekzemen bis zum Trockenwerden feuchte Umschläge und Gehörgangseinlagen mit 3%igem Borwasser oder Kamille. Ganz besonders bewährt haben sich Umschläge mit Plumb. acet., Zinc. sulfur. $\overline{aa}$ 5,0, Aqua dest. ad 200,0. Exkoriierte Stellen und Rhagaden werden mit 1—20%iger Höllensteinlösung geätzt. Recht oft heilen die Ekzeme nach wenigen, täglich erneuerten Verbänden ab. Bakteriell verursachte Ekzeme müssen nach Resistenzbestimmung der Keime mit entsprechenden Antibiotika behandelt werden. Bei exsudativer Diathese sind Ganzbestrahlungen mit künstlicher Höhensonne sehr wirksam. Bei chronisch-rezidivierenden trockenen Ekzemen juckstillende Salben (Kortison-, Anästhesin-, Schwefel-, Teer- oder Tumenolsalben, evtl. Röntgenbestrahlung und Antihistaminika). Neben der **lokalen Therapie** muß aber der **Allgemeinbehandlung** (Kortisonmedikation) ganz besondere Aufmerksamkeit geschenkt werden. Fasten, vegetabilische Kost, Beseitigung von Stoffwechselleiden, Bade- und Brunnenkuren führen nicht selten schlagartig zum Erfolg.

Von **spezifischen Entzündungen** spielt die Lues keine Rolle, während die Tuberkulose in Form des Lupus hin und wieder vorkommt. Seltener ist das *Tuberkulom* am Ohrläppchen (Abb. 41). Die **Therapie** besteht entweder in Exzision des Herdes weit im Gesunden oder in einer Behandlung mit Bakteriostatika.

IX. Entzündungen des Gehörgangs

1. Gehörgangsfurunkel (Otitis externa circumscripta)

Entstehung: Die Krankheit entsteht durch mechanisches Einreiben von Staphylokokken in die Haarbälge (Reinigen mit Haarnadeln, Ohrlöffeln, Tupfen und Wischen bei Mittelohreiterungen usw.) und ist stets auf den äußeren mit Haaren versehenen Teil des Gehörganges beschränkt. Da hier die Haut fest am Perichondrium haftet, steht der Entzündungsherd unter starkem Druck und ist daher, solange noch keine Erweichung und Einschmelzung eingetreten ist, bei Einführung des Ohrtrichters äußerst schmerzhaft. Die manchmal vorhandenen Schwellungen hinter und vor dem Ohr können eine Mastoiditis vortäuschen (Abb. 46).

Befund: Neben dem heftigen Spontanschmerz findet sich bei Zug an der Ohrmuschel sowie bei Druck auf die Umgebung des Gehörgangs ebenfalls ein starker Schmerz. Der Gehörgangseingang ist anfangs gerötet und später lokal mehr oder weniger stark eingeengt.

Prognose: Gut, doch bilden sich durch Weiterimpfung leicht neue Furunkel.

Behandlung: Im Anfang, bei entzündlichen Infiltraten, wird ein dünner Gazestreifen mit *Alkoholglyzerin* (3:1) oder mit flüssigen Ichthyolpräparaten oder besser noch mit *Histopin* getränkt und schonend mit gelindem Druck in den Gehörgang eingeführt. Penicillin- und Sulfonamidgaben. Auch Einlagen mit *Penicillin- und Sulfonamid*salbenstreifen wirken günstig. Gleichzeitig heiße Umschläge oder einhalbstündige Bestrahlung mit der Solluxlampe oder Kurzwellendurchflutung zur Schmerzlinderung und schnelleren Einschmelzung. Bei Tage gegen die heftigen Schmerzen *Antineuralgica*, nachts *Allional*, *Dolantin*. Der Gazedocht wird täglich erneuert. Einlagen, Reinigung, Bestrahlung und Umschläge werden wiederholt bis nach der Abstoßung des nekrotischen Pfropfens im Furunkel. Auch nach der Heilung sind zur Verhütung neuer Furunkel und zur Bekämpfung des lästigen Juckens noch Einlagen mit *Anästhesin-*, *Sulfonamid-* und *Penicillin*salben zu tragen. Bei hartnäckiger Furunkulose sind Untersuchungen auf Allgemeinkrankheiten (Diabetes) und eine Allgemeinbehandlung mit *Hefekuren*, *Staphylokokkenvakzine*, evtl. kombi-

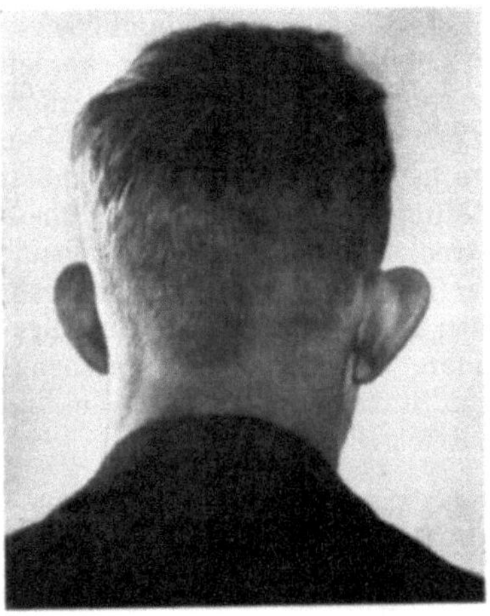

Abb. 46. Abstehende Ohrmuschel bei Gehörgangsfurunkel

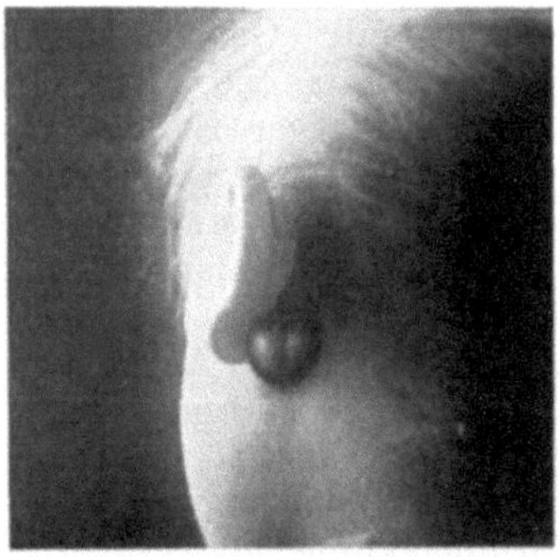

Abb. 47. Otitis externa (retroaurikulärer Abszeß)

niert mit *Antibiotika* oder *Sulfonamiden*, notwendig. Bei Gehörgangsfurunkel mit starker kollateraler Entzündung und postaurikulärer Schwellung ist die differentialdiagnostische Abgrenzung gegenüber der Mastoiditis oft schwierig.

Einschnitte sind bei Furunkeln selten erforderlich, nur bei deutlicher Abszeßbildung (Abb. 47), vor allem nie zu früh, weil sonst leicht eine Weiterimpfung der Furunkel und keine Schmerzlinderung eintritt. Inzision in Rauschnarkose bei starker umschriebener Vorwölbung oder Fluktuation vom Gehörgang aus und Entfernung des Eiterpfropfes durch Druck auf die Schwellung hinter dem Ohr, Drainage mit schmalem Gazestreifen. Bei Fluktuation hinter der Ohrmuschel wird auch dort inzidiert.

Die Diagnose wird erleichtert durch den Vergleich von folgenden Befunden und Symptomen:

bei Gehörgangsfurunkel:	bei Mastoiditis:
Gesundes Aussehen, Appetit gut, starker Spontanschmerz, oft auch beim Kauen, Temperatur nicht über 38,0.	Kein Spontanschmerz beim Kauen. Temperatur im einzelnen Fall sehr verschieden.
Außen abstehende Ohrmuschel (vorn und hinten zu sehen) infolge starker Schwellung, besonders hinten in der Übergangsfalte am Ansatz der Ohrmuschel (Abb. 46). Auf dem Warzenfortsatz reicht die teigige Schwellung, in der der Fingerabdruck häufig als Delle stehen bleibt, bis an den hinteren Rand; vor dem Ohr bis an die Augenlider.	Schwellung am Warzenfortsatz weiter rückwärts derb, keine Dellenbildung, schmerzhaft.
Der Knochen ist nirgends druckschmerzhaft. Jedoch tut die leiseste Berührung der Ohrmuschel, des Gehörgangs und des Tragus weh.	Knochen druckempfindlich. Tragus und Ohrmuschel bei Druck und Zug nicht schmerzhaft.
Am Gehörgangseingang sieht man nach Entfernung von spärlichem bröckeligem Eiter und Hautschüppchen oben eine kugelige weiche Schwellung der Haut und auf der Höhe eine kleine Öffnung mit bröckeligem Eiter. Nach schonendem langsamem Eindrehen eines kleinen Trichters und Entfernung von Hautmassen aus der Tiefe ist hinten das blasse, etwas feuchte Trommelfell ohne Perforation zu sehen.	Etwaige Schwellungen im Gehörgang sitzen nicht außen, sondern in der Tiefe hinten oben am knöchernen Gehörgang (Senkung!) Trommelfell verändert (Perf.), Eiter, Rötung, Vorwölbung.
Hörweite bei eingeführtem Trichter normal.	Hörweite herabgesetzt, auch wenn das Trommelfell sich schon geschlossen hat.

2. Beispiel: Junge Frau bekam nach dem letzten Reinigen der Ohren mit der Haarnadel vor 2 Tagen zunächst Jucken und Brennen im rechten Ohr. Dann allmählich bohrende und reißende Schmerzen besonders beim Kauen, die sich nachts zu quälender Stärke steigerten und nach Scheitel, Auge und Zähnen hin ausstrahlten.

Befund: Blasses übernächtigtes Aussehen. Rechtes Ohr: Starker Spontanschmerz. Druckschmerzhaftigkeit der Ohrmuschel, des Gehörgangs und Tragus bei leichter Berührung. Schon ohne Ohrtrichter sieht man vorne an der oberen Gehörgangswand zwei kleine hügelige, durch eine tiefe Falte getrennte, derbe, gerötete, sehr schmerzhafte Schwellungen. Durch einen vorsichtig eingeschobenen kleinen Ohrtrichter ist neben kleinen Hautschüppchen ein Teil des blaßgrauen Trommelfells zu sehen. Die weitere Umgebung des Ohres ist nicht geschwollen. Hörvermögen normal.

Diagnose: **Gehörgangsfurunkel rechts.**

2. Diffuse Gehörgangsentzündung (Otitis externa diffusa)

Nässende Gehörgangsentzündungen kommen selten selbständig, öfter als Teilerscheinung von Ekzemen der Ohrmuschel, als Folge von Fremdkörperreiz (hereingerutschter Wattepfropf), von Mittelohreiterungen oder bei Säuglingen infolge von Schädigung durch Badewasser und zurückgebliebener *Vernix caseosa* vor.

Eine trockene, mit Verdickung der Haut, Jucken oder leichten Schmerzen einhergehende leichte Entzündung entsteht nach Gehörgangsfurunkel infolge der Reinigungsmaßnahmen oder bei chronischen Ekzemen.

Prognose: Die Krankheit ist sehr hartnäckig. Manchmal führt sie zu Gehörgangsstenosen.

Behandlung: Zunächst, wenn irgend möglich, Beseitigung der Ursache. Sonst Behandlung wie bei Furunkel oder Ekzem (S. 57 u. 58). Empfehlenswert ist es, dabei eine Salbentamponbehandlung nach allgemeinen dermatologischen Richtlinien durchzuführen. In ganz hartnäckigen Fällen ist eine Röntgen-Entzündungsbestrahlung angezeigt.

3. Beispiel: 28jährige Frau leidet seit mehreren Jahren an „Ohrenlaufen" mit starkem Juckreiz und zeitweilig schmerzhafter „Geschwürsbildung" sowie an leichter Schwerhörigkeit. Angeblich ist sie schon mehrfach wegen chronischer Mittelohreiterung behandelt worden.

Ohrbefund: Am Gehörgangseingang beiderseits flache, derbe, wenig schmerzhafte Schwellung. Die Gehörgangshaut ist im ganzen von schmierigem, schmutzig gelbem, etwas stinkendem Sekret bedeckt, aufgelockert und gerötet. Nach Entfernung der davor sitzenden schmierigen Eiter- und Epidermismassen mit der Kürette ist das Trommelfell zwar etwas feucht und trübe, aber sonst normal ohne Perforation. Da außerdem ein normales Hörvermögen besteht, ist eine chronische Mittelohreiterung auszuschließen.

Diagnose: **Otitis externa diffusa.**

X. Besondere Formen von Gehörgangsentzündungen

Otomykose ist leicht zu erkennen an der Schimmelbildung, die je nach dem erregenden Pilz graugrün, hellgrau, gelb oder schwarz ist *(Aspergillus fumigatus, flavus* oder *niger).* Oft stoßen sich ganze Ausgüsse des Gehörgangs, die von Pilzrasen und abgeschuppter Epidermis gebildet sind, ab.

Behandlung: Tägliche Einträufelung von *1%igem Salizylspiritus* und Ausspritzen mit *3%iger Borsäurelösung.* Einlagen von antimykotischen und kortikoidhaltigen Lösungen.

Gehörgangsdiphtherie ist selten und hartnäckig und tritt gewöhnlich zusammen mit diphtherischer Mittelohrentzündung auf. Oft handelt es sich um vernachlässigte chronische Mittelohreiterungen mit Gehörgangsekzemen, bei denen eine Sekundärinfektion mit *Diphtheriebakterien* eingetreten ist.

Behandlung: *Seruminjektionen*, Einlagen und Ausspritzen mit *Trypaflavinlösung.*

XI. Erkrankungen der Nachbarschaft

Abszedierende eitrige Parotitiden und Lymphadenitiden brechen nicht selten im Bereich der *Santorini*schen Spalten in den Gehörgang ein. Der sich dort entleerende Eiter muß regelmäßig entfernt werden. Ebenso müssen die sich hin und wieder an den Perforationsstellen entwickelnden Granulationen operativ beseitigt werden.

Auch Entzündungen der Schädelkalotte und des aufsteigenden Unterkieferastes können ebenso wie benachbarte Geschwulstbildungen in seltenen Fällen auf das äußere Ohr übergreifen.

B. Erkrankungen des Mittelohres

I. Tuben-Mittelohrkatarrh

Entstehung: Tuben-Mittelohrkatarrhe entstehen meist akut oder mit allmählichem Beginn und chronischem Verlauf infolge aller Arten von Nasen- und Rachenerkrankungen (akute Rhinitis, retronasale Angina, Hypertrophie der Nasenmuscheln, Polypen, adenoide Vegetationen, Nasenrachengeschwülste, konstitutionelle Minderwertigkeit der Nasen-, Rachen-, Tubenschleimhaut), manchmal nur einseitig und wechselnd im Grade der Erscheinungen und im Verlauf.

Akute Tuben-Mittelohrkatarrhe sind fast stets mit Druckgefühl, Ohrensausen, Schwerhörigkeit und Einziehung des Trommelfells verbunden. Exsudate fehlen bei vielen sogenannten trockenen chronischen Mittelohrkatarrhen. Sie sind gelblich (Abb. 49) oder graublau und nach oben durch einen Flüssigkeitsspiegel (Exsudatlinie) scharf abgegrenzt, jedoch in der Mehrzahl der Fälle wegen der gleichzeitigen Trommelfelltrübung und -verdickung nicht zu sehen, sondern nur durch Auskultieren des Luftstromes beim Politzern und Katheterisieren am feinblasigen Rasseln zu erkennen. Meistens handelt es sich um seröse Exsudate infolge von abgeschwächten Entzündungen der Ohrtrompete, die z. T. kollateral auf die Paukenschleimhaut übergreifen. Exsudate können monatelang bestehen und dem Kranken dadurch lästig fallen, daß jeder Schritt, die eigene Sprache und jedes Kauen in dem erkrankten Ohr laut widerhallen. Bei trockenen Mittelohrkatarrhen bestehen oft fibrinöse Exsudationen, die leicht zu Verwachsungen in der Paukenhöhle führen.

Chronische Tuben-Mittelohrkatarrhe, bei denen es oft zu schwieligen und narbigen Stenosen der Tube kommt, versteifen leicht die Gehörknöchelchengelenke infolge der dauernden Einziehung des Trommelfells (Ankylose). Das Trommelfell wird sehnig-weiß oder fleckig-gelb und verdickt oder durch Schwund der fibrösen *Tunica propria* im ganzen atrophisch und durchsichtig (Abb. 48) und liegt dann oft der medialen Paukenwand dicht an, so daß sich alle Konturen der Gehörknöchelchen und Paukenwand abzeichnen. Häufig wächst es im Laufe der Zeit an der medialen Paukenwand (Promontorium) fest, so daß es sich beim Lufteinblasen nicht mehr vorwölbt. In solchen Fällen spricht man von chronischem Tuben-Mittelohrkatarrh mit Adhäsivprozeß. Auch nach akuten Mittelohrentzündungen und traumatischen Trommelfellperforationen können sich solche Adhäsivprozesse ausbilden. Häufiger findet man allerdings danach Trommelfellnarben, die dann als Residuen (Abb. 50) bezeichnet werden.

Prognose: Bei akutem Katarrh gut. Bei chronischen Katarrhen ist sie gut, wenn sich durch Lufteinblasen noch eine Besserung der Hörweite erzielen läßt, eine heilbare Nasenrachenerkrankung und keine konstitutionelle Schleimhautschwäche vorliegt. Tritt keine Besserung der Hörfähigkeit ein (Versteifung der Gehörknöchelchen oder Adhäsivprozeß), dann ist die Prognose zweifelhaft, doch stellt sich nicht völlige Taubheit, sondern nur hochgradige Schwerhörigkeit ein.

Behandlung: Wenn bei akuten Tubenkatarrhen noch frische Entzündungen an Nase und Rachen vorhanden sind, muß mit Lufteinblasungen (Politzern) und einer Rachenoperation (Adenotomie) noch 8—14 Tage gewartet werden wegen der Infektionsgefahr des Mittelohres und der Wunde. Man beschränkt sich auf Maßnahmen zur Resorption des Exsudates. Fast alle Exsudate, auch lange bestehende werden durch ein- oder mehrmalige Schwitzprozeduren beseitigt. Am wirksamsten durch Voll-Heißluft-(nicht Dampf-)Bäder (15—30 Minuten), Vollglühlichtbäder, einhalb- bis einstündige tägliche Bestrahlung des Ohres mit Solluxlampe. Auch die Kurzwellenbehandlung hat sich bewährt. Eine Entfernung der Flüssigkeit durch Parazentese und Durchblasen mit POLITZERballon vom Gehörgang nach der Tube (nicht umgekehrt!) ist selten notwendig und wegen der sekundären Infektionsgefahr nicht ganz ungefährlich. Ist keine Entzündung mehr im Rachen vorhanden, so werden die Folgen des Tubenverschlusses (Schwerhörigkeit, Einziehung) durch Einblasen von Luft in die Tube (POLITZERN, Katheterismus) beseitigt. Die Besserung ist meist zunächst nur vorübergehend, ein Dauererfolg tritt erst allmählich ein. Die Hauptsache bleibt stets die Behandlung und Beseitigung der ursächlichen Erkrankungen in der Nase und im Nasenrachen (evtl. durch Operation). Ist nach dieser noch Lufteinblasen nötig, so darf es erst nach Heilung der Wunde in etwa 14 Tagen geschehen, da sonst Mittelohrentzündungen auftreten können.

Bei chronischen Tuben-Mittelohrerkrankungen mit Adhäsivprozessen und narbig-schwieliger Tubenstenose ist manchmal noch durch Tubenkatheterismus und die mühsame Behandlung mit Tubenbougies und durch Pneumomassage des Trommelfells und der Gehörknöchelchen eine Besserung zu erzielen. Gelingt dies nicht, so kann bei Schalleitungsschwerhörigkeiten durch **tympanoplastische Eingriffe,** die die Lösung von Verwachsungen und die Normalisierung der Schwingungsfähigkeit von Trommelfell und Gehörknöchelchen zum Ziele haben, in einem hohen Prozentsatz das Hörvermögen wesentlich verbessert werden.

Bei unheilbarer Schwerhörigkeit muß das Ablesen vom Munde erlernt und eine Hörverbesserung durch Hörgeräte versucht werden.

Die **offene Ohrtrompete** (dauerndes Offensein der Tube) entsteht häufig aus nicht geklärten Ursachen, vor allem aber bei Schwund des peritubaren Fettes infolge Kachexie und bei hyperkinetischen Funktionsstörungen der Gaumen und Tubenmuskulatur. Sie bewirkt eine äußerst lästige Autophonie, d. h. ein lautes Widerhallen der eigenen Stimme. Daneben kann ein unangenehmes Trommelfellflattern (Knacken) auf Grund der dauernden Luftdruckänderung im Nasenrachenraum beim Atmen entstehen.

Therapeutisch sind langdauernde Bougierungen und Ätzungen der Ohrtube neben allgemeinen roborierenden Maßnahmen hin und wieder von Erfolg.

Oftmals bleibt der quälende Zustand jedoch unbeeinflußbar.

4. Beispiel: 9jähriger Knabe hat häufig rasch vorübergehendes Fieber, zuletzt vor 8 Tagen. Vor 3 Tagen stellten sich ohne Schmerzen folgende subjektive Beschwerden ein: In beiden Ohren Druckgefühl, als ob sie zu wären, Schwerhörigkeit, Ohrensausen, vereinzelt Stechen und öfter Knacken und Glucksen im rechten Ohr.

Befund: Kein Fieber. Gutes Allgemeinbefinden.

Ohren: Links starke Einziehung des blassen und trüben Trommelfells, d. h., der kurze Fortsatz springt schnabelartig vor, die vordere und hintere Falte ist angespannt, der Reflex vom Umbo abgerückt, der Hammergriff steht fast waagerecht und erscheint stark verkürzt (Abb. 48).

Rechts: Trommelfell eingezogen, rosadurchscheinend, spiegelnd, dreieckiger Reflex peripher gerückt. Die untere Hälfte ist graugelb und von der oberen Hälfte durch zwei bogenförmige scharfe Linien abgegrenzt, die am Umbo zusammenlaufen und je nach der Neigung des Kopfes nach hinten oder vorn ihre Lage am Trommelfell verändern (durchscheinendes bewegliches Exsudat in der Paukenhöhle (Abb. 49).

Hörweite beiderseits herabgesetzt, Flüstern 1,5 m weit. Knochenleitung verlängert.

Es liegen also die eindeutigen Zeichen des Tubenverschlusses vor. Wenn der Luftaustausch des Mittelohrs mit der Nase fehlt, entsteht in der Pauke infolge der Resorption der Luft ein Vakuum. Infolgedessen werden das Trommelfell durch die äußere Luft eingedrückt (Einziehung) und ein *Exsudat (Hydrops ex vacuo)* in der Paukenhöhle gebildet. Die Ursache des Tubenverschlusses ist in der Nase zu suchen, worauf schon die dauernde Mundatmung und die verschnupfte näselnde Sprache (geschlossenes Näseln) hinweisen.

Nase: Vorn frei, hinten reichlich Schleim-Eiter. Die Postrhinoskopie zeigt eine hypertrophische Rachenmandel, die als dickes Polster vom Rachendach herabhängt. Die Gaumenmandeln sind blaß und vergrößert.

Diagnose: **Akuter Tuben-Mittelohrkatarrh infolge adenoider Vegetationen. Schallleitungsschwerhörigkeit.**

II. Akute Mittelohrentzündung (Otitis media acuta)

1. Entstehung

Die Infektion der Mittelohrräume erfolgt fast immer auf dem Wege über die Tube vom Nasenrachen aus, selten durch eine äußere Infektion bei bestehendem Trommelfelldefekt oder hämatogen. Und zwar gelangt infektiöses Sekret hin und wieder rein mechanisch durch Überdruck beim falschen Schneuzen, beim Niesen oder bei unzweckmäßigen Nasenspülungen in die Ohrtrompete. Die meisten Mittelohrinfektionen entstehen jedoch ohne äußeren mechanischen Anlaß durch aufsteigende perikanalikuläre bakterielle tubare Schleimhautentzündungen auf Grund spontaner Einwanderung von pathogenen Mikroorganismen in die Mittelohrräume. Begünstigend wirken dabei raumbeengende Prozesse in der Nase und im Nasenrachen sowie entzündliche Erkrankungen vor allem bei Infektionskrankheiten. Bleiben die vorausgehenden Infektionen des Nasenrachens im Hintergrund, dann spricht man von genuiner Otitis med., im Gegensatz zur sekundären Otitis med. ac. nach Infektionskrankheiten, die wegen der allgemeinen Resistenzminderung leichter zu Komplikationen und chronischen Eiterungen führt.

Der **Erreger** ist meistens der *hämolysierende* oder *vergrünende Streptokokkus pyogenes.* Daneben trifft man in letzter Zeit häufig neben anderen Keimen *Staphylokokken*, *Coli-*, *Typhus-*, *Pyocyaneus-* und *Proteus*bakterien an. Der *Pneumokokkus Typ I* und *II* wird am häufigsten bei Kleinkindern gefunden. Alle diese Erreger bedingen gewöhnlich starke exsudative Mittelohreiterungen mit mehr oder weniger stürmischen Erscheinungen (Schmerzen, ausgesprochene entzündliche Veränderungen am Trommelfell, Perforationen, Eiterungen).

Eine besondere Rolle spielt der **Pneumokokkus mukosus** *(Pneumok. Typ III).* Er tritt gehäuft bei Kindern unter 6 Jahren, besonders gern aber in den späteren Lebensdezennien auf. Dabei bevorzugt er Menschen mit Stoffwechselerkrankungen (Diabetes). Diese Kapselbakterien rufen (ähnlich wie das FRIEDLÄNDERbakterium) schleichende, torpide, mehr mit Schleimhautschwellung als mit Eiterung einhergehende, sogenannte hyperplastische Mittelohrentzündungen hervor, die unter dem Bilde des harmlosen Mittelohrkatarrhs (wenig Schmerzen, keine Perforation und Sekretion, Ohrensausen, Schwerhörigkeit) verlaufen und sich daher oft tückischerweise erst nach dem Eintritt von Komplikationen (Mastoiditis, Extraduralabszeß usw.) offenbaren (Abb. 52).

Im frischen Eiterausstrich weist der *Pneumokokkus mukosus* eine färbbare Kapsel auf *(Thionin*färbung des *Nativpräparates)* und wächst auf Blut-Agar in üppigen schleimbildenden leicht grünlichen Kolonien.

2. Pathologische Anatomie

Durch die Infektion wird das **Mukoendost** sämtlicher Hohlräume des Mittelohres mehr oder weniger stark mitergriffen. Dabei kann es durch Ödembildung, Fibroblastenwucherung und Einlagerung von Entzündungszellen zu 40- bis 80fachen Verdickungen des normalerweise sehr dünnen einschichtigen Mukoendostes kommen, so daß vor allem die kleinen lufthaltigen Zellen vollkommen von entzündlichem Granulationsgewebe (granulierende Entzündung) ausgefüllt sein können (Abb. 60). Hierdurch werden nicht selten gefährliche partielle Eiterretentionen in antrum- und paukenfernen Zellgebieten verursacht. In anderen Fällen ist die Schwellung geringer, die Eiter- und Exsudatbildung (exsudative Entzündung) in den Hohlräumen dagegen besonders stark. Das Befallensein sämtlicher Mittelohrräume erklärt auch den **initialen Mastoiddruckschmerz** in den ersten 3—5 Tagen.

Je nach der Virulenz der Erreger und den Abflußmöglichkeiten des Eiters kann es entweder zur spontanen Ausheilung oder zur eitrigen Einschmelzung des Mukoendostes und des umgebenden Knochens (lakunäre Resorption) mit all seinen gefährlichen Folgen kommen.

Nekrotisierende Entzündungen, wie man sie früher vor allem bei Scharlach und Grippe sah, sind in den letzten 20 Jahren äußerst selten geworden.

Hin und wieder kommt es besonders bei geschlossenem Trommelfell durch Toxin- und Bakterieneinschwemmung über die Labyrinthfenster zu einer induzierten diffusen Labyrinthitis. Ähnliche toxische Schäden können im Beginn zur Fazialisparese und zu meningealen Reizzuständen führen.

3. Symptome und Diagnose

Allgemeine Erscheinungen: Plötzlicher Beginn mit Fieber bis 40 Grad, evtl. Schüttelfrost und Erbrechen, Kopfschmerz nach Scheitel und Zähnen ausstrahlend, schweres allgemeines Krankheitsgefühl. Bei kleineren Kindern gesellen sich hin und wieder dazu stundenweise meningitische Reizerscheinungen (Meningismus) ähnlich der Meningitis serosa mit Hyperästhesie, Lichtscheu, Krämpfen, KERNIGschem Symptom, während bei Erwachsenen die allgemeinen Erscheinungen gegenüber den örtlichen zurücktreten und oft ganz fehlen. Bei unklaren fieberhaften Erkrankungen muß man jedenfalls bei Kindern stets an eine Otitis med. ac. denken. Diese klagen auch bei schweren Mittelohrentzündungen häufig nicht über Ohrenschmerzen, sondern über allgemeine Kopfschmerzen.

Örtliche subjektive Beschwerden: Ein deutlicher Hinweis sind, besonders vor der Perforation des Trommelfells, die plötzlich auftretenden unerträglichen reißenden Ohrenschmerzen, jedoch kann bei abgeschwächten Infektionen oder Mukosusotitis der Schmerz bis auf ein leichtes Stechen fehlen. Dann sind Ohrensausen und Schwerhörigkeit die Hauptsymptome, während sie sonst hinter den Schmerzen zurücktreten. Rhythmisches pulsierendes Klopfen (Hämmern) im Ohr bei eitriger Exsudation und starker Schleimhautschwellung findet sich beim Empyem der Paukenhöhle vor der Perforation und erscheint später wieder bei Mastoiditis als Zeichen einer Knocheneinschmelzung.

Objektive örtliche Zeichen: Ohne sicht- und fühlbare Periostitis hat im Beginn der Otitis media die Druckempfindlichkeit des Warzenfortsatzes (Spitze) nicht viel zu bedeuten, da sie nach der Perforation meist rasch verschwindet. Dieser initiale Druckschmerz, der in der Regel nur 3—5 Tage anhält, darf nicht zur Aufmeißelung des Warzenfortsatzes verleiten, ebensowenig wie die Schwellung der regionären Lymphknoten auf dem Warzenfortsatz und am Halse unter dem Ohr. Am wichtigsten ist der Trommelfellbefund, der je nach dem Stadium der Erkrankung und der Schwere der Entzündung wechselt.

4. Trommelfellbefund

Trommelfellbilder im Beginn der Otitis med. ac. oder bei **leichten Fällen** bekommt der Arzt seltener zu sehen. Man findet dabei:

a) Injektion des Gefäßbündels am Hammergriff, dazu radiäre Injektion im hinteren oberen Quadranten oder Rötung der SHRAPNELLschen Membran bei sonst blassem, aber glanzlosem Trommelfell.

b) Rosa, blaßrotes oder violettrotes, gering vorgewölbtes Trommelfell bei fehlendem Lichtkegel und durchfeuchteter Epidermis (Abb. 52).

c) In der unteren Hälfte graublaues oder hellgelbes Exsudat mit scharf abgegrenzter beweglicher Exsudatlinie, bei rosa durchscheinendem, spiegelndem Trommelfell, ähnlich wie beim Tubenkatarrh (Abb. 49).

Trommelfellbilder auf der Höhe der Otitis med. ac. vor der Perforation sieht man am häufigsten, weil die gleichzeitigen Schmerzen den Kranken zum Arzt führen:

a) Trommelfell rosa, stark radiär injiziert und im ganzen vorgewölbt. Einzelheiten am Trommelfell nicht sichtbar.

b) Im Gehörgang serös durchfeuchtete, abgeschuppte weiße Hautmassen. Nach deren Entfernung erscheint das Trommelfell von Epidermis entblößt, hochrot und im ganzen oder besonders hinten stark vorgewölbt, oder es hängen von oben oder hinten oben her sackförmig und kuglig vorgewölbte Teile des Trommelfells vor. Einzelheiten am Trommelfell nicht sichtbar.

c) Am entzündeten Trommelfell und entzündeten Gehörgang sieht man eine oder mehrere gelbliche oder bläuliche (hämorrhagische) Epidermisblasen (Grippe).

Trommelfellbilder nach der Perforation: Im Gehörgang findet man goldgelbseröse, blutigseröse, seröseitrige, rein eitrige, eitrigschleimige oder rein schleimige Absonderung, je nach der Dauer der Mittelohrentzündung:

a) Am geröteten und verdickten Trommelfell sitzt oben oder hinten oben eine umschriebene sack- oder zitzenförmige Vorwölbung mit stecknadelstichgroßer Perforation, aus der meist pulsierend (pulsierender Reflex) und tropfenweise gelber Eiter quillt und nach Austupfen sofort wieder erscheint (Abb. 51). Manchmal liegt die Perforation unsichtbar hinter der Vorwölbung. Hammergriff nicht sichtbar.

b) Später erscheinen das Trommelfell mehr blaßrot und weniger vorgewölbt und die Perforation größer und schwarz bei Fehlen des Sekrets. Hammergriff undeutlich sichtbar.

Klinisch unterscheidet man nach dem jeweiligen Trommelfellbefund:

1. Die **Otitis media epitympanica** (Abb. 53), wenn die oberen Teile des Trommelfells (hinterer oberer Quadrant und SHRAPNELLmembran) mit oder ohne Perforation gerötet und vorgewölbt sind als Zeichen, daß der Kuppelraum und evtl. die Nebenräume im Warzenfortsatz stärker miterkrankt und Verschwellungen zwischen Epi- und Mesotympanum vorhanden sind.

2. Die **Otitis media mesotympanica** (Abb. 54), wenn hauptsächlich die *Pars tensa* entzündet ist als Zeichen der mehr umschriebenen Paukenhöhlenerkrankung. Da hierbei der kurze Fortsatz und die SHRAPNELLmembran meist wenig verändert sind, sind die Entzündungen im Kuppelraum und in den Nebenräumen weniger ausgesprochen.

5. Prognose

Meist günstig. Die sekundäre Otitis media (Masern, Scharlach, Grippe) neigt vermehrt zu Komplikationen und größeren Trommelfellperforationen. Die Mukosusotitis verursacht besonders gern eine Mastoiditis und intrakranielle Komplikationen.

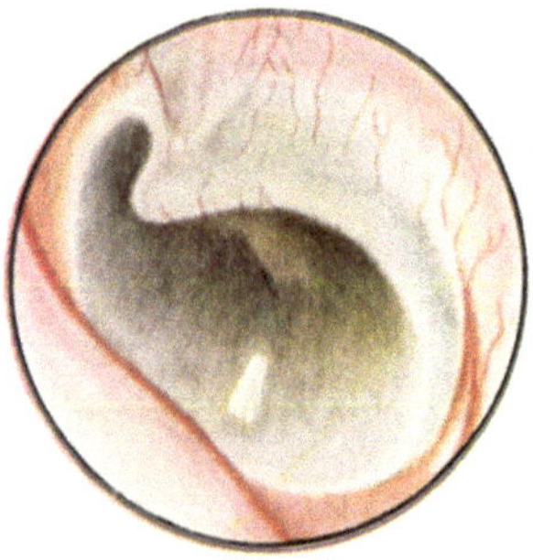

Abb. 48

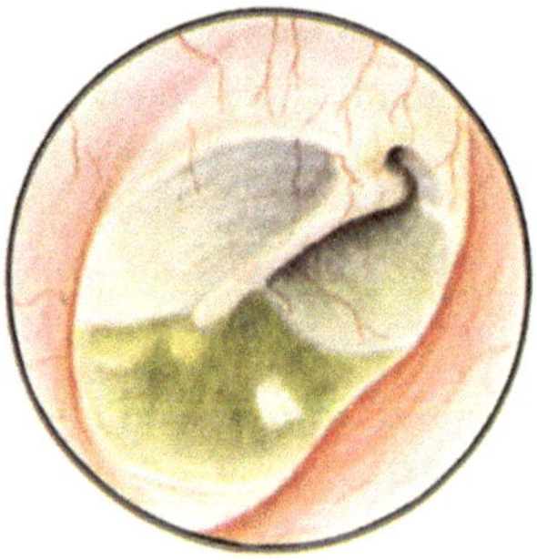

Abb. 49

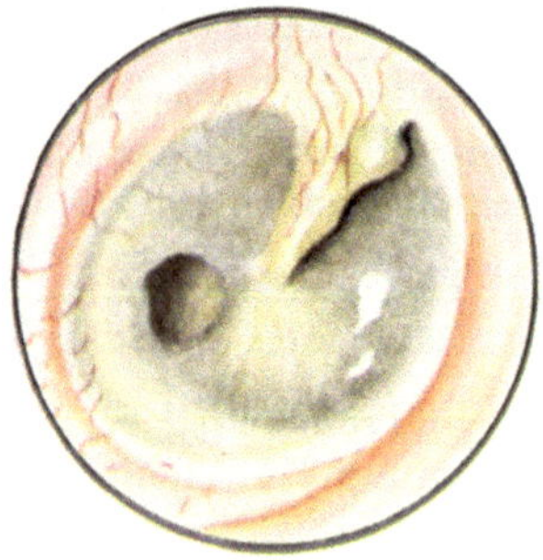

Abb. 50

Abb. 48. Starke Einziehung des Trommelfells bei Tuben-Mittelohrkatarrh
Abb. 49. Gelbliches Exsudat im unteren Teil der Paukenhöhle
Abb. 50. Trommelfell mit atrophischer Narbe hinten und weißlichen Epithelverfettungen

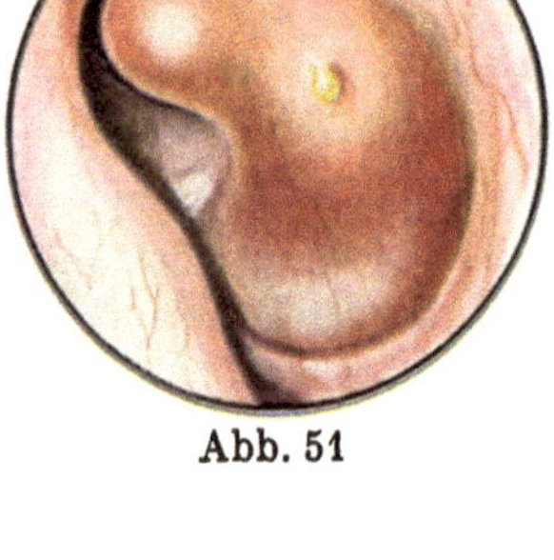

Abb. 51

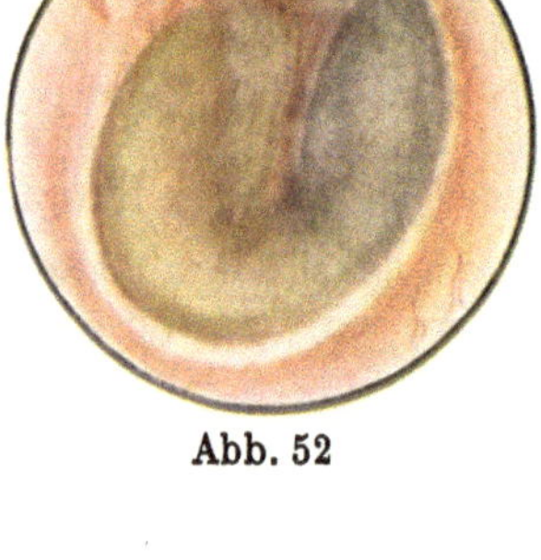

Abb. 52

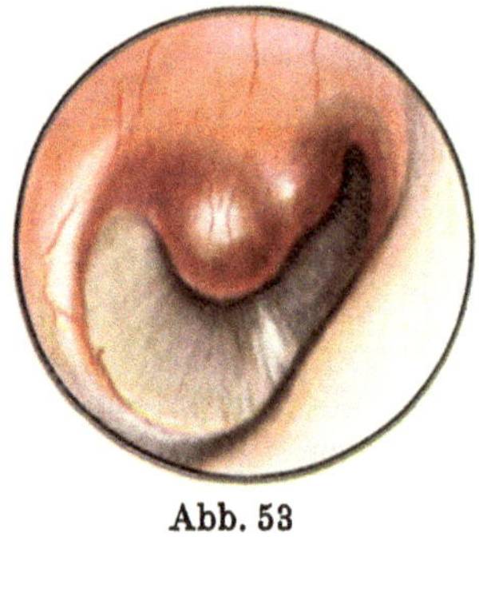

Abb. 53

Abb. 51. Trommelfell bei akuter Otitis media mit zentraler Perforation
Abb. 52. Trommelfell bei Pneumokokkus-Mukosus-Otitis
Abb. 53. Trommelfell bei Otitis media epitympanica

6. Verlauf

Die Otitis med. ac. kann, nachdem sich die typischen Erscheinungen (Ohrensausen, Schwerhörigkeit, Schmerzen, entzündlicher Trommelfellbefund) meist plötzlich von einer Stunde zur anderen entwickelt haben, in zwei verschiedenen Formen verlaufen:

1. Allmähliches Zurückgehen der Erscheinungen ohne Durchbruch des Trommelfells. Vor allem bei weniger virulenten Erregern, bei denen es nicht zu starker Exsudation, sondern höchstens zu schleimiger Absonderung oder überhaupt nur zu Schwellung und Hyperplasie des Mukoendostes kommt, trifft dieser Verlauf zu. Hellt sich seltenerweise das Trommelfell nicht auf, werden der Hammer-

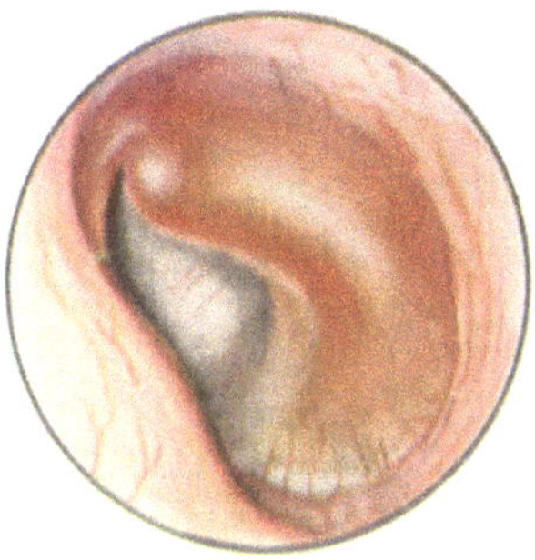

Abb. 54

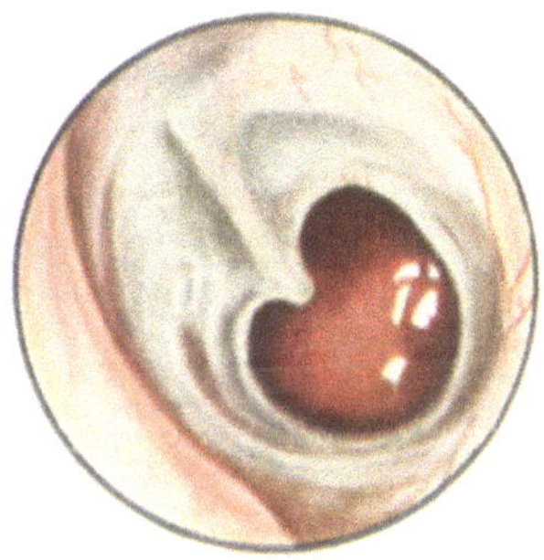

Abb. 55

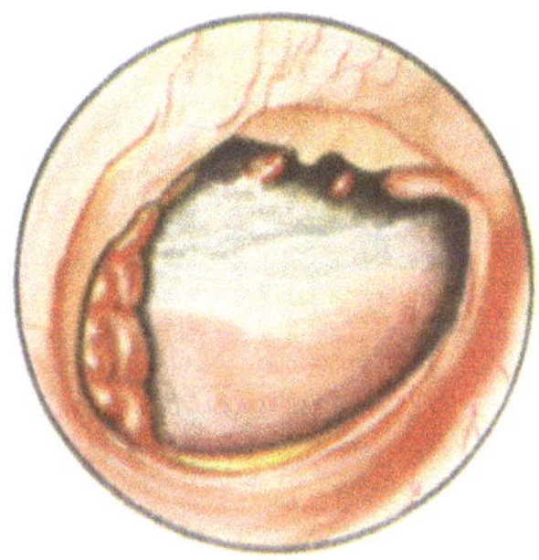

Abb. 56

Abb. 54. Trommelfell bei Otitis media mesotympanica

Abb. 55. Chron. Otitis media mit zentraler, nierenförmiger Perforation

Abb. 56. Chron. Otitis media mit fast totalem Defekt des Trommelfells und Granulationen in der Pauke

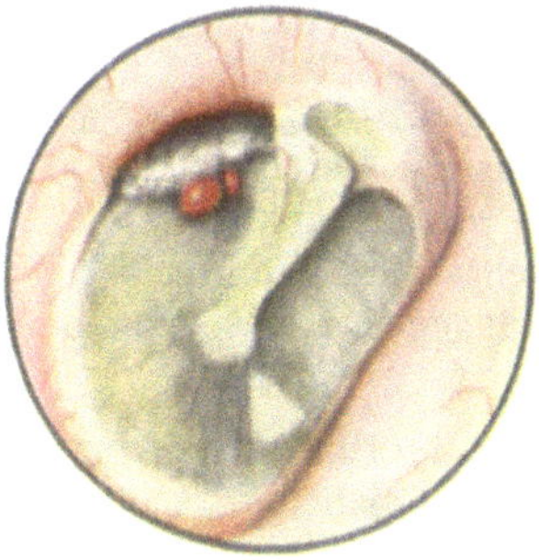

Abb. 57

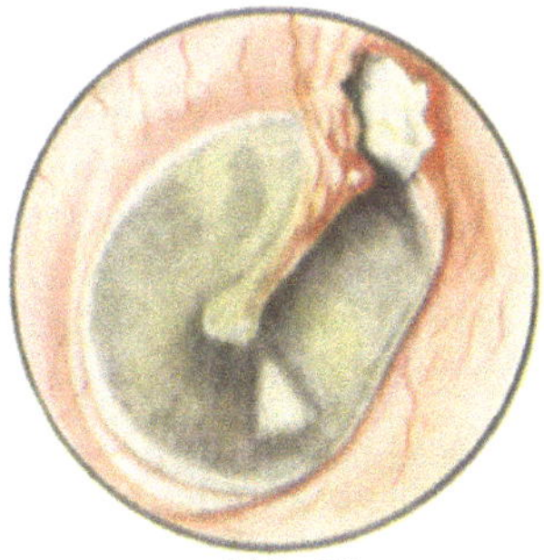

Abb. 58

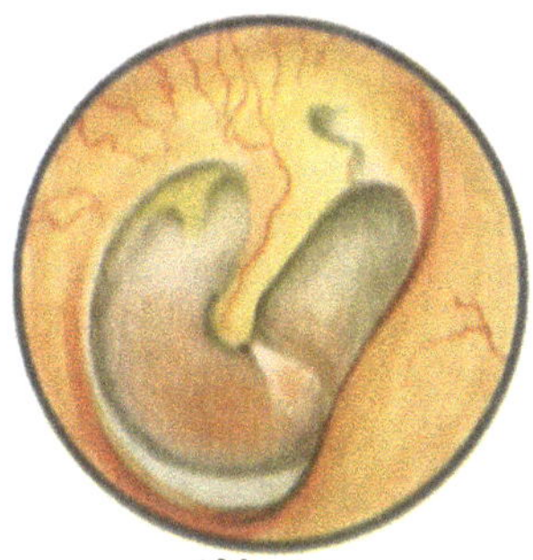

Abb. 59

Abb. 57. Trommelfellperforation hinten oben mit sekundärer Cholesteatombildung und kleinen Granulationen

Abb. 58. Trommelfellperforation in der Pars flaccida bei primärer Cholesteatombildung

Abb. 59. Trommelfellbild bei Otosklerose

griff, der Reflex, der kurze Fortsatz nicht wieder deutlich und geht die Schwerhörigkeit nicht zurück, so besteht die hyperplastische Entzündung im Mittelohr und evtl. in seinen Nebenräumen fort. Dann kann sich schleichend eine Komplikation (Mastoiditis, Meningitis) entwickeln *(Mukosusotitis)*.

2. Rasche Änderung des Krankheitsbildes mit Durchbruch des Eiters durch das Trommelfell. Bei den stürmischen, häufig durch Streptokokken hervorgerufenen Mittelohrentzündungen mit heftigen allgemeinen und örtlichen Erscheinungen, bei denen es sich um starke exsudative Entzündungen, evtl. mit Blutblasenbildung, handelt, tritt gewöhnlich nach dem Durchbruch des Eiters (oder nach der Parazentese) ein plötzlicher Umschwung des Krankheitsbildes ein. Fieber, Schmerzen, Klopfen im Ohr oder Benommenheit schwinden meistens rasch, während die Schwerhörigkeit und Eiterung nach mehreren Tagen oder Wochen ausheilen, je nach der Schwere der Entzündung und je nach den Begleitumständen (Infektionskrankheiten, Rachenmandelwucherung).

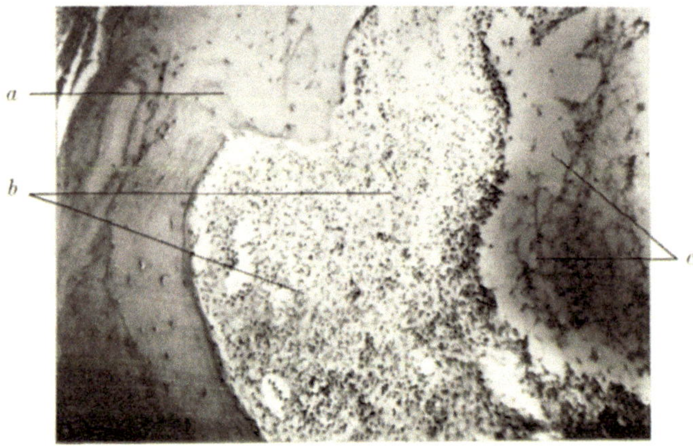

Abb. 60. Eitrige Entzündung einer lufthaltigen Zelle des Warzenfortsatzes. a) Knöcherne Zellsepten, b) stark entzündlich verdicktes Mukoendost mit Leukozyteninfiltration, c) eitriges Exsudat

Heilung ist bei beiden Verlaufsarten das häufigste Ereignis. Sie erfolgt meist, ohne Defekte am Trommelfell und Gehör zu hinterlassen. Bei Nachlassen der Eiterung erscheint rings um den Rand der Perforation ein roter Kranz sprossender Blutgefäße, und bald ist durch Ergänzung aller drei Schichten des Trommelfells das Loch geschlossen. Bei der Heilung mit Defekt bleiben dagegen Hörstörungen und Residuen am Trommelfell zurück. Die letzteren bestehen in:

a) **rosafarbenen atrophischen Narben,** evtl. mit Durchscheinen der runden Fensternische oder des Amboß-Steigbügelgelenkes und Einziehung, wenn sich die Perforation nur durch Ergänzung der zwei Epithelschichten schließt;

b) **hypertrophischen Narben** mit streifigen, sehnigen Trübungen, weißen Epithelverfettungen und -verkalkungen, wenn sich auch die Bindegewebsschicht durch schwieliges Narbengewebe ergänzt;

c) **trockener Dauerperforation** fast nur nach Infektionskrankheiten (Masern, Scharlach);

d) **Einziehung des Trommelfells** mit Atrophie oder bindegewebiger Hyperplasie (sehnige Trübung);

e) **Adhäsivprozessen im Mittelohr und Hörstörungen,** wenn bei nicht perforierenden Entzündungen das Exsudat organisiert wird und Verwachsungen zwischen den Wänden der engen Paukenhöhle entstehen.

Übergang in eine chronische Mittelohreiterung ist bei sachgemäßer Behandlung selten.

Komplikationen sind ebenfalls selten und stellen sich sowohl bei Trommelfellperforationen als auch bei nichtperforierenden Entzündungen ein. Manchmal treten sie auch erst auf, nachdem die Eiterabsonderung aufgehört hat und die Entzündung scheinbar geheilt ist:

a) Die **Fazialislähmung** in den ersten Tagen der Otitis media infolge von toxischer Neuritis, kollateraler Hyperämie, Ödem des Nervengewebes, wobei sich hin und wieder Dehiszenzen am Fazialiskanal finden, ist nicht gleich eine Indikation zur Aufmeißelung. Mehrere Wochen nach Beginn der Otitis media auftretende Lähmungen sind jedoch als Zeichen von Knocheneinschmelzungsprozessen ernster zu nehmen und eine Indikation zur Aufmeißelung und evtl. Dekompression des Fazialis.

b) Gleichseitige **Abduzenslähmung** ist selten. Sie entsteht durch toxische Schädigung von versprengten Zellen vorn in der Spitze des Felsenbeins, wo der Nerv vorbeiläuft, und bildet sich meist langsam zurück. Wenn nicht gleichzeitig Zeichen von Mastoiditis oder Meningitis (Liquorbefund!) bestehen, ist sie keine Indikation zur Aufmeißelung.

c) **Mastoiditis,** d. h. die von dem Mukoendost der Warzenfortsatzzellen auf den Knochen übergehende Entzündung, ist die häufigste und wichtigste Komplikation. Sie entwickelt sich meist erst nach der dritten Woche, bei subakuten Fällen meist erst nach zwei bis sechs Monaten. In einzelnen Fällen mit hochakuten Entzündungen und bei Infektionskrankheiten kann sie schon früh in der ersten oder zweiten Woche auftreten.

d) **Labyrinthitis** in drei verschiedenen Formen:

Diffuse seröse Labyrinthitis, mit partiellem oder totalem Funktionsausfall (Schwerhörigkeit oder Taubheit und Spontannystagmus nach der kranken oder gesunden Seite), im Beginn von genuiner Otitis media vor der Perforation. Meistens gutartig mit normalem Liquorbefund. Sofortige Parazentese und Antibiotika erforderlich!

Diffuse eitrige Labyrinthitis mit totalem Funktionsausfall (Taubheit und Spontannystagmus zur gesunden Seite) bei toxisch-nekrotisierender Otitis media zu Beginn oder später. Meningitisgefahr! Entzündlich veränderter Liquor.

Beide Formen entstehen gewöhnlich als Folge des Durchtrittes von Toxinen oder Bakterien durch die membranösen Fenster (induzierte Labyrinthitis).

Zirkumskripte Labyrinthitis mit Bogengangsfistel in späteren Stadien, besonders bei den subakut verlaufenden Formen und bei Eiterungen perilabyrinthärer Zellen im *Os petrosum* (Mukosusotitis).

e) **Intrakranielle Folgekrankheiten** (Extraduralabszeß, Meningitis, Hirnabszeß, Sinusphlebitis) entwickeln sich selten direkt von der Entzündung der Paukenschleimhaut aus auf vorgebildeten Bahnen (Gefäße, Labyrinth), sondern meist infolge von Knocheneinschmelzungen bei Mastoiditis.

7. Behandlung

Im Beginn bei schweren Formen mit Fieber ist vor allem Bettruhe wie auch sonst bei Infektionskrankheiten angezeigt. Außerdem versucht man durch örtliche oder allgemeine Schwitzprozeduren eine Mobilisierung und Steigerung der Abwehrkräfte hervorzurufen, die Resorption von kleineren Exsudaten zu fördern und den meist vorhandenen banalen Nasen- Racheninfekt schnell zu beseitigen. Daneben sind abschwellende Nasenmittel oft unumgänglich. Örtlich werden durch kalte Umschläge oder Eisbeutel die Entzündungserscheinungen und Schmerzen gelindert, häufig sind Gaben von antipyretischen Mitteln erforderlich. Sulfonamide und Penicillin, in besonderen Fällen auch Breitspektrumantibiotika bewirken in über 90% eine Ausheilung. Heiße Umschläge sind im Beginn weniger ratsam, da sie die Eiterung und Einschmelzung begünstigen können. Einträufelungen von warmem Karbolglyzerin, Otalgan u. a. wirken fast ausschließlich symptomatisch gegen die Schmerzen und nicht gegen Entzündungsherde in den paukenfernen Zellen. Sie sind höchstens für einige Tage zu empfehlen, da sie sonst das Krankheits- und Trommelfellbild verschleiern, so daß nicht selten nach längeren Intervallen plötzlich und unerwartet Spätkomplikationen auftreten.

Die absolute Indikation zur Parazentese (Technik s. S. 47) **ist gegeben:**

a) Bei zerebralen Reizerscheinungen (Meningismus, Erbrechen).

b) Bei labyrinthären Reizerscheinungen oder Labyrinthitis (Erbrechen, Spontannystagmus, Schwerhörigkeit, Taubheit, Schwindel).

c) Bei Fazialisparese.

d) Bei septischen Temperaturen.

Sie ist zu empfehlen:

a) Bei anhaltendem Fieber und anhaltenden Schmerzen.

b) Bei reichlicher Exsudatbildung, d. h. bei starker Rötung, Vorwölbung oder Blasenbildung am Trommelfell.

c) Bei Verdacht auf Mukosusotitis zur bakteriologischen Untersuchung des Sekretes.

Im allgemeinen zögere man nicht zu lange mit dem kleinen ungefährlichen Eingriff, vor allem bei Infektionskrankheiten. Besonders entschließe man sich zur Parazentese, wenn nach der angegebenen Lokal- oder Allgemeintherapie die Erscheinungen nicht zurückgehen, oder wenn der Kranke mehrere Tage nach Beginn der Erkrankung mit starker Vorwölbung des Trommelfells in Behandlung tritt.

Nach Spontanperforation des Trommelfelles bzw. Parazentese sind bei Eiterung regelmäßiges Ausspritzen und Säubern des Ohres erforderlich. Einführung von Gazestreifen zur Drainage ist überflüssig und meist schädlich, da sie eher stauend als absaugend wirken und überdies die Haut schädigen. Es genügt zum Auffangen des Sekrets, außen Watte locker vorzulegen und oft zu erneuern. Im übrigen erstreckt sich die Behandlung neben den oben erwähnten Maßnahmen auf sorgfältige Überwachung der Temperatur, der Druckempfindlichkeit des Warzenfortsatzes, des Trommelfellbefundes, der Sekretion und des Hörvermögens. Bei Aufhören der Druckempfindlichkeit und der Schmerzen läßt man die Umschläge weg, bei Abblassen des Trommelfells und Versiegen der Sekretion das Ausspritzen und behandelt trocken nach Austupfen des Gehörganges durch Einblasen von *Borsäure-*, *Antibiotika-* oder *Sulfonamidpulver*.

Prophylaxe: In erster Linie müssen prädisponierende Erkrankungen in Nase und Nasenrachen (hypertrophische Rachentonsillen, entzündliche Nasenerkrankungen und Verengerungen) beseitigt werden. Beruht die Neigung zu Mittelohrentzündungen auf einer konstitutionellen Schleimhautschwäche, dann ist ein längerer Klimawechsel (Gebirgs- oder Seeaufenthalt) dringend anzuraten. Bei Nasenoperationen und -bluten muß, wenn irgend möglich, jede unnütze Tamponade (vor allem die hintere Tamponade, die stets gefährlich für das Ohr ist) vermieden oder unter antibiotischem Schutz auf kurze Zeit beschränkt werden. Endlich sind Nasenspülungen, Hochziehen von Wasser durch die Nase und falsches Schneuzen schädlich und daher zu vermeiden.

5. Beispiel: Ein elfjähriges Mädchen hatte öfter Schnupfen, Fieber und mehrfach für einige Stunden Ohrenschmerzen und nachfolgend Nässen aus dem Ohr. Vor 4 Tagen eine Nacht lang heftige Ohrenschmerzen links, bis in den Kopf ausstrahlend, Fieber, leichte Benommenheit und allgemeine Unruhe. Am Morgen darauf reichlich gelblich-rötlicher Ausfluß aus dem linken Ohr und seitdem relatives Wohlbefinden. Heute, mehrere Stunden nachdem das Kind beim Nasenschneuzen einen Stich und ein Knacken im rechten Ohr verspürte, auch heftige Ohrenschmerzen rechts mit Sausen, Hämmern und Schwerhörigkeit.

Befund: Weinerliches, blasses, stark schwerhöriges Kind, das den Kopf nach rechts geneigt hält (Schiefhals infolge von Schmerzen). Zunge belegt und Temperatur 39,1. Klinisch keine meningitischen Symptome.

Linkes Ohr: Dünnflüssiger gelber Eiter im Gehörgang. Nach Abtupfen des Trommelfells starke Rötung ohne erkennbare Einzelheiten. Hinten oben zitzenförmige Vorwölbung, aus deren Spitze aus einer stecknadelstichgroßen Perforation pulsierend tropfenweise gelber Eiter quillt (Abb. 51). Warzenfortsatz nicht geschwollen, nicht druckempfindlich.

Rechtes Ohr: Tief im Gehörgang feuchte weiße Hautschüppchen. Nach deren Entfernung erscheint das Trommelfell hinten stark gerötet und glasig vorgewölbt, vorn noch mit schollig zerrissener Epidermis bedeckt. Einzelheiten (Hammergriff, Perforation usw.) nicht zu erkennen.

Warzenfortsatz nicht geschwollen, Knochen an der Spitze druckschmerzhaft.

Nase: *Rhinitis acuta.* Postrhinoskopisch ist hinter der Choane ein Rachenmandelpolster zu erkennen mit glasig-gelber Schleimeiterstraße an der Rachenhinterwand *(Angina retronasalis).* Nach der typischen Vorgeschichte und den charakteristischen Erscheinungen lautet die

Diagnose: **Otitis media acuta, links mit spontaner Perforation, rechts ohne Perforation bei Angina retronasalis (Rachenmandelentzündung).**

III. Otitis media bei Infektionskrankheiten

(Masern, Scharlach, Grippe, Pneumonie, okkulte Säuglingsotitis)

Grundsätzlich ist hier vorauszuschicken, daß ebenso wie die genuine Otitis media auch die bei Infektionskrankheiten auftretenden Mittelohrentzündungen seit etwa 20 Jahren wesentlich harmloser verlaufen als früher. Die Gründe hierfür sind unbekannt. Auf jeden Fall ist dies nicht allein auf die Anwendung der Sulfonamide und Antibiotika zurückzuführen.

Bei **Masern** ist eine doppelseitige Otitis media häufig, und zwar tritt sie oft schon bei der initialen Rhinopharyngitis, meist jedoch erst später auf. Bei Ohrenbeschwerden (Schmerzen, Schwerhörigkeit) oder atypischer Temperatursteigerung ist daher stets das Ohr zu untersuchen. Komplikationen, wie Mastoiditis, Sinusthrombose usw. sind häufiger als bei der genuinen Otitis media. Ebenso kommt es öfter zu größeren Perforationen und zu chronischen Eiterungen. Knocheneinschmelzungen sind in der antibiotischen Ära selten geworden.

Bei **Scharlach** ist die Otitis media auch heute noch eine relativ häufige und gefürchtete Erkrankung, die ohne antibiotischen Schutz zu Komplikationen oder chronischen Eiterungen mit späteren lebensgefährlichen Folgen und zu hochgradiger Schwerhörigkeit oder Taubheit führen kann. Ein großer Teil der Scharlach-Mittelohreiterungen, besonders diejenigen, die erst nach Überschreiten des Höhepunktes der Erkrankung auftreten, heilt ohne Komplikation und ohne Defekt aus.

Der nachfolgend beschriebene Verlauf wurde früher häufig beobachtet. Heute ist er dagegen äußerst selten geworden. Trotzdem soll auf seine Darstellung nicht verzichtet werden, da nicht vorauszusehen ist, ob auch in Zukunft die Krankheit so blande verläuft oder die Antibiotika (Penicillin) stets in der Lage sind, ernsthafte Komplikationen zu verhindern.

In den Fällen, die im Beginn und auf der Höhe der Krankheit entstehen, führt die von der Angina fortgeleitete nekrotisierende Schleimhautentzündung zu größeren Defekten des Trommelfells, zur Ausstoßung der Gehörknöchelchen, zur Mastoiditis und nekrotisierenden Ostitis, evtl. mit Labyrinthitis, oder zu chronischer, häufig fötider Mittelohreiterung. Auch wenn eine Eiterung mit randständiger Perforation oder Randlösung des Trommelfells ausheilt, kann es später nach Jahren durch Einwanderung der Gehörgangsepidermis ins Mittelohr zur sekundären Cholesteatombildung und zu schweren Schläfenbeinerkrankungen kommen.

Bei den septischen Scharlachfällen mit nekrotisierender Angina (auch an der Rachentonsille!) oder der Scharlachdiphtherie kommt es schon in den ersten Tagen zu bösartigen nekrotisierenden Entzündungen, die sich als Panotitis über das gesamte Mittelohr und Labyrinth, den Warzenfortsatz und das Felsenbein ausdehnen und eine septische Sinusphlebitis hervorrufen. Unter völliger Ertaubung einer oder beider Seiten, unter Umständen mit Fazialislähmung, stellt sich bei den meist benommenen Kranken eine geringe fötide Sekretion aus dem Ohr ein. An Stelle des Trommelfells findet man schwarz-grünliche, übelriechende nekrotische Gewebsmassen, zwischen denen mit der Sonde die rauhe, knöcherne Paukenwand zu tasten ist. Der Warzenfortsatz ist ödematös geschwollen und stark druckempfindlich, ebenso auch die Gegend der *Vena emissaria mastoidea*, des *Sinus transversus* oder der *V. jugularis int.* Zugleich bestehen septische Erscheinungen (hohes Fieber mit Intermissionen und Schüttelfrösten, Metastasen in den Gelenken, Sepsis usw.). Solche Patienten müssen schleunigst dem Facharzt überwiesen werden, damit sofort die Totalaufmeißelung des Ohres, die Freilegung des Sinus, die Ausräumung des Thrombus und die Unterbindung der *V. jugularis int.* vorgenommen werden.

Bei **Grippe** (Epidemien) kommt es oft vermehrt zu Otitiden. Die Entzündungen sind häufig hämorrhagischer Natur und beruhen auf einer hämatogenen Virusinfektion der Mittelohrräume, der sich bakterielle Superinfektionen hinzugesellen. Charakteristisch sind bläuliche oder dunkelrote Bläschenbildungen auf dem Trommelfell und der benachbarten Gehörgangshaut. Platzen der Bläschen führt zu einer blutig serösen Absonderung. Die Grippeotitis ist gefährlicher als die genuine Otitis med., da sie häufiger und frühzeitiger zu nekrotischen Einschmelzungen des Warzenfortsatzknochens und Trommelfells führt. Sie verlangt daher eine besonders sorgfältige Behandlung und Beobachtung. Gefürchtet ist außerdem bei Grippe eine toxische Neuritis des *N. acusticus*, da sie bleibende Schwerhörigkeit oder Taubheit hinterlassen kann.

Bei **Diphtherie, Typhus abdom., Meningitis epidemica** ist eine Otitis media seltener.

Bei der **Pneumonie** gibt es, abgesehen von Mittelohreiterungen im Verlauf der Erkrankung, die gewöhnlich ohne Komplikationen heilen, eine initiale Otitis media.

Sie geht um ein bis zwei Tage dem Schüttelfrost der beginnenden Pneumonie mit plötzlichen Ohrenschmerzen und ohne starke Sekretion voraus und klingt, besonders nach der Parazentese, rasch ab. Weisen die folgenden Symptome, wie bei zentraler Pneumonie, nicht eindeutig auf eine Lungenentzündung hin, so kann wegen des Schüttelfrostes, Fiebers, der Benommenheit usw. der Verdacht einer otitischen Komplikation entstehen. Einzelne wegweisende Symptome (Nasenflügelatmen, in den Unterleib projizierte Schmerzen, Bruststechen u. a.) zusammen mit dem geringen Ohrbefund (wenig Sekret, geringe Trommelfellveränderung, keine Druckempfindlichkeit) und negativer Liquorbefund führen auf die richtige Spur und zur Vermeidung verhängnisvoller Fehldiagnosen.

Bei **Säuglingen** ist die Otitis media oft nur eine Begleiterscheinung bei schweren allgemeinen Erkrankungen (Pneumonie, Darmerkrankungen). An eine Mittelohrerkrankung als Hauptleiden ist stets bei unklarem Fieber und negativem Allgemeinbefund zu denken, besonders wenn Weinerlichkeit, Unruhe und Greifen nach dem Kopf auf eine schmerzhafte Erkrankung hindeuten. Die bei Säuglingsotitis charakteristische Druckempfindlichkeit des Gehörgangs (Tragus), die Otoskopie und die nachfolgende Eiterung bestätigen die Diagnose. Manchmal zeigt erst die hinter dem Ohr auftretende Schwellung (Mastoiditis), daß eine Otitis media vorliegt. Hin und wieder verbirgt sich hinter derartigen ohne Schmerz, Fieber und Eiter entstandenen Mastoiditiden eine tuberkulöse Erkrankung. Die nach Säuglingsotitis zurückbleibenden Schleimhautveränderungen mit persistierendem embryonalem Bindegewebe haben einerseits Störungen der Pneumatisation des Warzenfortsatzes, anderseits bei späteren akuten Infektionen chronisch werdende Eiterungen zur Folge.

Eine **besondere Form der Säuglingsotitis** stellt die **okkulte Mastoiditis** dar. Sie findet sich bei Ernährungsstörungen und Intoxikationen, ist häufig aus dem Trommelfellbild nicht zu diagnostizieren und verhindert eine Heilung der ernährungsgestörten Kinder. Versagen in diesen Fällen die Antibiotika, dann bringt häufig die doppelseitige Antrotomie, manchmal auch schon die Antrumpunktion und -spülung eine schlagartige Besserung.

IV. Mastoiditis

(Einschmelzung des Knochens im Bereich der pneumatischen Räume)

Entstehung: Im Beginn beruhen die Druckempfindlichkeit und Entzündung im Warzenfortsatz nicht auf einer Knochenerkrankung, sondern auf einer Entzündung der Weichteile der Warzenfortsatzzellen und einem Empyem. Sie sind daher keine Indikation zur Aufmeißelung. Erst von der zweiten bis dritten Woche an geht in einer kleinen Zahl von Fällen — sei es infolge von schwächenden Allgemein- und Infektionskrankheiten, sei es infolge von Sekretstauung oder Versagens der antibiotischen Behandlung — die Entzündung gewöhnlich in einzelnen Zellgruppen von dem Mukoendost auf den Knochen über. Sie führt dann zu mehr oder weniger ausgedehnten Einschmelzungen des Zellsystems und schließlich auch der festeren Knochenteile, außen der Knochenrinde (*Corticalis*) und innen der *Lamina interna* der mittleren und hinteren Schädelgrube. Auch bei den scheinbar harmloseren, nicht eiternden und nicht perforierenden hyperplastischen Fällen, oder nachdem die Perforation sich schon geschlossen und die Eiterung aufgehört haben, kann es zur Knochenerkrankung kommen. Klinisch unterscheidet man zweckmäßig ein manifestes und ein latentes Stadium der Mastoiditis. Ausnahmsweise greift vereinzelt bei virulenten Erregern, geschwächter Konstitution oder gleichzeitiger Infektionskrankheit die Entzündung schon in der ersten oder zweiten Woche auf den Knochen über. In solchen Fällen ist die frühzeitige Mastoiditis daran zu erkennen, daß trotz reichlicher Sekretion die initiale Druckempfindlichkeit nicht ab-, sondern zunimmt und Spontanschmerzen sowie Temperatursteigerungen bei schlechtem Allgemeinbefinden bestehen. Unter solchen Umständen ist man natürlich gezwungen, sehr früh operativ einzugreifen, um schweren Folgeerscheinungen vorzubeugen.

1. Manifeste Mastoiditis

Im **manifesten Stadium** treten bei fistulösem Durchbruch nach außen eine periostitische Schwellung und eine subperiostale oder subkutane Abszeßbildung auf dem Warzenfortsatz, bei Durchbruch nach innen, besonders bei Beteiligung tief ins Felsenbein reichender perilabyrinthärer Zellen, eine Komplikation von seiten des Labyrinths, des Gehirns, der großen Hirnblutleiter und der Hirnhäute auf.

Symptome: Differentialdiagnostisch kommen besonders bei fehlendem Sekret der Gehörgangsfurunkel und die Lymphadenitis der prä- oder postaurikulären Lymphknoten in Frage.

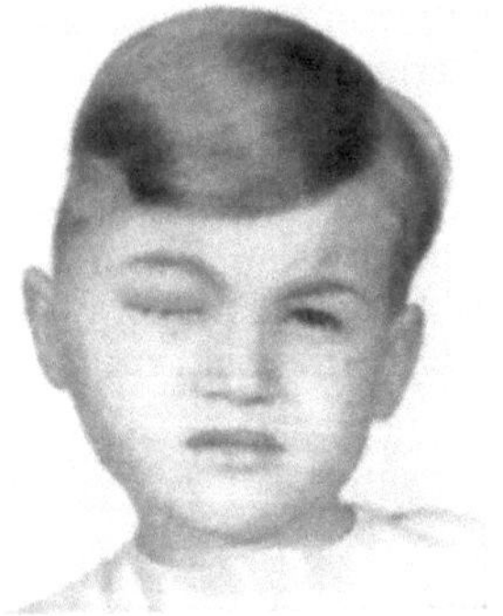

Abb. 61a. Mastoiditis mit Durchbruch im Bereich des Jochbeins mit Lidödem

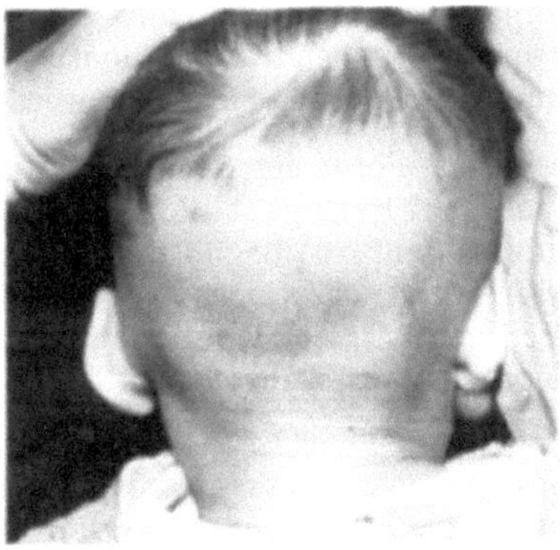

Abb. 61b. Mastoiditis mit subperiostalem Abszeß links

Die äußere Schwellung wechselt je nach der Lokalisation des Durchbruchs. Sie sitzt:

a) Dicht hinter der Ohrmuschel bei Durchbruch am *Planum mastoideum* (Abb. 61b).

b) Weit hinter der Ohrmuschel bei Durchbruch im hinteren oberen Bereich des Warzenfortsatzes.

c) Am Ansatz der Nackenmuskulatur oder unter dem Ansatz des Kopfnickers (BEZOLDsche Mastoiditis) bei Durchbruch der nackenwärts gelegenen Zellen und der terminalen Zellen in der Spitze (dabei Gefahr des Senkungsabszesses am Halse).

d) Über der Ohrmuschel bei Durchbruch an der lateralen Kuppelraumwand oder im Bereich der Zellen in der *Squama*.

e) Vor dem Ohr und unter dem Schläfenmuskel bei Durchbruch von Zellen des Jochbeinfortsatzes (Abb. 61 a).

f) Innen an der hinteren oberen Gehörgangswand (Senkung) bei Durchbruch vom Antrum in den Gehörgang.

Dazu kommen als Frühsymptome der Mastoiditis bei perforierten Entzündungen: Zunahme statt Abnahme der Eiterung nach der dritten Woche und Senkung der hinteren oberen Gehörgangswand. Fieberlosigkeit und Zunahme der Schwerhörigkeit im späteren Verlauf sind die Regel. Bei Erwachsenen ist Fieber fast immer gleichbedeutend mit Komplikationen (Sinusthrombose usw.). Bei Kindern kommt manchmal remittierendes Fieber vor.

Prognose: Einzelne Spontanheilungen bei fistulösem Durchbruch nach außen und langdauernder Fisteleiterung sind in der voroperativen Zeit vorgekommen. Gewöhnlich gesellen sich aber lebensgefährliche endokranielle Komplikationen dazu. Die Prognose ist daher ohne Operation schlecht, mit Operation gut. Doch können bisweilen auch nach der einfachen Aufmeißelung (Antrotomie) schwere Komplikationen (Labyrinthitis, Meningitis) auftreten, wenn von versprengten, tiefen, retro- und perilabyrinthären und Pyramidenspitzenzellen Eiterungen ins Labyrinth, in den inneren Gehörgang oder in die Schädelhöhle durchbrechen. Warnende Vorboten sind dabei: Schwindel, Nystagmus, Klopfgefühl, heftige neuralgiforme Kopfschmerzen hinter dem Auge, in der Schläfe (Röntgenbild nach STENVERS!). Eiterungen im Bereich der Pyramidenspitze rufen häufig den GRADENIGOschen Symptomenkomplex hervor: Abduzensparese und Trigeminusneuralgie. In seltenen Fällen kommt es daneben zur homolateralen Okulomotorius- und Trochlearisparese.

Behandlung: Heilung ist nur möglich durch breite Eröffnung des kranken Knochenherdes. Bei Knocheneinschmelzungen ist mit antibiotischer Behandlung allein keine Heilung zu erreichen. Sie ist ohne Operation äußerst gefährlich, da sie das Krankheitsbild verschleiern und zu schwersten Komplikationen führen kann.

Die **Indikation zur einfachen Aufmeißelung** ist stets gegeben bei einer akuten Otitis media, bei der eine Knochenerkrankung oder eine intrakranielle Komplikation[1]) auftritt. In den ersten 14 Tagen ist meist nur bei Komplikationen (Sinusphlebitis, Meningitis, Labyrinthitis) eine Aufmeißelung erforderlich, da Knochenerkrankungen in dieser Zeit häufig noch nicht erkennbar sind, außer bei den oben erwähnten seltenen Frühfällen von Mastoiditis, besonders bei Grippe und Scharlach. Einfache Inzision des Abszesses auf dem Warzenfortsatz (WILDEscher Schnitt) genügt nicht und stellt einen Kunstfehler dar.

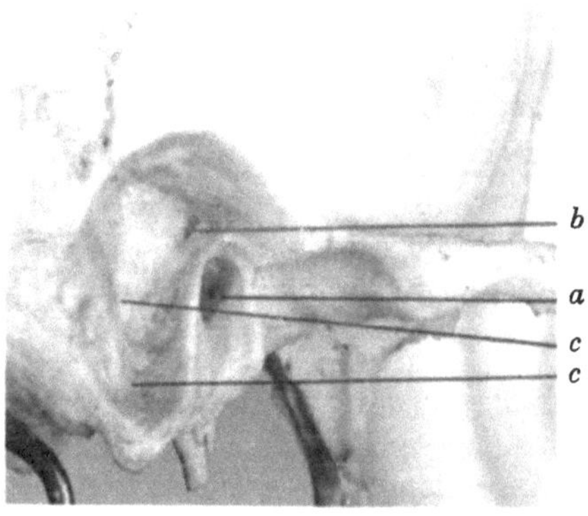

Abb. 62. Antrotomiehöhle. a) äußerer Gehörgang, b) Antrum, c) Mastoidhöhle

[1]) Bei ausgedehntem Zellsystem (perilabyrinthäre und tubare Zellen) und Labyrinthitis muß u. U. die Totalaufmeißelung gemacht werden, so daß die Pyramidenspitzeneiterung entlang der Felsenbeinkante und auch vor dem Labyrinth über der Tube aufgedeckt werden kann.

Einfache Aufmeißelung des Warzenfortsatzes (Antrotomie) in Narkose oder Lokalanästhesie: Tangentialschnitt hinten am Ansatz der Ohrmuschel durch die Weichteile und das Periost. Ablösung des Periostes mit krückenförmig gebogenem Raspatorium und Spreizung der Wunde durch einen selbsthaltenden aufschraubbaren Sperrhaken. In Höhe der *Spina supra meatum* breite Eröffnung des Warzenfortsatzes mit dem Hohlmeißel. Ausräumung der Zellen antrumwärts mit dem Meißel oder scharfen Löffel. Das Antrum wird breit eröffnet und das gesamte Zellsystem bis an die *Lamina interna* der mittleren und hinteren Schädelgrube freigelegt. Danach weitere Ausräumung aller kranken Zellen zwischen hinterer Gehörgangswand und *Sinus sigmoides*, zwischen oberem Sinusknie und Dura der mittleren Schädelgrube (TRAUTMANNscher Raum) sowie der Zellen in der Mastoidspitze (Abb. 62). Drainage mit Jodoformgaze oder Gummilasche am unteren Wundwinkel. Primärnaht oder Naht der oberen Zweidrittel der Weichteilwunde, bei intrakraniellen Komplikationen Antibiotika und offene Wundbehandlung. Bei gleichzeitigen Gaben von Antibiotika oder Sulfonamiden Heilung in etwa 2 Wochen.

6. Beispiel: 10jähriges Kind. Vor 5 Wochen nach Erkältung plötzlich heftige Ohrenschmerzen links, einen Tag danach nicht foetide Eiterung, die seit 2 Wochen dickrahmig ist und an Menge zunimmt. Seit 2 Tagen wieder Schmerzen und zunehmende Schmerzen hinter dem Ohr. Dauerndes pulssynchrones Klopfen im Ohr, außerdem Sausen und leicht erhöhte Temperatur.

Befund: Blaß aussehendes Kind. Temperatur 37,8. Keine Meningitiszeichen.

Ohren: Links Ohrmuschel stark abstehend, auf dem Warzenfortsatz starke schmerzhafte Schwellung und Rötung, stellenweise Fluktuation, Knochenkonturen nicht zu fühlen. Gehörgang voll Eiter, außen frei und nicht druckempfindlich, innen vor dem Trommelfell eingeengt (Senkung der hinteren oberen Wand), Trommelfell dadurch z. T. verdeckt, hochrot, vorgewölbt, hinten kleine Perforation mit pulsierendem Eiter. Einzelheiten nicht sichtbar. Nasen und Rachen o. B. Rechtes Ohr o. B.

Hörweite links herabgesetzt. Flüstern 0,7 m weit. Umgangssprache 3 m weit. Kein Spontannystagmus.

Alle diese Zeichen führen zur

Diagnose: **Manifeste Mastoiditis mit subperiostalem Abszeß bei akuter Otitis media links.**

2. Latente Mastoiditis

Entstehung: Sie entsteht häufig als Folge einer schleichenden granulierenden Entzündung der Mittelohrräume ohne wesentliche Eiterbildung. Als Erreger findet sich oft der *Pneumokokkus muk. (Typ III)*. Kinder unter sechs Jahren und ältere Personen über 50 Jahren werden besonders gern davon befallen. Etwa ein Viertel der Erkrankten leidet an Stoffwechselstörungen (Diabetes). Neuerdings kommt es aber auch infolge von ungenügender antibiotischer und chemotherapeutischer Therapie zur Drosselung und Abschwächung akuterer Mittelohrinfektionen, ohne daß eine Heilung eintritt. Die durch diese Mittel bewirkte Maskierung kann ebenfalls zu überraschenden Spätkomplikationen führen. Bei Kleinkindern werden diese schleichenden latenten Entzündungsprozesse besonders nach kritikloser Anwendung von Ohrtropfen beobachtet, da diese wohl die Schmerzen lindern oder beseitigen, den Ablauf der akuten Otitis aber kaum beeinflussen.

Befund und Symptome: Gering. Trommelfell entweder normal, infiltriert, undurchsichtig oder blaß-rot (Abb. 52), Hammer nicht oder schwer sichtbar, Trommelfellperforationen fehlen gewöhnlich. Charakteristisch ist die fast stets vorhandene Schalleitungsschwerhörigkeit. Für eine latente Mastoiditis sprechen die Störung des Allgemeinbefindens, das pulsierende Klopfen im Ohr, die intermittierenden nach dem Scheitel ausstrahlenden Schmerzen, die Druckempfindlichkeit des *Planum mastoideum* und vor allem die sichtbare Knocheneinschmelzung im Röntgenbild, die bei Fehlen der Eiterung diagnostisch besonders wichtig ist. Auch kann durch den Abstrich und die Verimpfung des Sekretes an der Parazentesenadel nach der Probeparazentese manchmal der *Pneumokokkus muk.* nachgewiesen und die Diagnose geklärt werden. In seltenen Fällen kann die Diagnose unüberwindliche Schwierigkeiten bereiten, so daß eine Probeantrotomie durchgeführt werden muß.

Behandlung: Antrotomie mit sorgfältigster Ausräumung des gesamten erreichbaren Zellsystems. Nicht entfernte Entzündungsherde führen gerade in diesen Fällen oft zu den schwersten labyrinthären oder intrakraniellen Komplikationen.

7. Beispiel: 60jähriger Zimmermann, nie ohrenkrank. Vor 7 Wochen Schnupfen. Beim Schneuzen Knall im linken Ohr. Danach Ohrensausen, Druckgefühl im Ohr, bisweilen Ohrenstechen, Schwerhörigkeit. Nie Ohrenlaufen. Als Mittelohrkatarrh behandelt. In den letzten Wochen stundenweise Schmerzen hinter dem linken Ohr und im Kopf nach dem linken Scheitel zu, pulsierendes Klopfen in und hinter dem Ohr, zumal nachts, wenn die Ablenkung durch die Arbeit fehlt.

Befund: Blasses Aussehen, keine meningitischen Symptome. Temperatur 36,8.

Linkes Ohr: Gehörgang frei, Trommelfell blaß, graurot, trübe, abgeflacht, Hammergriff und kurzer Fortsatz undeutlich. Fehlender Reflex, keine Perforation, kein Eiter. Rechtes Trommelfell o. B.

Warzenfortsatz: Keine Schwellung, Knochenkonturen ebenso deutlich zu fühlen wie rechts. *Planum mastoideum* bei stärkerem Druck etwas empfindlich.

Hörweite: Links Flüstern 1,5 m, rechts normal. Knochenleitung links verlängert, RINNE verkürzt positiv (Schalleitungsstörung).

Röntgenbild: Am linken Warzenfortsatz ist, während sich rechts zahlreiche, lufthaltige, scharf gezeichnete Zellen finden, die Zellzeichnung verschleiert (Abb. 63). In der Mitte liegt ein unregelmäßiger verschleierter Hohlraum mit Resten von Knochenbälkchen (großer Einschmelzungsherd).

Trotz fehlender Eiterung und Perforation lautet die

Diagnose: **Latente Mastoiditis (hyperplastische Otitis media mit Verdacht auf Mukosus-Otitis) links.**

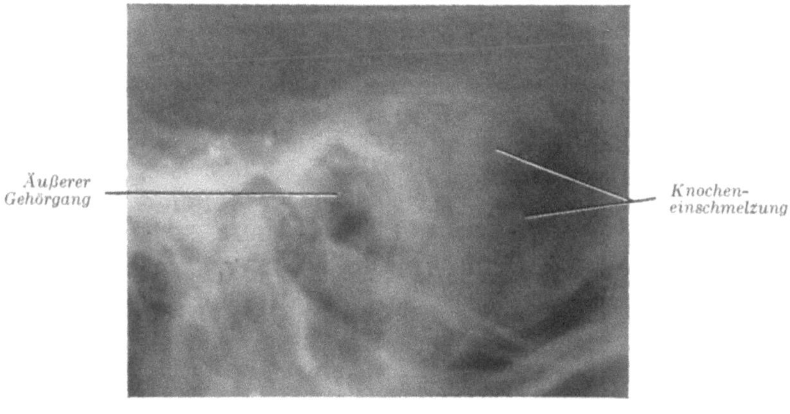

Abb. 63. Knocheneinschmelzung im linken Warzenfortsatz (Röntgenaufnahme nach SCHÜLLER)

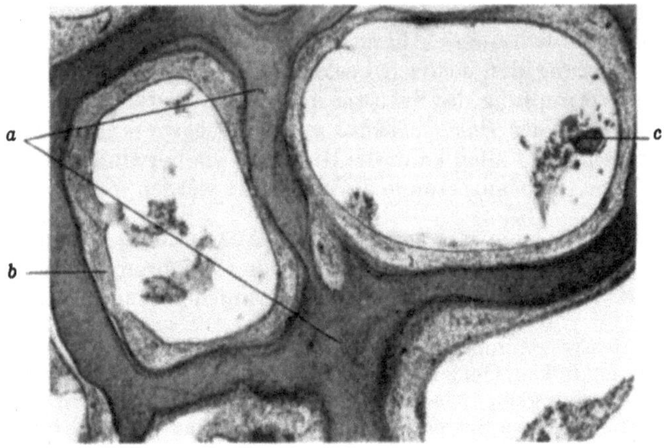

Abb. 64. Katarrhalische (seröse) Entzündung des Mukoendostes in den lufthaltigen Zellen des Warzenfortsatzes. a) Knöcherne Zellsepten, b) entzündlich verdicktes Mukoendost, c) serös-eitriges Exsudat in den Zellen

V. Chronische Mittelohrentzündungen

Chronische Mittelohreiterungen mit bleibenden kleineren und größeren Trommelfelldefekten entstehen aus akuten Infektionen des Mittelohres:

1. Bei Vernachlässigung der Behandlung und mangelnder Beseitigung des Sekretes.
2. Wenn die Mittelohreiterung durch Tuben- oder Nasenerkrankungen (Rachenmandel usw.) unterhalten wird.
3. Durch Hinzutreten einer Mischinfektion mit Staphylokokken und anderen Keimen.
4. Bei umschriebenen Knochenerkrankungen im Kuppelraum.
5. Nach Infektionskrankheiten (Scharlach, Masern usw.) infolge schwerer toxisch-infektiöser Schädigung des Mukoendostes und des umgebenden Knochens sowie größerer Einschmelzungen im Bereich des Trommelfells und der Gehörknöchelchen.
6. Spontan auf Grund einer besonderen Disposition und veränderten Reaktionsfähigkeit des Mukoendostes der Pauke, ihrer Nebenräume und des Trommelfellepithels (hypertrophische metaplastisch umgewandelte Schleimhaut mit erhaltenem embryonalem Bindegewebe nach Infektion im Säuglingsalter, zugleich verbunden mit partieller Hemmung der Pneumatisation des Warzenfortsatzes. Cholesteatombildung bei Sklerosierung).

Die klinischen Erscheinungsformen der chronischen Eiterungen sind wesentlich vielgestaltiger als die der akuten. Scharf zu unterscheiden sind folgende Gruppen:

1. Schleimhauteiterungen

Sie sind gekennzeichnet durch **zentrale Perforationen** (d. h. der Limbus des Trommelfells ist oben und hinten erhalten) und **schleimige** (nur bei Vernachlässigung fötide) **Sekretion.** Der Verlauf ist harmlos, da selten und höchstens bei akuten Verschlimmerungen durch frische virulente Krankheitserreger lebensgefährliche Komplikationen in Form von ostitischen und osteomyelitischen Prozessen im kompakten Warzenfortsatz vorkommen.

Die Form der zentralen Perforation (Abb. 21 u. 55) ist sehr verschieden je nach der Lage zum Hammergriff: Rund, oval, herz- und nierenförmig. Auch die Perforationen, die vorn und unten an den Rand reichen, sind gewöhnlich nur mit Schleimhauteiterungen verbunden.

Pathologisch-anatomisch bewirken alle chronischen Ohreiterungen einen mehr oder weniger starken Umbau der pneumatisierten Mittelohrknochen, so daß es je nach Beginn der chron. Otitis entweder zu einer vollkommenen Pneumatisationshemmung (infolge chron. Eiterungen in der frühsten Jugend) oder zur gehemmten und irregulären Pneumatisation (infolge chron. Eiterungen in späteren Lebensaltern) kommt. Nicht selten findet man auch Sklerosierungen besonders nach ausgeheilter Ohrtuberkulose in umschriebenen Zellgebieten. Das ursprünglich einschichtige zarte Mukoendost verwandelt sich bei länger bestehender Eiterung in ein mehr oder weniger dickes Schleimhautpolster, das nicht selten mit Zylinderepithel bedeckt ist. Außerdem finden sich in der metaplastisch veränderten Schleimhaut in wechselndem Maße neben Eosinophilen und Mastzellen reichliche Einlagerungen von Leuko- und Lymphozyten sowie hin und wieder Schleimdrüsen und Becherzellen.

Prognose: Quoad vitam günstig, da Knochenkomplikationen selten sind. Die Beseitigung der Eiterung ist jedoch oft schwierig.

Behandlung: Beseitigung ursächlicher Erkrankungen in der Nase und im Rachen, besonders der Rachenmandel durch die Adenotomie. Beseitigung des Sekretes. Bei reichlicher Absonderung mehrmals täglich Ausspritzen mit warmem 3%igem *Borwasser.* Bei geringer Sekretion Trockenbehandlung durch Austupfen und Einblasen von *borsäure-*, *sulfonamid-* oder *antibiotikahaltigen Pudern.* Bei geschwollener Schleimhaut außerdem Einträufeln von *Boralkohol* oder *Leukomycintropfen* ein- bis zweimal täglich, evtl. Pinseln der Paukenschleimhaut mit 5%iger *Höllensteinlösung.* Bei Tubeneiterungen kommen Bougierungen mit 10%iger *Arg. nitric.-Lösung* in Betracht. Bei Versagen der lokalen Behandlungsmethoden bringen je nach der Empfindlichkeit der Erreger gezielte Behandlungen mit *Sulfanomiden* oder *Antibiotika* per os nicht selten eine Heilung.

Ein nicht geringer Teil der chron. Mittelohreiterungen ist allergischen Ursprungs. In diesen Fällen enthält das Sekret reichlich Eosinophile. Die Behandlung besteht hier in der Allergenausschaltung (Antibiotika!), örtlicher Anwendung von *Kortisonderivaten* und Gaben von *Antihistaminika.*

In letzter Zeit werden z. T. mit recht gutem Erfolg operative Eingriffe zur Beseitigung der Eiterung (Ausräumung der erkrankten Schleimhaut) und zur Besserung vorhandener Schalleitungsschwerhörigkeiten plastische Verschlüsse der Trommelfelldefekte durchgeführt.

Nach Versiegen der Eiterung bleiben als Residuen Narben oder Perforationen zurück. Bei letzteren ist wegen der Reinfektionsgefahr beim Baden, Waschen und bei Regen nicht entfettete Watte zu tragen und jedes Ausspritzen und Einträufeln von Medikamenten zu vermeiden. Ebenso wie die Perforationen können zur Hörverbesserung auch die Narben durch tympanoplastische Eingriffe beseitigt werden.

8. Beispiel: 19jähriges Mädchen leidet, nach mehrfachen doppelseitigen Mittelohrentzündungen in der Kindheit, seit dem 8. Jahre an Schwerhörigkeit beiderseits mit dauernder Eiterung rechts.

Ohrbefund: Linkes Trommelfell blaß, spiegelnd, unten nierenförmige atrophische Narbe, vorne oben weiße Trübung (Residuen früherer Entzündungen). Flüstern 2,5 m. Rechts im Gehörgang schleimiger geruchloser Eiter. Trommelfell blaß, hinter dem Hammergriff große ovale zentrale Perforation, Paukenschleimhaut gerötet. Warzenfortsatz o. B. Flüstern 4 m weit. Audiogramm: Kombinierte Schwerhörigkeit links, Schalleitungsschwerhörigkeit rechts.

Nasenrachen: Hypertrophische Rachentonsille am Rachendach.

Röntgenaufnahme nach Schüller: Rechts kompakt-spongiöser Warzenfortsatz, links spongiöser Warzenfortsatz mit einigen Zellresten ohne Zeichen einer Knocheneinschmelzung.

Diagnose: **Chronische Schleimhauteiterung des Mittelohres rechts mit zentraler Perforation. Residuen einer früheren Otitis media links. Rachenmandelhyperplasie. Mittelgradige kombinierte Schwerhörigkeit links, leichtgradige Schalleitungsschwerhörigkeit rechts.**

2. Knochenerkrankungen

Chronische Mittelohreiterungen mit mehr oder weniger ausgedehnten Knochenerkrankungen (rarefizierende Ostitis, Cholesteatombildung) rings im Kuppelraum und Antrum sind gekennzeichnet durch **randständige Perforationen** oder Totaldefekte, fötide Eiterung, rezidivierende Granulations- und Polypenbildung. Äußerlich erscheint die Erkrankung häufig ebenso harmlos wie die Schleimhauteiterung, da jahrelang nur eine Absonderung (diese kann hin und wieder sogar fehlen) und Schwerhörigkeit ohne Schmerzen bestehen. Im Verborgenen aber schreitet die vorhandene Knochenerkrankung weiter, und früher oder später, gewöhnlich durch virulente Erreger hervorgerufen, geht die Entzündung auf das Schädelinnere über und führt dann zu lebensgefährlichen Komplikationen, zumal der Durchbruch nach außen durch die Sklerosierung des Warzenfortsatzes erschwert ist.

Prognose: Unsicher. Manchmal handelt es sich nur um Schleimhauteiterungen mit kariösen Prozessen an den Gehörknöchelchen oder um eine umschriebene Knochenerkrankung im Bereich des Kuppelraumes, manchmal um eine beginnende Cholesteatombildung.

Behandlung: Zunächst mit Ausspritzen, Einträufelungen von *Boralkohol* und Einblasen von *Borsäurepuder* usw. Versiegt die Eiterung nicht und blaßt die Schleimhaut nicht ab und sind auch regelmäßige Paukenröhrchenspülungen mit warmer 3%iger *Borsäurelösung* oder 50%igem *Alkohol* ohne Erfolg, dann kann nur die Radikaloperation, die Totalaufmeißelung der Mittelohrräume, helfen. Sie wird besonders bei jugendlichen Personen vorgenommen, sobald die Diagnose Knochenerkrankung nach vorausgehender erfolgloser Behandlung sichergestellt ist, und zwar aus prophylaktischen Gründen, wenn das Ohrenleiden nicht laufend fachärztlich überwacht werden kann, um spätere lebensgefährliche Komplikationen und eine weitere Hörverschlechterung zu verhüten. Kann sich der Patient nicht zur Operation entschließen, weil er außer der Eiterung keine Beschwerden hat, so muß unter Fortsetzung der Spül- und Reinigungsbehandlung der Befund regelmäßig (auch röntgenologisch) kontrolliert werden und bei Anzeichen von Komplikationen (Kopfschmerzen, Schwindel, Erbrechen, Schüttelfrost, Fieber) sofort die Totalaufmeißelung vorgenommen werden.

3. Cholesteatom[1]) (Perlgeschwulst)

Entstehung: Es entsteht durch Einwachsen von Gehörgangsepidermis in die Mittelohrräume. Beim sekundären Cholesteatom (Abb. 56 u. 57) geschieht die Einwanderung fast ausschließlich dann, wenn durch eine chronische Eiterung, besonders nach akuten Infektionskrankheiten, die *Pars flaccida* oder die *Pars tensa* am Rande hinten und oben mit dem *Anulus fibrosus* zerstört worden ist (Beispiel 9).

[1]) Nicht zu verwechseln mit dem in den Hirnhäuten, auch im Felsenbein vorkommenden sehr seltenen echten Cholesteatomtumor, der sich nicht aus einer Epitheleinwanderung, sondern aus versprengten oder „wahren“ Epidermiskeimen entwickelt.

Durch die Einwanderung der Gehörgangsepidermis und durch schleichende Entzündungen wird das Mukoendost der Mittelohrräume allmählich umgewandelt, so daß diese von verhornendem Plattenepithel ausgekleidet werden. Durch aktives Tiefenwachstum der Epidermis und die Anhäufung von zwiebelschalenartig angeordneten, verhornenden Epidermismassen in den engen Mittelohrräumen kommt es dann im Laufe der Zeit zu gefährlichen Knochendestruktionen (Abb. 65). Über die Entstehung des primären oder genuinen Cholesteatoms bestehen hauptsächlich zwei Ansichten: Nach WITTMAACK u. a. sollen auf Grund von Entzündungen und Unterdruckerscheinungen in der Paukenhöhle Einsenkungen und spontane Zerreißungen in der SHRAPNELLschen Membran (Abb. 58) eintreten und ein Einwuchern der Gehörgangsepidermis in die Mittelohrräume ermöglichen. Nach ALBRECHT und SCHWARZ soll dagegen das Einwuchern des Epithels durch konstitutionelle Faktoren bewirkt werden. Viele Fragen sind aber auch heute noch ungeklärt, so vor allem das dabei auftretende aktive Tiefenwachstum der Epidermis und die meist vorgefundene komplette oder teilweise Hemmung der Pneumatisation im Bereich des Schläfenbeins.

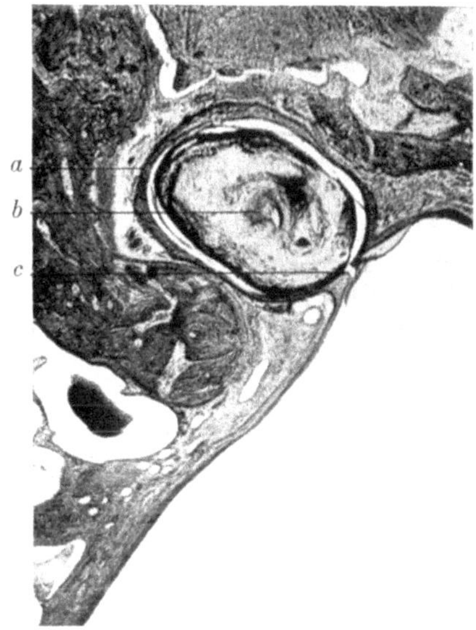

Abb. 65. Kleine Cholesteatombildung in der *Pars flaccida*. a) Cholesteatommatrix, b) zentrale Cholesteatommassen, c) kleine Trommelfellperforation (nach ALBRECHT)

Durch den bei der Abschuppung entstehenden Überdruck und die folgende Druckusur des umgebenden Knochens dehnt sich allmählich der aus Epidermisbrei und der dem Knochen anliegenden Matrix bestehende Tumor immer weiter im Felsenbein aus. Häufig findet man auch den Gehörgang innen von hinten oben her schlitzförmig eingeengt, so daß man in dem kleinen, von stinkendem Sekret und Epidermisbrei angefüllten Spalt das Trommelfell nicht übersehen kann. In solchen Fällen hat das Cholesteatom auch innen die knöcherne Gehörgangswand usuriert und drängt den häutigen Gehörgang nach abwärts.

Symptome: Hin und wieder besonders bei akuten Nasen-Racheninfekten seit frühster Kindheit stinkende Ohreiterungen ohne wesentliche Schmerzen. Geringe Schwerhörigkeit und Druckgefühl auf dem erkrankten Ohr. Bei primären Cholesteatomen kann manchmal jede Eiterung fehlen. Bei Komplikationen Kopfschmerzen auf der befallenen Seite, Temperaturen, evtl. Schwindel, Gleichgewichtsstörungen und Erbrechen.

Ohrbefund: Gewöhnlich befindet sich im Gehörgang eingedicktes übelriechendes, mit weißlichen Epidermismassen vermischtes Sekret. Das Trommelfell kann blaß, transparent oder entzündlich verdickt und leicht gerötet sein. Bei primärer Cholesteatombildung sieht man hinten oben in der *Pars tensa* oder oben in der *Pars flaccida* kleine randständige Defekte, in denen sich entweder trockene gelblichweiße Epidermisschuppen, rötliche Granulationen oder fötider Eiter findet. Bei sekundären Cholesteatomen fehlt das Trommelfell ganz, oder es zeigt große, ebenfalls mit fötidem Eiter, Epidermismassen oder Polypen angefüllte, randständige Perforationen hinten und oben.

Prognose: Bei beiden Formen ohne Behandlung ungünstig. Spontane Heilung kommt nur ausnahmsweise vor, wenn durch Druckusur die innere obere oder hintere Gehörgangswand eingeschmolzen wird, so daß sich das gesamte Cholesteatom in den Gehörgang entleeren kann (sogenannte natürliche Totalhöhle). Sonst geht das Wachstum im Knochen weiter, bis nach Zerstörung der *Lamina interna* die Hirnhaut, das Hirn oder nach Arrosion der Labyrinthkapsel (Fistel des lateralen Bogengangs) das häutige Labyrinth ergriffen wird.

Plötzliche lebensbedrohende Komplikationen können vor allem bei Sekretverhaltung oder bei Sekundärinfektionen nach akuten Katarrhen der oberen Luftwege auftreten.

Behandlung: Nach Einträufeln von 2%igem *Pantocain* mit *Suprarenin* und Entfernung von Granulationen mit kleiner Kürette, kleiner Löffelzange oder der Drahtschlinge und Ätzung des Grundes mit 10%iger *Höllensteinlösung* kann bei kleinen Cholesteatomen der Versuch gemacht werden, die Eiterung durch Spülung mit dem Paukenröhrchen zu heilen und die Cholesteatommassen auszuspülen. Bessert sich jedoch die Eiterung nicht bald oder nimmt die Schwerhörigkeit zu, so ist dringend zur Totalaufmeißelung des Mittelohres aus prophylaktischen Gründen zu raten.

Allgemein ergibt sich der Leitsatz, daß chronische Mittelohreiterungen nicht als harmlos angesehen werden dürfen, sondern daß sorgfältig untersucht werden muß, ob eine einfache Schleimhauteiterung vorliegt oder ob eine latente Knochenerkrankung oder Cholesteatombildung besteht. Die einfache Schleimhauteiterung zeigt im allgemeinen kein fötides Sekret. Ist es vorhanden, dann schwindet es nach wenigen Behandlungen (Spülungen, Borpulver) gewöhnlich schnell. Daneben besteht ein zentraler Trommelfelldefekt, d. h., der Limbus des Trommelfells hinten und oben ist erhalten. Bei der Knochenkaries und Cholesteatomeiterung sind dagegen gewöhnlich ein randständiger Defekt, eine dauernde fötide Eiterung und bei Cholesteatombildung ein Abstoßen von weißlichen Epidermisschuppen feststellbar. In diesem Fall ist eine fachärztliche Behandlung oder sogar ein operativer Eingriff angezeigt. Bei chronischer Otitis media deuten Schmerzen und Fieber fast stets eine Komplikation an. Auch bei jedem Fall von unklarer Allgemeininfektion oder zerebralen Erscheinungen muß daran gedacht werden, daß diese von einer latenten chronischen Mittelohrerkrankung ausgehen können. Meist weisen allerdings Schmerzen und stärkere Sekretion auf das Ohr hin, da die häufigsten schweren Folgekrankheiten durch akute Exazerbationen der chronischen Otitis media hervorgerufen werden.

9. Beispiel: 15jähriger Knabe. Vor 7 Jahren Scharlach mit Mittelohreiterung rechts, seitdem ständig geringe Eiterabsonderung mit üblem Geruch und hin und wieder leichte Blutungen trotz dauernder Selbstbehandlung durch Ausspritzen und ärztlicher Kontrolle. An dem linken Ohr außer geringer Schwerhörigkeit keine Beschwerden.

Allgemeinbefund: Kräftig. Keine Störungen.

Ohren: Rechts wenig stinkender Eiter. Trommelfell blaß, Hammer sichtbar, im hinteren oberen Quadranten große randständige Perforation, durch die man mit dem stumpfen Häkchen in eine nach dem Kuppelraum führende Fistel gelangt. In der Perforation am Gehörgangsrand mehrere stecknadelkopfgroße Epidermisschuppen. Warzenfortsatz nicht druckempfindlich. Das linke Trommelfell ist blaß und zeigt eine zentrale, atrophische, eingezogene Narbe.

Hörfunktion: Flüstern rechts 1 m und links 4—5 m weit. Reine Schalleitungsstörung (Knochenleitung verlängert, Rinne —). Kein Spontannystagmus. Fistelsymptom (Druck auf den Tragus) negativ. Nase, Rachen o. B.

Röntgenaufnahmen nach SCHÜLLER: Rechts kompakter Warzenfortsatz mit über fingerkuppengroßer Knochenaufhellung periantral (Abb. 66). Links gehemmte Pneumatisation ohne Knochenaufhellung.

Im **Epipharynx** größere adenoide Vegetationen.

Diagnose: **Sekundäre Cholesteatombildung mit Knochenkaries rechts. Residuen nach früherer Otitis media links. Schalleitungsschwerhörigkeit beiderseits, rechts stärker als links.**

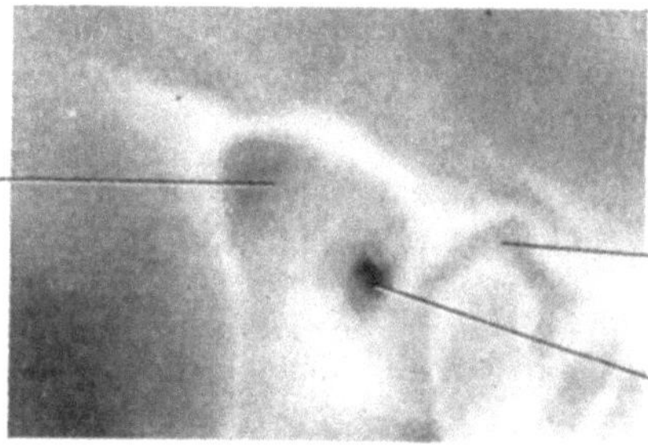

Abb. 66. Periantrale Cholesteatombildung (Röntgenaufnahme nach SCHÜLLER)

10. Beispiel: 21jähriger Mann. Als Kind Ohren gesund, seit einigen Monaten ab und zu etwas stinkende Absonderung im rechten Gehörgang. Manchmal Entleerung von schmutzigweißen Krusten und Schuppen. Hörstörung. Öfter Druckgefühl im Ohr und auf der rechten Kopfseite.

Allgemeinbefund: Kräftig, gesund.

Ohren: Links o. B. Rechts *Pars tensa* des Trommelfells blaß, Hammergriff und schwacher Lichtkegel sichtbar (Abb. 58). Über dem kurzen Fortsatz in der SHRAPNELL-membran große unregelmäßige Perforation und Defekt in der angrenzenden oberen Gehörgangswand mit gelblichen trockenen Borken und weißen stinkenden Epidermismassen, zwischen denen man mit einem Häkchen in den Kuppelraum gelangt.

Hörfunktion: Flüstern rechts 4 m weit, links normal. Schalleitungsstörung rechts. Kein Spontannystagmus. Kein Fistelsymptom.

Nase, Rachen o. B.

Wegen des Defektes in der SHRAPNELLmembran und der darin liegenden Epidermismassen lautet die

Diagnose: **Primäres (genuines) Cholesteatom, mit leichter Schalleitungsschwerhörigkeit rechts.**

4. Totalaufmeißelung der Mittelohrräume bei chronischer Otitis media

Die Operation **sollte** gemacht werden:

a) Aus prophylaktischen Gründen bei chronischer Mittelohreiterung mit randständiger Perforation oder Totaldefekt, falls sie trotz sachgemäßer Behandlung nicht ausheilt oder Polypen- und Cholesteatombildungen vorliegen, auch wenn keine Zeichen von Komplikationen da sind.

b) Bei zunehmender Schwerhörigkeit infolge latenter Knochenkaries im Paukenbereich, um den Entzündungsherd zu beseitigen und gleichzeitig durch eine Tympanoplastik das Hörvermögen zu verbessern.

Sie **muß** gemacht werden:

a) Bei Knocheneinschmelzung im Bereich des Mastoids.

b) Bei latenter chronischer Knochenerkrankung mit Sekretverhaltung oder anhaltenden Schmerzen im Ohr, Kopfschmerz oder Fieber.

c) Bei Zeichen von Komplikationen: Kopfschmerzen, Fazialislähmung, Labyrinthitis (Nystagmus, Schwindel, Erbrechen, Fistelsymptom), Sinusphlebitis (Schüttelfrost, Fieber, Druckempfindlichkeit der *Vena jugularis*, Schluckschmerz), Hirnabszeß und Meningitis (Kopfschmerzen u. a. zerebrale Erscheinungen).

Die „klassische" **Radikaloperation des Mittelohres** nach ZAUPAL hat heute nicht mehr die Bedeutung wie früher, doch bildet sie die Grundlage für alle neueren Operationsverfahren. Sie hat den Zweck, den Krankheitsherd zu beseitigen und dabei das Tympanum, den Aditus ad antrum, das Antrum selbst und etwaige Zellen freizulegen und in einen vom Gehörgang gut zu übersehenden gemeinsamen Raum zu verwandeln.

Die **Ausführung** (Abb. 11 und 67) geschieht in Lokalanästhesie oder Allgemeinnarkose. Nach einem Bogenschnitt hinter dem Ohrmuschelansatz, Ablösung des Periostes und häutigen Gehörgangs und Spreizung der Wunde mit aufschraubbaren selbsthaltenden Wundsperrhaken. Danach trichterförmige Ummeißelung der lateralen Kuppelraum- und Antrumwand sowie des Warzenfortsatzes und der hinteren Gehörgangswand, bis nach Durchschneidung der häutigen Gehörgangswand Pauke, Antrum und Warzenfortsatzräume frei offen und von krankem Knochen gesäubert sind. Danach Entfernung aller Granulationen und Cholesteatommassen. Trommelfell und Gehörknöchelchen werden bei gutem Hörvermögen und fehlender Cholesteatombildung im Mesotympanum sorgfältig geschont (Konservative Radikaloperation). So entsteht ein einheitlicher offner großer bohnenförmiger Raum, der durch den unteren Rest der hinteren Gehörgangswand (Sporn) in eine vordere, aus Gehörgang und Pauke, und eine hintere, aus Antrum und Mastoidhöhle bestehende Bucht geteilt und innen durch die freiliegende Labyrinthwand begrenzt ist. Mit einem aus der häutigen hinteren Gehörgangswand gebildeten Hautlappen zusammen mit einigen freien Spaltlappen, die der Warzenfortsatz- oder Bauchhaut entnommen sind, wird die gesamte Knochenhöhle ausgelegt und für 6—7 Tage austamponiert, während die retroaurikuläre Wunde durch Nähte oder Klammern geschlossen wird.

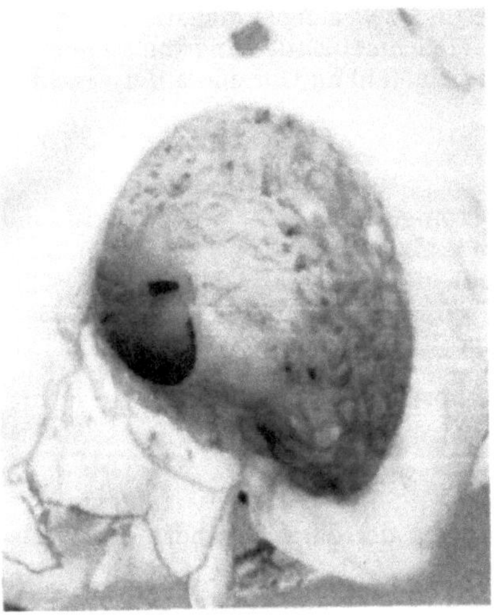

Abb. 67. Radikalhöhle links

In unkomplizierten Fällen kann man auch durch einen gestielten Muskel-Faszienlappen aus dem *M. temporalis* die Knochenhöhle im Warzenfortsatz ausfüllen und mit der hinteren Gehörgangshaut abdecken. Man vermeidet so eine größere Radikalhöhle.

Bei der Nachbehandlung, die vier bis acht Wochen dauert, muß die Operationshöhle in ihrer Form erhalten bleiben und sich allseitig mit Epidermis überkleiden. Ein derartiger überall epidermisierter übersichtlicher Hohlraum anstelle des komplizierten Mittelohres kann nie mehr ernstlich entzündlich erkranken. Die Nachbehandlung verlangt besondere Erfahrungen, damit Granulations- und Kulissenbildungen in der Radikalhöhle vermieden werden. Aufschießende Granulationen werden durch Ätzung mit der Argentumperle oder besser mit der Schlinge oder dem Doppellöffel beseitigt. Eine fortbestehende Eiterung aus der Tubenecke bei sonst überhäuteter Höhle ist harmlos und wird durch Ätzung der noch vorhandenen Schleimhautreste mit Argentum nitric.- und Alkoholbehandlung sowie durch regelmäßiges Lufteinblasen mit dem POLITZER-Ballon beseitigt.

Bei nicht komplizierten Fällen, besonders wenn das Röntgenbild einen sklerotischen Warzenfortsatz zeigt, kann die Sanierung des Mittelohres auch vom Gehörgang aus erfolgen. Diese erfordert aber ein besonderes technisches Geschick.

5. Tympanoplastiken

Unter diesem Begriff werden alle plastischen Eingriffe am Trommelfell und in der Paukenhöhle zusammengefaßt, die der Hörverbesserung dienen. Sie werden daher besonders häufig im Anschluß an Radikaloperationen ausgeführt, um die durch die chron. Eiterungen hervorgerufenen Zerstörungen im Mittelohr so weit wie möglich zu beseitigen bzw. durch geeignete plastische Maßnahmen wieder optimale Schalleitungsverhältnisse zu schaffen.

Aber auch ohne Radikaloperation bewirkt die Wiederherstellungschirurgie (Lösung von Narben, Verschlüsse von Trommelfelldefekten) am Schalleitungsorgan des Mittelohres in über 50% beachtliche bleibende Hörverbesserungen. Diese erfolgreiche Mikrochirurgie des Ohres ist erst durch die Anwendung der Antibiotika und von Operationsmikroskopen ermöglicht worden.

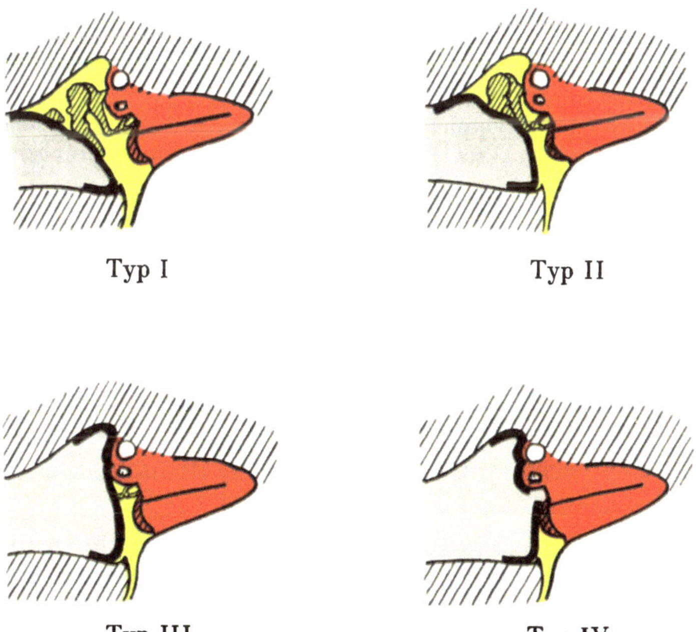

Abb. 68. Tympanoplastiken. Grau: Äußerer Gehörgang. Gelb: Pauke. Rot: Innenohr

Wenn auch das operative Vorgehen bei diesen Mittelohrplastiken je nach dem Befund stark variieren kann, so hat WULLSTEIN (Abb. 68) doch ein brauchbares Schema der einzelnen Operationstypen angegeben:

Typ I: Zum Verschluß einer trockenen Trommelfellperforation: Das Trommelfell wird teilweise oder vollständig nach Entfernung des Epithels vom Trommelfell und evtl. auch von den angrenzenden Gehörgangspartien durch ein freies Faszien- oder Hauttransplantat ersetzt, so daß eine normale Pauke entsteht. Der Eingriff kann transmeatal oder von einem retroaurikulären Schnitt aus erfolgen.

Typ II: Zur Wiederherstellung der teilweise zerstörten Gehörknöchelchen und der fehlenden Trommelfellpartien: Erhaltung und Vereinigung der nur gering zerstörten Gehörknöchelchenkette. Ersatz des Trommelfells durch Faszien- oder Hautlappentransplantat.

Typ III: Bei irreparabler Gehörknöchelchenkette: Nach Radikaloperation Entfernung der vorhandenen Hammer- und Amboßreste, danach entweder Auflage des noch vorhandenen Trommelfellrestes oder eines Faszien- oder Hautlappentransplantates auf das Steigbügelköpfchen. Es entsteht so im Meso- und Hypotympanon eine flache lufthaltige Pauke.

Typ IV: Bei Fehlen aller Gehörknöchelchen Offenlassen des ovalen Fensters und Bildung einer kleinen lufthaltigen Pauke mit Trommelfellresten oder eines Faszien- oder Hautlappentransplantates unterhalb und vor dem Promontorium. Auf diese Weise wird ein Schallschutz des runden Fensters erreicht.

Die Hörverbesserung hängt von der Einheilung der Plastiklappen und der individuell verschiedenen Narbenbildung ab. Sie läßt sich erst nach $^1/_2$—1 Jahr endgültig beurteilen.

6. Tuberkulose des Mittel- und Innenohres

Entstehung: Sie entsteht bei Kindern in seltenen Fällen primär, gewöhnlich sowohl bei Kindern als auch bei Erwachsenen im sekundären Stadium der Tuberkulose (RANKE) hämatogen oder lymphogen und im tertiären Stadium durch die Tube. Etwa 5% aller chronischen Ohreiterungen sind tuberkulösen Ursprungs.

Befund: Die Mittelohrtuberkulose unterscheidet sich von der Otitis med. ac. durch die schmerzlose Entstehung und den Fötor, von der chronischen Otitis media anderer Genese häufig durch die charakteristische mehrfache Perforation mit höckriger Infiltration und unregelmäßigem Rand und den schmierigen Belag auf der Paukenwand. *Tuberkelbakterien* sind im Eiter selten zu finden. Häufiger findet man sie neben den typischen Gewebsveränderungen in der granulierenden Schleimhaut. Wenn die Erkrankung auch in den Warzenfortsatzzellen lokalisiert ist, verhilft das Röntgenbild zur Diagnose, da die unregelmäßig fleckigen tuberkulösen Einschmelzungsherde inmitten von Zonen normaler Zellstruktur besonders gut zu erkennen sind.

Prognose: Meist günstig, jedoch abhängig von der allgemeinen Immunitätslage, dem Lungen- und übrigen Organbefund.

Verlauf: Der tuberkulöse Prozeß kann unter dem Bild einer akuten (bei Säuglingen und Kleinkindern), subakuten oder chronischen Mittelohreiterung verlaufen. Häufig kommt es schnell zu völligem Zerfall des Trommelfells und des Paukeninhalts, so daß das Promontorium als weißer Knochen freiliegt. Mit Vorliebe breitet sich die Erkrankung entlang den Knochengefäßen aus und führt zur Sequestrierung von Knochenteilen. Schreitet sie am Promontorium und an den Fenstern fort, so stellt sich eine Labyrinthitis mit zunehmender Schwerhörigkeit bzw. Taubheit ein, oder es kommt zu Drehschwindel, Nystagmus und positivem Fistelsymptom. Meningitis vom erkrankten Labyrinth aus kommt selten vor, meist nur bei Mischinfektionen. Am Paukendach kann die Miterkrankung der Dura eine tuberkulöse Meningitis hervorrufen. Vom Paukenboden und vom Labyrinth aus kann die Infektion auf den *Bulbus* der *V. jugularis* und die *A. carotis int.* übergreifen und zu Rupturen und Blutungen oder zur Miliartuberkulose führen. Komplikationen von seiten der hinteren Schädelgrube sind seltener, weil sich die Krankheit zumeist vorn um die Paukenhöhle herum abspielt.

Behandlung: Allgemein und örtlich mit *Tuberkulostatika*. Bei akutem Verlauf kann die kombinierte operative und *chemo-therapeutische* Behandlung *(Conteben, Neoteben, PAS, Streptomycin)* angezeigt sein. Dazu kommen die allgemeine Klima- und diätetische Behandlung.

Bei kleineren Kindern entwickelt sich öfter ohne Ohrlaufen und ohne Schmerzen das Bild einer manifesten Mastoiditis (Schwellung und Fluktuation auf dem Warzenfortsatz), der eine tuberkulöse Knochenerkrankung zugrunde liegt. Bei der Operation findet sich neben einem subkutanen und subperiostalen Abszeß eine tuberkulöse Knochenkaries („sandiger bröckliger Knochen“), häufig mit Sequesterbildung.

VI. Komplikationen bei Otitis media

1. Labyrinthitis

Entzündungen des inneren Ohres entwickeln sich bei chronischer Otitis media in etwa 1% und bei akuter Otitis media in etwa 1‰ der Fälle, und zwar zirkumskript und allmählich oder diffus und plötzlich. Im allgemeinen hat die Labyrinthitis, besonders die allmählich entstehende, eine große Neigung zur Abkapselung gegen die gesunden Teile, vor allem gegen das Schädelinnere. Sie heilt meist spontan, wenn der ursächliche Mittelohrherd ausgeschaltet ist. Geschieht das nicht oder ist bei plötzlichem „Einbruch“ das Labyrinth mit Keimen überschwemmt worden, so schreitet die Entzündung meist an den Scheiden der Schnecken- und Vorhofsnerven und in den perivaskulären Lymphräumen durch den *Meatus acusticus internus*, seltener durch die mit Labyrinthflüssigkeit angefüllten Knochenkanäle auf die Hirnhäute und das Gehirn fort (Meningitis, Kleinhirnabszeß). Glücklicherweise geschieht das mit Ausnahme von wenigen Fällen langsam, so daß die Gefahr an dem totalen Funktionsausfall und an leichten vorbereitenden, entzündlichen Veränderungen im Liquor rechtzeitig zu erkennen und durch geeignete Maßnahmen abzuwenden ist. Dabei ist zu beachten, daß die klinischen Zeichen (Kopfschmerz, Erbrechen, Nackensteife, Temperatursteigerung usw.) anfangs meist völlig fehlen oder nur angedeutet sind, während im Liquor die meningeale Erkrankung schon an der Zell- und Eiweißvermehrung erkennbar ist. Infolgedessen ist die frühzeitige Lumbalpunktion unerläßlich. Aber auch im Liquor kann die einsetzende Hirnhautentzündung oft nur spät und allmählich erkannt werden. Daher muß bei negativem Ausfall die Punktion in kurzen Zwischenräumen (evtl. täglich) wiederholt werden. Klinisch unterscheidet man folgende Typen:

a) Zirkumskripte Labyrinthitis (Labyrinthfistel)

Entstehung: Bei chronischer Otitis media mit Knochenkaries und Cholesteatom, bei subakuter Otitis media mit perilabyrinthärer Knochenerkrankung (Mukosusotitis) und partieller Nekrose der knöchernen Labyrinthwand durch Scharlach und Tuberkulose entwickeln sich infolge Usur des Knochens (Arrosionslabyrinthitis) meist am lateralen Bogengangswulst — seltener am Promontorium — ein umschriebener Defekt in der Labyrinthkapsel (Labyrinthfistel) und anschließend eine Labyrinthitis. Diese kennzeichnet sich klinisch durch spontanen Schwindel, Nystagmus, positives Fistelsymptom und partiellen Funktionsausfall. In seltenen Fällen (meist bei der schleichenden Mukosusotitis) kommt die Arrosion eines Bogenganges tief versteckt im Felsenbein von isolierten retro- und perilabyrinthären Zellen aus zustande.

Prognose: Bei operativem Eingriff und antibiotischer Behandlung gut, bezüglich des Gehörs zweifelhaft.

Behandlung: Unverzüglich Totalaufmeißelung des Mittelohres unter antibiotischem Schutz. Die 1—2 mm lange strichförmige rötliche oder schwärzliche Fistel, die sich dabei am horizontalen Bogengangswulst findet, wird ebenso wie das Labyrinth in Ruhe gelassen. Während der Nachbehandlung müssen einige Wochen Bettruhe innegehalten und die Hörfähigkeit, das Allgemeinbefinden und evtl. der Liquorbefund kontrolliert werden, besonders wenn es sich um eine subakute Otitis media (Mukosusotitis) mit schleichendem Verlauf handelt. Wenn die Arrosion von perilabyrinthären Zellen ausgegangen ist, muß man auf der Hut sein, da bei solchen Fällen mit Vorliebe von versteckten tiefen Einschmelzungsherden noch nachträglich erneute Einbrüche ins Labyrinth oder den *Meatus acusticus int.* erfolgen (Kontrollen durch Röntgenaufnahmen nach STENVERS!). Abnahme der Hörfähigkeit, Eintritt von Labyrinthschwerhörigkeit oder Taubheit können sich auch infolge von fibrös-entzündlichen Ausheilungsprozessen einstellen.

Bei Bogengangsfisteln infolge von Otitis med. ac. mit Mastoiditis wird nur die einfache Aufmeißelung gemacht, wenn im Antrum der Bogengangswulst und die Fistel genügend freigelegt werden können, da sich nach der Heilung oft wieder eine fast normale Hörfähigkeit einstellt. Gaben von *Antibiotika* sind hierbei dringend erforderlich.

Auch bei stärkerer Funktionsstörung mit ausgesprochener Labyrinthschwerhörigkeit, völliger Taubheit oder Unerregbarkeit des erkrankten Labyrinths ändert sich an dem therapeutischen Vorgehen nichts. Hohe Dosen von *Antibiotika* verhindern auch hier meistens intrakranielle Komplikationen. Erst wenn die Gefahr einer fortschreitenden knöchernen Labyrinthnekrose besteht, kommt wegen der Meningitisgefahr die Labyrinthoperation in Frage. Sie ist unbedingt erforderlich, falls der Liquor stärkere entzündliche Veränderungen aufweist. Hierfür sind von UFFENORDE, NEUMANN, HINSBERG, HAUTANT-RENDU verschiedene Operationsmethoden angegeben worden.

11. Beispiel: 30jähriger Mann mit chronischer Mittelohrentzündung rechts nach Scharlach in der Kindheit. Seit 2 Wochen beim Bücken und bei raschen Bewegungen Anfälle von Drehschwindel und Übelkeit, zuweilen mit Erbrechen.

Ohrbefund: Rechts stinkende Eiterung, hinten randständige Perforation des Trommelfells mit Granulationen. Links o. B.

Hörweite: Rechts 1 m, links 6 m Flüstern. Reine Schalleitungsstörung, keine Labyrinthschwerhörigkeit. Die A-Gabel wird vom Scheitel nach der kranken rechten Seite hinübergehört. RINNE —.

Ganz schwacher Spontannystagmus ersten Grades nach rechts. Bei raschen Kopfdrehungen Verstärkung des Spontannystagmus und Drehschwindelgefühl. Fistelsymptom positiv: Bei Kompression (Druck auf den Tragus) sehr starker grobschlägiger Nystagmus nach rechts, bei Aspiration (Loslassen des Tragus) schwacher feinschlägiger Nystagmus nach links. Drehnachnystagmus beiderseits gleich stark und gleich lange dauernd.

Diagnose: **Chronische Knocheneiterung am rechten Ohr mit Labyrinthfistel (Zirkumskripte Labyrinthis). Mittelgradige Schalleitungsschwerhörigkeit rechts.**

b) Diffuse Labyrinthitis

Weitaus am häufigsten bei der Otitis med. ac. ist die diffuse Labyrinthitis, oft verbunden mit totalem Funktionsausfall. Sie entsteht bei direkter Überleitung der Entzündung von der Paukenschleimhaut auf das häutige Labyrinth entweder durch eitrige Durchsetzung der runden Fenstermembran (induzierte Labyrinthitis) oder seltener durch abnorme Kommunikation von Pauken- und Labyrinthgefäßen oder als Endstadium von fistulösen Einbrüchen durch den Knochen. Man unterscheidet drei Formen:

Seröse Labyrinthitis: Die seröse Labyrinthitis ist gutartig und tritt als kollaterale Entzündung mit avirulenten Erregern und durch Einschwemmung von Toxinen durch das ovale oder runde Fenster auf. Sie findet sich besonders bei der akuten genuinen Otitis media und nach Totalaufmeißelung bei Wundinfektionen oder zu fester Tamponade. Meist entwickeln sich am ersten oder zweiten Tage, oft noch vor der Perforation des Trommelfells, ziemlich plötzlich und stürmisch labyrinthäre Erscheinungen (Schwindel, Erbrechen, Nystagmus, Gleichgewichtsstörungen).

Diagnose: Besteht nur eine partielle Funktionsstörung, so ist die Diagnose der serösen Labyrinthitis leicht aus der vorhandenen Labyrinthschwerhörigkeit und dem Nystagmus nach der kranken Seite oder dem wechselnd gerichteten Nystagmus zu stellen. Ist die Funktion total ausgefallen (Taubheit, Nystagmus nach der gesunden Seite, Schwindel, kalorische Unerregbarkeit bei negativem Fistelsymptom, Erbrechen, Gleichgewichtsstörungen), so ist die seröse gegenüber der eitrigen Labyrinthitis nur am normalen Liquorbefund und am weiteren Ausbleiben entzündlicher und meningitischer Veränderungen zu erkennen.

Prognose: Günstig, doch nicht sicher, da bei weiterem Eindringen von Krankheitskeimen auch eine bösartige eitrige Labyrinthitis entstehen kann.

Behandlung: Sofort ausgiebige *Parazentese*, *Sulfonamide* oder *Penicillin*, in seltenen Fällen einfache Aufmeißelung zur Entlastung der entzündeten Paukenschleimhaut. Bei nichtpneumatisiertem Warzenfortsatz ist es u. U. besser, die Totalaufmeißelung zu machen. Strenge Bettruhe für einige Wochen. Die Labyrinthoperation unterbleibt wegen der Disseminationsgefahr, doch ist genaue klinische Kontrolle (Liquorkontrolle) auch nach Aufhören des Erbrechens und des Nystagmus notwendig. Bei seröser Labyrinthitis nach Totalaufmeißelung muß die Tamponade sofort entfernt werden.

Eitrige Labyrinthitis: Sie entsteht beim plötzlichen Eindringen von Erregern gewöhnlich durch die Fenster und verläuft als bösartige Entzündung unter stürmischen Erscheinungen.

Prognose: Bei antibiotischer Behandlung meist gut.

Behandlung: Zunächst konservativ bei großen Gaben von *Antibiotika*. Totalaufmeißelung und Labyrinthoperation mit Eröffnung des inneren Gehörgangs bei fortschreitender Meningitis. Häufige Lumbalpunktionen.

Solche diffusen bösartigen Labyrinthitiden kommen selten bei gewöhnlicher genuiner Otitis med. ac., häufiger bei Exazerbationen von chronischer Otitis media, bei Influenza-, Scharlach-Otitis und bei Verletzungen des Labyrinths infolge von Basisbrüchen und Stapesluxationen bei Totalaufmeißelung des Mittelohres vor. Sie enden hin und wieder letal, wenn nicht in den ersten Stunden und Tagen wie oben vorgegangen wird.

12. Beispiel: 10jähriges Kind. Seit 6 Tagen Scharlach. Seit 3 Tagen Ohrschmerzen, spontane Trommelfellperforation und Eiterung rechts. Nach relativem Wohlbefinden und Fieberlosigkeit seit heute früh 10 Uhr plötzlich anhaltendes Erbrechen und Drehschwindel.

Allgemeinbefund: Das blasse, weinerliche, schwer krank aussehende Kind liegt dauernd auf der linken Seite (entsprechend dem Nystagmus nach links). Beim Aufrichten Schwanken und Erbrechen. Zunge belegt. Temperatur 38 Grad. Kein KERNIG, keine Nackensteifigkeit. Leichte Hyperästhesie und Lichtscheu. Kein Klagen über Kopfschmerz.

Ohrbefund: Rechts im Gehörgang reichlich Eiter, Trommelfell vorgewölbt, gerötet, mit kleiner Perforation hinten. Warzenfortsatz o. B. Linkes Ohr o. B.

Funktion: Völlige Taubheit für laute Sprache und Töne rechts. Starker grobschlägiger Spontannystagmus nach links in allen Blickrichtungen. Fistelsymptom negativ. Andere Prüfungen sind wegen des Erbrechens nicht möglich.

Lumbalpunktion: Im Liquor leichte entzündliche Veränderungen, d. h. Zell- und Eiweißvermehrung. Druck 200 mm, 300 weiße Zellen im mm³. Im Ausstrich polynukleäre Leukozyten, keine Bakterien. PANDY positiv.

Diagnose: **Scharlach-Mittelohreiterung rechts mit diffuser eitriger Labyrinthitis und den ersten Anzeichen der serösen Meningitis.**

Latente Labyrinthitis: Sie entwickelt sich gewöhnlich langsam ohne auffällige Symptome in Form von eitriger oder granulierender Entzündung als Endstadium eines fistulösen Einbruchs ins Labyrinth aus der umschriebenen Labyrinthitis (z. B. Bogengangsfistel).

Prognose: Nicht ungünstig, wenn auch nicht sicher.

Behandlung: Sofort Totalaufmeißelung.

Findet sich bei der diffusen latenten Labyrinthitis bei chronischer Eiterung zwar ein totaler Funktionsausfall aber ein normaler Liquor, so handelt es sich um eine unkomplizierte Labyrinthitis, die unter *Antibiotika* spontan heilen kann.

Liegt bei Labyrinthitis mit totalem Funktionsausfall der Beginn schon mehrere Monate zurück (Schwindel und Erbrechen in der Anamnese!) und ist daher eine Kompensation des Ausfalls der vestibulären Funktion eingetreten (d. h. der Drehnachnystagmus ist beiderseits gleich schwach und kurzdauernd, aber ohne Zeitunterschied), so kann man eine ausgeheilte Labyrinthitis mit bindegewebiger oder knöcherner Verödung annehmen.

In diesen beiden Fällen ist die Labyrinthoperation nicht nötig, ja u. U. wegen der Lösung schützender Verklebungen schädlich. Zur Beurteilung dieser Fälle gegenüber den bösartigen Labyrinthitiden ist der Liquorbefund zur Indikation der Labyrinthoperation unentbehrlich. Jedoch müssen auch solche Fälle mit normalem Liquor, bei denen nur die Totalaufmeißelung gemacht wird, klinisch genau beobachtet werden, so daß bei meningealen Erscheinungen, die dann nicht selten durch eine fortschreitende Nekrose des knöchernen Labyrinths verursacht werden, sofort eingegriffen werden kann.

2. Intrakranielle Folgekrankheiten

a) Extraduralabszeß (Pachymeningitis externa)

Entzündungen an der Außenfläche der *Dura mater* (Auflagerung von Granulationen und Abszesse) bilden sich, wenn die vom Mittelohr ausgehende Knocheneinschmelzung auch die *Lamina interna* der mittleren oder hinteren Schädelgrube betroffen hat, oder wenn auf dem Wege der Blutgefäße Keime durch die intakte *Lamina interna* verschleppt werden. Im allgemeinen setzt die Dura dem weiteren Vordringen des eitrigen Prozesses durch Bildung eines dicken schützenden Granulationswalles an ihrer Außenseite starken Widerstand entgegen, so daß selten und spät Keime und Toxine durch die Dura ins Schädelinnere dringen. Daher finden sich auch bei reinen extraduralen Eiterungen im Liquor meist gar keine entzündlichen Veränderungen außer Drucksteigerung.

Diagnose: Wegen des fieberlosen Verlaufs und der uncharakteristischen Symptome (anhaltende, nach dem Scheitel ausstrahlende Kopfschmerzen bei Erkrankung in der mittleren und nach Hinterkopf und Nacken ausstrahlende Schmerzen, ähnlich der Okzipitalneuralgie, bei Prozessen in der hinteren Schädelgrube) werden die Extraduralabszesse oft erst bei der Operation und der Durafreilegung erkannt.

Prognose: Günstig, wenn keine sonstige intrakranielle Komplikation vorliegt.

Behandlung: Sie besteht in einfacher oder totaler Aufmeißelung der Mittelohrräume und Freilegung der betroffenen Schädelgrube und der erkrankten Dura bis ins Gesunde. Daneben Antibiotika.

b) Thrombophlebitis der Hirnsinus

Entstehung: Mittelohreiterungen gehen selten auf den *Sinus petros. sup.* und *inf.* und durch deren Vermittlung auf den *Sinus cavernosus* über. Am häufigsten wird vielmehr der größte venöse Abflußweg des Hirns ergriffen, der *Sinus transversus*, der sich zwischen den beiden Blättern der Dura vom Okziput bogenförmig hinten und innen am Felsenbein in einer Knochenrinne *(Sulcus)* nach der *V. jugularis int.* erstreckt und an der Einmündungsstelle den *Bulbus V. jugular.* bildet. Er ist der Infektion durch eitrige Prozesse deshalb besonders ausgesetzt, weil er in seinem S-förmigen Teil *(Sin. sigmoides)*, d. h. vom oberen Knie (Einmündung des *Sin. petrosus sup.)* abwärts, dem Warzenfortsatz mit seinen Zellen und dem Paukenboden anliegt und aus dieser Nachbarschaft kleine Knochenvenen aufnimmt. Dementsprechend entsteht die **Sinusthrombose** auf zweierlei Art:

Das eine Mal kann ein knocheneinschmelzender Prozeß im Felsenbein nach Zerstörung der knöchernen Sulkuswand weiterschreitend direkt auf die anliegende Durawand des Sinus übergreifen und zunächst an dieser Stelle einen wandständigen, später einen obturierenden infizierten Thrombus erzeugen.

Das andere Mal kann auch ohne Zerstörungen der knöchernen Sulkuswand und ohne grobe Veränderung an der häutigen Sinuswand eine Thrombophlebitis der kleinen aus dem Warzenfortsatz in den Sinus oder aus dem Paukenboden in den Bulbus einmündenden Knochenvenen sich in den Sinus und Bulbus fortpflanzen und dort eine wandständige oder obturierende Thrombose hervorrufen.

Verlauf und Symptome: Der infizierte Thrombus und die Phlebitis machen nicht selten zunächst nur geringe allgemeine Erscheinungen, vor allem Fieber von unbestimmtem Charakter. Später, wenn dauernd oder periodisch pathogene Keime in den Kreislauf gelangen, entsteht das Krankheitsbild der Sepsis mit oder ohne Metastasenbildung. Jedesmal, wenn erneut pathogene Keime eingeschwemmt werden, steigt unter Schüttelfrost die Temperatur schnell bis 40 Grad an. Es kann aber auch intermittierendes Fieber oder, besonders bei Kindern, eine Kontinua bestehen. Im Blut finden sich dann reichlich Bakterien, die jedoch bald wieder verschwinden, da sie in der Milz, im Knochenmark und in der Blutbahn vernichtet werden. Bei Wiederholung der Bakterieneinschwemmung treten die gleichen Erscheinungen auf und bei stärkerer Schwächung der Abwehrkräfte Lungenmetastasen (Infarkte,

Abszesse, eitrige Pleuritis) oder metastatische Gelenkentzündungen, Endokarditis u. a. Schließlich tritt bei fortschreitender Verschlechterung der Immunitätslage und bei hochvirulenten Keimen meistens bei zahlreicher Metastasenbildung, septischem Verfall und Benommenheit früher oder später der Tod ein.

Diagnose: Schwierig, wenn die Hauptkennzeichen fehlen. Im allgemeinen muß man bei jeglicher Art anhaltenden Fiebers (nicht bloß bei intermittierendem) bei akuter oder chronischer Otitis media an Sinus- oder Bulbuserkrankungen denken. Nur bei Kindern hält auch bei unkomplizierter Otitis med. das Fieber im Beginn manchmal länger an. Aber auch wenn weder Ohrenlaufen noch Schmerzen auf eine otogene Komplikation hinweisen, muß man bei jeder unklaren fieberhaften Erkrankung mit septischen Erscheinungen an die Möglichkeit einer otogenen Sinus- oder Bulbusthrombose denken. Das Ohr muß untersucht und in der Vorgeschichte nach früheren Ohrerkrankungen gefahndet werden. Dabei darf man sich durch einen scheinbar guten Trommelfellbefund, durch eine geringe Sekretion und das Fehlen von Schmerzen nicht beirren lassen. Zur Klärung des Krankheitsbildes dienen außer der genauen klinischen Analyse mit Hilfe der oben genannten Symptome vor allem der Blut- und Liquorbefund und das Röntgenbild.

Prognose: Meist günstig, da über 80% Heilung durch die Operation und die moderne Antibiotika- und Chemotherapie zu verzeichnen sind. Unsicher sind die Aussichten, wenn sich schon Metastasen in der Lunge, in den Gelenken, eine Endokarditis oder ein Hirnabszeß gebildet haben. Ungünstig verlaufen häufig auch diejenigen Fälle, die durch eine Meningitis kompliziert sind.

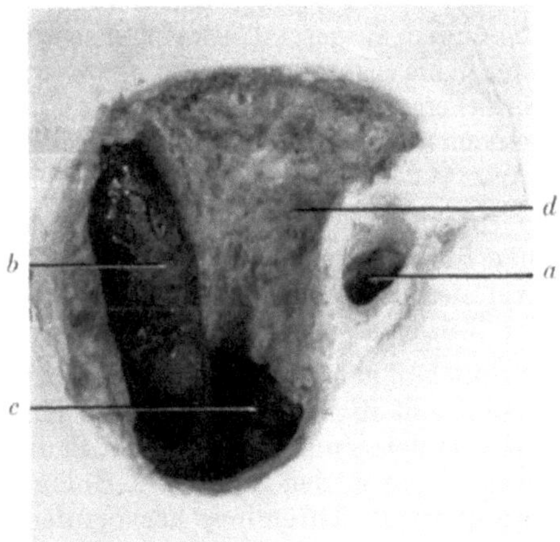

Abb. 69. Antrotomie mit freigelegtem Sinus sigmoides und Bulbus der Vena jugularis interna. a) Gehörgang, b) Sinus sigmoides, c) Bulbus venae jugularis, d) Antrum mastoideum

Behandlung: Die Hauptsache ist die sofortige gründliche operative Ausschaltung des Eiterherdes im Ohr und in der Blutbahn durch Aufmeißelung, Freilegung des Sinus bis ins Gesunde (Abb. 69), Ausräumung des Thrombus, Abtamponade des Sinus und Unterbindung und Durchschneidung der *V. jugularis int.*, um das Fortschreiten der Phlebitis zu verhindern. Daneben sind große Gaben von *Antibiotika* und *Sulfonamiden* dringend erforderlich.

Bei akuter Otitis media (Mastoiditis) braucht nur die einfache Aufmeißelung gemacht zu werden. Die Unterbindung der *V. jugularis* kann u. U. in den Fällen unterbleiben, in denen die Thrombose nicht bis in den Bulbus reicht, sondern nur auf einen kleinen Teil des Sinus beschränkt ist.

Selten besteht eine isolierte wandständige oder obturierende Thrombophlebitis des *Bulbus* der *V. jugularis*. Diese reinen Bulbusthrombosen offenbaren sich nur in septischen Erscheinungen, einseitigen Schluckschmerzen und Druckempfindlichkeit der Jugularis und können nur durch die Operation sicher erkannt werden. Legt man wegen verdächtigen Fiebers und wegen eines positiven Streptokokkenbefundes im Blut den Sinus frei, punktiert und aspiriert kein Blut, dann muß man den Bulbus teilweise oder ganz aufdecken. Dies geschieht am besten, indem man den Sinus unterhalb und vor dem unteren Knie durch Abmeißelung der Warzenfortsatzspitze bis an den Bulbus verfolgt. Durch Punktion und Schlitzung wird dann eine vorhandene Bulbusthrombose aufgedeckt und behandelt. Kann die Bulbusoperation nicht regulär durchgeführt werden (Blutung), so unterbindet man bei genügendem Verdacht erst die Jugularis, die bei Thrombose des Bulbus im oberen Teil fast blutleer ist. Bei vorhandener Bulbusthrombose entsteht dann eine obturierende Thrombose bis zu dem freigelegten und nach hinten abtamponierten Sinusteil. Diese kann dann später durch weitere Freilegung, Schlitzung usw. operativ beseitigt werden.

Metastasen in der Lunge mit Empyem der Pleura und Gelenkeiterungen erfordern chirurgische Behandlung. Besteht trotz gründlicher Ausschaltung des Herdes noch weiter Fieber, so kann es sich nur um eine Keimeinschwemmung von den vorerwähnten Metastasen aus handeln. Da die Metastasen sich häufig langsam entwickeln und spät klinisch manifest werden, müssen in verdächtigen Fällen reichlich *Antibiotika* und *Sulfonamide* gegeben werden.

Es gibt auch Fälle otogener Sepsis mit Metastasen ohne Sinus-Bulbuserkrankung. Sie werden als Osteophlebitis (KÖRNER), als Erkrankung der kleinen Knochenvenen gedeutet, wenn der Befund an Sinus und Bulbus negativ ist, und heilen meist nach breiter Aufmeißelung des Knochens aus.

c) Leptomeningitis (Seröse Meningitis, eitrige Meningitis)

Sie tritt im Anschluß an Mittelohreiterungen in zwei Formen auf.

Meningitis serosa: Besonders bei Kindern im Beginn der Otitis med. ac. vor der Perforation des Trommelfells, seltener auch bei Erwachsenen (manchmal als Begleitmeningitis bei anderen Komplikationen wie Mastoiditis, Labyrinthitis, Extraduralabszeß, Sinusthrombose) treten rasch zunehmend die folgenden klinischen Zeichen von Meningitis mit oder ohne Fieber auf: Kopfschmerzen, Erbrechen, Pulsverlangsamung, Unruhe, Benommenheit, evtl. Bewußtlosigkeit, Konvulsionen, Hyperästhesie, Lichtscheu, plötzliches Aufschreien, Nackensteife, KERNIGsche Flexionskontraktur im Knie, Stauungspapille.

Diagnose: Nur mit Hilfe der Lumbalpunktion möglich, bei der man eine sehr starke Erhöhung des Druckes (300—400 mm) bei normalem oder leicht vermehrtem Zell- und Eiweißgehalt findet.

Prognose: Im allgemeinen günstig.

Therapie: Nach der Parazentese oder der Beseitigung sonstiger otogener Entzündungsherde, ausgiebiger Lumbalpunktion, *Sulfonamid-* und *Antibiotikamedikation (Kein Penicillin!)* gehen die Erscheinungen meistens sofort zurück.

Meningitis purulenta: Sie ist die gefürchteteste Komplikation, da sie nicht selten tödlich verläuft. Sie entsteht allmählich und schubweise als Folge anderer Komplikationen (Extraduralabszeß, Labyrinthitis, Sinusthrombose, Hirnabszeß) oder auch stürmisch verlaufend, direkt von der Mittelohrschleimhaut aus auf dem Wege abnormer Gefäßverbindungen zur Arachnoidea durch die intakte Dura mater. Die meisten otogenen Meningitiden entwickeln sich jedoch nicht plötzlich, sondern allmählich, zuerst umschrieben und dann diffus vom Primärherd aus, wobei die Ausbreitung in Schüben vor sich geht und einige Tage bis Wochen andauern kann. Das gilt in erster Linie für die so häufige labyrinthäre Meningitis, aber auch für die von versteckten perilabyrinthären und Pyramidenspitzenzellen und von tiefen Extraduralabszessen ausgehenden Fälle. Am wichtigsten ist für die Frühdiagnose und Prognose außer den klinischen Erscheinungen der Liquorbefund.

Man kann klinisch folgende drei Stadien der Entwicklung unterscheiden:

Erstes Stadium: Undeutliche klinische Zeichen von Meningitis (Kopfschmerzen, belegte Zunge, Übelkeit) und geringe entzündliche Veränderungen im Liquor, d. h. klares oder zartgetrübtes Punktat, 20—1000 meist polynukleäre Leukozyten im Kubikmillimeter, leichte Eiweißvermehrung, keine Bakterien.

Prognose: Meist günstig bei sofortiger Ausschaltung des Primärherdes.

Behandlung: Antrotomie oder Totalaufmeißelung mit Durafreilegung, evtl. Sinus- oder Hirnabszeßoperation, partielle oder totale Labyrinthektomie. Antibiotika.

Zweites Stadium: Deutliche klinische Erscheinungen von Meningitis. Liquor: Druck erhöht, getrübt, über 1000 Zellen, oft bakterienhaltig, starke Eiweißvermehrung.

Prognose: Bei sofortiger Operation nicht ohne weiteres ungünstig.

Behandlung: Sofortige Antrotomie oder Totalaufmeißelung evtl. mit partieller oder totaler Labyrinthektomie und breiter Freilegung der entzündlich verdickten und gelblich verfärbten Dura der mittleren und hinteren Schädelgrube. Außerdem täglich ausgiebige Lumbalpunktionen und große *Antibiotika-* und *Sulfonamidgaben.*

Drittes Stadium: Schwere klinische Meningitissymptome, starke Kopfschmerzen, ausgesprochene Nackensteife, Opisthotonus, positiver KERNIG, kontinuierliches Fieber um 39 Grad mit relativer Pulsverlangsamung, Benommenheit und schwere Liquorveränderungen, d. h. stark getrübtes, eitriges, oft gelbes Punktat mit Bakterien im gefärbten Ausstrichpräparat und in der Kultur.

Prognose: Ernst, da oft unter zunehmender Benommenheit, Lähmungen und Konvulsionen der Tod eintritt.

Behandlung: Chirurgisch. Bei labyrinthärer Meningitis werden die Totalaufmeißelung und Labyrinthoperation mit Freilegung der Dura und Eröffnung des Fundus des *Meatus acusticus int.* von der Schnecke oder hinten vom *Vestibulum* her gemacht, so daß reichlich Liquor abfließt. Bei Pyramidenspitzeneiterung Eröffnung des Herdes nach RAMADIER oder FRENKNER, evtl. auch von den sublabyrinthären Zellsträngen aus. Auch bei Bewußtlosigkeit muß noch die operative Rettung versucht werden, da manchmal unter dem Bilde der Meningitis ein Hirnabszeß versteckt ist, und andererseits nichts zu verlieren, sondern nur alles zu gewinnen ist. Die Weiterbehandlung besteht in häufigen ausgiebigen Lumbalpunktionen, *Sulfonamid-* und *Antibiotikagaben.*

18. Beispiel: 22jähriger Arbeiter. Seit Kindheit Mittelohreiterung rechts nach Scharlach. Seit einer Woche nach Schnupfen vermehrte Ohreiterung, seit 2 Tagen Erbrechen, starke Kopfschmerzen und Fieber, kein Schüttelfrost und kein Schwindel.

Befund: Das rechte Ohr zeigt eine stinkende Eiterung mit Totaldefekt des Trommelfells und granulierender, z. T. epithelisierter Paukenwand. Links findet sich ein großer trockener zentraler Trommelfelldefekt. Temperatur 38,4.

Hörfunktion: Flüstern wird beiderseits am Ohr gehört. Auch die a^1-Stimmgabel wird beiderseits vor der Ohrmuschel gehört. Audiogramm: Beiderseits mittelgradige kombinierte Schwerhörigkeit.

Röntgenaufnahme nach SCHÜLLER: Rechter Warzenfortsatz spongiös, periantral größere Aufhellung von unscharfen Knochenkonturen begrenzt.

Der schlechte allgemeine Zustand des kräftig gebauten Kranken deutet auf eine schwere Komplikation. Die Pulsverlangsamung, leichte Benommenheit, allgemeine Hyperästhesie bei Berührung, deutliche Nackensteifigkeit, ausgesprochene KERNIGsche Flexionskontrakturen in den Knien bei Fehlen von Herdsymptomen (Sprache, Paresen) und von Reflexstörungen und Augenhintergrundsveränderungen zusammen mit dem Liquorbefund: 250 mm Druck, 2000 polynukleäre Zellen im mm^3, PANDY +++ und Bakterien im Ausstrichpräparat und in der Kultur führen zur

Diagnose: **Otogene eitrige Leptomeningitis ohne Labyrinthbeteiligung bei chronischer Otitis med. rechts.**

d) *Hirnabszeß*

Die Entstehung ist verschieden:

1. Von der erkrankten Dura oder einer umschriebenen Meningitis aus kann eine Thrombophlebitis größerer oder kleinerer aus dem Hirn kommender Piavenen entstehen, die zu einer eitrigen Einschmelzung eines großen Hirnbezirkes (Markabszeß) führt. Diese Abszesse haben häufig keine Kapsel, neigen zu fortschreitender Enzephalitis mit Fieber, sind schwer zu entleeren und daher prognostisch zweifelhaft.

2. Ein vom Mittelohr oder Warzenfortsatz entstandener Extraduralabszeß schreitet allmählich durch Einschmelzung von der Dura aus in das anliegende und durch Adhäsion mit den Hirnhäuten verklebte Gehirn (Rindenabszeß) fort. Die so entstandenen Abszesse sind oft gut abgekapselt und wegen ihrer oberflächlichen Lage operativ leicht zu entleeren.

3. Es können, wenn auch selten, ohne kontinuierliche Fortleitung vom Herd im Mittelohr (ohne Extraduralabszeß und ohne Verklebung der Hirnhäute) Eitererreger auf dem Wege abnormer präformierter Gefäßbahnen durch die intakte Dura hindurch ins Hirn verschleppt werden. Dann entsteht ein metastatischer Hirnabszeß. Auch diese Abszesse sind prognostisch weniger günstig, weil die weichen Hirnhäute mangels Verklebungen bei der Entleerung durch Inzision leicht infiziert werden.

Die **otogenen Hirnabszesse** liegen fast stets nah am erkrankten Felsenbein, entweder über dem *Tegmen tympani et antri* im Schläfenlappen bei Erkrankungen des Kuppelraumes oder im Kleinhirn, und zwar tief vor dem *Porus acusticus int.* bei Labyrinthitis oder oberflächlicher bei Extraduralabszessen der hinteren Schädelgrube und bei Sinusphlebitis.

Symptome: Klinisch machen sie zunächst außer Kopfschmerzen und Erbrechen keine Erscheinungen, vor allem häufig kein Fieber oder höchstens vorübergehende geringe Temperatursteigerungen. Erst bei Größenzunahme führen sie zu allgemeinen Hirndruckerscheinungen mit den daraus resultierenden bekannten Symptomen (psychische Hemmung, Benommenheit, Pulsverlangsamung) und je nach der Lokalisation zu Herderscheinungen. Bei Abszessen im rechten Schläfenlappen fehlen typische Herdsymptome meist völlig, während bei linksseitigen Schläfenhirnerkrankungen die charakteristische amnestische oder sensorische Aphasie auftritt. Bei größeren Schläfenlappenabszessen können sich gekreuzte Hemianopsie (Beteiligung der Sehbahnen), gekreuzte zentrale Schwerhörigkeit (Schallempfindungsstörung), gekreuzte Pyramidenstörung (Hemiparesen, positiver BABINSKI, Krämpfe) und gleichseitige Okulomotoriuslähmung einstellen.

Kleinhirnabszesse verlaufen entweder völlig symptomlos oder machen Gleichgewichtsstörungen: Fallen nach der kranken Seite, Adiadochokinese, Hypotonie und Hemiataxie in Arm und Bein der gleichen Seite, Abweichreaktionen beim Zeigeversuch, Nystagmus nach der kranken Seite (auch bei gleichzeitiger Labyrinthitis mit totalem Funktionsausfall).

Als objektives Zeichen ist der Blut- und Liquorbefund besonders für unklare und latente Fälle diagnostisch wichtig. Im Blut findet sich fast stets wie allgemein bei Abszessen eine starke Leukozytose.

Der **Liquor** (Vorsicht! nur wenige Tropfen ablassen, da die Gefahr des Zisternenblocks besteht) ist immer, auch im latenten Stadium, entzündlich verändert. Bei der Zellvermehrung handelt es sich gewöhnlich um lymphozytäre Zellelemente. Die Eiweißvermehrung ist meist stark und kann ebenso wie die Zellzahl von einem Tag zum anderen starken Schwankungen unterliegen. Besonders charakteristisch ist aber die starke Druckerhöhung bis zu 500 und mehr Millimeter.

In manchen Fällen lassen sich durch die **Elektroenzephalographie** (EEG), bei größerer Ausdehnung durch die **Arteriographie**, mit Sicherheit Sitz und Größe des Abszesses bestimmen.

Verlauf: Häufig langsam fortschreitend über Wochen und Monate.

Der **Ausgang** ist ohne operative Behandlung letal. Es kommt entweder durch fortschreitende Enzephalitis und steigenden Hirndruck zu zentraler Lähmung der Atem- und Herztätigkeit oder zum Durchbruch des Abszesses in die Arachnoidalräume oder in die Ventrikel, beide Male mit nachfolgender oft tödlicher Meningitis. Bei rechtzeitiger Operation wird in 30—60% der Fälle Heilung erzielt.

Bei Kleinhirnabszessen sind die Heilungsaussichten geringer, weil es sich meist um labyrinthogene tiefliegende Abszesse handelt, die schwer drainiert werden können.

Behandlung: Sofortige Totalaufmeißelung mit weiter Freilegung der Dura der mittleren Schädelgrube. Hirnpunktion und Eröffnung des Abszesses entlang der Punktionskanüle. Nach Absaugen des Eiters Jodoformgazetamponade der Abszeßhöhle oder Drainage mit Röhrchen. In den nächsten Tagen reichlich *Antibiotika* und *Sulfonamide* und regelmäßige Lumbalpunktionen. Die weitere Nachbehandlung erfordert große Erfahrungen und kann nicht nach einem festen Schema durchgeführt werden.

Zur schonenden Drainage größerer Markabszesse eignen sich besonders die gesäumte Jodoformgaze und später die Gummilasche, bei kleineren Rindenabszessen Glas- oder Gummidrains. Es ist zweckmäßig, die Umgebung der Inzision mit Jodtinktur zu behandeln, um Verklebungen der Hirnhäute und des Hirns zu erzielen. Denn bei Fehlen solcher Verwachsungen kommt es leicht zur Leptomeningitis. Infolgedessen ist es auch besser, zuerst nicht zu große Inzisionen zu machen, sondern erst Verwachsungen abzuwarten. Hierdurch werden auch spätere Hirnprolapse weitgehend vermieden.

In neuerer Zeit sind besonders die Punktion der Hirnabszesse, das Einspritzen von antibiotischen Präparaten und die spätere Totalexstirpation mit der Kapsel empfohlen worden. Für die otogenen Hirnabszesse scheint diese Behandlungsmethode aber nur selten geeignet, da sich diese gewöhnlich nicht abkapseln und manchmal sehr groß sind.

14. Beispiel: 36jähriger Arbeiter. In der Kindheit links zeitweise Ohrenlaufen und Schwerhörigkeit. In den letzten Monaten oft vom Ohr ausstrahlende linksseitige Kopfschmerzen. Seit 10 Tagen anhaltende Kopfschmerzen und bohrende Schmerzen hinter dem linken Auge, mehrfach Übelkeit und Erbrechen. Seit 4 Tagen etwa kann sich der Patient beim Sprechen nur schwer und langsam auf die richtigen Worte besinnen und manche Bezeichnung gar nicht finden. Außerdem besteht zunehmende Apathie und Schläfrigkeit bei allgemeinem körperlichem Verfall.

Befund: Kräftig gebaut, abgemagert, schwerkrankes Aussehen. Zunge gelbbraun belegt, Temperatur 38,1, Puls 50, regelmäßig, stark gespannt.

Nervensystem: Sensorium leicht benommen. Weinerliche Stimmung. Patient antwortet auf Fragen langsam und mit sichtlicher Anstrengung und schläft dann bald wieder ein. Rechtshänder! Beim Sprechen entstehen öfter Pausen, bei denen der Kranke mühsam und angestrengt nach dem folgenden Wort sucht. Das Nachsprechen von Worten ist ungestört, vorgehaltene Gegenstände kann Patient z. T. richtig benennen, z. T. findet er trotz großer Mühe das entsprechende Wort nicht, obgleich er den Gegenstand erkennt und richtig mit ihm umgeht. Zum Beispiel sagt er bei Bleistift „zum Schreiben“, bei Schere „zum Schneiden“, bei Bürste macht er die Bürstbewegungen nach. Wird ihm dann das Wort vorgesprochen, so sagt er es befriedigt nach (amnestische Aphasie). Es bestehen keine Motilitäts- und Sensibilitätsstörungen außer leichter allgemeiner Hyperästhesie und Lichtscheu. Reflexe normal auslösbar. Kein BABINSKI, keine Nackensteife. KERNIG schwach +.

Augenhintergrund: Papillen verwaschen (Neuritis n. optici). Keine Hemianopsie.

Ohren: Rechts Ohr o. B. Links stinkender Eiter im Gehörgang, Totaldefekt des Trommelfells, im Kuppelraum Epidermismassen und Granulationen. Warzenfortsatz äußerlich o. B. Schläfengegend über dem Ohr klopfempfindlich.

Röntgenaufnahme nach SCHÜLLER: Links findet sich ein stark erweitertes Antrum (Abb. 66).

Hörfunktion: Flüstern rechts 6 m und links 0,3 m weit. Beim WEBERschen Versuch wird die A-Stimmgabel ins linke Ohr lateralisiert. Der RINNEsche Versuch fällt links negativ aus. Es handelt sich also um eine Schalleitungsstörung links.

Blut: 18000 Leukozyten mit stärkerer Linksverschiebung.

Lumbalpunktion: Druck erhöht (280 mm), zart trübe, 1000 Zellen im mm^3, überwiegend polynukleäre Leukozyten, PANDY +++, kulturell keine Bakterien.

Arteriographie: Im linken Schläfenlappen stellen sich in Hühnereigröße die Arterien nicht dar.

Diagnose: **Cholesteatomeiterung links mit Meningitis und Verdacht auf linksseitigen Schläfenlappenabszeß.**

C. Erkrankungen des Innenohres

Sie treten ohne Eiterung und ohne Trommelfellveränderungen akut oder allmählich auf Grund verschiedener Ätiologie auf, und zwar entweder als ein- oder doppelseitige Schwerhörigkeit vom Typus der Schallempfindungsstörung oder als völlige Taubheit und als Vestibularisstörungen.

I. Toxische Neuritis des Nervus stato-acusticus

Bei der Erkrankung handelt es sich entweder um eine echte interstitielle Entzündung des *N. stato-acusticus*, des *Ganglion spirale* oder des CORTIschen Organs mit sekundärer Degeneration der Nervenelemente oder um primär degenerative Veränderungen an den Nervenzellen. Zweckmäßigerweise trennt man die nach Infektionskrankheiten entstehenden von denen nach exo- bzw. endogenen Giften auftretenden Schäden. Diese können sich in Form von Schwerhörigkeit, Taubheit und Gleichgewichtsstörungen äußern.

Eine toxische Neuritis bei Infektionskrankheiten findet sich vor allem nach Parotitis epidem., Fleckfieber, Grippe, Herpes oticus, Meningokokken- und Basismeningitis, Poliomyelitis, Diphtherie, Scharlach, Masern, Pneumonie, Typhus abdom., Malaria und Syphilis.

Prognose: Dubiös.

Behandlung: Schwitzprozeduren mit *Pyrifer* oder *Pilocarpin*, *Vitamin B*, Novokaininjektionen in das *Ganglion stellatum* (Stellatumblockaden).

Bei der nichtentzündlichen toxischen Neuritis handelt es sich einmal um medikamentöse Schäden nach *Streptomycin-*, *Salicylsäure-* und *Chiningaben*, das andere Mal um exogene chemische Gifte der Industrie oder um Genußgifte wie Alkohol und Nikotin. Bei Diabetes, Gicht und Nephritis kann die Erkrankung auch endogenen Ursprungs sein.

Behandlung: Beseitigung der ursächlichen Noxen. Schwitzprozeduren, *Vitamin B*.

Ein ein- oder doppelseitiger **akuter Hörsturz** tritt häufig ohne faßbare äußere Ursache auf. Die Therapie soll so früh wie möglich (in der ersten Woche) einsetzen. Sie besteht in Stellatumblockaden und bringt in einem hohen Prozentsatz wesentliche Besserungen oder Heilungen. Bei Behandlungsbeginn nach 14 Tagen ist die Prognose schlecht.

II. Labyrinthblutungen

Blutungen ins Labyrinth bei schweren Anämien und Leukämien, Traumen, Arteriosklerose sowie bei schweren Geburten rufen ebenfalls Schwerhörigkeit, Taubheit, Gleichgewichtsstörungen und Nystagmus hervor.

III. Menièresche Krankheit

Ohrensausen, Nystagmus, Drehschwindel, Gleichgewichtsstörungen evtl. mit Schwerhörigkeit und Erbrechen kommen symptomatisch bei Lues, Arteriosklerose, Kleinhirnbrückenwinkel- und Akustikustumoren u. a., aber auch als selbständige Erkrankung ohne bekannte Ätiologie vor. Die anfallsweise auftretende genuine Menièresche Krankheit (Angiospastische Oktavuskrisen (nach Kobrak)) ist ätiologisch noch weitgehend ungeklärt und wird heute als vegetative Dystonie aufgefaßt. Sie beruht entweder auf vasomotorischen Störungen der Labyrinthgefäße oder auf vorübergehenden Störungen in der Sekretion und Zusammensetzung des Liquor labyrinthi und führt sowohl zu einem Hydrops im Ductus cochlearis als auch im Sacculus und Utriculus. Das Trommelfell ist normal. Während des Anfalles tritt meist neben einseitigem Ohrensausen ein Spontannystagmus auf, der ebenso wie das Schwindelgefühl durch bestimmte Kopflagen verstärkt werden kann. Daneben stellt sich eine einseitige fortschreitende Cochlearisschädigung ein (Abb. 70). Um vestibuläre Schwindelanfälle anderer Genese auszuschließen, sind u. a. eine neurologische und eine serologische Untersuchung (auf Lues) und Röntgenaufnahmen des Felsenbeines erforderlich. Außerdem läßt sich durch diese Untersuchungen weitgehend klären, ob eine periphere oder zentrale Vestibularisstörung vorliegt.

Behandlung: Bei der genuinen Menièreschen Erkrankung symptomatisch oder kausal je nach der Grundkrankheit (Osteochondrose der Halswirbelsäule, psychogene Noxen, allergische Erkrankungen, Leukämie, Fokus, innersekretorische Störungen, Neurosen, Nikotinabusus u. a.). Sonst Bettruhe, *Peremesin-* oder *Monotrean*tabletten, *Torecan*, *Vomex A*, *Nautisan*. Zur Dauerbehandlung eignen sich besonders das *Bellergal*, das *Belladenal*, *Luminaletten* und die verschiedensten *Brom*präparate. Auch intravenöse *Kalzium-* und *Novocain-Injektionen* sind häufig von Erfolg. Evtl. Entwässerungskuren und gefäßerweiternde Mittel.

Bei Patienten unter 50 Jahren und bei schweren, zur Arbeitsunfähigkeit führenden Formen von genuiner Menièrescher Erkrankung werden auch mit der Ultraschallbehandlung des kranken Labyrinthes gute Erfolge erzielt (ARSLAN). Eine operative Verödung des erkrankten Labyrinthes kommt nur bei an Taubheit grenzender Schwerhörigkeit in Frage.

Atlas-Tonaudiogramm

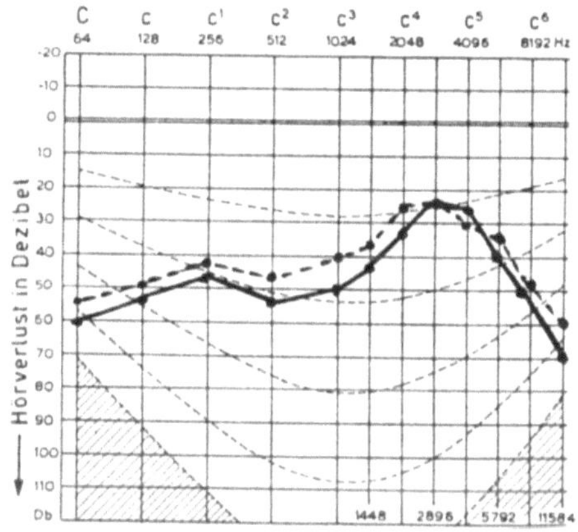

Abb. 70. Schwerhörigkeit bei Menièrescher Erkrankung mit stärkerem Hörverlust in den unteren und mittleren Frequenzen.

——— Luftleitung ------ Knochenleitung

IV. Berufsschwerhörigkeit

Infolge langdauernder Schallschädigungen bei Kesselschmieden, Nietern, Schlossern, Soldaten, Motorenprüfern und Arbeitern in Lärmbetrieben über 90 Phon (Maschinenfabriken) kommt es mitunter zu degenerativen und atrophischen Veränderungen am CORTIschen Organ und Hörnerven und zu fortschreitender ausgesprochener Schallempfindungsschwerhörigkeit ohne Vestibularisstörungen, oft verbunden mit Ohrensausen. Jede Berufsschwerhörigkeit und jeder Verdacht darauf sind meldepflichtig.

Behandlung: Bei Jugendlichen ist Berufswechsel dringend erforderlich, da sich sonst unaufhaltsam Ertaubung einstellt. Daneben muß eine geeignete Arbeitshygiene zur weitgehenden Ausschaltung der Geräusche in den Lärmbetrieben geschaffen werden. Besonders gefährdet sind bereits vorher innenohrgeschädigte Personen.

Einmalige Detonations- und Schallschädigungen können außer einer schnell vorübergehenden Hörbeeinträchtigung nach den Erfahrungen der letzten Kriege in manchen Fällen auch eine anhaltende organische Schwerhörigkeit hervorrufen. Häufig zeigen die Schall- und Detonationsgeschädigten eine funktionelle Überlagerung schwächeren oder stärkeren Grades.

V. Chronisch-progressive Labyrinth- und Altersschwerhörigkeit

Diese findet sich infolge von fortschreitenden degenerativen Prozessen am Endorgan und Hörnerven bei Arteriosklerose der Labyrinthgefäße, bei Nephritis, Traumen, geschlossener katarrhalischer Otitis, manchmal auch auf Grund erblicher Veranlagung und ohne erkennbare exogene Ursachen. Differentialdiagnostisch ist stets eine Lues auszuschließen.

Behandlung: Je nach dem Grundleiden, jedoch ist das Fortschreiten meist nicht aufzuhalten.

Altersschwerhörigkeit: Sie ist eine typische Aufbrauchkrankheit, die in geringem oder stärkerem Grade jeden Menschen jenseits des 50. Lebensjahres befällt. Der Beginn und der Grad der stets doppelseitigen Hörstörung, bei der es sich um eine reine Schallempfindungsschwerhörigkeit handelt, schwanken allerdings bei den einzelnen Menschen ganz beträchtlich und hängen weitgehend von hereditären Einflüssen ab. Häufig besteht daneben ein sehr lästiges Ohrensausen.

Pathologisch-anatomisch handelt es sich dabei einmal um eine Degeneration des *Ganglion spirale cochleae* mit Atrophie des Cortischen Organs, das andere Mal um arteriosklerotische Gefäßerkrankungen mit nachfolgender Innenohrdegeneration.

Behandlung: Verspricht nicht viel Erfolg, doch wird manchmal mit *Jodpräparaten* und *weiblichen* und *männlichen Geschlechtshormonen* ein vorübergehender Stillstand der Schwerhörigkeit erreicht. Fettreiche Kost trägt wesentlich zur Verschlimmerung bei.

VI. Herpes zoster oticus

Auf Grund einer Ganglienschädigung oder leichten Meningitis entsteht durch das Zostervirus eine akute Polyneuritis im Gebiete der Nerv. V, VII, VIII, während gleichzeitig am Ohr oder in dessen Umgebung ein Herpes zoster auftritt. Gewöhnlich wird zuerst der *N. trigeminus* (Kornealhypästhesie, Neuralgie) betroffen, dann folgen der *N. facialis* (in etwa 60%) und *stato-acusticus* der gleichen Seite, indem sich sowohl Hör- als auch Vestibularisstörungen einstellen. Differentialdiagnostisch müssen stets gleichartige Störungen infolge Lues oder Akustikustumor ausgeschlossen werden. Besonders schwierig kann die Diagnose dann sein, wenn es sich um einen Ohrzoster ohne Bläscheneruption handelt. Zur Klärung des Krankheitsbildes bzw. zum Ausschluß anderer Virusinfektionen sollte möglichst frühzeitig eine diagnostische Lumbalpunktion durchgeführt werden.

Behandlung: *Aureomycin*, *Vitamin-B-Komplex*, *Salizylpräparate*, *Kortisonderivate.*

VII. Lues des Labyrinthes und des Hörnerven

Wegen der günstigen Aussichten einer frühzeitigen Behandlung muß bei jeder nicht ganz klaren (auch doppelseitigen!) Schwerhörigkeit vom Typus der Schallempfindungsstörung durch eine allgemeine und durch eine Liquor- und Blutuntersuchung nach Lues gesucht werden.

Im **Frühstadium der Lues** sind Hörstörungen recht häufig und fast immer Teilerscheinungen einer frühluischen Meningitis. Diese bildet sich oft erst als „Neuro- oder Meningorezidiv" einige Wochen oder Monate nach ungenügender Behandlung aus und bietet ein charakteristisches, nicht allgemein bekanntes Krankheitsbild dar.

Die **Lues des N. statoacusticus** kann als Teilerscheinung einer frühluischen Meningitis (Perineuritis) als einseitige oder doppelseitige Schwerhörigkeit oder Taubheit mit oder ohne vestibuläre Erscheinungen auftreten. Kopfschmerzen und Haarausfall fehlen selten, andere Hirnerscheinungen (Fazialis-, Augenmuskellähmung, Optikusstörungen) dagegen häufig. Trigeminuserscheinungen sind ebenso wie Vagusstörungen selten. Bei vorher unbehandelten Fällen findet man oft gleichzeitig papulöse Exantheme, Psoriasis palmaris, Plaques und Papeln im Rachen, Kondylome am Anus und Genitale.

Prognose: Im allgemeinen günstig, wenn nicht schon Taubheit besteht.

Behandlung: Sofortige energische antiluische Kur durch den Dermatologen bei Kontrolle durch den Ohrenarzt.

Im **Spät-(Tertiär-)Stadium** der Lues tritt die Neurolabyrinthitis unter ähnlichen Bildern wie im Frühstadium auf, meist einseitig, aber auch doppelseitig mit oder ohne Hirnnervenstörungen und Kopfschmerzen. Die Behandlung ist ebenfalls aussichtsreich, wenn nicht infolge zu langen Bestehens schon irreparable Veränderungen gesetzt sind.

Bei metaluischen Erkrankungen (Tabes, Paralyse) entwickelt sich, manchmal ziemlich schnell, ohne Vestibularisstörungen eine ein- oder doppelseitige Atrophie des Nerv. VIII. Meist bestehen daneben eine Pupillenstarre, eine Optikusatrophie und Reflexstörungen. Die Erkrankung ist prognostisch ungünstig, da sie sich durch eine spezifische Behandlung nicht zurückbildet und oft bis zu völliger Taubheit fortschreitet. Durch *Penicillinkuren*, die *künstliche Malariainfektion* und *Jodkalibehandlung* läßt sich manchmal noch eine Hörverbesserung erzielen.

Die häufigen Hörstörungen **kongenitaler Lues** beruhen im Gegensatz zu denen bei erworbener Lues auf einer Labyrinthitis (Liquor stets normal!). Sie werden oft wegen Unterlassung der Hörprüfung verkannt und als Tubenkatarrhe (Rachenmandelwucherung) behandelt, obgleich auch andere Symptome (Keratitis, Schmelzanomalien an den Schneidezähnen, Knochenauftreibungen, Rachennarben und die positiven serologischen Luesreaktionen im Blut) auf die Erkrankung hinweisen. In anderen Fällen, wenn die genannten Symptome fehlen oder nur angedeutet sind, kann die Diagnose schwer sein. Man muß sich daher daran gewöhnen, bei jeder leichteren, besonders aber bei hochgradiger Schwerhörigkeit von 2—3jährigen Kindern und von Jugendlichen, die nicht ganz sicher durch den Trommelfellbefund und andere Ursachen geklärt sind, nach Lues zu forschen. Manchmal entwickelt sich die Hörstörung erst um das 20. Lebensjahr oder noch später.

Prognose: Unsicher, besonders wenn die Hörweite bereits unter 1 m Flüstern gesunken ist.

Behandlung: Sofort antiluische Behandlung durch den Dermatologen.

Bei mittelstarken Schwerhörigkeiten ist häufig eine dauernde Besserung zu erzielen, bei hochgradigen Hörstörungen gelingt es gewöhnlich nur, einen Stillstand des Prozesses zu bewirken. Manchmal schreitet aber in diesen Fällen die Schwerhörigkeit trotz der Behandlung unaufhaltsam infolge bindegewebiger oder knöcherner Verödung des Labyrinths bis zu völliger Taubheit fort.

VIII. Neoplasmen des Mittel- und Innenohres und des Nervus stato-acusticus

Diagnose und Symptome: Gutartige wie bösartige Geschwülste des Mittel- und Innenohres sind sehr selten. Sie können sich besonders als Plattenepithelkarzinome, weniger als Sarkome, Glomustumoren und Endotheliome spontan oder auf dem Boden einer alten Mittelohreiterung entwickeln. Im Anfang sind die Symptome unbestimmt oder durch die Eiterung verdeckt und die Diagnose schwierig. Jedoch deuten heftige anhaltende Schmerzen in der Tiefe des Ohres, Fazialislähmung und völlige Taubheit mit Unerregbarkeit des Vorhofbogengangsorganes sowie Bildung fleischiger, leicht blutender und schnell rezidivierender „Polypen“ auf einen malignen Tumor hin. Auch später, wenn die Geschwulst als äußere Schwellung sichtbar wird, kann eine Verwechslung mit eitrigen Einschmelzungen vorkommen.

Diagnose: Sie ist aus den genannten Symptomen, vor allem den anhaltenden Schmerzen, der eitrig-blutigen Sekretion, der fleischigen Polypenbildung, der Fazialislähmung und dem totalen Funktionsausfall des Innenohres zu stellen. Eine histologische Untersuchung sollte in Verdachtsfällen stets durchgeführt werden. Mitunter, wenn die Geschwulst sich in der Schädelbasis ausbreitet, treten Trigeminusstörungen und Lähmungen vom IX. bis XII. Hirnnerven hinzu, d. h. es bestehen einseitige Geschmacksstörungen, eine Gaumensegel- und Stimmbandlähmung, eine Parese des Kopfnickers und der Schultermuskulatur und eine Lähmung und Hemiatrophie der Zunge. Besonders ist auf Lymphknotenmetastasen zu achten. Bisweilen hilft auch das Röntgenbild (Aufnahmen nach Stenvers oder axiale Schädelaufnahme sowie Schichtaufnahmen) weiter, besonders bei den schwer erkennbaren, fast symptomlosen, vom Warzenfortsatz und der Dura ausgehenden Geschwülsten. Man sieht dann entsprechend der Geschwulst im Röntgenbild eine eigentümlich scharf zackig und bogig umrandete Einschmelzungszone.

Prognose: Häufig infaust, da die Geschwulst auch bei ausgiebiger Totalaufmeißelung und Labyrinthektomie nicht immer radikal entfernt werden kann. Deshalb ist eine intensive Radium- und Röntgenbestrahlung (harte Gammastrahlen) auch nach der Operation angezeigt.

Als seltene gutartige Geschwülste sind noch die Hämangiome und die echten Cholesteatome zu erwähnen. Die letzteren entstehen aus versprengten embryonalen Epidermiskeimen und sitzen gewöhnlich an der Hirnbasis, können aber auch im Schläfenbein vorkommen und von dort in die Mittelohrräume einbrechen.

Die **Akustikustumoren** sind seltene Geschwülste, die sich entweder als Teilerscheinung einer allgemeinen Neurofibromatose oder häufiger isoliert an dem Hörnervenstamm als gutartige Fibrome (bzw. Fibrogliome oder Neurinome) lang-

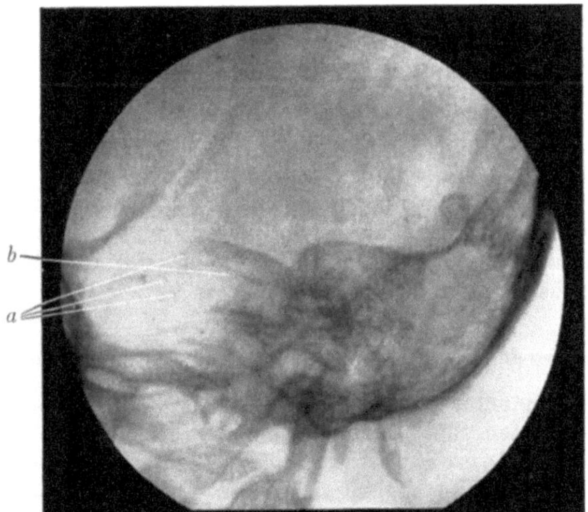

Abb. 71. Durch Geschwulstbildung fast vollkommen zerstörte Pyramidenspitze. a) Großer Knochenaufhellungsherd an der Spitze, b) erweiterter Porus acusticus internus

sam entwickeln. Solange sie auf den inneren Gehörgang beschränkt sind, verursachen sie nur eine allmählich entstehende Taubheit auf der erkrankten Seite, ferner Unerregbarkeit der *Pars vestibularis N. VIII.* auf kalorische und rotatorische Reize. Daneben bestehen nicht selten ein Spontannystagmus, eine Fazialisparese, eine Hypästhesie im Trigeminusbereich und eine röntgenologisch feststellbare Erweiterung des *Porus acusticus int.* (Abb. 71). Später, wenn sie in das Schädelinnere hineinwachsen, treten dazu allgemeine Hirnsymptome, wie Kopfschmerzen und Stauungspapille. Klinisch kann sich dann das Bild der Kleinhirnbrückengeschwulst ergeben. Differentialdiagnostisch ist stets eine Lues auszuschließen, die als einseitige Basismeningitis die gleichen Erscheinungen hervorrufen kann.

Die operative Entfernung ist auf verschiedene Weise möglich.

a) Durch translabyrinthäre Operation (nur für kleinere Geschwülste geeignet) oder
b) durch Aufklappung der Kleinhirnschuppe mit Freilegung der hinteren Schädelgrube (Krause, Cushing).

Von den Hirnerkrankungen machen im übrigen Kleinhirn- und Ponsherde gleichseitige Hörstörungen, Mittelhirn- und Großhirnherde (Schläfen-, Hinterhaupt- und Scheitellappen) dagegen gekreuzte Hörstörungen, und zwar Schallempfindungsstörungen.

IX. Funktionell-neurotische Hörstörungen

Sie kommen als **hysterische oder psychogene Symptome** allein oder verbunden mit anderen Erscheinungen wie Stummheit, Aphonie, Lähmungen usw. vor allem bei jüngeren Frauen vor. Man sieht sie nach Unfällen als Unfallneurosen und besonders zahlreich im Kriege nach schweren Detonationen, Verschüttungen u. a. mit oder ohne Trommelfellruptur. Als weitere Gelegenheitsursachen kommen Erkältungen, Schreck, Überanstrengung in Betracht. Daneben pfropfen sie sich bei entsprechender Veranlagung mit Vorliebe auf kleine organische Störungen wie Tubenkatarrhe, die mit subjektiven Beschwerden (Ohrensausen) einhergehen, auf.

Diagnose: Sie gründet sich auf die vorher genannten Eigentümlichkeiten, vor allem auf Schwankungen der Hörfähigkeit und des Prüfungsbefundes bei mehreren Untersuchungen und auf andere funktionelle Störungen. Die Abgrenzung gegenüber der Simulation ist häufig schwierig.

Prognose: Nicht ungünstig, außer wenn schon längere erfolglose Behandlungen auf Grund einer falschen Diagnose vorausgegangen sind.

Behandlung: Kleine oder große Psychotherapie. Manchmal gelingt es mit stärkeren Galvanischen Strömen in wenigen Minuten ein normales Hörvermögen zu erzielen.

15. Beispiel: 17jähriges Mädchen, das vor 1½ Jahren nach „Erkältung" allmählich schwerhörig wurde. Zeitweise traten erhebliche Besserungen ein, nach neuer „Erkältung" jedoch wieder zunehmende Verschlimmerung. Von verschiedenen Ärzten und Fachärzten erfolglos auf Otosklerose behandelt.

Befund: Gesund aussehendes Mädchen mit theatralischem Wesen.

Ohren: Trommelfelle blaß, etwas eingezogen.

Die Hörprüfung ergibt keinen für irgendeine organische Erkrankung typischen Befund: Links taub für Flüstern und laute Sprache (ohne Lärmapparat geprüft!). Rechts verschärftes Flüstern am Ohr, laute Sprache ½ m. Hördauer der Stimmgabeln bei Knochen- und Luftleitung rechts verkürzt. Sonst ergeben die Prüfung mit Stimmgabeln und die Audiometrie atypische und sich widersprechende Werte.

Auffallend ist der geringe Unterschied in der Hörweite zwischen Flüstersprache und lauter Sprache rechts, das theatralische Hinhorchen bei Fragen und das ostentativ gute Ablesen vom Munde. Patientin kann die schwierigsten Worte, und zwar auch bei schlechtbeleuchtetem, vom Licht abgekehrtem Munde und bei absichtlich undeutlichen Bewegungen ablesen, wenn gleichzeitig laut phoniert wird. Wird aber nur leise geflüstert oder werden gar nur Mundbewegungen gemacht, so liest sie schlecht ab. Auffallend ist auch die leise zaghafte Sprache mit sinngemäßer Betonung im Gegensatz zu der überlauten, monotonen und falsch betonten Sprache der organisch Tauben oder stark Schwerhörigen.

Der Verdacht der funktionellen Hörstörung wird bestätigt durch die ausgesprochene Hypästhesie des Gehörganges und der Ohrmuschel besonders links (Stecknadel!) und die Abschwächung des Rachenreflexes.

Diagnose: **Funktionelle Schwerhörigkeit rechts und funktionelle Taubheit links.**

X. Verletzungen des Ohres

Schwere Brüche und Zertrümmerung des Felsenbeins und Labyrinthes kommen durch direkte Schlag-, Quetsch- und Schußverletzungen vor, leichte direkte Verletzungen durch Bohren im Gehörgang mit scharfkantigen Gegenständen und zufällig durch das Eindringen von spitzen Gegenständen (Strohhalme usw.). Dabei wird gewöhnlich die hintere Gehörgangswand, seltener das Trommelfell verletzt.

Trommelfellrupturen treten gewöhnlich durch Explosionseinwirkungen, aber auch bei Ohrfeigen und beim Baden auf und sind gekennzeichnet durch eine unregelmäßige zackige Perforation mit kleinen Blutungen in der Umgebung. Auffällig ist es, wie gering selbst bei größeren Rupturen die Hörstörungen sind. Hochgradige Schwerhörigkeiten nach Rupturen sind, wie die Kriegserfahrungen gelehrt haben, meist funktioneller Natur. Kleinere traumatische Perforationen heilen wegen der ausgezeichneten Regenerationsfähigkeit des Trommelfells meist zu, wenn Schädlichkeiten und sekundäre Infektionen (nicht ausspritzen!) ferngehalten werden. Größere Defekte können plastisch verschlossen werden.

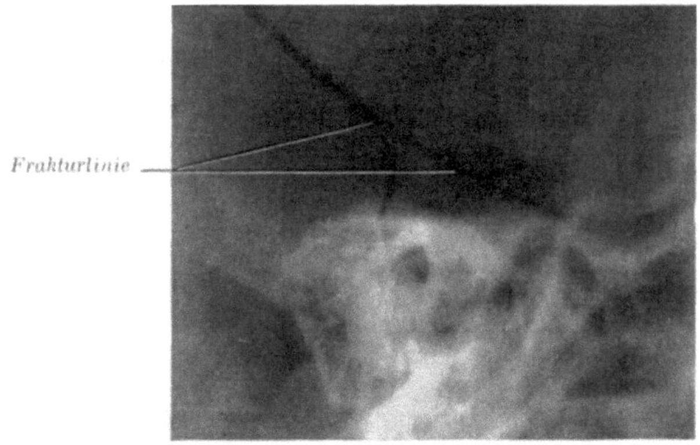

Abb. 72. Frakturlinie im Schläfenbein (Röntgenaufnahme nach Schüller)

Indirekt in Form von Zerreißungen kann das Trommelfell mitbeteiligt sein bei den wichtigen und häufig schweren Knochenverletzungen des Felsenbeins infolge von **Schädelbasisbrüchen.** Sie gehen meist quer durch die Schläfenschuppe, das Paukendach und evtl. durch das Labyrinth, seltener längs durch das Felsenbein (Abb. 72). Die bei solchen Verletzungen wichtigen pathognomonischen Erscheinungen sind:

1. Blutung aus dem Ohr bei Bruch des Gehörgangs und Zerreißung des Trommelfells.
2. Blutig-wäßriger Liquorabfluß bei gleichzeitiger Zerreißung der Dura am Paukendach oder bei Fissuren durch das Labyrinth.
3. Hämatotympanon mit blauem, etwas vorgewölbtem, sonst aber blassem und unversehrtem Trommelfell, wenn die Fissuren auf Paukendach oder -boden beschränkt sind.
4. Einseitiger Funktionsausfall (Schwerhörigkeit oder Taubheit, starker Nystagmus nach der gesunden Seite, Erbrechen, Drehschwindel) bei Fissuren durch das Labyrinth oder den inneren Gehörgang mit Zerreißung des *N. stato-acusticus* oder Blutungen in dessen Scheiden.
5. Commotio labyrinthi (mit oder ohne Blutung) äußert sich als hochgradige Labyrinthschwerhörigkeit, die entweder in den folgenden Tagen zur Taubheit führt oder sich im Laufe der folgenden Wochen zunehmend bessert, und als vestibuläre Störung (Erbrechen, Drehschwindel, Nystagmus).
6. Fazialislähmung bei Fissuren durch das Labyrinth oder den inneren Gehörgang (Pyramidenquerbrüche) oder bei Brüchen durch die hintere Gehörgangswand.
7. Manchmal, wenn die Fissur auch durch das *Foramen lacerum* geht, sind neben der Lähmung der Nerv. VII und VIII auch Störungen im Gebiete der Vagus- und Akzessoriusgruppe vorhanden (Gaumensegellähmung, Rekurrenslähmung und Lähmung des Kopfnickers und Trapezius).

Symptome: Oft sind die **Erscheinungen** durch die anfängliche Bewußtlosigkeit verschleiert, doch muß der praktische Arzt, der zu den schweren Kopfverletzungen zuerst gerufen wird, stets auf Symptome von seiten des Ohres achten, teils wegen der Meningitisgefahr, teils weil die Beobachtungen des ersten Arztes die wichtigste Grundlage für die spätere Begutachtung bei Unfällen sind. Zumindest muß auch bei Bewußtlosen festgestellt werden, ob Blut oder Liquor aus dem Ohr fließt, und ob ein Nystagmus vorhanden ist. Bei tiefer Bewußtlosigkeit findet sich an Stelle des Nystagmus unter Umständen nur die der langsamen Komponente entsprechende Deviation der Bulbi nach einer Seite. Nach dem Erwachen muß sofort auf Nystagmus, Drehschwindel, Erbrechen, Gleichgewichts- und Hörstörungen geachtet werden.

Behandlung: Bei den Verletzungen gilt es vor allem, jede Infektion (Meningitisgefahr) mittels antibiotischen Schutzes zu vermeiden. Ferner darf man das Ohr nicht ausspritzen, keine Gazestreifen in den Gehörgang schieben. Vielmehr legt man nur sterile Watte locker vor das Ohr und vermeidet die Entfernung von Blut aus dem Gehörgang. Bei eintretender Eiterung ist die Behandlung ebenso wie bei der Otitis med. ac. Bei Fieber und Kopfschmerzen sind eine Liquoruntersuchung und bei Meningitis eine sofortige Aufmeißelung mit Freilegung der Fissuren erforderlich.

XI. Otosklerose

Die **Otosklerose** (nicht zu verwechseln mit dem Adhäsivprozeß) ist eine eigenartige, vererbbare, isolierte Erkrankung der knöchernen Labyrinthkapsel, die am häufigsten zwischen dem 20. und 25. Lebensjahr klinisch manifest wird. Herdweise wird in der Labyrinthkapsel der kompakte Knochen in einen porösen („spongiösen") Knochen verwandelt, dessen Hohlräume nicht gewöhnliches Markgewebe enthalten, sondern von gefäßreichem Bindegewebe mit Osteoklasten und -blasten erfüllt sind (*Osteodystrophia fibrosa* der Labyrinthkapsel nach W. Albrecht, M. Meyer und Nager). Von anderer Seite (O. Mayer) wird die Erkrankung als geschwulstartige, in die Gruppe der Hamartome gehörige Hyperplasie angesehen, die sich auf dem Boden embryonaler Gewebsmißbildung aus kleinen Herden atypisch gebauten Knochengewebes entwickelt. Es werden drei Stadien unterschieden: eine inaktive Vorstufe, die beschriebene aktive Phase und ein inaktives Endstadium mit Bildung von lamellärem Knochen. Der Lokalisation der Herde entspricht das **klinische Bild** der Hörstörung. Bei Herden am ovalen Fenster kommt es leicht zu knöcherner Fixierung der Steigbügelplatte (Stapesankylose) und klinisch daher zu einer reinen Schalleitungsstörung. Bei gleichzeitigen Herden in der Schneckenkapsel oder degenerativen Prozessen im Sinnesorgan tritt eine gemischte Schwerhörigkeit oder bei isolierten degenerativen Veränderungen am Cortischen Organ eine reine Schallempfindungsstörung auf.

Ätiologie: Ungeklärt. Im allgemeinen wird eine kongenitale Veranlagung mit unregelmäßigem dominantem Erbgang (M. Schwarz, M. Weber u. a.) angenommen. Wie weit daneben Störungen der inneren Sekretion und des Stoffwechsels und Stauungen im Abflußgebiet der Kapselvenen (Wittmaack) bei ungehinderter arterieller Blutzufuhr eine Rolle spielen, ist noch ungeklärt.

Differentialdiagnostische Erwägungen: Ein normales Trommelfell und eine freie Ohrtrompete schließen eine Mittelohrerkrankung, die Art der Schwerhörigkeit (Schalleitungsstörung, Versuch nach Gellé häufig negativ) eine Labyrintherkrankung, die Bestimmtheit und Gleichheit der Angaben bei der Prüfung eine funktionelle Hörstörung aus. Familiäres Auftreten, Verschlimmerungen während der Schwangerschaft, die Entwicklung der Schwerhörigkeit bald nach der Pubertät, eine normale Warzenfortsatzpneumatisation und das rötliche Durchscheinen des Promontoriums bekräftigen die Diagnose (Abb. 59).

Prognose: Ohne Operation schlecht. Die Schwerhörigkeit nimmt fast stets langsam zu und führt sehr oft zum Verlust des Sprachgehörs. Sie bleibt selten auf eine Seite beschränkt.

Behandlung: Konservative Maßnahmen sind erfolglos. Gegen das Ohrensausen helfen manchmal Sedativa. Aufenthalt im Gebirge wirkt günstig, Seeklima meist ungünstig. Gravidität und Laktation verschlimmern meist rasch die Schwerhörigkeit.

Werden gehörverbessernde Operationen abgelehnt oder sind sie wegen schwerer allgemeiner Erkrankungen nicht durchführbar, dann muß beizeiten das Ablesen vom Munde erlernt werden.

Die **gehörverbessernden Operationen bei Otosklerose** führen zu beachtlichen bleibenden Erfolgen (Passow, Kessel, Holmgren, Sourdille, Lempert, Shambaugh). Heute werden, wenn auch im einzelnen modifiziert, im Prinzip drei verschiedene Operationsmethoden angewandt: die Fenestration des horizontalen Bogenganges, die sogen. Interposition nach partieller oder totaler Entfernung des Stapes und sein Ersatz durch Kunststoffe oder körpereigenes Gewebe und die Stapesmobilisation. Alle Eingriffe haben zum Ziel, einen neuen bleibenden Zugang der Schallwellen zur Endolymphe bzw. zum Cortischen Organ zu schaffen. Bei richtiger Operationsindikation, die nur auf Grund von Audiogrammkurven und Stimmgabelprüfungen gestellt werden kann, beobachtet man sehr gute und dauerhafte Erfolge nach Fensterung des horizontalen Bogenganges (in 80—90% Besserungen). Bei dem kleineren Eingriff der Stapesmobilisation betragen die Dauererfolge nach den bisherigen Erfahrungen nur etwa 30%, da es häufig zu späteren Reankylosen im Bereich der Stapesfußplatte kommt. Die Interposition wird auf Grund ihrer sehr guten Dauererfolge heute wohl am häufigsten ausgeführt. Außerdem bewirkt sie selten bleibende Vestibularisstörungen. Gleichgewichtsstörungen schwächeren oder stärkeren Grades finden sich vor allem nach Fenestration.

XII. Taubheit

Sind Kinder infolge von Bildungsanomalien, die erblicher Natur sein können und besonders in Ehen unter Blutsverwandten hervortreten, oder infolge fötaler Erkrankungen taub geboren, oder ertauben sie doppelseitig vor dem 7. Lebensjahr — am häufigsten infolge von epidemischer Meningitis, Lues, Scharlachotitis oder toxischer Neuritis bei Scharlach, Diphtherie —, so tritt infolge der Taubheit auch Stummheit ein, auch dann, wenn die Kinder schon vorher sprechen konnten. Die mit angeborener oder erworbener Taubheit behafteten Kinder müssen dann in der Gehörlosenschule unterrichtet werden. Sie lernen dort durch mühsamen Unterricht unter Benutzung des Tastgefühls am Kehlkopf und Zungenboden und durch Ablesen vom Munde eine Lautsprache, die allerdings monoton und verzerrt klingt. Durch diese und mit Hilfe des Ablesens vom Munde können sie sich mit anderen Menschen verständigen. Die Erlernung der Sprache ist wesentlich erleichtert, wenn noch geringe Hörreste vorhanden sind. Diese können durch geeignete Hörgeräte wesentlich zur Sprachbildung ausgenutzt werden.

Die **erbliche Taubheit,** die fast immer doppelseitig und bezüglich etwaiger Hörreste auf beiden Seiten in Grad und Tonlage ziemlich gleichförmig (LANGENBECKsche Symmetrieregel) ausgeprägt ist, umfaßt erstens die sporadische erbliche Taubheit, die auf einer sich rezessiv vererbenden mangelhaften Bildung des Hörnerven beruht, und zweitens die familiäre hereditär-degenerative Taubheit, der eine dominant vererbbare umschriebene Mißbildung der Schnecke zugrunde liegt. Die Funktion des Vestibularorganes ist häufig erhalten, und das Trommelfell ist normal im Gegensatz zu verschiedenen Formen der erworbenen Taubheit.

Bei der **Hörstummheit** der Kinder, die oft schwer gegen die echte Taubheit abzugrenzen ist, liegt eine Hemmung der sprachlichen Entwicklung infolge Nichtbegreifens von Höreindrücken vor, wozu sich ein Mangel an Sprechlust und Nachahmungstrieb gesellt, während die Hörfähigkeit nachweislich nicht gestört ist. Öfter handelt es sich um die Folge frühzeitiger Hirnerkrankungen und um Teilerscheinungen von Idiotie und Imbezillität.

D. Hörhilfen

Durch die modernen elektrischen Hörgeräte lassen sich bei Schwerhörigen, vor allem bei Schalleitungsgeschädigten, erstaunliche Hörverbesserungen erzielen. Die Apparate besitzen ein Mikrophon (schallaufnehmender Teil), einen Verstärker und einen schallabgebenden Teil für Luft- oder Knochenleitung. Die Verstärkung soll besonders die für die Sprache wichtigen mittleren Frequenzen zwischen 400 und 5000 Hz umfassen. Die Verstärkung beträgt bei hochgradiger Schwerhörigkeit etwa das Tausendfache. Da sich die Schwerhörigkeit gewöhnlich nur auf ganz bestimmte größere Frequenzbereiche erstreckt, liegt nicht allein eine Schwerhörigkeit, sondern auch eine Fehlhörigkeit vor. Die Hörgeräte müssen daher, um eine Verzerrung zu vermeiden, eine selektive Verstärkung einzelner Frequenzen und eine Abstufung der Lautstärken besitzen.

Um ernste Ohrerkrankungen (chron. Mittelohreiterungen u. a.) auszuschließen, und zur Feststellung des Grades und der Art der Schwerhörigkeit muß jeder Anpassung eines Hörgerätes eine eingehende fachärztliche Untersuchung vorausgehen. Außerdem läßt sich nur hierdurch entscheiden, ob die Schwerhörigkeit auf andere Weise beseitigt werden kann, und ob ein Hörapparat überhaupt eine Besserung verspricht.

Oft muß nach der Verordnung einer modernen Hörhilfe noch für längere Zeit ein Hörtraining durchgeführt werden. Der Erfolg läßt sich nach dem Silbenverständnis beurteilen. Er ist mit binauralen Geräten besonders gut.

Bei Kindern mit hochgradiger Schwerhörigkeit sind die Hörgeräte von ganz besonderem Nutzen, da es mit ihnen gelingt, vorhandene Hörreste zum besseren Verständnis und zur leichteren Erlernung der Sprache auszuwerten.

Begutachtung von Ohrenleiden

Die Begutachtung von Ohrschäden, besonders nach Unfällen, ist oft sehr schwierig und erfordert große Sachkenntnis. Der praktische Arzt überläßt sie am besten dem Facharzt. Doch kann er durch Beobachtung der oben erwähnten Anfangssymptome und ihre schriftliche Festlegung beim ersten Befund die wertvollste Unterlage für die ganze spätere Begutachtung schaffen, die sonst wegen der Übertreibungsversuche sehr kompliziert werden kann. Die Minderung der Erwerbsfähigkeit (M. d. E.) ist für den allgemeinen Arbeitsmarkt ungefähr wie folgt zu bewerten:

	einseitig	doppelseitig
Geringgradige Schwerhörigkeit (Umgangssprache 4 m)	0%	10%
Mittelgradige Schwerhörigkeit (Umgangssprache 1—4 m)	10%	20—30%
Hochgradige Schwerhörigkeit (Umgangssprache 1 m)	10%	40—50%
Taubheit und an Taubheit grenzende Schwerhörigkeit (Umgangssprache 0,25 m)	20%	60—70%

Mit besonderem Nachdruck muß aber darauf hingewiesen werden, daß neben der Umgangssprache auch die Hörweite für Flüstersprache geprüft werden sollte, da diese die Abschätzung der Erwerbsminderung wesentlich erleichtern kann.

Bei der Bewertung hochgradigerer Schwerhörigkeitsformen ist stets das binaurale Wort- und Satzgehör (nicht nur das Verständnis für Zahlen) mit heranzuziehen. Um die Sprachprüfungen zu objektivieren, und um die Einflüsse der individuell verschiedenen Sprache bei dem Wortverständnis auszuschalten, findet in den größeren Hals-Nasen-Ohren-Abteilungen immer mehr die mittels Testworten (Schallplatten, Bandaufnahmen) und einstellbarer Dezibelstärke durchgeführte **Sprachaudiometrie** Eingang.

Gleichzeitig bestehende Mittelohreiterungen bedingen zusätzlich 10% M. d. E. Wenn daneben frische und hochgradige Gleichgewichtsstörungen bestehen, sind 50—100%, bei den restlichen leichteren Störungen nach Jahren 10—30% Erwerbsminderung anzunehmen.

Es muß aber ausdrücklich darauf hingewiesen werden, daß unter Berücksichtigung des jeweiligen Berufes beträchtlich höhere oder niedrigere Einstufungen erforderlich werden können.

ZWEITER TEIL

Krankheiten der Nase

Allgemeine Rhinologie

A. Anatomie

Die Nase besteht aus einem häutig-knorpligen und einem knöchernen Teil. Der letztere wird von dem Stirnfortsatz der Oberkiefer, dem Nasenbein sowie dem Gaumen-, Sieb- und Keilbein gebildet. Sie wird durch das *Septum nasi* in zwei Hälften geteilt. Im Innern unterscheidet man vorn im Bereich der knorpligen und häutigen Teile den Vorhof und dahinter, von der *Apertura piriformis* der knöchernen Nase an, die eigentliche Haupthöhle, die hinten an den Choanen in den Nasenrachenraum übergeht.

Die **Wände** werden gebildet:

Median durch das *Septum* (Abb. 73), das vorn häutig und knorplig und hinten knöchern *(Vomer* und *Lamina perpendicularis)* ist,

unten aus dem Nasenboden (Gaumenplatte des Oberkiefers und horizontale Platte des Gaumenbeins),

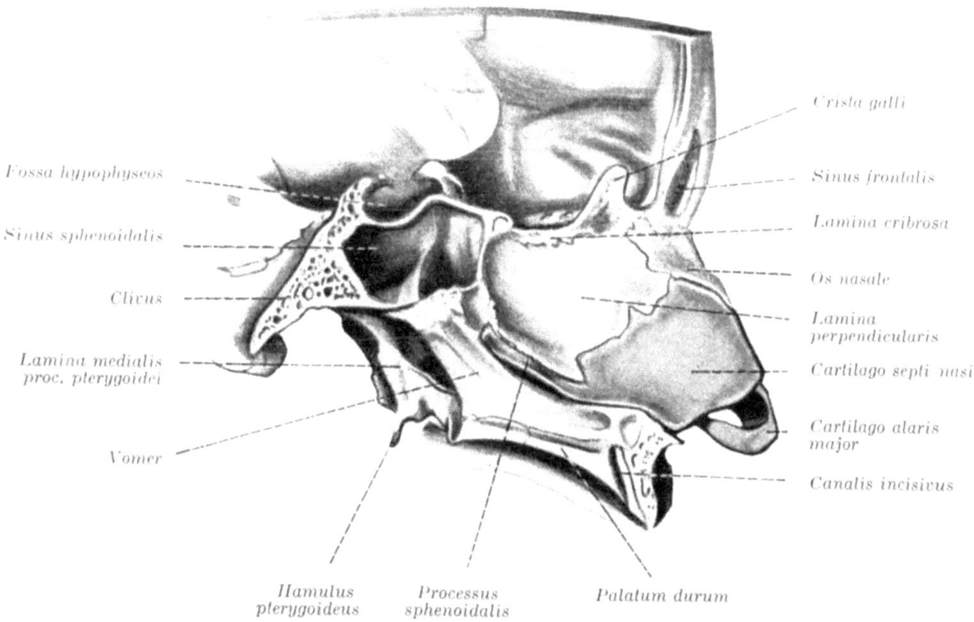

Abb. 73. Das Septum nasi, die Nasenscheidewand, von rechts gesehen (nach WALDEYER)

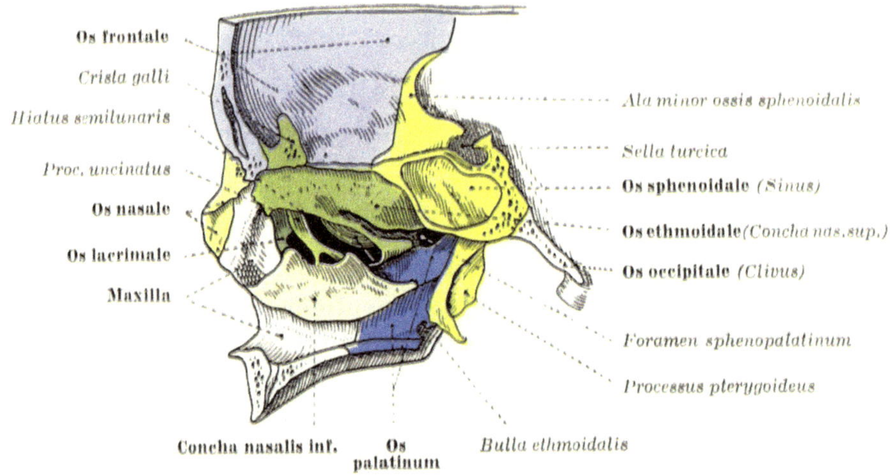

Abb. 74. Laterale Wand der rechten Nasenhöhle. Die mittlere Muschel ist zum Teil entfernt. Die begrenzenden Knochen sind schematisch wiedergegeben (nach WALDEYER)

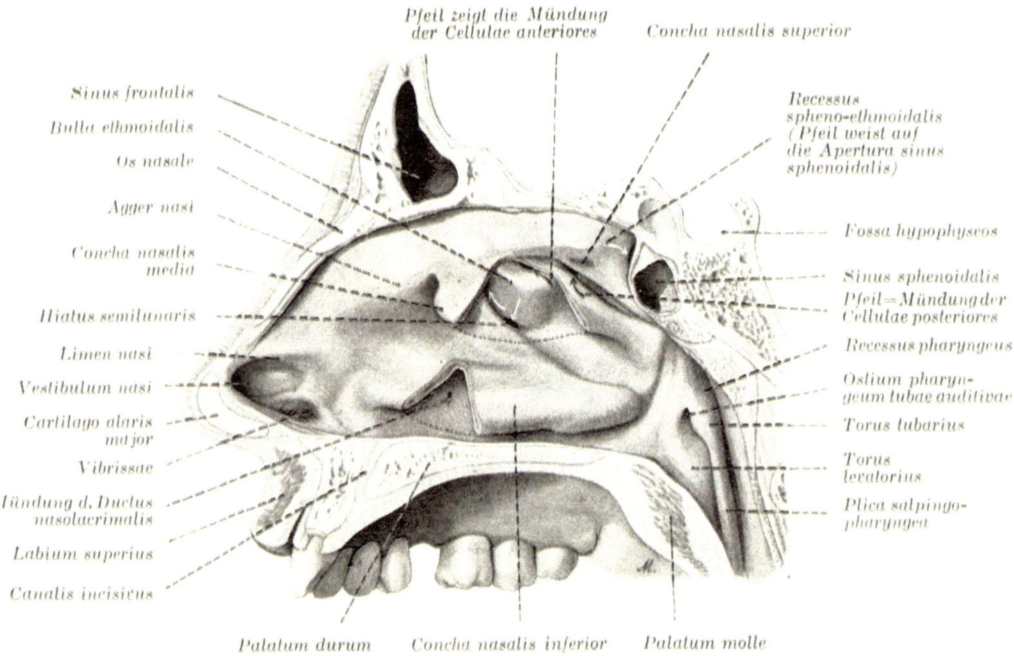

Abb. 75. Schleimhautbild der rechten Nasenhöhle nach Wegnahme der Nasenscheidewand. Die mittlere und untere Muschel sind zum Teil entfernt, ihre ursprünglichen Grenzen punktiert. Die beiden weißen Pfeile im Hiatus semilunaris weisen auf die Eingänge der Stirn- und Kieferhöhle (nach WALDEYER)

lateral (Abb. 74) aus den Seitenwänden (mediale Wand der Kieferhöhle, untere Muschel, Tränenbein, Stirnfortsatz des Oberkiefers, Siebbein mit mittlerer und oberer Muschel, senkrechte Platte des Gaumenbeins und Flügelfortsatz des Keilbeins) und

oben aus dem Nasendach (*Lamina cribrosa* des Siebbeins und vordere Wand der Keilbeinhöhle).

Die **Haupthöhle** wird in folgende Abschnitte eingeteilt:

den unteren Nasengang zwischen Nasenboden und unterer Muschel mit der Mündung des Tränennasenkanals unter dem vorderen Drittel der unteren Muschel,

den mittleren Nasengang zwischen unterer und mittlerer Muschel mit den Mündungen der wichtigsten Nebenhöhlen unter der mittleren Muschel (Stirnhöhle, vordere, mittlere Siebbeinzellen und Kieferhöhle),

den oberen Nasengang (Riechspalt) oberhalb der mittleren Muschel mit der Mündung der hinteren Siebbeinzellen und der Keilbeinhöhle. In ihm liegt auch auf der oberen Muschel und dieser gegenüber auf dem *Septum nasi* die *Regio olfactoria.*

Seitlich und oben schließen sich an den Hauptraum, durch schmale *Ostien* (Abb. 75) verbunden, die **Nebenhöhlen** der Nase an.

Die etwa 10 bis 25 cm^3 große **Kieferhöhle** (HIGHMORES-Höhle) im Oberkieferknochen grenzt mit ihren Wänden vorn und lateral an die Wangenweichteile *(Fossa canina)*, oben an die Augenhöhle, unten an den Alveolarfortsatz des Oberkiefers mit den Prämolar- und Molarzähnen, hinten an die *Fossa pterygopalatina*, medial an den unteren und mittleren Nasengang und besitzt durch das *Ostium maxillare* eine offene Verbindung zum *Hiatus semilunaris* des mittleren Nasenganges. Oft findet sich dahinter ein größeres akzessorisches Ostium.

Die **Stirnhöhle** im Stirnbein grenzt mit ihrer dünnen Wand unten an die Augenhöhle und die Siebbeinzellen, vorn mit ihrer dicken Wand an die Weichteile der Stirn, hinten mit der *Lamina interna* an die vordere Schädelgrube (Stirnhirn). Median ist sie durch eine nicht immer in der Mittellinie liegende knöcherne Scheidewand *(Septum sinuum frontalium)* von der Höhle der anderen Seite getrennt. Die beiderseitigen Höhlen sind oft verschieden weit nach lateral und oben ausgedehnt, verschieden buchtig gestaltet und mit Leisten und Septen versehen. Die Höhlen münden an ihrer tiefsten Stelle durch den *Ductus nasofrontalis* im mittleren Nasengang vorn unter dem Kopf der mittleren Muschel. In seltenen Fällen sind die Stirnhöhlen ein- oder doppelseitig nicht angelegt.

Die **Siebbeinzellen** im Siebbein stoßen medial an die Nasenhöhle, lateral an die Augenhöhle und den oberen Kieferhöhlenbereich, oben an die Stirnhöhle und die vordere Schädelgrube. Die vorderen und mittleren Zellen münden vorn unter der mittleren Muschel, die hinteren über der mittleren und unter der oberen Muschel. Die hinteren Zellen liegen oft nahe am Sehnerven und Keilbein.

Die **Keilbeinhöhle** im Keilbeinkörper grenzt vorn an die Nasenhöhle, lateral an die hinteren Siebbeinzellen, den Sehnerven, den *Canalis caroticus* und den *Sinus cavernosus*, hinten und oben an die *Sella turcica* mit der Hypophyse und an die vordere Schädelgrube. Sie mündet im oberen Nasengang nahe dem Septum und ist wie die Stirnhöhle von der anderseitigen Höhle durch ein Septum getrennt, meist asymmetrisch und verschieden groß gestaltet.

Schleimhaut der Nase: Im Vorhof findet sich teils äußere Haut, teils Übergangsepithel. Das Septum weist vorne beiderseits eine stärkere, zu Spontanblutungen neigende Venektasie auf *(Locus* KIESSELBACHI). Der Hauptanteil der Nase, die *Regio* *respiratoria*, ist mit einer verschieden dicken becherzellen- und schleimdrüsenreichen Schleimhaut mit mehrreihigem flimmerndem Zylinderepithel ausgekleidet. Die Flimmerbewegung ist nach dem Rachen zu gerichtet. An den unteren und mittleren Muscheln, besonders an ihren hinteren Enden, ist die Schleimhaut locker, weich und durch Einlagerung großer kavernöser Venen mit reichlicher glatter Muskulatur und elastischen Fasern in Schwellkörper umgewandelt, die sich bei entzündlichen, thermischen, mechanischen, chemischen und auch psychischen Einflüssen reflektorisch außerordentlich in ihrem Schwellungszustande verändern können. In den Nebenhöhlen ist die Schleimhaut drüsenarm und seidenpapierdünn. In der *Regio olfactoria* im Bereich der oberen Muschel und der gegenüberliegenden Septumschleimhaut, wo sich der Riechnerv ausbreitet, finden sich neben tubulösen Drüsen die Riechzellen.

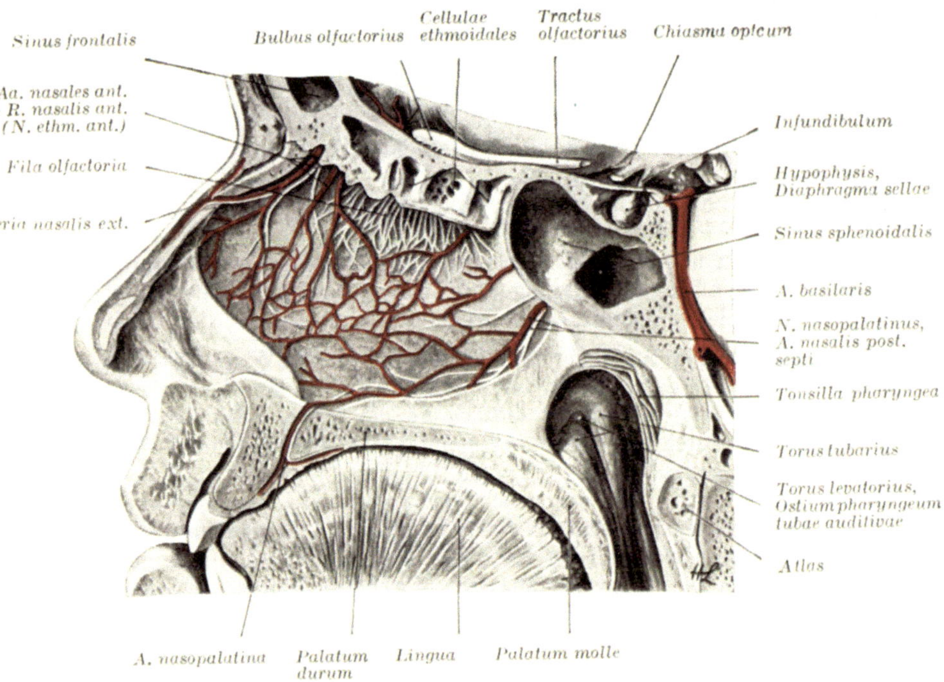

Abb. 76. Die Nerven und Arterien der Nasenscheidewand (nach Waldeyer)

Die **Nasenschleimhaut** ist außerordentlich reich mit arteriellen und venösen Gefäßbahnen versorgt (Abb. 76 u. 77). Die letzteren stehen über die *Vena angularis* und die *Lamina cribrosa* mit den Hirnsinus in Verbindung und ermöglichen intrakranielle Komplikationen bei phlebitischen Prozessen.

Die **Lymphbahnen** gehen außen und im Vorhof zu den submandibulären Lymphknoten, vom mittleren und hinteren Teil sammeln sie sich seitlich an der Rachenwand und ergießen sich in die tiefen seitlichen Halslymphknoten. Im oberen Teil der Nase kommunizieren sie mit der vorderen Schädelgrube.

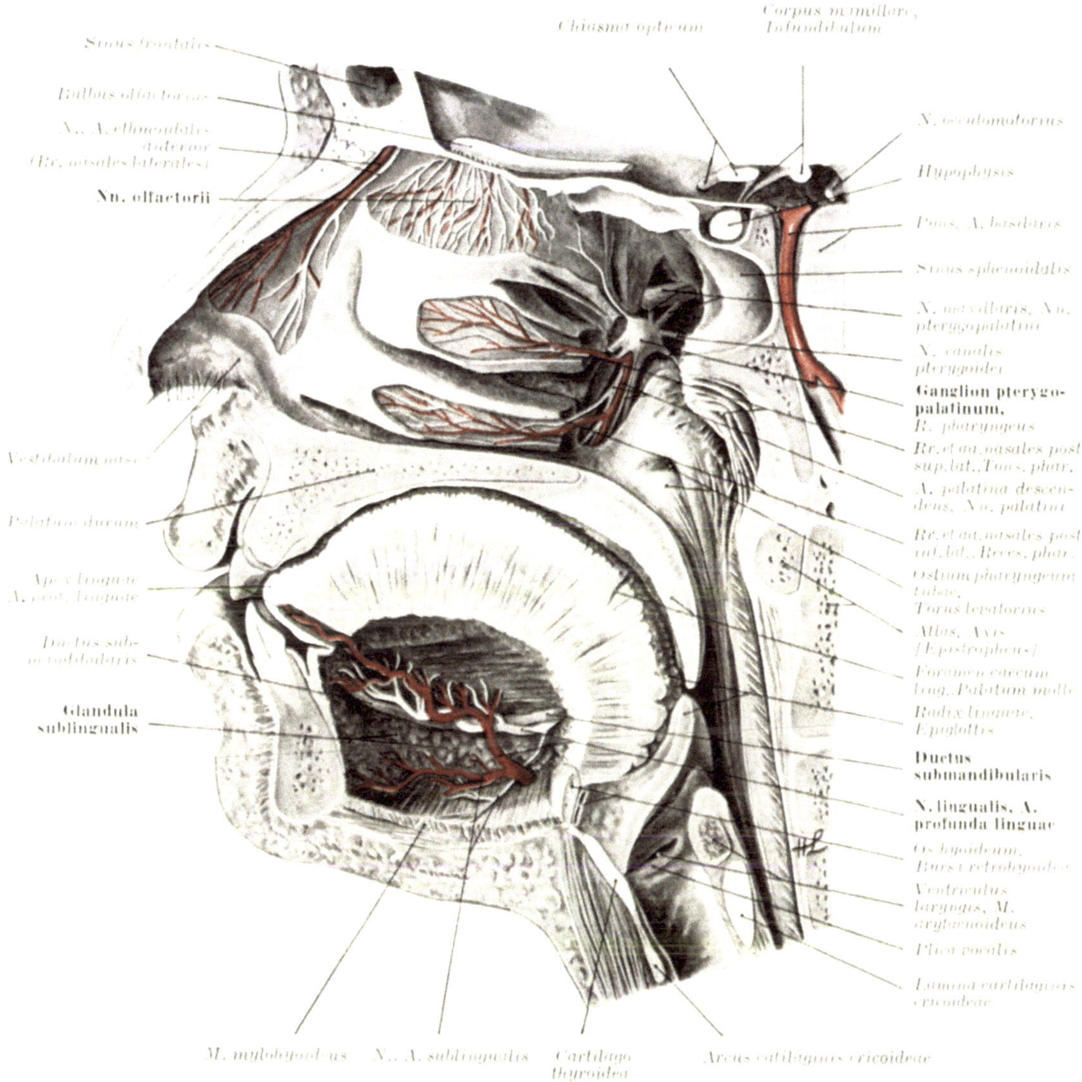

Abb. 77. Nerven und Arterien der lateralen Nasenwand. Glandula sublingualis, Ductus submandibularis und A. profunda linguae von medial her durch teilweise Entfernung der Zungenmuskulatur dargestellt (nach WALDEYER)

Beziehungen zur Nachbarschaft:

Gehirn: Mit dem subarachnoidalen Raum des Stirnhirns steht die Nase durch die perineuralen Lymphräume der durch die *Lamina cribrosa* aufsteigenden *Nn. olfactorii* in Verbindung. An die Stirnhirndura grenzen vorn und unten die Stirnhöhle, die Siebbeinzellen, die Keilbeinhöhle und das Nasendach *(Lamina cribrosa)*.

Augen: Dicht neben dem *N. opticus* oder gelegentlich um ihn herum finden sich die hinteren Siebbeinzellen und die Keilbeinhöhle. An die *Orbita* stoßen oben die Stirnhöhle, median und oben das Siebbeinlabyrinth und unten die Kieferhöhle. Der Tränensack liegt außen am Tränenbein in der *Fossa sacci lacrimalis*, und zwar dicht vor der mittleren Muschel und ist durch den Tränennasenkanal mit dem unteren Nasengang verbunden.

Zähne: Die oberen Prämolar- und Molarzähne reichen mit ihren Wurzeln dicht an oder in die Kieferhöhle.

B. Physiologie

Die **Nase** ist ein ausgesprochenes **Reflexorgan** und reagiert auf die verschiedensten lokalen und allgemeinen endogenen und exogenen Reize. Der untere und mittlere Nasengang, die *Regio respiratoria*, dienen in erster Linie als Luftweg. Die Nase übt dabei eine wichtige Funktion für die unteren Luftwege aus, indem sie Verunreinigungen der Atemluft abfängt und vermöge der blutgefäß- und drüsenreichen Schleimhaut mit ihren Schwellkörpern die zu kalte und trockene Luft anwärmt und anfeuchtet. Daneben wird durch die Sekretion dünnen bakteriziden Schleims eine Fixierung von Mikroben in dieser Schleimschicht und ihre rasche Abbeförderung durch den Flimmerstrom in den Rachen bewirkt. Zugleich erfüllt der obere Teil der Nase, die *Regio olfactoria*, die Riechfunktion. Außerdem dient die Nase als Resonanzraum beim Sprechen und Singen.

Über die Funktion der Nasennebenhöhlen ist nichts Sicheres bekannt.

C. Untersuchungsmethoden der Nase

Nach der Anamnese, die sich auf frühere Krankheiten, Entwicklung der jetzigen Störungen und besonders auf die bei der allgemeinen Symptomatologie erwähnten Beschwerden zu erstrecken hat, wird die Untersuchung der Nase in folgender systematischer Weise vorgenommen:

1. Die **äußere Besichtigung,** besonders auch des Naseneingangs durch Hochheben der Nasenspitze, berücksichtigt Schwellungen der Haut, des Periostes, Auftreibungen des Knochens und Knorpels, Schwellungen an Stirn, Auge, Oberkiefer und Gaumen oder Defekte, Einsenkungen, Verbiegungen und Narben an der äußeren Nase und ihrer Umgebung und wird ergänzt durch die Palpation.

2. Die **Inspektion des Naseninnern** geschieht durch die Rhinoskopie mit Hilfe des Stirnreflektors, der ebenso wie beim Ohr eingestellt wird.

Rhinoscopia anterior: Das Nasenspekulum (am besten das HARTMANNsche oder ein ähnliches) wird geschlossen mit der linken Hand nicht zu tief eingeführt, wobei der Zeigefinger zur Stütze neben die Nase gelegt und dann hauptsächlich der laterale Teil gespreizt wird, damit nicht durch Druck gegen die Septumschleimhaut Schmerzen und Blutungen erzeugt werden. Dabei fixiert die rechte Hand den Kopf des Patienten (Abb. 78). Rhinoskopisches Bild: Bei aufrechtem Kopf und angezogenem Kinn kann dann der untere Teil der Nase (untere Muschel, unterer Nasengang, Nasenboden und Septum) übersehen werden (Abb. 86). Bei weiter Nase ist hinten die stellenweise spiegelnde hintere Rachenwand und beim „Kuckuck“-Sagen der quere Wulst des hinter der Choane hochsteigenden Gaumensegels zu sehen. Durch Rechts- und Linkswendung des Kopfes sind Septum und Seitenwand genauer einzustellen.

Die oberen Teile der Nase können nur bei mehr oder weniger rückwärts gebeugtem Kopf besichtigt werden. Zu übersehen sind dann der wichtige mittlere Nasengang und darüber die mittlere Muschel, median der Riechspalt (oberer Nasengang) und die oberen Teile der Scheidewand. Sind die hinteren Teile durch Schwellung der vorderen verdeckt, so muß durch Einsprayen von *Pantocain* (auf 1 cm³ 1%igen *Pantocains* 1 Tropfen einer 1‰igen *Suprareninlösung*) eine Abschwellung erzeugt und evtl. das langblättrige KILLIANsche Spekulum benutzt werden (Rhinoscopia media). Zu achten ist auf Form und Schwellung der mittleren Muschel und des Septums, ödematöse Schleimhauthyperplasien, Polypen, Tumoren, eitriges Sekret u. a.

Rhinoscopia posterior: Sie dient zur Besichtigung der hintersten Teile der Nase, der Choane und des Nasenrachens vom Munde aus mit Hilfe eines kleinen Spiegels. Mit einem Mundspatel werden wie bei der einfachen Pharyngoskopie die Zunge in der Mitte (nicht hinten! Würgreflex!) heruntergedrückt und das Licht mit dem Reflektor hineingeworfen. Hinter und unter das schlaff herabhängende Gaumensegel wird ohne Berührung der hinteren Rachenwand bei offenem Mund im Winkel von 45 Grad ein kleiner Kehlkopfspiegel gehalten, der leicht angewärmt sein muß, damit sich nicht Wasserdampf aus der Atemluft auf ihn niederschlägt. Dann sind im Spiegelbild oben das Rachendach mit der Rachentonsille, in der Mitte die Choane mit dem Septum und den hinteren Muschelenden, seitlich die Tubenöffnung und unten die Rückseite des Gaumensegels zu sehen (Abb. 87). Man wählt den Spiegel so groß wie möglich wegen der besseren Übersicht und Helligkeit; bei kleineren Spiegeln muß man sich das Gesamtbild aus einzelnen Ansichten zusammenstellen. Bei starkem Würgreflex und Gaumensegelkrampf müssen unter Umständen der Rachen und Zungengrund anästhesiert und das Gaumensegel evt. mit einem geeigneten Haken nach vorne gezogen werden. Für eingehendere Untersuchungen des Nasenrachenraumes sind verschiedene Postrhinoskope in Gebrauch.

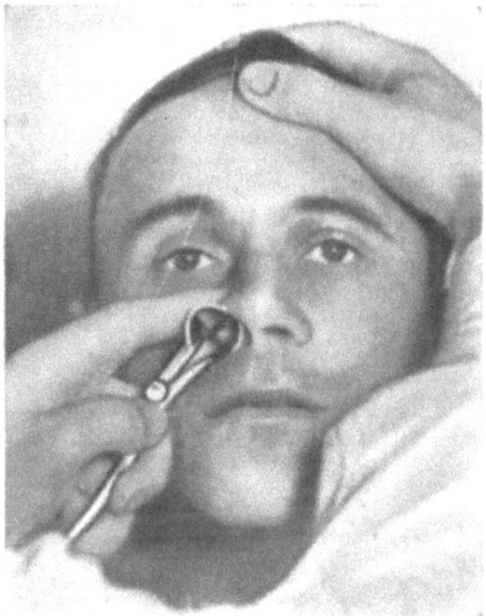

Abb. 78. Haltung des Nasenspekulums bei der Rhinoskopia anterior

Weitere Untersuchungen sind:

Die **Palpation** mit der stumpfen Sonde zur Diagnose von weichen, derben oder knöchernen Schwellungen und von beweglichen Polypen, Geschwülsten und Knochensequestern.

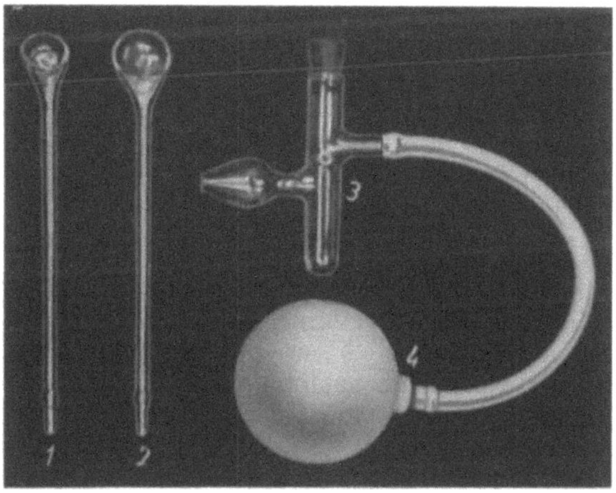

Abb. 79. Absauginstrumente. *1* und *2* für Tonsillen, *3* für die Nase, *4* Absaugeballon

Die **Prüfung der Durchgängigkeit** der Nase durch Aus- und Einatmen bei Zuhalten eines Nasenloches. Zu beachten sind Einziehen der Nasenflügel, etwaiges Stenosegeräusch und übler Geruch der Atemluft.

Die **Prüfung des Geruchs** durch Einatmen von riechenden Stoffen (Duftstoffe, Kölnisch Wasser, Jodoform usw.) bei Zuhalten eines Nasenloches. Ammoniak, Essigsäure u. ä. eignen sich dazu nicht, da sie nicht die Riechzellen, sondern die Trigeminusendigungen der ganzen Nasenschleimhaut reizen.

Bei der **Nasennebenhöhlenuntersuchung** kommen hinzu:

1. **Untersuchung der mittleren Nasengänge** auf pathologisches Sekret.

2. Das **Ansaugen von Sekret**: Man setzt ein kolbenförmig erweitertes Saugglas mit olivenförmigem Ansatz in ein Nasenloch und saugt, während das andere zugehalten und zugleich das Gaumensegel durch „Tick-Tack"-Sagen gehoben wird, mit Saugpumpe oder Gummiballon (Abb. 79) an und beobachtet dann, ob und wo an den Nebenhöhlenmündungen Eiter erscheint.

3. Die **Probepunktion** und **Spülung** der Nebenhöhlen.

4. Die **Durchleuchtung** (Diaphanoskopie nach Vohsen) mit am inneren Augenwinkel angesetztem oder in den Mund eingeführtem Glühlämpchen, die jedoch nur grobe Verschattungen und keine Einzelheiten erkennen läßt.

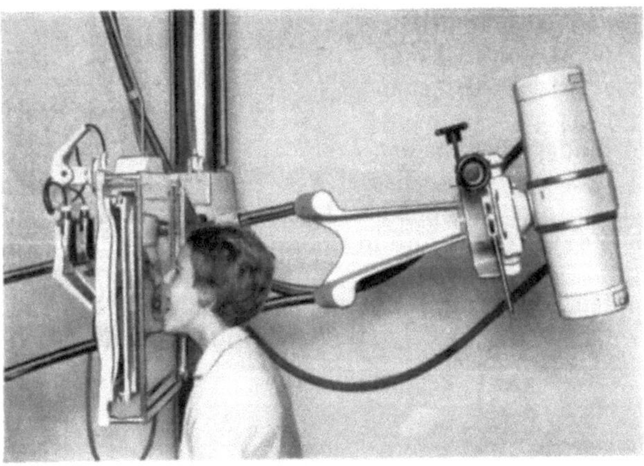

Abb. 80. Strahlengang bei der Übersichtsaufnahme der Nasennebenhöhlen

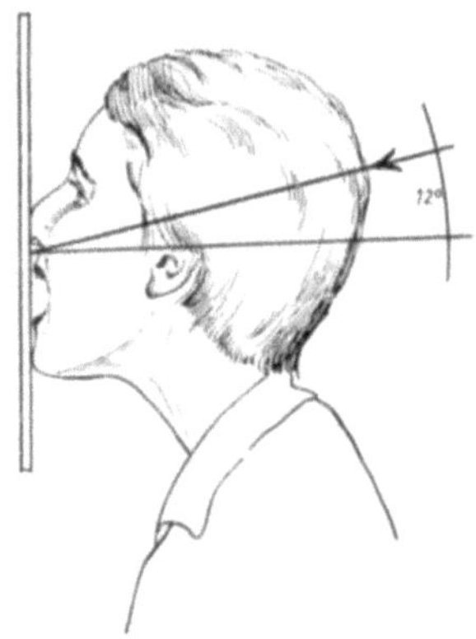

Abb. 81. Schematische Darstellung zu Abb. 80

5. Die **Röntgenaufnahme** wird vor allem in zwei Aufnahmerichtungen verwendet, seltener als seitliche oder schräge Aufnahme.

a) **Sagittalaufnahmen** von hinten nach vorn. Der Patient hält sein Gesicht an die Kassette, so daß Kinn und Nasenspitze dicht anliegen, während die Stirn ein wenig von der Unterlage absteht. Der Zentralstrahl geht durch die Mitte zwischen Scheitel und Hinterhaupt und die obere Zahnreihe (Abb. 80 u. 81). Bei dieser Aufnahmerichtung erscheinen die Stirnhöhlen besonders groß, so daß im Gegensatz zur gewöhnlichen sagittalen Aufnahme (in der Richtung der deutschen Horizontalen) auch kleine Höhlen deutlich zu erkennen sind. Die Kieferhöhle und das Siebbein sind gleichfalls gut zu übersehen (Abb. 82 u. 83). Das Bild ist wichtig zur Beurteilung der Form und Größe und Lufthaltigkeit der vorderen Nebenhöhlen. Bei Erkrankungen erscheinen die befallenen Höhlen infolge von Schleimhautschwellung und Eitergehalt im Röntgenbild heller und verschleiert gegenüber den normalen lufthaltigen Höhlen der anderen Seite oder eines normalen Bildes. Doch ist zu beachten, daß solche Verschleierungen noch lange nach der Ausheilung einer Nebenhöhleneiterung fortbestehen können, und daß Unterschiede in der Dicke der Knochenwände auf beiden Seiten ebenfalls Unterschiede und Täuschungen im Röntgenbild hervorrufen können.

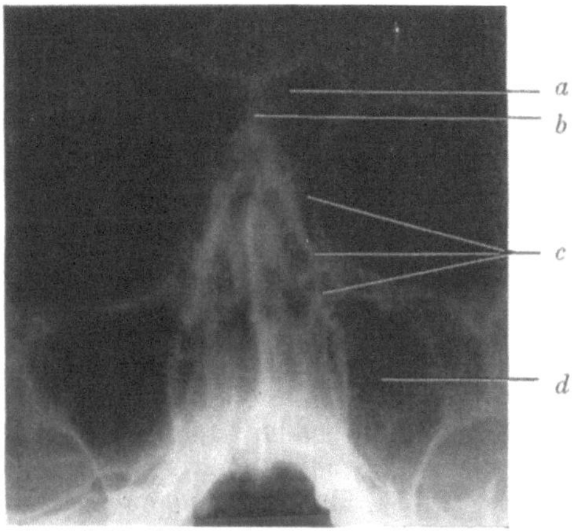

Abb. 82. Röntgenaufnahme der Nasennebenhöhlen beim Erwachsenen (Normale Pneumatisation). a) Stirnhöhle, b) Septum sinuum frontalium, c) Siebbeinlabyrinth, d) Kieferhöhle

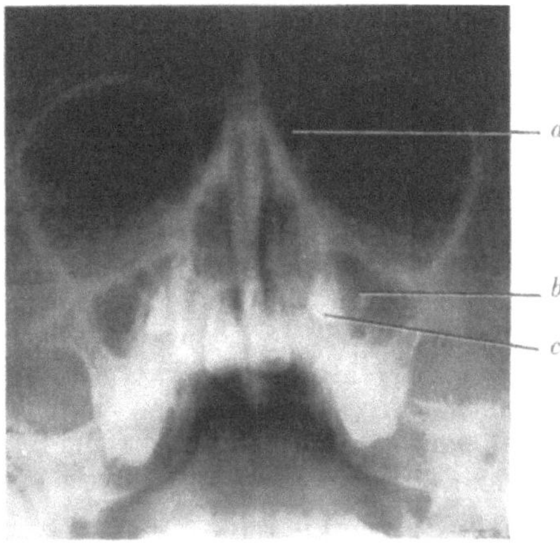

Abb. 83. Röntgenaufnahme der Nasennebenhöhlen beim Kind (6 Jahre. Normale Pneumatisation). a) Große Siebbeinzelle bei noch fehlender Stirnhöhle, b) Kieferhöhle, c) Zahnkeim

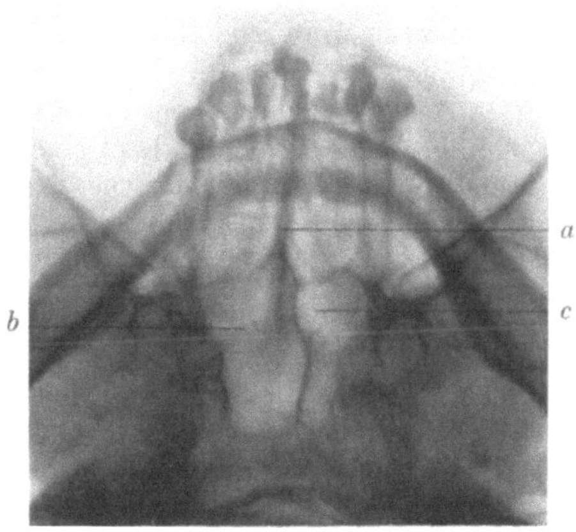

Abb. 84. Axiale Röntgenaufnahme des Schädels. a) Septum nasi, b) große rechte Keilbeinhöhle, c) kleine linke Keilbeinhöhle

b) Die **axiale Schädelaufnahme** ist wichtig zur Darstellung der hinteren Nebenhöhlen (Keilbeinhöhle, hintere Siebbeinzellen) und der Schädelbasis. Der Patient sitzt oder liegt und stützt das vorgestreckte Kinn auf den Tisch. Der Zentralstrahl geht von oben axial mitten durch den Schädel in der durch den Scheitel und beide Gehörgänge gelegten Ebene. Auf dem Bild erscheinen hinten zu beiden Seiten neben dem Septum beide Keilbeinhöhlen (Abb. 84) und die hinteren Siebbeinzellen scharf gezeichnet und miteinander vergleichbar, so daß etwaige Verschleierungen bei Erkrankungen der Keilbeinhöhle erkennbar sind (wichtig bei retrobulbärer Neuritis n. optici).

Zur vollständigen Untersuchung gehört im übrigen die Besichtigung der Zähne, besonders im Oberkiefer (evtl. Röntgenaufnahmen bei Wurzelerkrankungen und Kieferhöhleneiterungen), des Rachens, des Kehlkopfes und der Ohren.

D. Allgemeine Symptomatologie

Vom Laien werden die verschiedensten Nasenbeschwerden wie Verstopfung, Druckgefühl, vermehrte Absonderung, Niesreiz usw. in der Klage „Schnupfen" zusammengefaßt.

I. Verschluß der Nase

Er ist ein häufiges Symptom. Die Folge ist eine Behinderung der Nasenatmung und vorübergehende oder dauernde Mundatmung. Durch den ständig offenstehenden Mund mit den vorspringenden Oberkieferzähnen erhält das Gesicht den charakteristischen „adenoiden Habitus". Die Saugwirkung, die bei jedem Atemzuge auf die hinter der Stenose liegenden Teile ausgeübt wird, führt allmählich zu Stauungsschwellungen, Hypertrophien und Katarrhen der Schleimhaut, besonders im Nasenrachenraum und am Tubenostium.

Eine besondere Gefahr stellt aber die behinderte Nasenatmung deswegen dar, weil sie zu gehäuften katarrhalischen Infektionen der Nase mit nachfolgenden Entzündungen ihrer Nebenhöhlen und der Ohren führen kann. Bei Kindern kommt es daneben besonders bei Rachenmandelhyperplasien oft zu hartnäckigen deszendierenden Infektionen der tieferen Luftwege. Bei Erwachsenen bewirkt eine jahrelange Mundatmung chronische trockene Katarrhe des Rachens, des Kehlkopfes, der Trachea und der Bronchien.

Ferner kommt es infolge des Nasenverschlusses bei vielen Lauten zu einer Aufhebung und Dämpfung der Resonanz und dadurch zu einem toten, anasalen Klang der Sprache wie beim akuten Schnupfen (geschlossenes Näseln, *Rhinolalia clausa*). Mangelnder Abschluß des Gaumensegels dagegen bewirkt einen hypernasalen Klang (offenes Näseln, *Rhinolalia aperta)*, weil bei allen Lauten der Resonanzraum der Nase mitklingt.

II. Geruchsstörungen

Störungen des Geruchs und damit des feineren Geschmacks treten ein- oder doppelseitig auf als Störungen in der Geruchszuleitung (respiratorische Hyp- oder Anosmie) durch Verschluß des Riechspaltes infolge von Schwellungszuständen jeglicher Art, besonders an den mittleren Muscheln. Geruchsempfindungsstörungen werden durch Schädigung der Sinneszellen (Atrophie der Schleimhaut bei Ozäna) oder des Riechnerven hervorgerufen (Schädelbruch durch die *Lamina cribrosa*, Neuritis, progressive Paralyse, Hirngeschwülste).

III. Niesreiz

Er entsteht häufig bei Schwellungszuständen in engen Nasen dadurch, daß Schleimhautschwellungen oder Polypen das Septum berühren und ähnlich den Fremdkörpern plötzlich Kitzelgefühl und Niesen erzeugen, außerdem bei Hyperästhesie der Schleimhaut (Neurose, Allergie, Schnupfen).

IV. Blutungen

Dem Nasenbluten (Epistaxis) können sowohl lokale als auch allgemeine Ursachen zugrunde liegen. Der weitaus häufigste Blutungsort ist der *Locus* KIESSELBACHI. Dies gilt vor allem für das habituelle Nasenbluten bei Jugendlichen und bei Schleimhautinfektionen der oberen Luftwege. Kleine Blutbeimengungen im eitrigen Sekret sind charakteristisch für Diphtherie. Einseitige Blutungen bei gleichzeitig verlegter Nase kommen vor allem bei Geschwülsten (blutende Septumpolypen, Nasenrachenfibrome, maligne Neoplasmen) und Fremdkörpern vor.

Symptomatisches Nasenbluten kann bei den verschiedensten Allgemeinerkrankungen auftreten, so besonders bei Hochdruck- und Blutungsleiden der verschiedenartigsten Genese sowie zahlreichen anderen Allgemeinerkrankungen, wobei hormonelle und Stoffwechselstörungen im Vordergrund stehen.

V. Sekretion

Normalerweise sondert die Nase nur wenig dünnen, glasigen Schleim ab. Die pathologisch vermehrte Sekretion ist

serös-wäßrig bei akuter Rhinitis (Schnupfen), mehr wäßrig bei der *Rhinopathia nervosa* und *vasomotorica* und schleimig-wäßrig bei Polypen und allergischen Rhinitiden wie dem „Heuschnupfen". Eine stärkere wäßrige Absonderung nach Schädelbasisbrüchen ist stets auf Liquorfluß *(Liquorrhoe)* verdächtig,

eitrig oder eitrig-schleimig in späteren Stadien des akuten Schnupfens, bei chronischer Rhinitis und besonders reichlich bei Nebenhöhleneiterungen (hier oft einseitig!),

zäh-eitrig und zu Krusten- und Borkenbildung neigend bei *Rhinitis atrophicans* und nach Operationen,

stinkend bei Ozäna, bei Sequestereiterung infolge von Lues und Geschwülsten, bei manchen, meist dentalen, Kieferhöhlenempyemen und bei Stirnhöhlen-Siebbeineiterungen und Fremdkörpern *(Rhinolithen)*,

blutig-eitrig bei Diphtherie und Neoplasmen.

Einseitiger „Schnupfen" mit Eiterung weist gewöhnlich auf eine Nebenhöhleneiterung hin, kann aber auch durch Fremdkörper (besonders bei Kindern), Lues und Geschwülste hervorgerufen werden.

VI. Äußere und innere Schwellungen

Äußere Schwellungen finden sich zusammen mit Rötung bei Erysipel, Septumabszeß, Ekzem, Furunkel und Lupus besonders an der Nasenspitze. Tiefe derbe periostale Schwellungen an der knöchernen Nase oder Auftreibungen des Knochens sind kennzeichnend für Lues oder Geschwülste. Ödematöse Schwellungen, evtl. mit Rötung, stellen sich ein am Oberlid und an der Stirn bei Stirnhöhleneiterungen mit Periostitis, im inneren Augenwinkel bei durchbrechenden Siebbeineiterungen und am Unterlid und Oberkiefer bei Kieferhöhleneiterungen. Meist sind derartige Schwellungen am Oberkiefer auf eine Parulis, auf Mukozelen, Oberkieferzysten, luische Periostitis, Geschwülste oder im Kindesalter auf Osteomyelitis des Oberkiefers zurückzuführen. *Protrusio bulbi* mit *Chemosis* der Bindehaut und Schwellung der Lider finden sich bei Periorbital- und Orbitalabszessen nach Siebbeineiterungen und bei Kavernosusthrombose nach Stirn-, Nasen-, Wangen- und Lippenfurunkeln und bei Neoplasmen (Abb. 85), bei Stirnhöhlen- und Siebbeinmukozelen und Nebenhöhleneiterungen.

Schwellungen in der Nase. Einfache entzündliche Rötung mit Schwellung der Schleimhaut kommt bei akuter und chronischer Rhinitis vor.

Hyperplasien des Schwellgewebes an den unteren Muscheln (besonders an den hinteren Enden) und hinten am Septum sind entweder glatt, blaß und livide verfärbt oder bei stärkerer Ausbildung lappig und dann an den hinteren Muschelenden von maulbeerartigem Aussehen. Sie verändern unter äußeren Einflüssen (Temperatur, Kopflage) rasch ihren Schwellungszustand und verkleinern sich nach einem Suprareninspray stark.

Umschriebene entzündliche, ödematös-polypöse Hyperplasien, besonders im mittleren Nasengang, sind häufig die Folge von chronischen Nebenhöhleneiterungen. Aus ihnen entwickeln sich oft in größerer Zahl durch die Zugwirkung der Schwerkraft und durch Strangulation die gestielten grauweißrötlichen **Nasenpolypen** (entzündliche ödematöse Schleimhautschwellungen).

Umschriebene oder ausgedehnte entzündliche Infiltrate und bisweilen große Granulationsgeschwülste, die sich bei Tuberkulose (Lupus), Sklerom und Lues finden, schwellen im Gegensatz zu einfachen Schleimhautschwellungen nicht nach Suprareninanwendung ab und sind oft schon an ihrem Aussehen und ihrer Lokalisation zu erkennen.

Tuberkulöse (lupöse) Infiltrate sitzen mit Vorliebe im Nasenvorhof oder im vorderen Teil der Nase. Sie sind blaßrot, kleinhöckrig und mit roten oder bräunlichen Knötchen durchsetzt und neigen dazu, oberflächliche Ulzerationen mit flachen Rändern, schmierig-bröckligem Belag auf kleinhöckrigem Grunde zu bilden. Tertiär luische gummöse Infiltrate dagegen entwickeln sich meist hinten am knöchernen Septum oder an der Seitenwand als Periostitis und als tiefsitzende, hochrote, grobknollige Infiltrate, die zentral zerfallen und dann steilwandige *Ulcera* mit kraterförmigem Rande, speckig-gelbem Belag und grobknolligem Grunde bilden. Zur Differentialdiagnose dienen die serologischen Reaktionen auf Lues und die histologische Untersuchung kleiner Teile nach Probeexzisionen mit dem Konchotom. Für Tuberkulose sind im mikroskopischen Bilde herdförmige, gefäßarme, kleinzellige Infiltrate mit epitheloiden Zellen und Riesenzellen charakteristisch. Aber auch bei Lues kommen, wenn auch selten, Riesenzellen vor. Das Kennzeichen der *Gummata* sind vor allem die Gefäßveränderungen, die *Endarteriitis obliterans*. Schwellungen infolge von echten Neubildungen sehen den chronisch-entzündlichen Infiltraten oft ähnlich und sind dann nur auf Grund einer histologischen Untersuchung zu diagnostizieren. Sie sind knollig, blaß oder rot, weich oder hart, je nach der Art der Geschwulst und bluten leicht spontan und bei Berührung.

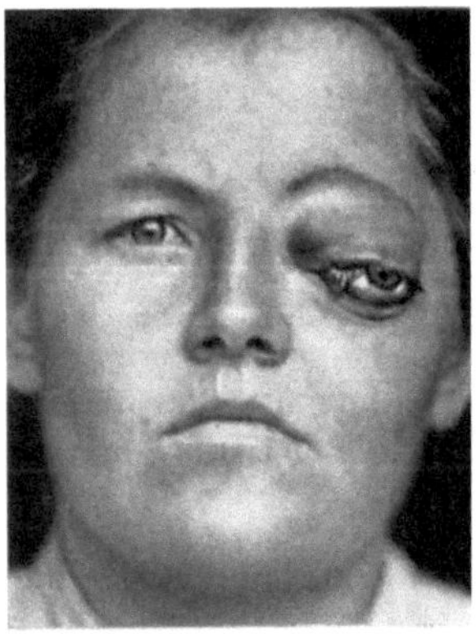

Abb. 85. Sarkom des linken Siebbeins mit Einbruch in die Orbita

VII. Narben und Defekte

Flache weiße Narben bleiben nach Lupus zurück, grobe tiefgreifende strahlige Narben und Verwachsungen nach gummös-ulzeröser Lues. Umschriebene Defekte im Knochen, an den Muscheln und am Septum sind fast immer Reste von Lues oder die Folge von Operationen oder Verletzungen. Nicht zu verwechseln damit ist bei der *Rhinitis atrophicans* die allgemeine Atrophie der Muscheln, besonders der unteren, die bis auf unscheinbare schmale Leisten zusammenschrumpfen können.

Von den Perforationen im Septum (Abb. 88) können die ganz vorn am *Locus* Kiesselbachi liegenden unspezifisch sein und durch die *Rhinitis sicca anterior* (Borkenbildung) oder traumatisch durch das dabei beliebte Bohren mit den Fingern und dem Taschentuch oder durch Operation (Septumresektion) verursacht sein. Aber auch lupöse Prozesse und Tuberkulose hinterlassen vorne leicht größere Löcher, während die Perforation infolge von Lues mit Vorliebe hinten am knöchernen Septum und am Vomerrand sitzt und daher nicht selten mit perforierenden Gummen am harten Gaumen verbunden ist.

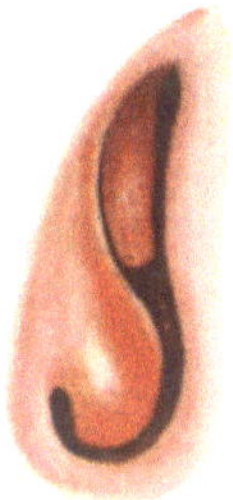
Abb. 86

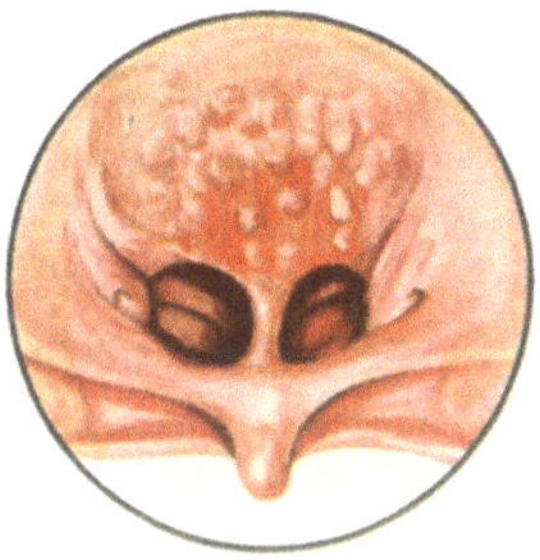
Abb. 87

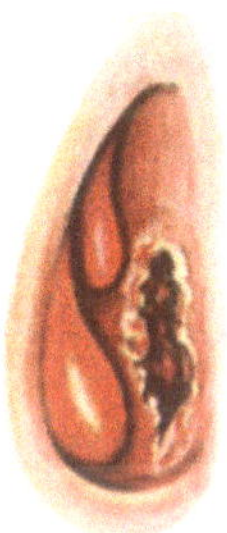
Abb. 88

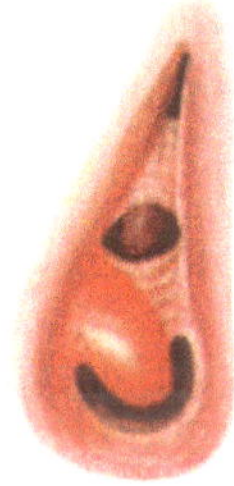
Abb. 89

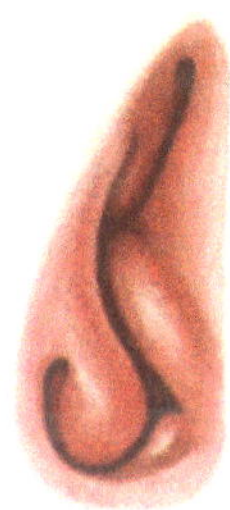
Abb. 90

Abb. 86. Normales Nasenbild bei der Rhinoscopia anterior

Abb. 87. Normales Nasenbild bei der Rhinoscopia posterior

Abb. 88. Septumperforation im knorpeligen Teil

Abb. 89. Synechien zwischen lat. Nasenwand und Septum

Abb. 90. Septumdeviation und -leistc

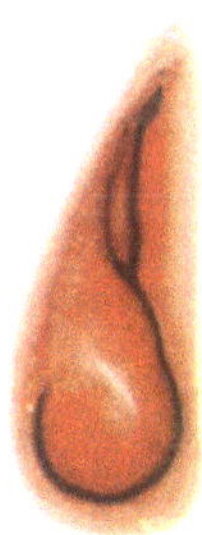
Abb. 91

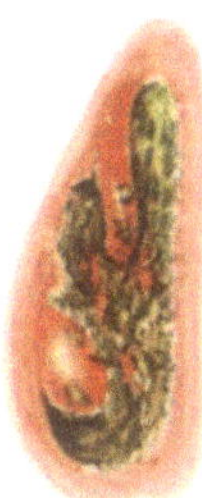
Abb. 92

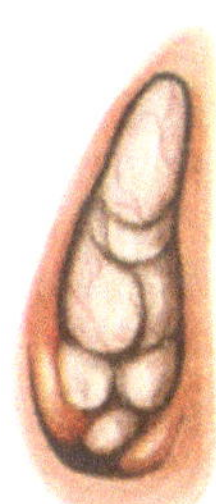
Abb. 93

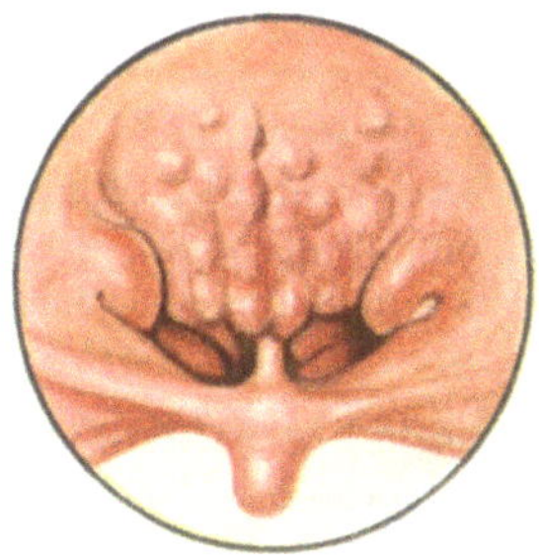
Abb. 94

Abb. 91. Hyperplasie der unteren Muschel

Abb. 92. Ozäna

Abb. 93. Nasenpolypen

Abb. 94. Postrhinoskopisches Bild bei Rachenmandelhyperplasie

VIII. Schmerzen

Sie treten auf bei Furunkeln, bei *Rhinitis sicca anterior*, bei Erysipel. Bei verstopfenden Nasenerkrankungen wird über Druck- und unbehagliches Gefühl („Schnupfen") und Kopfschmerzen, meist in der Stirn, geklagt. Sie rufen oft einen eigentümlichen Zustand von Benommenheit im Kopf, Arbeitsunlust, Entschlußunfähigkeit, manchmal Intoleranz bei Alkohol und zahlreiche andere allgemeine nervöse Störungen hervor (nasale Reflexneurosen). Schmerzen im knöchernen Nasenrücken und an der Nasenwurzel, die seitlich bis in die Oberkiefer ausstrahlen, sind neben Stirnkopfschmerzen bei Ozäna *(Rhinitis atrophicans)* häufig. Bei Nebenhöhleneiterungen werden die Spontanschmerzen im akuten Stadium heftig, meist pulsierend (klopfend) in der Gegend der erkrankten Höhle und oft stundenweise zu bestimmten Tageszeiten (z. B. von 10—16 Uhr bei Stirnhöhleneiterungen) empfunden. Häufig werden die Schmerzen bei Kieferhöhlenentzündungen in die Stirn und bei Keilbeinhöhlenerkrankungen in den Nacken und Hinterkopf lokalisiert.

Eine Druckschmerzhaftigkeit ist nur in den Bereichen der entsprechenden Höhlenwände vorhanden. Vor allem sind die Druckempfindlichkeit an der unteren Stirnhöhlenwand und die Klopfempfindlichkeit der Vorderwand ein ziemlich verläßliches Symptom bei akuten und latenten chronischen Stirnhöhlenentzündungen.

IX. Sekundäre Störungen im Bereich der tieferen Luftwege

Trockenheit, Schleimabsonderung, Kitzelgefühl, Räuspern, Hustenreiz, Heiserkeit und Stimmstörungen (leichte Ermüdbarkeit), d. h. sekundäre Pharyngo-Laryngitiden und Phonasthenie sind häufig die Folge von Nasenerkrankungen (zu enge oder zu weite Nase, Mundatmung, Austrocknung, herunterlaufendes Sekret) und stehen oft im Vordergrund der Klagen. Vor allem findet sich aber bei allergischen Erkrankungen (Asthma) die Ursache nicht selten in pathologischen Veränderungen der Nase und ihrer Nebenhöhlen.

E. Allgemeine Therapie

Die **moderne Antibiotika- und Chemotherapie** hat auch bei den Nasen- und Nasennebenhöhlenerkrankungen im Laufe der letzten Jahre z. T. einschneidende Änderungen unseres therapeutischen Vorgehens mit sich gebracht. Die *Sulfonamide* und die *Antibiotika* werden auch hier bei vielen eitrigen bakteriellen Infektionen mit großem Erfolg angewandt. Vor allem wirken sie bei phlebitischen, ostitischen und intrakraniellen Komplikationen oft lebensrettend. Bei Lupus und Tuberkulose der Nasenschleimhäute haben die Behandlung mit den verschiedenen *Bakteriostatika* örtliche chirurgische und ätzende Maßnahmen fast vollkommen überflüssig gemacht.

Bei **allergischen Erkrankungen** der Nasenschleimhäute bringen die symptomatischen Mittel (abschwellende Nasentropfen, *Ephetonin*, *Ephedrin*, *Kalziumpräparate* und *Sedativa*) nur eine vorübergehende Linderung. Neuerdings werden auch die *Antihistaminika* und *Kortisonderivate* mit recht gutem Erfolg angewandt. Bei Heuschnupfen (Pollenallergie) und anderen durch Testung festgestellten Allergien (z. B. Tierhaare, Hausstaub, Bakterien) bewirkt eine Vakzination mit den schuldigen Antigenen in vielen Fällen eine De- oder Hyposensibilisierung und damit ein Verschwinden oder Nachlassen der klinischen Erscheinungen.

Allgemeine Maßnahmen wie Schwitzen und heiße Bäder sind angebracht bei akuten Entzündungen, örtliche warme Umschläge bei Furunkeln und entzündlichen dentogenen Prozessen. Kalte Umschläge sind bei entzündlichen Schwellungen und bei Nebenhöhleneiterung mit Periostitis zu empfehlen. Sehr wirksam ist die aktive Hyperämie mit Hilfe des Kopflichtbades (elektrischer Glühlichtkasten nach BRÜNINGS) und die Kurzwellenbestrahlung bei Schnupfen und akuten Nebenhöhleneiterungen. Bei Naseneingangs- und Oberlippenfurunkeln haben sich die Kurzwellendurchflutungen, die Sollux- und die Röntgenbestrahlungen (Reizbestrahlung mit etwa 300 r) neben den *Sulfonamiden* und *Antibiotika* sehr bewährt.

Inhalationen bezwecken eine feine und schonende Verteilung von Medikamenten auf den Schleimhäuten der oberen Luftwege. Man verwendet dazu Wasserdämpfe mit Zusatz von Medikamenten (*Ol. Menthol.*, *Thymol. Eukalypt.*, *Turiopin*, *Kamille* u. a.). Grober Sprühnebel mit salzhaltigen Lösungen zur Inhalation wird durch besondere Sprayapparate erzeugt. Auf einem grundsätzlich anderen Prinzip beruht die Erzeugung eines *Mikro-Nebels* mit Feinvernebelungsapparaten *(Aerosol-Therapie)*. Hierbei werden in Flüssigkeiten gelöste Medikamente *(Padutin*, *Penicillin*, *Sulfonamide* u. a.*)* in einer Größenordnung von 1—6 μ (optimale Wirkung bei 2 μ) verteilt auf die Schleimhäute der unteren Luftwege gebracht und dort schnell resorbiert. Der therapeutische Effekt ist hier bei eitrigen Entzündungen besonders günstig (s. S. 209).

Zur **Entfernung des Sekretes** genügt meist das Ausschneuzen einer Nasenseite nach der anderen, evtl. nach Abschwellung der Schleimhaut durch Einträufeln von gefäßverengenden Nasentropfen.

Pinselungen werden mit entsprechend durchtränkten Wattepfropfen, die auf Watteträgern aufgedreht sind, vorgenommen.

Einträufelungen von gefäßverengenden Medikamenten (bei Kleinkindern ohne *Mentholzusatz*) dienen zur Abschwellung bei Rhinitis. Bei Daueranwendung können sie schädigend auf die Schleimhaut wirken. Bei Säuglingen und Kleinkindern rufen sie manchmal Intoxikationen hervor.

Pulverförmige Medikamente werden als Schnupfpulver aufgeschnupft oder mit Pulverbläser eingeblasen. Benutzt werden hauptsächlich *Borax-Schnupfpulver (Natr. sozojodolic.*, *Natr. biboracic. aa.)*, *Dextropur* zur Erzielung dünnflüssiger Sekretion bei atrophischer Rhinitis. In Salbenform werden besonders *Ephetonin* und *Menthol* zur Abschwellung bei akuten Entzündungen angewandt.

Spülungen werden nur selten verordnet wegen der Gefahr der Otitis media. Sie dienen zur Entfernung von zähem Eiter und trockenen Borken bei *Rhinitis atrophicans* und werden mit *Kochsalzlösungen* oder schwacher *Borsäure* oder *Wasserstoffsuperoxydlösung* lauwarm mit einem Irrigator unter geringem Druck ausgeführt. Während der Spülung darf man nicht schlucken und unmittelbar danach nicht schneuzen, damit nicht das Ohr infiziert wird.

Durch vorübergehende Tamponade (GOTTSTEIN) oder stundenweisen Verschluß einer oder beider Nasenseiten lassen sich feste Krusten ebenfalls schonend entfernen.

Bei Nebenhöhleneiterungen müssen zur Entfernung des Eiters Spülungen mit der Gummi-Druckspritze (Klysopompe) nach Einführung von entsprechenden Spülröhrchen vorgenommen werden. Man verwendet für die Kieferhöhle spitze Spülröhrchen beim Eingehen vom unteren Nasengang und stumpfe Röhrchen bei Spülungen vom mittleren Nasengang aus (Abb. 114).

Intranasale Operationen: Gute Anästhesierung, Anämisierung und damit Abschwellung der Schleimhaut sind bei operativen Eingriffen wegen der starken Durchblutung der Nase und des engen Gesichtsfeldes unbedingt notwendig. Man benutzt dazu 1—2%ige Lösungen von *Pantocain* mit *Suprareninzusatz.* Das Gemisch wird am besten mit dem Nasenspray eingestäubt. Eine stärkere Anästhesie wird erreicht, wenn man mit *Pantocain-Suprarenin* getränkte schmale Gazestreifen für 10 Minuten an die betreffenden Nasenpartien antamponiert. Bei größeren operativen Eingriffen wird eine vollkommene Anästhesie nur durch submuköse Injektionen von ½%iger *Novocainlösung* (oder einem ähnlichen Lokalanästhetikum) erzielt.

Bei Nasenoperationen ist, wenn auch das Operationsgebiet nicht keimfrei zu machen ist, ebenfalls nach den allgemeinen Regeln der Aseptik zu verfahren und vor

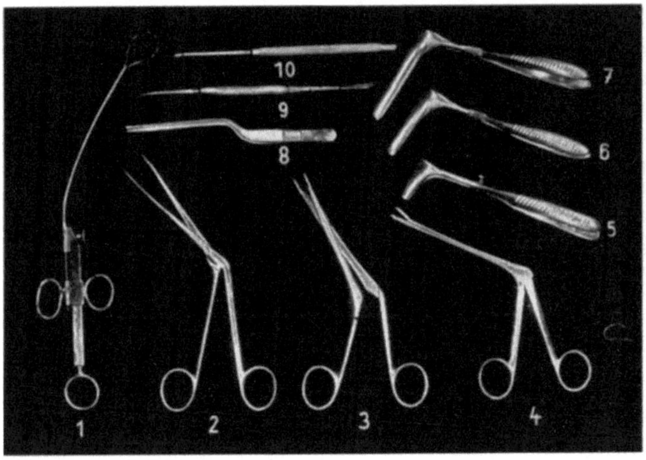

Abb. 95. Naseninstrumente. *1* Nasenpolypenschnürer, *2* Nasenpolypenzange nach HARTMANN, *3* BRÜNINGSsche Faßzange, *4* Nasen- und Siebbeinzange nach WEIL, *5—7* Nasenspekula mit verschieden langen Blättern, *8* bajonettförmige Nasenpinzette, *9* Nasenelevatorium, *10* feines Raspatorium

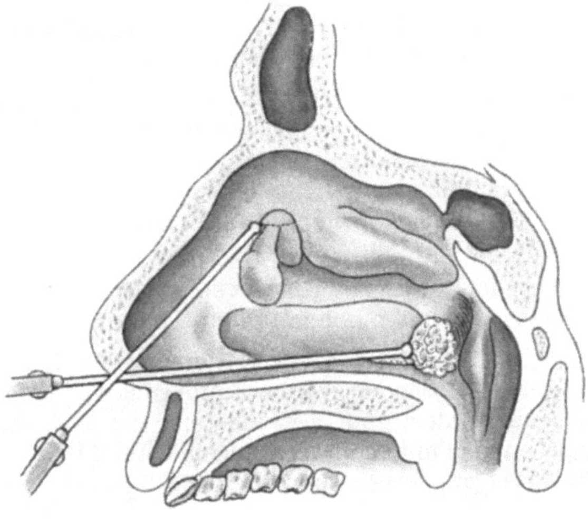

Abb. 96. Entfernung polypöser Wucherungen aus dem mittleren Nasengang und vom hinteren Ende der unteren Muschel mit der Drahtschlinge

allem die Einimpfung fremder Erreger zu vermeiden, da sonst eitrige Entzündungen von dem blutreichen Nasengewebe aus entstehen.

Die **Instrumente** sind am besten bajonett- oder knieförmig gebogen, damit man die Spitzen gut übersehen kann (Abb. 95). Die kalte Drahtschlinge, die an einem Schlingenführer mit Ringgriff befestigt ist, wird verhältnismäßig häufig gebraucht, und zwar als reißende und schneidende Schlinge (Abb. 96). Galvanokaustische Glühschlingen und Brenner werden bei blutgefäßreichen Geschwülsten und zur Verkleinerung hypertrophischer Muscheln angewandt.

Eine Tamponade nach der Operation ist meist nicht nötig und soll, wenn möglich, vermieden werden, da sie hin und wieder, besonders wenn sie länger als 24 Stunden dauert, zu einer Otitis media führt.

Spezielle Rhinologie

A. Äußere Erkrankungen

I. Rhagaden, Ekzeme, Rhinitis sicca anterior, Furunkel

An der Haut des Naseneinganges treten als selbständige Erkrankungen oder häufiger noch sekundär infolge von starker und langdauernder Sekretion bei akuter und chronischer Rhinitis sowie bei Nebenhöhleneiterungen **vesikuläre** oder **krustöse Ekzeme,** vor allem bei Diabetes und bei exsudativer Diathese der Kinder, auf. Sie sind oft mit Erosions- und Rhagadenbildung vorn an der Nasenspitze und am Ansatz der Nasenflügel verbunden. Außer der Behandlung des ursächlichen Nasenleidens ist bei exsudativer Diathese eine allgemeine Behandlung nötig: Künstliche Höhensonne, Aufenthalt in See- oder Solbädern. Örtlich weicht man die Krusten mit Öl-läppchen oder 3%igem *Borwasser* ab und streicht *Zinkpaste*, *Borvaseline* oder *Kortisonsalben* auf. In hartnäckigen Fällen ist besonders bei Erwachsenen eine Röntgenbestrahlung anzuraten. Die Rhagaden und Erosionen erfordern eine sorgfältige Behandlung mit *2—10%igem Argentum nitricum* und Salbenaufstrichen, da sie leicht rezidivieren und hin und wieder der Ausgangspunkt von Gesichtserysipel sind und bei manchen Menschen ein habituelles Erysipel verursachen, das nicht selten mehrmals im Jahre auftreten und durch Verödung der Lymphgefäße eine chronische Hypertrophie der Gesichtshaut hervorrufen kann.

Bei hartnäckigen krustösen Auflagerungen ist stets an Impetigo contagiosa zu denken und mit *Quecksilber*- oder *Sulfonamidsalben* zu behandeln. Hinter akuten hartnäckigen krustösen Ekzemen am Naseneingang, besonders einseitigen, versteckt sich hin und wieder eine schleichend verlaufende Nasendiphtherie. Bei der Rhinoskopie ist dann der fibrinöse leicht blutende Belag oder das schmierig-eitrige Sekret als Rest zerfallener Membranen zu sehen (Diphtheriebazillenabstrich!). Die lokale Anwendung von Lugolscher Lösung, kombiniert mit der spezifischen Serumbehandlung, führt im allgemeinen bald zur Heilung.

Rhinitis sicca anterior: Man versteht darunter eine Entzündung der Haut und Schleimhaut des Nasenvorhofes, die mit Krusten- und Borkenbildung innen am Septum und an den Nasenflügeln einhergeht und sich in Schmerzen und Spannungsgefühl am Naseneingang äußert. Häufig stellt sie sich nach eitriger Rhinitis und nach Nebenhöhleneiterungen für längere Zeit ein und hat oft die Bildung von Rhagaden und leicht blutenden oberflächlichen Geschwüren am Septum zur Folge. Diese werden, da der Juckreiz zum Bohren mit den Fingern und dem Taschentuch verleitet, durch Verletzungen allmählich vergrößert und können schließlich zur Perforation im Septum führen. Bei *Rhinitis sicca anterior* entstehen leicht Erysipele und Furunkel. Auch bilden sich auf ihrem Boden mit Vorliebe in der Haut-Schleimhauttasche vorn oben unter der Nasenspitze öfter Impftuberkulosen. Diese Spitzentasche muß daher stets mit einem kleinen daruntergehaltenen Spiegel auf Lupusherde und *Ulcera* untersucht werden.

Behandlung: Regelmäßig mehrmals täglich Einlagen von Gaze- oder Wattetampons, die mit *3%iger Borwasserlösung* getränkt sind, zum Abweichen der Borken. Danach Einstreichen von *Bor-* und *Zinksalben* mit Glasstab oder Watte. Bei allergischen Ekzemen führen *Kortison-* und bei bakteriellen Entzündungen *antibiotikahaltige Salben* oft schnell zur Ausheilung. Besteht daneben eine Follikulitis, dann ist Epilation der Haare und Ätzung der Rhagaden und *Ulcera* mit *2—10%iger Argentum nitricum-Lösung* nötig. Beim Versagen jeder anderen Therapie ist auch hier eine Röntgen-Ekzembestrahlung zu versuchen.

Nasenfurunkel entstehen durch Einreiben von Staphylokokken in die Haarbalgdrüsen bei reichlicher Sekretion aus der Nase, und zwar an der Nasenspitze, am Nasenflügel und an der Oberlippe (Abb. 97). Sie sind ebenso wie die Gesichtsfurunkel gefährlich, da eine sich anschließende Thrombophlebitis der Gesichtsvenen durch die *V. angularis* und die *Vv. ophtalmicae* bis in den *Sinus cavernosus* fortschreiten und in wenigen Tagen durch eine Meningitis infolge der Kavernosusthrombose (Schwellungen der Augenlider und Stirn, Chemosis und *Protrusio bulbi*, Abb. 98) unter starken Kopfschmerzen, Fieber, Schüttelfrost, Liquorveränderungen zum Tode führen kann.

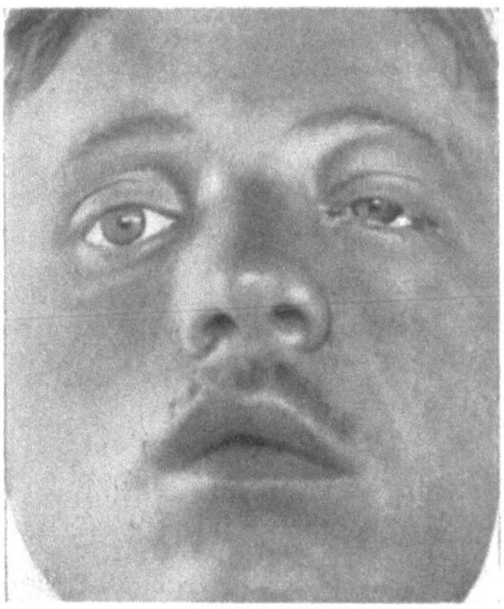

Abb. 97. Furunkel im Bereich der linken Nasolabialfalte mit ödematöser Schwellung der Augenlider

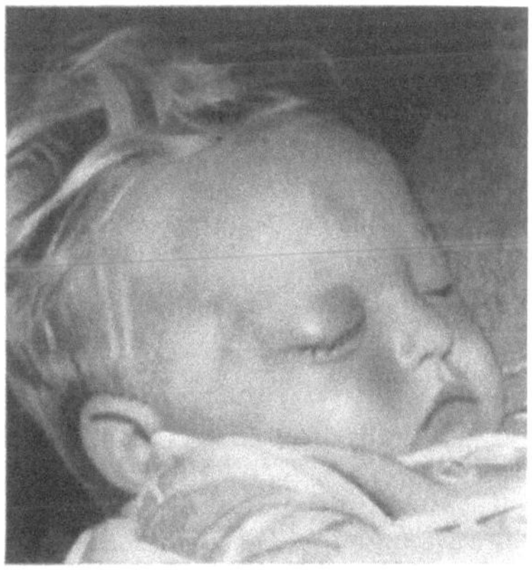

Abb. 98. Thrombose des Sinus kavernosus

Behandlung: Bei kleineren Infiltraten Einlagen mit *Ichthyolsalbe* und feuchte Umschläge. Bei größeren Furunkeln heiße Umschläge zur Förderung der eitrigen Einschmelzung und intensive Wärmebehandlung am besten in Form von Kurzwellendurchflutungen. Keine Inzisionen! Bei Fieber und Komplikationsgefahren *Sulfonamide*, *Antibiotika* und evtl. Röntgenreizbestrahlungen. Treten phlebitische Erscheinungen am inneren Augenwinkel auf, und besteht die Gefahr orbitaler und intrakranieller Komplikationen, dann ist eine Unterbindung der *V. angularis*, unter Umständen auch eine Inzision und Lüftung der orbitalen Weichteile erforderlich.

II. Verletzungen (Frakturen, Septumhämatom)

Sie entstehen selten scharf (Reißen durch Haken usw.), meist durch stumpfe Gewalt (Schlag, Stoß, Fall), mit Vorliebe bei kleinen Kindern. Bei schweren Traumen wird häufig das ganze knöcherne Nasengerüst gebrochen und eingedrückt (Abb. 99). Bei seitlich einwirkender Gewalt und Fraktur des *Processus frontalis* des Oberkiefers kann die ganze Nase nach der entgegengesetzten Seite gedrückt werden (traumatische Schiefnase). Die Verletzungen sind bei Zerreißung der Schleimhaut mit starkem Nasenbluten und Schwellungen (Hämatom) verbunden und in ihren Folgen erst nach Verschwinden der Hämatome zu übersehen. Bei leichten Traumen werden nur die knorplige Nase und vorwiegend das Nasenseptum betroffen. Danach kann durch Einbruch des knorpligen Septums am Ansatz der knöchernen Nase äußerlich eine charakteristische Einsenkung, die traumatische Sattelnase, entstehen. Gleichzeitig bricht innen bei allen diesen Verletzungen gewöhnlich die Nasenscheidewand in der Längsrichtung oder beim Fallen auf die Spitze in senkrechter Richtung und biegt sich nach der Seite um (traumatische *Deviatio septi*). Oft wird zugleich der vordere Rand des Knorpels am Naseneingang aus der Mittellinie nach der Seite verschoben (*Luxatio septi*).

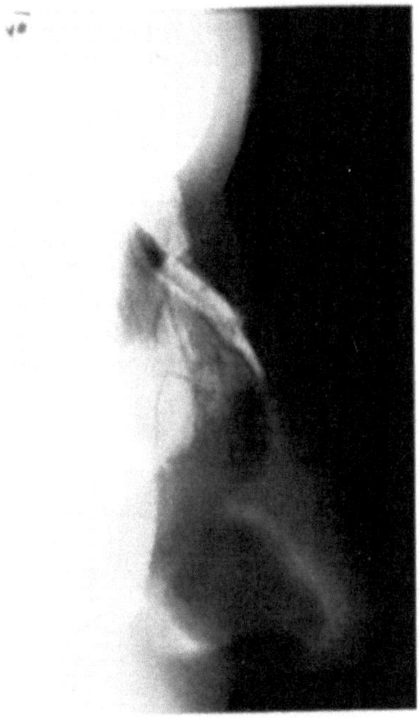

Abb. 99. Nasenbeinfraktur

Behandlung: In frischen Stadien Umschläge und gegebenenfalls Reposition des Knochens sowie des gebrochenen Knorpels durch Tamponade nach einigen Tagen, wenn die Hämatome weitgehend zurückgegangen sind. Eine frühe Tamponade begünstigt Infektionen. In frischem Zustande ist bei traumatischer Schiefnase die Reposition mit der Hand leicht. Die Spätfolgen und Verunstaltungen lassen sich operativ beseitigen, und zwar bei traumatischer Septumdeviation durch submuköse Septumresektion, bei traumatischer Sattelnase durch Einpflanzung von Paladonstücken (Abb. 100 u. 101), evtl. vom Naseninnern oder der Augenbraue aus, und bei Schiefnase durch plastische Eingriffe am knöchernen Nasengerüst und Nasenknorpel.

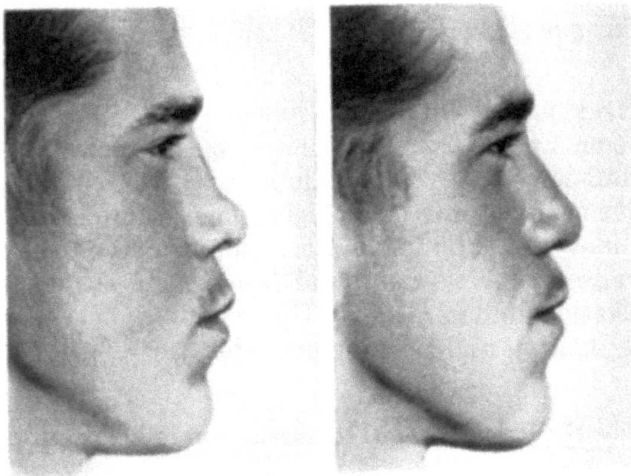

Abb. 100 u. 101. Traumatische Sattelnase vor und nach der plastischen Korrektur

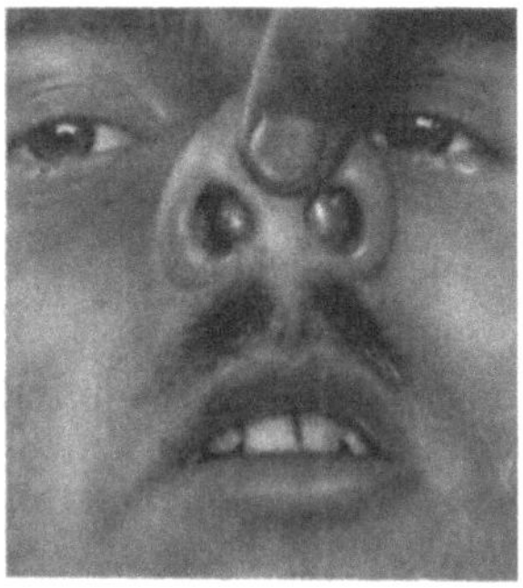

Abb. 102

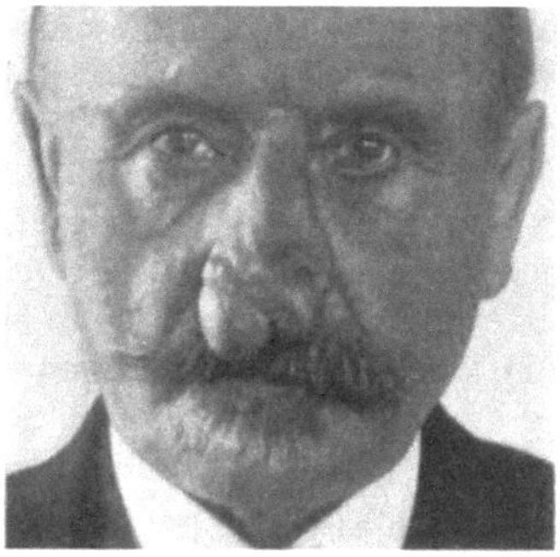

Abb. 103

Abb. 102. Septumabszeß

Abb. 103. Rhinophym

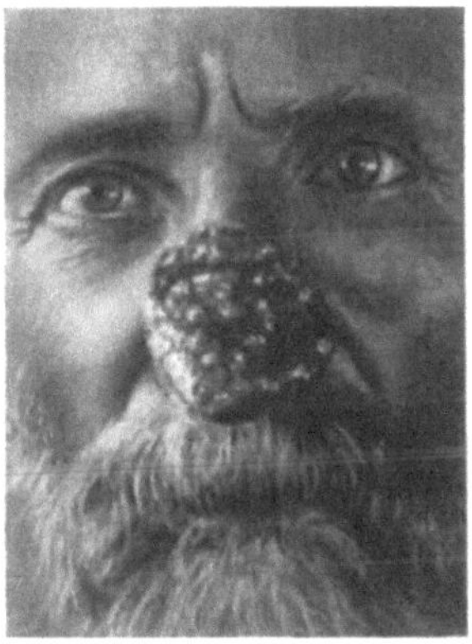

Abb. 104

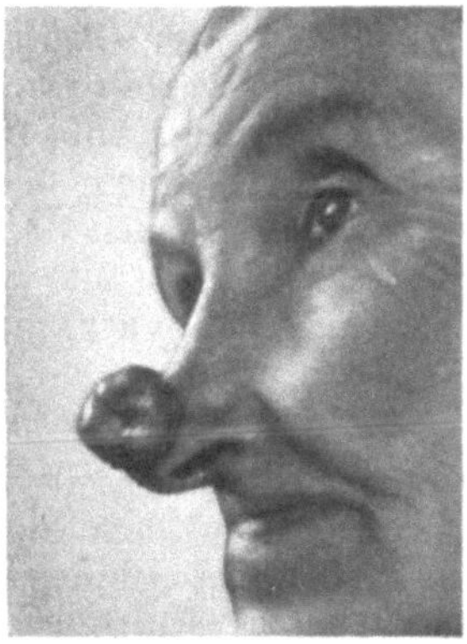

Abb. 105

Abb. 104. Karzinom der äußeren Nase

Abb. 105. Basaliom der Nasenspitze

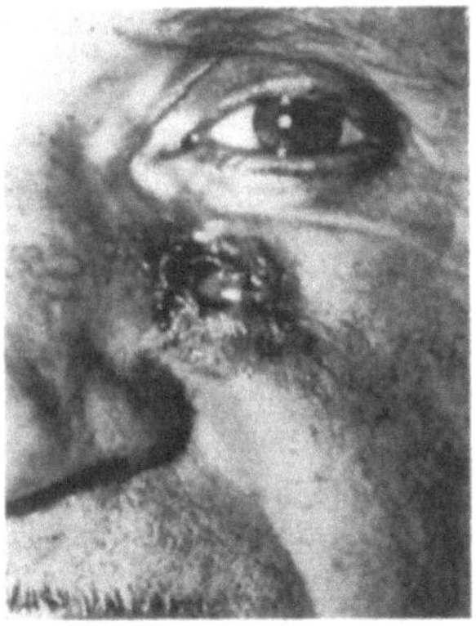

Abb. 106

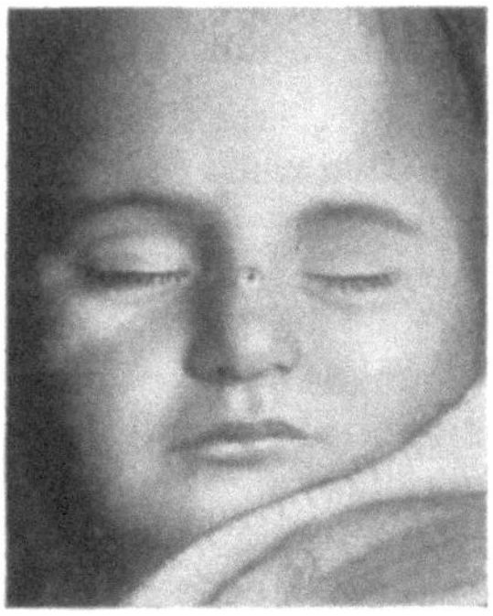

Abb. 107

Abb. 106. Kankroid

Abb. 107. Mediane Fistel auf dem Nasenrücken

Bei manchen, auch ganz leichten Traumen, bei denen nur eine Infraktion des Knorpels ohne Zerreißung der Schleimhaut stattfand, entsteht ein **Hämatom des Septums.** Oft, kaum bemerkt vom Kranken, bildet sich eine leichte Auftreibung des vorderen Teiles der Nase und vorn zu beiden Seiten an der Nasenscheidewand eine halbkuglige fluktuierende, pralle, nicht schmerzhafte Schwellung mit Behinderung der Nasenatmung, geschlossenem Näseln und Druckgefühl. Der Erguß kann sich wieder resorbieren, meist jedoch kommt es durch eine sekundäre Infektion zu einem **Septumabszeß** (Abb. 102), der sich außer den genannten Erscheinungen noch durch Schwellung und Rötung am Nasenrücken, durch Schmerzen und evtl. Fieber verrät.

Behandlung: Senkrechte Inzision vorn und Exzision eines kleinen Schleimhautstückes zur Erzielung eines dauernden Abflusses oder Drainage mit Gazestreifen. Vorhandene Knorpelsequester müssen mit ausgeräumt werden. Daneben Antibiotika. Gewöhnlich tritt in wenigen Tagen Heilung ein, manchmal mit leichter Verbiegung der Nasenscheidewand infolge der Fraktur. Bei größeren Knorpelnekrosen besteht die Gefahr der traumatischen Sattelnase.

III. Geschwülste der äußeren Nase

Das **Rhinophym** (Abb. 103) gehört ebenso wie die **Neoplasmen** (Hämangiome, Karzinome, Sarkome) in das Grenzgebiet der Rhinologie und Dermatologie. Das Rhinophym und manche Neoplasmen (Abb. 104 u. 105) können je nach Sitz, Ausdehnung und zelliger Struktur (Karzinom oder Sarkom) ein operatives Vorgehen erfordern. Im allgemeinen soll man bei den Hämangiomen und bösartigen Geschwülsten aus kosmetischen Gründen je nach Sitz zunächst eine Radium- und Röntgentherapie (Chaoulsche Nahbestrahlung) der chirurgischen vorziehen.

IV. Äußere Mißbildungen

Als häufigste Mißbildungen kommen die lateralen und medialen Nasenspalten und die Nasenfisteln auf dem Nasenrücken (Abb. 107) vor. Sie stellen Hemmungsbildungen der fötalen Entwicklung dar und müssen teils durch Exzision, teils durch plastische Operationen beseitigt werden. Während frontoorbitale Meningoenzephalozelen sehr selten sind, kommen Nasenvorhofzysten häufiger vor.

Bei ein- oder doppelseitigen angeborenen Lippen-Gaumenspalten ist die äußere Nase stets mitbetroffen. Sie erfordern frühzeitig (im ersten Lebensjahr) plastische Operationen durch einen besonders auf diesem Gebiet erfahrenen Operateur.

B. Erkrankungen der Nasenhöhle

I. Atresien und Verwachsungen

Vorn und in der Mitte der Nase sind die Atresien ebenso wie die partiellen Verwachsungen (Abb. 89) meist durch ulzeröse Prozesse (Lupus, Lues), Traumen oder operative Eingriffe und galvanokaustische Ätzungen entstanden.

Behandlung: Die Narben werden mit Knopfmesser und Konchotom breit exzidiert, gegebenenfalls unter Bildung entsprechender Schleimhautlappen zur Deckung der Wundfläche. Durch Tamponade und später durch regelmäßige Einlagen von Paladonplatten oder Gummidrains wird eine Wiederverwachsung verhütet.

Hinten handelt es sich bei den Verschlüssen der Nase meist um kongenitale ein- oder doppelseitige Choanalatresien. Diese können häutig oder knöchern sein. Der Kranke kann durch die befallene Seite weder atmen noch ausschneuzen. Vorne ist die Nase frei, nur liegt am Nasenboden und in der Tiefe viel Schleimeiter. Mit der Sonde fühlt man in 6—7 cm Tiefe einen harten Widerstand (Vergleich mit der anderen Seite!). Postrhinoskopisch erscheint die befallene Choane durch eine glatte, mit Schleimhaut überzogene, meist knöcherne Wand verschlossen.

In örtlicher Betäubung, bei Kindern in Intratrachealnarkose, wird bei knöchernen Verschlüssen die Wand mit dem Meißel und der Stanze breit abgetragen, bei Erwachsenen, nachdem vorher die submuköse Septumresektion ausgeführt worden ist. Um Wiederverwachsungen zu verhüten, muß der hintere Teil des Vomer mit entfernt werden. Auch auf transpalatinalem Wege können die Verschlüsse erfolgreich beseitigt werden. Bei Säuglingen und Kleinkindern führen Aufbohrungen der knöchernen Verschlußplatte mit dem THORNWALDschen Bohrer zu einer freien Nasenatmung. Der Eingriff ist klein und stellt unter antibiotischem Schutz selbst in den ersten Lebensmonaten keine wesentliche Belastung dar. Bei häutigen Verschlüssen ist nur eine Exzision der Membran erforderlich. Die Nachbehandlung hat durch Bougierung, Einlagen von Gummidrains oder Röhrchen aus Kunststoff (Paladon) zu verhindern, daß während der Überhäutungsperiode neue Verwachsungen auftreten.

II. Septumdeviation

Einseitige knorplige oder knöcherne, länglich-leistenförmige oder spitze, dornenartige Auswüchse am Septum *(Cristae* und *Spinae septi nasi)* finden sich in leichtem Grade sehr häufig, und zwar infolge von Vererbung oder Wachstumsstörung hauptsächlich im unteren Drittel der Scheidewand, da, wo die *Lamina septi* an die knöchernen Teile *(Vomer, Lamina perpendicularis, Crista palat.)* anstößt. Sie sind meist mit Verbiegungen (Septumdeviationen) verbunden (Abb. 90).

Behandlung: Submuköse Septumresektion nach KILLIAN.

In örtlicher Betäubung (nach Spray und Einlage von Gazetampons mit 2%*igem Pantocain + Suprarenin*, sowie submuköser Injektion von ½%*igem Novocain*) bogenförmiger von vorn oben nach hinten unten verlaufender Schnitt vorn im Vorhof dicht hinter dem Beginn der Schleimhaut der konvexen Seite bis auf den Knorpel. Ablösung des Perichondriums und der Schleimhaut mit schmalem Raspatorium und Elevatorium im Bereich der Konvexseite der Verbiegung. Dann entsprechender senkrechter Schnitt nur durch den Knorpel unter Schonung der Knorpelhaut der anderen Seite (Vorsicht, bei Verletzung der gegenseitigen Schleimhaut besteht die Gefahr einer Dauerperforation!) und anschließend vom Knorpelschnitt subperichondrale Ablösung der Schleimhaut der konkaven Seite. Zwischen ein langblättriges Spekulum, dessen Blätter rechts und links vom Knorpel die beiden Schleimhautüberzüge zurückhalten, wird der Knorpel eingestellt und mit BRÜNINGSscher Septumzange und anderen scharfen Zangen fensterartig in seinen verbogenen und verdickten Teilen reseziert. Knöcherne Verdickungen am Nasenboden müssen so weit mit dem Meißel abgetragen werden, bis die zusammengelegten beiden Schleimhautblätter ein gerades, in der Mitte stehendes Septum bilden und alle Teile der Nase zu übersehen sind. Mit Gazetampons auf beiden Seiten werden die Schleimhautblätter für 12—24 Stunden aneinandergehalten. Nach Entfernung der Tampons ist die Nase gewöhnlich durch reaktive Schwellung für einige Tage verschlossen, später wird die Atmung ganz frei. Hypertrophien, besonders hinten an den Muscheln, werden gleichzeitig mit der Schlinge abgetragen.

Kleine *Spinae* und *Cristae,* wenn sie überhaupt stören, werden entweder ebenfalls submukös nach Ablösung der Schleimhaut oder mit der Schleimhaut abgemeißelt.

Bei traumatischen Septumdeviationen (alten Knorpel- und Knochenfrakturen) ist die Operation meist schwieriger, besonders ist die Ablösung der Knorpel- und Knochenhaut erschwert wegen des Narbengewebes und der Verwachsungen, die an der Bruchstelle von der Schleimhaut der einen Seite zur anderen gehen und scharf durchtrennt werden müssen.

Besteht außerdem noch eine sattelförmige Einsenkung der äußeren Nase infolge des Bruches, so läßt sich diese Deformität ebenso wie eine Schiefnase leichteren Grades gleichzeitig ausgleichen.

Man schiebt von einem knopflochartigen Querschnitt innen unter der Nasenspitze in eine durch Unterminierung der Haut des Nasenrückens hergestellte Tasche ein entsprechend der sattelförmigen Einsenkung modelliertes Paladonstück ein. Zur Korrektur von Schiefstellungen ist meist ein größerer und komplizierter plastischer Eingriff mit Mobilisierung des Nasenbeins und nachfolgender Reposition erforderlich.

16. Beispiel: 16jähriger Arbeiter bekommt von Kindheit an unvollkommen Luft durch die Nase und leidet häufig an Schnupfen, der länger dauert als gewöhnlich, öfter auch an Kopfschmerzen und Druckgefühl in der Stirn. Über ein Trauma ist nichts bekannt.

Befund: Äußerlich weicht die Nasenspitze etwas nach rechts von der Mittellinie ab. Innen steht das Septum nicht als gerade Wand in der Mittellinie, sondern springt links vorn im knorpeligen Teil als schräge konvexe Fläche vor und verengt das Lumen so, daß die mittlere und untere Muschel nur teilweise zu sehen sind. Rechts ist das Septum vorn konkav eingebogen, hinten springt es konvex vor, so daß es im ganzen s-förmig verbogen ist.

Die rechte untere Muschel ist blaß, glatt, geschwollen und zeigt eine vikariierende Hypertrophie.

Nasenrachen: Am Dach wenig schleimig-eitriges Sekret.

Diagnose: **Deviatio septi nach links.**

III. Fremdkörper

Fremdkörper (große Kerne, Erbsen, Bohnen, Knöpfe, Perlen u. a.) sind bei Kindern häufig und bleiben oft jahrelang unbemerkt. Gewöhnlich sitzen sie vorn sichtbar im Vestibulum, erst durch unzweckmäßige Extraktionsversuche (Zange! Pinzette!) werden sie zwischen die untere Muschel und das Septum oder über die untere Muschel in den mittleren Nasengang gestoßen. Ist von dem Fremdkörper nichts bekannt, so werden die Kinder erst nach Jahren wegen der Folgeerscheinungen mit der typischen Angabe gebracht, daß seit längerer Zeit ein dauernder einseitiger Schnupfen mit stinkender Absonderung bestehe. Als Ursache findet sich dann gewöhnlich ein von angetrocknetem Sekret inkrustierter steinähnlicher Fremdkörper *(Rhinolith)*. Jedoch sieht man hin und wieder auch höckrige Rhinolithen, ohne daß als Kern ein Fremdkörper nachweisbar ist.

Behandlung: Sie werden nach örtlicher Betäubung oder bei unruhigen Kindern in Rauschnarkose mit winklig abgebogener Sonde (ähnlich wie beim Ohr) entfernt. Pinzette und Zange sind, um ein Abgleiten nach hinten zu vermeiden, bei glatten und runden Fremdkörpern nicht zu verwenden und nur bei weichen oder flachen Fremdkörpern (Papier u. a.) zu gebrauchen.

IV. Nasenbluten (Epistaxis)

Ursache: In Frage kommen akute und chronische Infektionskrankheiten, essentielle Spontanblutungen besonders nach Anstrengungen, Venektasien des Lokus Kiesselbach, Hochdruckleiden der verschiedensten Genese, Krankheiten der Gefäße und der Nieren, hämorrhagische Diathesen, Verletzungen und verschiedenartige Geschwülste.

Prognose: Gut, wenn der Blutverlust nicht schon zu stark ist und keine hämorrhagische Diathese oder eine Erkrankung mit Blutdrucksteigerung oder eine Gefäßerkrankung (z. B. Oslersche Krankheit) vorliegen.

Behandlung: Möglichst kausal, sonst symptomatisch. Um eine reflektorische Anämie in der Nase zu erzielen, werden zunächst kalte Umschläge auf den Nacken (Eisschlauch) gemacht. Der häufigste Ursprungsort des Nasenblutens ist der Lokus

KIESSELBACH, seltener geht die Blutung höher vom Septum, vom Nasenboden oder von den Muscheln aus. Bei der lokalen Blutstillung darf nie ohne gute Beleuchtung (Reflektor) und ohne Spekulum gearbeitet und nie ohne weiteres tamponiert werden. Erst wenn nach Anästhesie mit Pantocain-Suprareninspray oder damit getränkte Gazestreifeneinlagen die blutende Stelle genau erkannt ist, werden auf eine mit Watte umwickelte Sonde einige Tropfen einer *5%igen Chromsäure* oder einer konzentrierten *Trichloressigsäure* gebracht und gegen die blutende Stelle gedrückt. Ebenso eignet sich für eine Ätzung die *50%ige Argentum-nitricum-Lösung*. Gewöhnlich steht danach die Blutung. Steht die Blutung nach Ätzung nicht, ist sie stark oder ist die Blutungsquelle nicht festzustellen, dann muß entweder die vordere oder hintere Tamponade ausgeführt werden. Nicht selten sind bei Blutungen aus dem hinteren Teil der Nase sowohl die vordere als auch die hintere Tamponade notwendig. Gleichzeitige Gaben von *Antibiotika* verhindern Infektionen besonders im Bereich der Ohren.

Unter Umständen müssen die blutende Stelle und das ektatische Gefäß sofort mit dem galvanischen Flachbrenner verschorft und verödet werden (Rotglut!). Nach dem Ätzen verbiete man das Schnauben und lasse den Patienten bei aufrechter spannungsfreier Kopfhaltung ruhig durch die Nase ein- und den Mund ausatmen.

Die **vordere Tamponade** mit 1—2 cm breiten gesäumten *Jodoform-*, *Stryphnon-* oder *Vioformgazestreifen* nach Anästhesierung der Nase sollte nur unter Reflektorbeleuchtung mit Hilfe des Nasenspekulums ausgeführt werden, damit der Tampon auch wirklich der blutenden Stelle anliegt. Wenn möglich, wird die Tamponade umschrieben ausgeführt. Oft empfiehlt sich besonders bei doppelseitiger Tamponade, vor dem Tamponieren in die unteren Nasengänge Gummidrains einzulegen, damit die Nasenatmung weitgehend frei bleibt. Bei der schonenden SEIFFERTschen Methode wird die Nase durch eine Gummiblase, die nach ihrer Einführung mit Luft oder Wasser gefüllt wird, austamponiert.

Die **hintere Tamponade** der Choane und des Nasenrachens ist möglichst zu umgehen, weil sie zu Mittelohreiterungen führen kann. Man schiebt dazu durch die Nase einen elastischen Katheter (als Ersatz des entbehrlichen BELLOCQschen Röhrchens) bis hinter das Zäpfchen, zieht ihn durch den Mund vor, bindet den an einem Faden hängenden Gazetampon daran, zieht den Katheter mit dem Tampon in den Nasenrachen zurück, bis letzterer fest in der Choane sitzt und bindet dann den Faden über dem Oberkiefer fest. Diese Tampons sollen höchstens 24—48 Stunden liegen bleiben. Oft wird durch *Finestal* (*Glykokoll-Ascorbinsäure-Kalzium*), *Rutinion* und *Vitamin-K*-Behandlung die Blutung zum Stehen gebracht. Stark gerinnungsbeschleunigend wirken auch *Pektinstoffe* in Gestalt von *Sangostop*, und zwar als intramuskuläre Injektion. Zu versuchen sind ferner *Clauden* und *Calcium gluc.* intravenös. Nach reichlichem Blutverlust ist die Infusion von Blutersatzmitteln oder besser noch die *Bluttransfusion* angebracht.

Hochdruckleiden und Blutungsübel bedürfen einer sorgfältigen internistischen Untersuchung und Behandlung. Bei stärkeren meist sturzartigen arteriellen Blutungen nach fronto-basalen Brüchen muß die frakturierte Partie operativ freigelegt und das blutende Gefäß unterbunden werden. Zur Verhinderung von Nasennebenhöhlen- und Mittelohrinfektionen ist bei jeder längeren Nasentamponade ein antibiotischer Schutz erforderlich.

17. Beispiel: 35jähriger Mann hatte schon öfter Nasenbluten, das aber stets bald aufhörte. Seit heute morgen andauernd Nasenbluten, das auch vom Arzt nicht durch Tamponade mit „blutstillender Watte" gestillt werden konnte.

Befund: Etwas blasser, sonst gesunder, völlig mit Blut besudelter Mann.

Nase: Beiderseits voll geronnenen und sickernden Blutes. Nach Ausschnauben und Entfernung der Gerinnsel mit der Nasenzange wird die Nasenschleimhaut beiderseits mit 2%iger Pantocain-Suprareninlösung eingesprayt und ein mit derselben Flüssigkeit getränkter Gazestreifen eingelegt. Nach 10 Minuten Entfernung der Streifen. Dann läßt man bei rückwärts geneigtem Kopf vorhandenes Blut in den Rachen fließen und ausspeien, während man von vorn unter Reflektorbeleuchtung schrittweise die einzelnen Nasenteile mit Watteträger von Blut frei tupft und erkennt, daß eine Sickerblutung rechts vorn am knorpeligen Septum nahe dem Nasenboden aus einem ektatischen baumförmig verzweigten Gefäß besteht. Linke Nasenseite ohne Blutung.

Blutdruck: RR 190:110.

Urin: Albumen ++, granulierte Zylinder und vereinzelt Erythrozyten.

Diagnose: **Epistaxis rechts aus einem ektatischen Gefäß vorn unten am Septum (Lokus Kiesselbach) bei renalem Hochdruck.**

V. Akute Entzündungen

1. Rhinitis acuta, Schnupfen (Common cold)

Der Schnupfen ist die häufigste Infektionskrankheit, besonders im Frühjahr und Herbst. Er ist übertragbar. Die Erreger sind verschiedene Virusarten mit einer Größe unter 50 mμ. Eine allgemeine oder lokale „Erkältung" begünstigt bei konstitutioneller Disposition als Gelegenheitsanlaß das Haften der Erreger, da durch Auskühlung sowie durch Überhitzung und Übermüdung des Körpers das Flimmerepithel gelähmt wird und vegetative Dysregulationen auftreten.

Verlauf: Es erfolgt zunächst eine wäßrige Absonderung, die allmählich schleimig-eitrig wird und gewöhnlich innerhalb von 8—14 Tagen zusammen mit der Verschwellung und den übrigen Erscheinungen wieder verschwindet (Abb. 91). Recht häufig beginnen die ersten Erscheinungen im Nasenrachenraum und äußern sich bei subfebrilen Temperaturen in einem lästigen Reizhusten und unangenehmen Kratzen im Rachen. Oft schließt sich an den Schnupfen ein absteigender Katarrh des Rachens, des Kehlkopfes und der Bronchien an.

Prognose: Günstig, wenn nicht die Nebenhöhlen der Nase oder die Ohrtrompete und das Mittelohr miterkranken. Diese Superinfektionen werden gewöhnlich durch *Streptokokken*, *Pneumokokken*, *Staphylokokken* und andere Eitererreger hervorgerufen.

Behandlung: Im Anfang läßt sich die Erkrankung manchmal durch *Antipyretika*, einige *Jodtropfen*, Schwitzprozeduren und heiße Bäder, *Mentholöl* oder mehrfache Kopflichtbäder kupieren oder abkürzen. Im übrigen empfehlen sich Einträufelungen oder Sprays mit abschwellenden Nasentropfen, damit die Beschwerden durch vorübergehende Abschwellung der Schleimhaut gelindert werden und das Sekret leichter ausgeschneuzt werden kann.

Nicht ungefährlich ist der Schnupfen bei Säuglingen, da wegen der Verstopfung der Nase nicht gleichzeitig getrunken und geatmet werden und daher unter Umständen die Ernährung erheblich gestört werden kann. Die Behandlung besteht in regelmäßigem Ausblasen der Nase mit dem Politzer-Ballon und Freihalten der Nase durch abschwellende mentholfreie Nasentropfen und -salben. Auch Einträufelungen von $^1/_4$—$^1/_2$%iger *Zinc. sulfuric. Lösung* oder 5%igem *Protargol*, 3mal täglich 1—2 Tropfen in jedes Nasenloch wirken günstig. Vorsicht, Intoxikationsgefahr!

2. Spezifische Entzündungen

Die **Nasendiphtherie** verläuft mit Vorliebe in abgeschwächter subakuter Form. In manchen Fällen ist sie Vorstadium oder Teilerscheinung einer Rachen- oder Kehlkopfdiphtherie (bellender Husten, Aphonie). Bei Mitbefallensein der Nasennebenhöhlen (Abb. 108) entsteht ein ernstes Krankheitsbild, doch ist vor operativen Eingriffen dabei zu warnen. In selteneren Fällen beruht eine *Rhinitis fibrinosa* nicht auf Diphtherie, sondern auf Strepto- oder Staphylokokkeninfektionen.

Prognose: Günstig, wenn nur die Nase allein erkrankt ist.

Behandlung: *Serumtherapie*, *Antibiotika* und Isolierung der Kranken. Die Lokalbehandlung des Diphtherieekzems geschieht nach dermatologischen Gesichtspunkten.

Die **Rhinitis gonorrhoica** ist bei Erwachsenen selten. Bei Säuglingen entsteht sie häufiger und zwar durch eine Infektion während der Geburt. Die Diagnose wird bei Schnupfen mit Schwellung und Rötung am Naseneingang und eitriger Absonderung aus dem Gonokokkenbefund im Nasensekret gestellt.

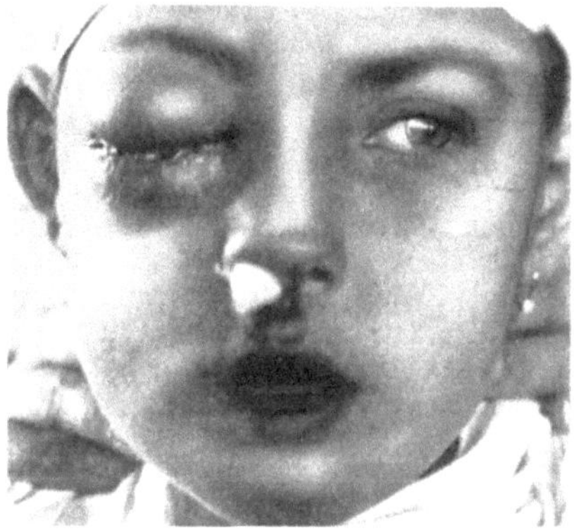

Abb. 108. Nasendiphtherie mit rechtsseitiger Siebbein- und Stirnhöhlenbeteiligung. Starkes entzündliches Ödem der Augenlider

Prophylaxe: Sie besteht bei der Nase ebenso wie bei der Bindehaut im Einträufeln von *Sol. argent. nitr. 1%*.

Behandlung: Ausblasen der Nase mit dem POLITZER-Ballon bei offener anderer Seite und Einträufeln von *10%igem Protargol* dreimal täglich 3 Tropfen. Eine Behandlung mit *Penicillin* oder *Sulfonamiden* bringt meist eine schnelle Heilung.

Wichtig ist der **syphilitische Schnupfen** der Säuglinge. Jeder hartnäckige Schnupfen innerhalb der ersten Lebenswochen ist luesverdächtig und muß die Veranlassung zum Suchen nach anderen Luessymptomen sein: Exanthem, Knochenveränderungen, Leber- und Milzschwellung, serologische Luesreaktionen im Blut und Liquor der Mutter.

Rhinoskopisch findet man eine eitrige, manchmal bräunlich-blutige Absonderung und eine Schwellung und Rötung der Schleimhaut, besonders an dem hinteren Teil des Septums.

Behandlung: *Antisyphilitisch* nach dermatologischen Gesichtspunkten.

18. Beispiel: 8jähriger Knabe hat seit 3 Wochen andauernd „Schnupfen", verstopfte Nase und schnaubt eitrige, mit Blut vermischte, flockige Massen aus. Seit 8 Tagen außen am Naseneingang Ausschlag. Verdacht auf Nasendiphtherie.

Nase: Rechts frei. Links ist die Haut am Eingang und an der Oberlippe gerötet, mit blutig-gelben Borken und Krusten bedeckt. Auf der Schleimhaut am Septum und an der Seitenwand überall weißgelbe z. T. zerfallende blutige Membranen *(Rhinitis fibrinosa)*.

Rachen und Kehlkopf o. B., Temperatur 37,1. Subjektives Wohlbefinden. Der positive Diphtheriebakterienbefund im Abstrich bestätigt die

Diagnose: **Nasendiphtherie.**

VI. Chronische Entzündungen

1. Rhinitis hyperplastica

Allgemeine oder umschriebene Hyperplasien des Schwellgewebes an den Muscheln und hinten am Septum entstehen allmählich als Folge von häufigen leichten Infektionen und bei allergischer Rhinitis, besonders wenn bei gleichzeitiger vorderer Nasenenge *(Deviatio septi)* die Nasenatmung behindert ist. Diese Atembehinderung, die vorübergehend oder dauernd auftreten kann, ist nicht nur lästig, sondern führt häufig im Laufe der Zeit zu Katarrhen des Rachens und Kehlkopfes sowie der unteren Luftwege.

Behandlung: Zunächst kann man durch Inhalationen, Kuren im Hochgebirge, Kopflichtbäder und abschwellende Nasentropfen (evtl. mit Zusatz von *Kortisonderivaten*) versuchen, die Hyperplasien zur Rückbildung zu bringen. Gelingt dieses in 8—14 Tagen nicht, so muß die Schwellung operativ beseitigt werden, ebenso wenn ausgesprochen lappig-polypöse Hyperplasien vorn oder am unteren Rande der Muscheln oder an den hinteren Enden bestehen. Am besten geschieht die Abtragung bei umschriebenen polypösen Hyperplasien mit einer Drahtschlinge, die vor der knieförmig gebogenen Nasenschere den Vorzug hat, da sie durch Kompression und Quetschung der Blutgefäße die Blutungsgefahr vermindert.

Zur Betäubung wird eine *2%ige Pantocain-Suprareninlösung* mit dem Zerstäuber eingeblasen und ein Gazestreifen mit derselben Lösung für 10 Minuten eingelegt. Um die hinteren Enden abzutragen, wird die geöffnete Drahtschlinge etwas nach lateral und oben umgebogen und dann, parallel dem Septum, unter Leitung des Auges eingeschoben, bis sie hinten über das hyperplastische Ende hinüberschnappt. Ist die polypöse Hyperplasie in der offenen Schlinge gefangen, so wird langsam und fest zusammengeschnürt und dann mit einem kurzen Ruck das gefaßte hintere Ende abgetragen. Ähnlich werden die übrigen Hyperplasien entfernt. Der Schleimhautüberzug an den medialen und oberen Muschelflächen bleibt erhalten. Die völlige Abtragung der Muschelschleimhaut (Skalpierung) oder gar die Resektion der knöchernen Muschel ist zu verwerfen, da danach eine dauernde lästige Trockenheit und Borkenbildung (postoperative *Rhinitis sicca*) auftreten können.

Bei kissenartigen Schwellungen der ganzen unteren Muschel brennt man mit dem galvanischen Flach- oder Spitzbrenner entlang der unteren Muschel ein oder zwei Furchen in die Schleimhaut und bewirkt durch die eintretende Vernarbung und Verödung der *Corpora cavernosa* eine Verkleinerung der Muschel unter weitgehender Erhaltung der Schleimhaut. Ätzungen mit *Trichloressigsäure* oder *Chromsäure* sind weniger wirksam als die Galvanokaustik.

19. Beispiel: Junge Frau leidet nach einem heftigen und länger dauernden Schnupfen fortwährend an „Stockschnupfen“ und Verschwellung der Nase. In kalter Luft und beim Laufen ist die Nase frei, in der Wärme und beim Liegen schwillt die Nase zu, so daß infolge der Mundatmung morgens Rachen und Mund ganz ausgetrocknet sind. Auch beim Liegen auf der Seite schwillt bald die eine oder andere Seite zu. Außerdem Kopfdruck und Kopfschmerzen, vermehrte schleimige Absonderungen, rauhes Gefühl im Rachen, zeitweise belegte Stimme, besonders nach längerem Sprechen (Phonasthenie).

Nase: Geringe Verbiegung der Nasenscheidewand nach rechts im knorpligen Teil. Untere Muscheln beiderseits blaß, bläulich rot (livid), vergrößert und verdickt, besonders nach hinten zu. Am Nasenboden wenig eitriger Schleim. Mittlere Muscheln o. B.

Nasenrachen (Postrhinoskopie): Hinteres Ende der unteren Muschel rechts glatt, links maulbeerartig polypös geschwollen.

Rachen: Auf der hinteren Rachenwand schleimiges Sekret, sonst o. B.

Diagnose: **Hyperplasie der unteren Muscheln, besonders des hinteren Endes der linken unteren Muschel (Rhinitis hyperplastica).**

2. Rhinitis chronica purulenta

Befund: Überall auf der Nasenschleimhaut finden sich mehr oder weniger dicke Beläge von eitrigem Sekret. Während die mittleren Nasengänge gewöhnlich frei sind, sind die unteren Nasengänge besonders stark mit Sekret angefüllt.

Differentialdiagnose: In diesen Fällen muß stets eine latente Nebenhöhleneiterung, besonders eine Kieferhöhleneiterung, ausgeschlossen werden (Probespülung, Ansaugen, Röntgenaufnahme). Die Erkrankung beruht häufig auf konstitutioneller Veranlagung (Erblichkeit, exsudative Diathese, Gicht, Diabetes) und schädlichen exogenen Noxen (verschiedene Staubarten, chemische Stoffe). Sie bildet nicht selten das Vorstadium der atrophischen Rhinitis. Bei Kindern, die relativ häufig an eitrigem Schnupfen erkranken, ist meist eine Rachenmandelhyperplasie und -entzündung die Ursache.

Prognose: Eine völlige Heilung ist nicht immer möglich.

Behandlung: Wichtig sind zunächst die Ausschaltung aller äußeren Schädlichkeiten (Arbeitshygiene) und die Beseitigung von Stoffwechselstörungen und Nebenhöhleneiterungen. Bei starker Sekretion und zäher eitriger Absonderung tägliche Einblasungen von *Traubenzucker* oder *Marfanil.* Außerdem *Oberflächenantibiotika,* Einpinseln und Einträufeln von *$^1/_2$%iger Chlorzinklösung* oder *5%iger Protargollösung.* Badekuren und Luftveränderungen in Ems, Soden und Reichenhall. Bei Rachenmandelhyperplasie Adenotomie.

3. Rhinitis atrophicans, Ozäna (Stinknase)

Entstehung: Die Erkrankung tritt häufig familiär, besonders beim weiblichen Geschlecht (im Verhältnis 4:1) auf, jedoch in verschiedenem Grade, bei manchen dauernd nur als einfache chronische Rhinitis mit zäh-eitriger Sekretion ohne erheblichen Fötor und Atrophie. Inwieweit neben der vererbbaren und konstitutionellen Minderwertigkeit der Schleimhaut der oberen Luftwege bei der Auslösung eine spezifische und unspezifische Infektion, hormonelle oder vegetative Störungen eine Rolle spielen, ist bisher nicht vollkommen geklärt. In vielen Fällen scheint jedoch die Erkrankung bei konstitutioneller Veranlagung auf Grund verschiedener Ursachen (frühzeitige Infektionen im Kindesalter, Nasendiphtherie, diffuse eitrige Rhinitis, hormonelle Umstellungen in der Pubertät) manifest zu werden. Öfter kommt es außen zu Verdickungen im knöchernen Nasengerüst und in den benachbarten Gesichtsknochen. Vor allem bleiben gewöhnlich die Nebenhöhlen klein und unterentwickelt. Das flimmernde Zylinderepithel wird allmählich in Plattenepithel umgewandelt. Die Becherzellen, Schleimdrüsen und *Corpora cavernosa* gehen bei gleichzeitiger, fibröser Entartung der Submukosa zugrunde, so daß die Sekretion der Schleimhaut fast völlig versiegt. Die Krankheit ist fast stets mit Kopfschmerzen verbunden.

Neben den ausgeprägten Erkrankungen gibt es zahlreiche Übergangszustände zwischen einfacher chronischer und ausgesprochener atrophischer Rhinitis. Borkenbildung, Trockenheit und Fötor hängen weitgehend von klimatischen Verhältnissen ab. Bei Seeleuten und Küstenbewohnern (maritimes Klima) finden sie sich wesentlich seltener als bei Steppen- und Wüstenbewohnern. In einzelnen Fällen sind gleichzeitig Siebbein- oder Kieferhöhleneiterungen vorhanden, so daß die Ansicht entstand, die Rhinitis atrophicans wäre die Folge von solchen latenten Nebenhöhleneiterungen, was jedoch keineswegs allgemein zutrifft. Überaus quälend können die meist mit der Ozäna verbundene *Pharyngitis* und *Laryngitis sicca* sein, besonders wenn sie mit zäher Schleim- und Borkenbildung einhergehen. Sie rufen neben Durstgefühl vor allem Schmerzen, Brennen und einen lästigen Husten hervor.

Differentialdiagnose: Eine Nebenhöhleneiterung ist durch die Probespülung und Röntgenaufnahme auszuschließen. Andere mit Fötor einhergehende Erkrankungen (symptomatische Ozänen) finden sich bei Lues III, bei Geschwülsten und nach Röntgenbestrahlungen, vor allem aber nach Operationen und traumatischen Erweiterungen der Nase. Auch die seltenen Konkrementbildungen (Nasensteine, Rhinolithen) verursachen häufig einen aashaften Gestank.

Prognose: Die Erkrankung ist langwierig und schreitet gewöhnlich fort. Häufig lassen auch bei ausgeprägten Fällen nach Jahren — oft ohne Behandlung — Fötor und Borkenbildung nach oder schwinden ganz. Dann entsteht mit Ausnahme einzelner Rückfälle ein erträglicher Zustand. Lästige Trockenheit in der Nase und im Rachen ohne Borken und ohne Fötor sind dann neben der Neigung zu Kopfschmerzen die einzigen Beschwerden.

Behandlung: Sie richtet sich, da es ein kausales Heilmittel nicht gibt, vor allem gegen die Hauptsymptome, den Fötor, die Trockenheit und die Borkenbildung. Die zu diesem Zweck empfohlenen Mittel sind sehr zahlreich, ihre Wirkung beschränkt oder zweifelhaft. Man versucht einerseits durch Schnupfpulver (*Natr. biborac.*, *Dextropur* 5mal täglich) eine dünnflüssige Sekretion anzuregen, andererseits die Borken durch Nasenspülungen mit *Kochsalz-* oder *Boraxlösung* zu beseitigen. Auch stundenweises Verstopfen einer Nasenseite mit Watte nimmt den Fötor und verflüssigt die Borken. Einträufelungen von *Turipol* oder *Jodturipol*, *Jod-Jodkalilösung (Jod. pur. 0,75, Kal. jodat. 2,5, Glyzerin 25,0)*, *Priscol* oder innerliche *Jod-* oder *Vitamin-A-Gaben* lindern ebenso wie ein Seeaufenthalt die Beschwerden wesentlich. Alle mentholhaltigen Präparate sind zu meiden, da sie bei längerer Anwendung noch mehr anämisieren und austrocknen.

Operationen: Durch Einpflanzung von Glasperlen, Kunststoffen wie Paladon oder mazeriertem Rinderknochen (Eckert-Möbius, Eyriès) unter die abgelöste Schleimhaut der Nasenscheidewand, des unteren Nasenganges und des Nasenbodens läßt sich die zu weite Nase verengern. Hierdurch wird die Borkenbildung vermindert oder ganz aufgehoben. Ebenso versucht man durch Verlagerung der lateralen Nasenwand nach median (Lautenschläger) die zu weite Nase zu verengern und dadurch die Borkenbildung und den Fötor zu beseitigen. Ob die dabei erzielten Besserungen dauernde Heilerfolge bewirken, kann man im voraus nicht sagen. Wenn auch die Weite der Nase nicht die Hauptursache der fötiden Borkenbildung ist, wie ja schon aus der häufigen spontanen späteren Besserung der fötiden Rhinitis bei Fortbestehen der Atrophie hervorgeht, so ist doch bei erfolglos behandelten Ozänafällen im jugendlichen Alter ein Versuch mit der Lautenschlägerschen Operation angezeigt, besonders wenn Einpflanzungen von Rinderknochen oder Kunststoffen ohne Erfolg waren.

Lautenschläger*sche Operation:* In örtlicher Betäubung werden, wie bei der Radikaloperation, die Kieferhöhle in der *Fossa canina* eröffnet und der Knochen der lateralen Nasenwand (mediale Wand der Kieferhöhle) entlang dem Nasenboden und parallel zur *Apertura piriformis* vor der unteren Muschel unter Schonung der nasalen Schleimhaut durchgemeißelt, nebst den Muscheln nach median ans Septum gedrängt und durch Knochenverkeilung und Tamponade festgehalten. Die Wunde bleibt zum Munde offen, damit die Tamponade für längere Zeit durchgeführt werden kann. Die Seitenwand bleibt gewöhnlich medial verlagert stehen und wird häufig durch sich bildende Synechien mit dem Septum festgehalten. Statt permaxillär kann man dieselbe Verlagerung der Seitenwand auch auf intranasalem Wege vornehmen. Einfacher ist die Nachbehandlung bei der Modifikation von Hinsberg. Mit Hilfe einer beiderseits quer durch und um die Nasenwände und durch das Septum geführten und auf einer Seite zur Nase herausgeleiteten Aluminiumbronzedrahtnaht werden die mobilisierten lateralen Nasenwände dem Septum genähert. Um ein Durchschneiden des Drahtes zu verhindern, werden resorbierbare Magnesiumblechplatten seitlich in der Kieferhöhle unter den Draht geschoben. Die orale Wunde wird geschlossen. Der Bronzedraht wird erst nach 3—4 Wochen entfernt, wenn die laterale Nasenwand in der neuen Stellung nahe am Septum festgewachsen ist. Der Erfolg dieser nasenverengernden Operation ist bei guter Technik meist ein zufriedenstellender, da danach der Fötor und die Borkenbildung fast völlig verschwinden.

20. Beispiel: 16jähriges sonst gesundes aber blasses Mädchen leidet seit mehreren Jahren an „Schnupfen" mit reichlicher eitriger Absonderung. Im letzten Jahre wurde die Absonderung schwächer und borkiger (große Stücke beim Ausschnauben) und scheußlich stinkend, wovon allerdings die Patientin selbst nichts merkt, da sie allmählich den Geruch verloren hat. Außerdem viel Kopfschmerzen in der Stirn und öfter starke Schmerzen in der Nasenwurzel und im Nasenrücken, die seitlich bis in den Oberkiefer ausstrahlen. Trockenheit im Halse und Heiserkeit. Eine fast gleichaltrige Schwester und die Mutter leiden seit Jahren an dem gleichen Nasenübel.

Nasenbefund: Breites Gesicht, breite Nase mit breitem knöchernem Gerüst, keine Einsenkung. Innen beiderseits sehr weit, am Septum und an den Muscheln kleben überall grünlich-gelbe, widerlich stinkende Eiterborken (Abb. 92). Der Fötor ist schon aus weiter Entfernung wahrnehmbar. Nach mehrmaligem Austupfen der Nase mit verdünnter Wasserstoffsuperoxydlösung können die Borken durch Ausschnauben und Auswischen entfernt werden, wobei kleine Schleimhautblutungen auftreten. Hinten ist die trockene Schleimhaut der Rachenwand weit zu übersehen. Die unteren Muscheln sind atrophisch und springen nur als schmale kleine Leisten über die Seitenwand vor. Die mittlere Muschel ist links leicht hyperplastisch, rechts atrophisch. Keine Eiterstraße in den mittleren Nasengängen, auch nicht nach Ansaugen.

Röntgenaufnahme der Nebenhöhlen: Stirnhöhlen nicht angelegt. Siebbein mit geringer Pneumatisation. Kieferhöhlen klein, mit Verschattung in den wandständigen Partien.

Rachen: An der Hinterwand reichlich braune trockene Eiterborken. Schleimhaut trocken, firnisartig glänzend.

Kehlkopf: Heiserkeit, Schleimhaut ebenfalls trocken und gerötet. An den Stimmbändern und subglottisch zähes, gelbes Sekret und einzelne Borken. Nach diesen Symptomen lautet die

Diagnose: **Rhinitis atrophicans (genuine Ozäna) mit Pharyngo-Laryngitis sicca.**

4. Lues der Nase

Syphilitische Erkrankungen der Nase sind sehr selten im Primär- und Sekundärstadium, häufiger im Spätstadium in Form von gummösen Schleimhaut- und Periostaffektionen. Seit der antibiotischen Ära zeigt aber auch die tertiäre Nasenlues einen starken Rückgang.

Symptome: Der Lieblingssitz der Nasengummen sind das knöcherne Septum und das Siebbein. Sie bewirken zunächst derbe Infiltrationen, die zur Verlegung der Nase und zu nicht schmerzhaften und fieberlosen Schwellungen des äußeren Nasengerüstes und des Stirnbeins führen. Später zerfallen die Schleimhautgummen zentral und bilden tiefe Krater mit scharfen Rändern. Ohne Behandlung kommt es dann allmählich zur Knochenzerstörung mit Sequesterbildung und foetider Eiterung. Auf Grund größerer Knochendefekte (Septumperforation) entstehen danach oft eine luische Ozäna und luische Sattelnase.

Differentialdiagnose: Wichtig ist, daß die Infiltrate und Ulzerationen ausnahmsweise weiter vorn sitzen können, und daß die nicht schmerzhaften periostitischen Schwellungen außen am knöchernen Nasengerüst (Abb. 109), am Stirnbein oder am Oberkiefer fehlen können. Tuberkulose ist durch den Allgemein- und Lokalbefund (kleine flache Ulzera, kleine Knötchen) sowie durch die histologische Untersuchung einer Probeexzision und die auf Lues positiven Seroreaktionen auszuschließen. Neoplasmen zeigen gewöhnlich keine multiplen Herde, bei Verdacht darauf Probeexzision.

Prognose: Günstig, wenn nicht schon ausgedehnte Zerstörungen gesetzt sind.

Behandlung: Energische antiluische Kur mit *Penicillin*, evtl. auch mit *Jodkali*. Hat die Behandlung früh begonnen, so heilt die Erkrankung meist ohne Defekte. Bei spät erkannten Fällen bleiben oft dauernde Störungen infolge von narbigen Verwachsungen (Synechien), Perforationen des Septums mit Trockenheit und Borkenbildung, sowie lange dauernde Sequestereiterungen mit stinkenden Borken (luische Ozäna) und Einsenkung des knöchernen Nasengerüstes (luische Sattelnase) nach Ausstoßung von Knochensequestern zurück (Abb. 110).

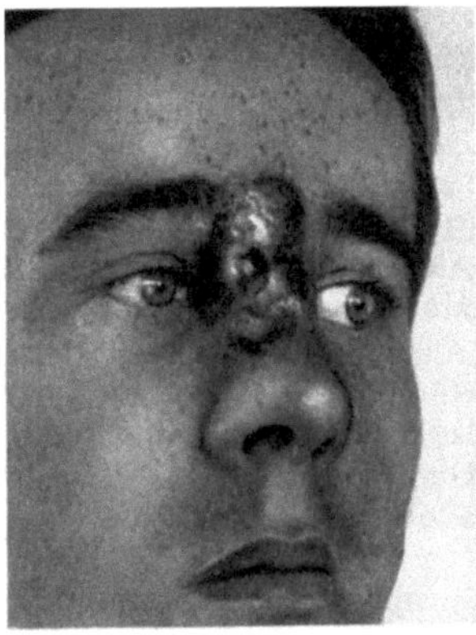

Abb. 109. Luische Periostitis des Nasenbeins mit Ulzeration

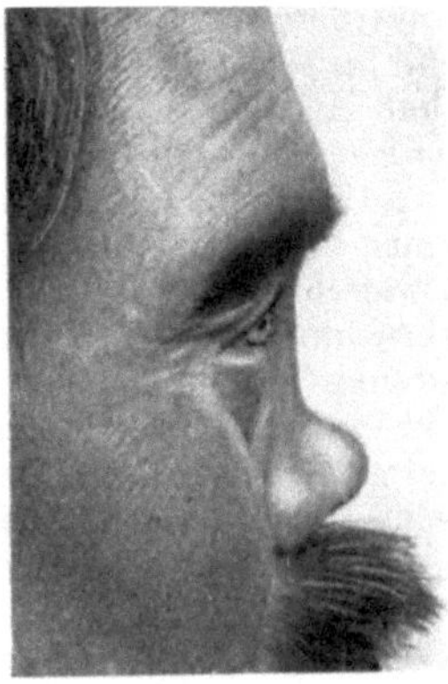

Abb. 110. Luische Sattelnase

21. Beispiel: 26jährige Gastwirtsfrau, kinderlos verheiratet, nie lungenkrank, leidet seit 2 Monaten an rechtsseitigem Schnupfen, zunehmender Verstopfung der rechten Nasenhälfte und geringer Absonderung. Seit 2 Wochen auch äußerlich rechts geringe, nicht schmerzhafte Auftreibung, zeitweise Kopfschmerzen und Kopfdruck.

Allgemeinbefund: Kräftiges gesundes Aussehen, innere Organe o. B.

Nase: Äußerlich beiderseits, besonders rechts am Beginn der knöchernen Nase, leichte Auftreibung und derbe, nicht schmerzhafte Schwellung bis an den Nasenflügel. Innen: Im Bereich der knöchernen Nase an der Seitenwand rechts (Processus frontalis des Oberkiefers) an Stelle der glatten Schleimhaut ein grobhöckriges Infiltrat, das in der Mitte ein schmierig gelbes Ulkus mit steilen kraterartigen Rändern enthält. Am Septum hinten ein ähnliches beetartiges Infiltrat, das auf Pantocain-Suprarenin nicht abschwillt.

Nasenrachen (postrinoskopisch): Rechts am Seitenstrang hochrote Infiltration mit kleiner kraterförmiger Ulzeration in der Mitte. Rachen und Kehlkopf o. B.

Röntgenaufnahme: Es findet sich eine Verschattung der rechten Nasenhaupthöhle und eine unscharfe Knochenzeichnung der rechten medialen Kieferhöhlenwand. Übrige Nebenhöhlen o. B.

Der umschriebene infiltrative Prozeß an mehreren Stellen im Bereich der knöchernen Nase, an der Seitenwand und am Septum, sowie im Rachen mit der kraterförmigen Ulzeration muß den Verdacht einer chronisch entzündlichen Erkrankung, und zwar einer Lues im Spätstadium, erwecken. Die Anamnese (Primäraffekt des Mannes vor 10 Jahren, mehrfache antiluische Behandlung) und die positiven Serumreaktionen im Blute führen zur

Diagnose: **Tertiäre Nasenlues.**

5. Tuberkulose der Nase

Sie tritt gewöhnlich in der Form des Lupus und Tuberkuloms auf, stellt oft den einzigen manifesten Herd von Tuberkulose dar und ist selten mit aktiver Lungentuberkulose verbunden. Beide Erkrankungen entstehen entweder als Impftuberkulose durch Autoinokulation oder Inhalation bei Personen in tuberkulöser Umgebung oder hämatogen bei Lungentuberkulose. Sie entwickeln sich mit Vorliebe auf dem Boden der *Rhinitis sicca anterior* vorn am Septum und am Nasenflügel. Jedoch ist die Schleimhaut- ebenso wie die Lungentuberkulose in allen Kulturländern in den letzten 20 Jahren stark zurückgegangen.

Befund: Die nur im Vorhof (Nasenspitze) lokalisierten Infiltrate bei einem tuberkulös belasteten Menschen lassen, zumal mit den blassen, kleinhöckrigen und flachen Knötchen, sogleich an einen Lupus der Nasenschleimhaut denken.

Diagnose: Sie wird bestätigt durch lupöse Affektionen an der Haut der Wange (lupöse rote Infiltrate mit braunen Knötchen). Lues ist nach der Lokalisation, dem Aussehen, der serologischen Luesreaktion und der histologischen Untersuchung auszuschließen. In fortgeschrittenen Fällen kann die ganze Nasenschleimhaut bis hinten befallen und das Septum vorn infolge langsam entstehender beiderseitiger Ulzera perforiert sein. Der Übergang vom Lupus in die ulzeröse Form der Nasenschleimhauttuberkulose ist häufig ein fließender. Die Nasenspitze und die Nasenflügel können ebenfalls beteiligt sein, entweder durch starke lupöse Hypertrophien oder durch Ulzera und Defekte mit flacher Narbenbildung. Ebenso kann gleichzeitig ein Tonsillen-, Rachen- und Kehlkopflupus neben einer lupösen Hauterkrankung vorhanden sein. Öfter steigt auch der Lupus in den Tränenwegen aufwärts und führt zu fistulösem Durchbruch am Tränensack (Abb. 111).

Prognose: Bei Anwendung von *Bakteriostatika* im allgemeinen günstig. Die Heilung erfolgt mit Defekten, Narbenbildung und mehr oder weniger starker Entstellung. Reine Schleimhauterkrankungen verlaufen bei intensiver Behandlung wesentlich günstiger.

Behandlung: Mit gutem Erfolg werden heute bei der Schleimhauttuberkulose *Conteben*, *PAS*, *Streptomycin* und *INH* angewandt. Die Behandlung muß monatelang unter strenger Kontrolle des Blutbildes, des *N. stato-acusticus* und der Leberfunktion durchgeführt werden. Bei Versagen der Bakteriostatika ist nochmalige Probeexzision erforderlich, da der Krankheitsprozeß dann meist nicht tuberkulöser Natur ist. Gleichzeitig wird eine Licht- und diätetische Behandlung durchgeführt. Meist gelingt es, durch die bakteriostatische und galvanokaustische Behandlung den Lupusprozeß zu heilen, doch ist dauernde Kontrolle über Jahre hinaus nötig.

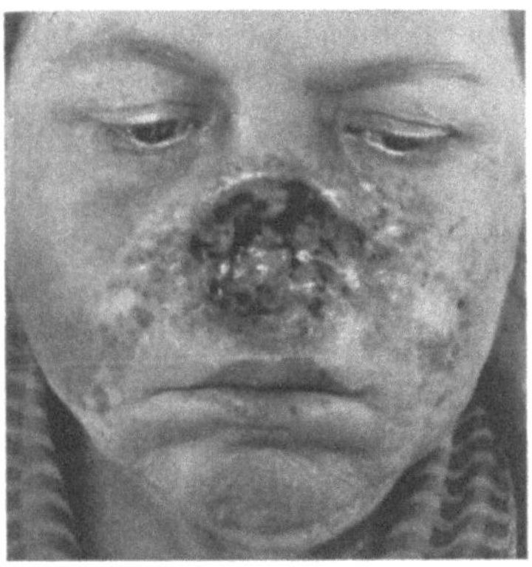

Abb. 111. Lupus der Nase

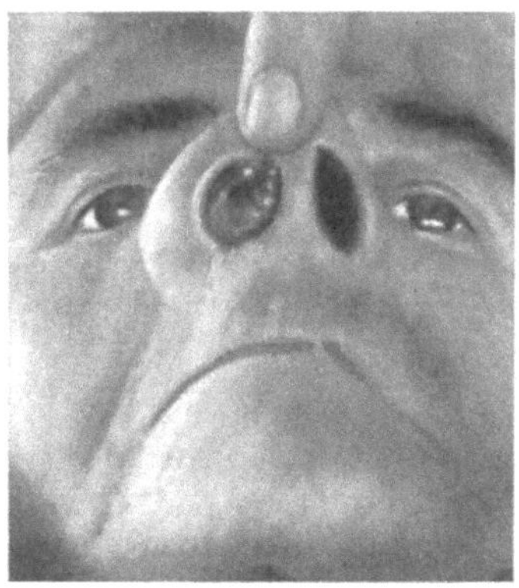

Abb. 112.
Blutender Septumpolyp

Tuberkulome, das heißt tumorartige tuberkulöse Granulationsgeschwülste, sind selten und treten als halbkuglige, blaßrote, glatte oder leicht höckrige Tumoren mit Vorliebe ein- oder doppelseitig vorn am Septum oder an der Seitenwand vor der unteren Muschel auf. Manchmal sind sie mit flachen lupösen Infiltraten und Ulzerationen an anderen Stellen kombiniert. Die Symptome bestehen gewöhnlich in Nasenverstopfung und äußerer Schwellung.

Differentialdiagnose: Eine Lues und ein Neoplasma sind durch die serologischen Reaktionen und die histologischen Untersuchungen auszuschließen.

Prognose: Verhältnismäßig günstig. Ebenso wie bei den übrigen Schleimhauttuberkulosen.

Bei Tuberkulösen (Lymphome am Halse!) findet sich manchmal eine diffuse, hartnäckige, eitrige chronische Rhinitis ohne sichtbare spezifische tuberkulöse Veränderungen. Manchmal sind bei solchen Kranken in den operativ entfernten Gaumen- und Rachenmandeln ebenfalls tuberkulöse Herde zu finden.

22. Beispiel: 18jähriges Mädchen, Mutter an Tuberkulose gestorben. Als Kind viel mit Nasenkatarrhen und Drüsenschwellungen behaftet. Seit einem halben Jahre Ausschlag an der linken Wange und „Stockschnupfen", zeitweise Rötung und Schmerzhaftigkeit am linken Nasenflügel mit stärkeren gelben Borken- und Krustenbildungen.

Allgemeinbefund: Leidlich genährt, keine Kachexie, Lunge o. B.

Nase: Am Nasenflügel und Septum links bis an die untere Muschel kleinhöckrige, flache, blaßrote Infiltrate, in denen einzelne Knötchen und flache, mit gelben Borken bedeckte Ulzera zu sehen sind. Rechts in der Spitzentasche (nur mit kleinem darunter gehaltenem Spiegel zu sehen) vorn zwischen Septum und Nasenflügel ein kleines blasses, linsengroßes Infiltrat mit Knötchen. Die hinteren Nasenteile normal. Rachen o. B.

Diagnose: **Lupus nasi.**

6. Sklerom

Die Erkrankung kommt sporadisch überall in der Welt vor, vermehrt endemisch besonders in den osteuropäischen Ländern. Sie verläuft chronisch und wird durch den kapseltragenden *Sklerombazillus* hervorgerufen. Bei eitriger Rhinitis entstehen zunächst lupusähnliche Knötchen, die zu großen Tumoren auswachsen können und Sklerombazillen und Mikuliczsche Zellen enthalten. Die Infektion befällt nicht nur die Nase, sondern auch den Rachen, den Larynx und die Trachea.

Behandlung: Neben Kauterisierung Vakzinebehandlung, *Streptomycin* und *Terramycin.*

Als weitere spezifische Erkrankungen der Nase findet man Mykosen, Tuberkulide, den Morbus Boeck und meist in außereuropäischen Gebieten Rotz, Lepra und Leishmaniose.

VII. Geschwülste der Nasenhöhle

1. Gutartige Neubildungen

Von den gutartigen Neubildungen sind echte Fibrome und Papillome in der Nasenhöhle recht selten. Dagegen finden sich Angiome häufiger. Ihr Lieblingssitz ist der Lokus Kiesselbach vorn am Septum. Sie sind meist gestielt („blutender Septumpolyp") und bieten histologisch das Bild eines Hämangiofibroms (Abb. 112). Die Therapie besteht in einer operativen Abtragung im Gesunden. Selten sind die Nasenvorhofzysten, deren Entstehung auf abgeschnürte Epithelkeime im Bereich embryonaler Spalten zurückgeführt wird. Ihre operative Ausschälung geschieht am besten vom Mundvorhof aus.

2. Juveniles Nasenrachenfibrom (Basalfibroid)

Die seltene, am Nasenrachendach seitlich zwischen hinterem Siebbein und Keilbein vom Periost entspringende Geschwulst findet sich fast ausschließlich beim männlichen Geschlecht vom 10. bis 20. Jahre und bildet sich jenseits des 25. Jahres mit Stillstand des Knochenwachstums allmählich zurück. Über die Ursache dieser Erkrankung ist nichts bekannt. Sie scheint jedoch in letzter Zeit seltener aufzutreten. Histologisch handelt es sich um ein Hämangiofibrom mit mehr oder weniger großen kavernösen Räumen. Die Geschwulst wächst rein expansiv, kann aber trotzdem wegen ihrer großen Wachstumstendenz bei Einbruch in die benachbarten Höhlen und ins Schädelinnere lebensgefährliche Komplikationen verursachen.

Differentialdiagnose: Ein maligner Tumor läßt sich wegen des langsamen Wachstums ausschließen. Um Klarheit über die genaue Ausdehnung zu erlangen, sollten stets Schichtaufnahmen vom Nasenrachenraum gemacht werden.

Prognose: Meist günstig. Bei großer Ausdehnung können die Geschwülste aber durch Druck den benachbarten Knochen zerstören und in die Orbita, die Kiefer-, Stirn- und Keilbeinhöhle sowie ins Endokranium einbrechen.

Behandlung: Radium- und Röntgentiefenbestrahlungen rufen oft eine überraschende Rückbildung hervor. Bestehen bedrohliche Blutungen und Verdrängungserscheinungen, so ist die operative Entfernung angezeigt, zumal dann, wenn schon ohne Erfolg mit Elektrokoagulation oder Bestrahlungen behandelt wurde und der Kranke noch weit von dem Involutionsalter entfernt ist.

Bei der permaxillären Methode (Denker) werden in Intratrachealnarkose oder in Leitungs- und Infiltrationsanästhesie wie bei der Kieferhöhlenradikaloperation nach Schleimhautschnitt über den oberen Backenzähnen im Mundvorhof die Kieferhöhle breit eröffnet, der Stirnfortsatz des Oberkiefers bis an die *Apertura piriformis* und dann die hintere Hälfte der medialen Kieferhöhlenwand nebst den Muscheln reseziert. Gewöhnlich ist dann die Geschwulst nebst ihrer Ansatzstelle (breiter Stiel zwischen Siebbein- und Keilbeinwand) zu sehen. Durch Resektion der hinteren Kieferhöhlenwand können auch knollige retromaxilläre Fortsätze in der Flügelgaumengrube freigelegt werden. Darauf wird der Tumor, in den *Suprareninlösung* injiziert ist, an seinem Ansatz im Gesunden umschnitten und mit dem Raspatorium oder besser noch nach Abmeißelung der knöchernen Umgebung zusammen mit dieser entfernt. Da die große Geschwulst gewöhnlich nicht mit ihren Fortsätzen durch die starre Operationshöhle herausgezogen werden kann, wird sie stumpf durch hineingestopfte Tupfer abwärts in den Rachen gedrängt und durch den Mund hinausbefördert. Die Blutung ist meist stark. Am Schluß Tamponade des Nasenrachens und Naht der Mundvorhofwunde. Geschwülste ohne seitlichen Fortsatz können auch vom Munde aus nach Spaltung des weichen Gaumens exstirpiert werden. Jedoch machen kleine, mitunter auch größere retromaxilläre Fortsätze oft äußerlich gar keine Schwellung. Sie bleiben bei der pharyngealen Operation leicht stehen und bilden den Ausgangspunkt von Rezidiven.

23. Beispiel: 16jähriger Patient bekommt seit $1^1/_2$ Jahren allmählich zunehmend schlecht Luft durch die rechte Nasenseite und öfter Nasenbluten, das zuletzt vor 8 Tagen bedrohlich stark auftrat.

Befund: Blasser, anämischer Patient. Ständig geöffneter Mund, Oberkieferzähne vorspringend, hoher Gaumen, rechte Backe unterhalb des inneren Augenwinkels etwas aufgetrieben, kein Ödem, keine Drüsen.

Nase: Links für Luft noch leidlich durchgängig, rechts völlig undurchgängig. Rechts im hinteren Teil walnußgroßer, blaßroter, derber, gering beweglicher Tumor, der den Wänden nur anliegt. Nasenscheidewand hinten stark nach links abweichend. Nach Anästhesierung ist durch vorsichtiges Abtasten mit der Sonde entlang dem Septum und Nasenboden zu erkennen, daß der Tumor im Nasenrachenraum rechts seitlich und oben mit breitem Stiel entspringt.

Nasenrachen (Postrhinoskopie): Rechts pflaumengroßer, blaßroter, kugliger Tumor, der mit breitem Stiel an der Seitenwand des Rachendaches zu sitzen scheint (evtl. palpieren).

Röntgenaufnahmen: Die Nasennebenhöhlenaufnahme zeigt eine dichte Verschattung im Bereich des rechten Siebbeins und der medialen Teile der rechten Kieferhöhle. Die normale Knochenstruktur ist hier weitgehend zerstört. Die axiale Schädelaufnahme läßt rechts im Bereich des Siebbeins und der vorderen Keilbeinhöhlenhälfte eine Verschattung und Auflösung der normalen Struktur erkennen.

Diagnose: **Juveniles Nasenrachenfibrom im Bereich der rechten Nase und des Nasenrachens mit Einbruch in die Kieferhöhle, die Keilbeinhöhle und das Siebbein.**

3. Bösartige Geschwülste

Im Naseninnern sind die Geschwülste mitunter nicht primär, sondern metastatisch entstanden (Magenkarziom, Hypernephrom). In der Hauptsache handelt es sich bei älteren Kranken um Plattenepithel- oder Adenokarzinome oder bei jüngeren Patienten um Sarkome (Rund-, Spindel-, Riesenzellen-, Retothel-, Hämangio- und Melanosarkome), seltener um Endotheliome und Zylindrome. Ein Teil der Neoplasmen entsteht primär im Oberkiefer, in der Kieferhöhle, im Siebbein, im Nasenrachen und am Septum.

Diagnose: Gewöhnlich werden sie wegen der versteckten Lokalisation und der schmerzlosen Entwicklung erst dann bemerkt, wenn Atembehinderung, äußere Schwellungen, Nasenbluten und stinkender Ausfluß infolge sekundärer Ulzeration auftreten. Die Diagnose ist aus dem Befund bei der Rhinoskopia anterior oder posterior, dem Rötgenbefund und aus der Probeexzision zu stellen. Lues und Tuberkulose sind durch die serologischen Reaktionen und den mikroskopischen Befund auszuschließen.

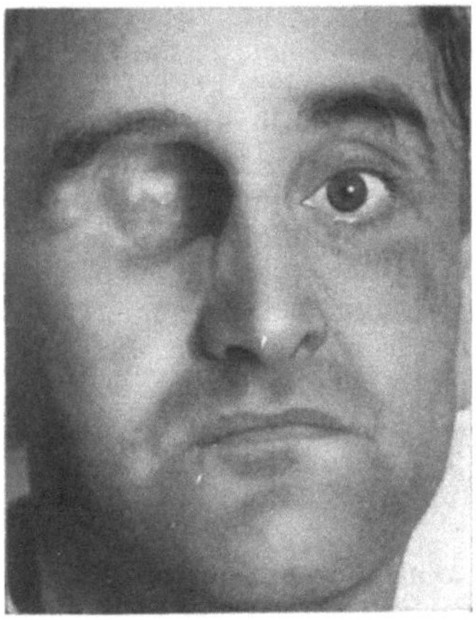

Abb. 113. Rechtsseitiges Siebbeinkarzinom mit Einbruch in die Orbita. Radikaloperation des Siebbeins und der Stirnhöhle mit Exenteration der Orbita

Prognose: Ungünstig, wenn die Geschwülste, wie es oft vorkommt, wegen der Lokalisation (Einbruch in die benachbarten Nebenhöhlen, die Orbita oder das Endokranium) nicht radikal zu entfernen sind.

Behandlung: Bei Neoplasmen der Nasenseitenwand im unteren Teil permaxilläre Exstirpation (DENKER) wie bei den Nasenrachenfibromen, bei hohen Siebbeingeschwülsten Operation ähnlich wie bei der Stirnhöhlenradikaloperation nach JANSEN-RITTER-UFFENORDE von einem Schnitt durch die Augenbraue und seitlich neben der Nase, bei Septumgeschwülsten Spaltung der Nase in der Mitte oder orale Resektion des Septums nach Schnitt über den Schneidezähnen, bei Oberkiefergeschwülsten Oberkieferresektion. Nach der Operation, bei der die chirurgische Diathermie sehr zu empfehlen ist, und bei inoperablen Geschwülsten, besonders hinten im Siebbein und Nasenrachen, intensive Telekobalt-, Radium- oder Röntgentiefentherapie von außen und vom Munde aus. Bei Einbrüchen in die Orbita oder Zerstörung ihrer benachbarten Knochenwände ist die Exenteratio der Orbita auch bei intaktem Visus und Bulbus dringend angezeigt, da nur so die vordere Schädelbasis freigelegt und kontrolliert werden kann (Abb. 113).

VIII. Neurosen und allergische Erkrankungen der Nase (Rhinopathia vasomotorica)

Eine allgemeine Überempfindlichkeit gegen Gerüche oder gegen Pollen, Haare, Schimmelpilze und andere eiweißhaltige Stoffe gewerblicher und industrieller Natur sowie Staub und chemische Reize mit quälendem Niesreiz, Schwellungen und wäßriger Sekretion kommt bei Allergikern oft vor. Eine besondere Bedeutung besitzen die bei Infektionen auftretenden Autoallergene, da sie häufig die operative Sanierung eines bestehenden chronischen Entzündungsherdes verlangen. Nicht selten ist diese Überempfindlichkeit vergesellschaftet mit Asthma, Urtikaria oder Ekzemen. Am häufigsten ist die Überempfindlichkeit (Allergie) gegen den Pollenstaub blühender Gräser und den Blütenstaub zahlreicher Bäume und Sträucher. Dieses sogenannte **Heufieber**, das bei manchen Menschen jährlich von Mai bis Juli auftritt, äußert sich in Kitzelgefühl, quälendem Niesreiz, Verschwellung der Nase, starker wäßriger Sekretion, Benommenheit des Kopfes, Arbeitsunlust und Brennen in den Augen (Conjunktivitis).

Diagnose: Die Feststellung einer Nasenallergie kann leicht sein, in manchen Fällen aber auch große Schwierigkeiten bereiten. Vor allem ist die Eliminierung des schuldigen Antigens oft nicht einfach. Die Anamnese gibt ähnlich wie der Allergenkarenz- und Expositionsversuch ebenso wichtige Hinweise auf das schädigende Agens wie das Hauttestverfahren. Zur Feststellung der allergischen Diathese haben sich außerdem der Histaminschleimhauttest nach RIECKER und der Nachweis vermehrter eosinophiler Zellen im Nasensekret (50% und mehr) und in der Schleimhaut bewährt.

Behandlung: Da es sich bei der Allergie häufig nicht allein um eine Antigen-Antikörperreaktion handelt, sondern daneben auch nervöse, hormonelle und Stressfaktoren eine Rolle spielen können, muß eine erfolgreiche Therapie alle diese ätiologischen Möglichkeiten mit berücksichtigen. Den sichersten Erfolg verspricht eine Allergenkarenz. Da diese in den meisten Fällen nicht zu erwirken ist, sollte durch Vakzination eine Hypo- oder Desensibilisierung angestrebt werden. Besonders bei der Pollenallergie hat sich diese seit vielen Jahren bewährt.

Sehr geeignet für diese Impfbehandlung ist das *Helisen*, das aus einer Mischung der Pollenextrakte zahlreicher Gräserarten besteht. Nachdem durch intrakutane Impfung mit verschiedenen Verdünnungen festgestellt worden ist, ob überhaupt eine Überempfindlichkeit gegen Gräserpollenstaub besteht, wird von Anfang März wöchentlich 2mal in steigender Dosis injiziert und bis zur Blüte eine Unempfindlichkeit gegen Gräserpollen erzeugt. Ähnliche spezifische Desensibilisierungen werden mit recht gutem Erfolg mit anderen antigenen Stoffen durchgeführt. *Paspat*, eine polyvalente Antigenmischung aus verschiedenen Bakterien, bewirkt eine unspezifische Desensibilisierung.

Mit teilweise gutem Erfolg werden auch die verschiedenen *Antihistaminika* verabreicht, da sie die Antigen-Antikörperreaktion nicht zur vollen Auswirkung kommen lassen. Von besonders günstiger Wirkung sind die *Kortisone*, die unbedenklich längere Zeit lokal in Tropfen- oder Salbenform gegeben werden können. Eine interne Anwendung sollte wegen ihrer Nebenwirkungen nur bei bedrohlichen Zuständen und nur für kürzere Zeit erfolgen. Bei plötzlichem Auftreten lindern auch abschwellende Nasentropfen, *Ephedrin*, *Ephetonin*, sowie *Pervitin* und intravenös verabreichte *Kalziumpräparate* die quälenden Beschwerden.

Neben den erwähnten Maßnahmen sollte aber stets auf eine Änderung der oft ungesunden Lebensweise gedrungen werden. Vor allem ist regelmäßiger Sport und eine Hydrotherapie von Nutzen. In etwa 30% führt eine nicht behandelte allergische Rhinitis später zum Bronchialasthma.

Muschelhyperplasien und allergisch-polypöse Veränderungen im Bereich der Schleimhäute der Nase und ihrer Nebenhöhlen müssen, wenn sie auf konservative Maßnahmen nicht verschwinden, entweder durch Galvanokaustik (Muschelhyperplasien) oder operative Eingriffe beseitigt werden.

Nasales Reflexasthma: Bei Hypertrophie der Schleimhaut, Polypen, *Spina* und *Deviatio septi* und bei behinderter oder nicht gleichmäßiger Atmung durch beide Seiten der Nase bildet sich manchmal bei neuropathischen Individuen allmählich oder plötzlich ein reflektorisches nervöses Nasen- oder Bronchialasthma mit typischen Nies- und Hustenanfällen aus. Bei frühzeitiger Beseitigung der ursächlichen Erkrankung in der Nase oder nach Ätzungen der überempfindlichen Schleimhautpartien verschwindet dieses wieder.

IX. Anosmie, Hyperosmie, Parosmie

Verlust des Geruchsvermögens (Anosmie) kann auf zwei verschiedene Arten zustande kommen. Das eine Mal handelt es sich um eine mechanische Verlegung (Muschelschwellungen, Polypen) des Riechspaltes (respiratorische Anosmie), das andere Mal um eine Schädigung der Geruchsnerven. Im letzteren Falle kann die Erkrankung sowohl peripher im Geruchsepithel (essentielle Anosmie) als auch zentral in den Riechbahnen und -zentren (zentrale Anosmie) liegen. Sie entsteht hin und wieder nach Infektionskrankheiten, Schädelbasisbrüchen und bei Hirngeschwülsten. Die Hyperosmie stellt eine Überempfindlichkeit gegen normale Gerüche dar und findet sich vorübergehend häufig während der Schwangerschaft. In anderen Fällen ist die Behandlung fast stets ohne Erfolg. Bei der Parosmie handelt es sich meist um unangenehme Geruchssensationen, die den natürlichen Gerüchen nicht entsprechen. Sie können sehr quälend sein und finden sich bei Neurasthenie, Hysterie und anderen Geisteskrankheiten. Sie trotzen im allgemeinen jeder Behandlung.

C. Erkrankungen der Nasennebenhöhlen

I. Diagnostik

Entzündungen der Nebenhöhlen entstehen meist rhinogen nach Schnupfen, Grippe, Scharlach, Diphtherie, Angina, seltener dentogen bei Zahnkaries oder Granulomen und bei offenen Verletzungen des Gesichtsschädels. Höchst selten kommt eine Tuberkulose oder eine Lues als Ursache dafür in Frage. Die Entzündungen entstehen mit Vorliebe auf der Seite, auf der durch Verbiegungen und Verschwellungen *(Deviatio septi, Spina, Hypertrophie)* der Sekretabfluß behindert wird. Meist erkranken nur einzelne Höhlen, und zwar der Häufigkeit nach Kieferhöhle, Siebbein, Stirnhöhle und Keilbeinhöhle. Oft erstreckt sich die Entzündung jedoch gleichzeitig auf zwei oder mehrere Höhlen, bisweilen sind sämtliche Nebenhöhlen einer oder beider Seiten (Pansinuitis) befallen. Besonders kommt dies bei Grippe und Scharlach vor, wo unter stürmischen Erscheinungen (Fieber, Schmerzen, äußere Schwellungen) nachträglich Knochensequestrierungen eintreten. Der Verdacht auf eine Nebenhöhleneiterung liegt vor, sobald in akuten Fällen ein einseitiger Schnupfen mit reichlicher Eiterabsonderung, klopfende Spontanschmerzen im Oberkiefer oder in der Stirn evtl. mit Fieber und allgemeiner Abgeschlagenheit auftreten. Der Spontanschmerz ist oft mit Pulsationsgefühl verbunden und stellt sich vielfach, zumal bei Stirnhöhleneiterungen, periodisch, z. B. von 10—16 Uhr, ein. In chronischen Fällen weisen nur eine reichliche Eiterabsonderung, gelegentliche Schmerzen und manchmal ein Klagen über Gestank (dentales Empyem), Schleimabfluß in den Rachen und Heiserkeit oder stimmliche Ermüdbarkeit ohne pathologischen Rachen- und Kehlkopfbefund auf eine Nebenhöhleneiterung hin. Rhinoskopisch sind besonders bei chronischen Erkrankungen ödematöse Schwellungen und flache oder polypöse Hyperplasien der Schleimhaut im mittleren Nasengang in der Nähe der Nebenhöhlenostien verdächtig.

Zur Klärung der **Diagnose** muß man, besonders bei kombinierten Empyemen, eine systematische Untersuchung der Nebenhöhlen vornehmen:

Zunächst findet man nahe bei den Ostien der erkrankten Nebenhöhlen ein Eiterflöckchen oder eine Eiterstraße. Der Eiter sitzt im mittleren Nasengang vorn lateral von der mittleren Muschel an der Ansatzstelle bei der Stirnhöhle und dem Siebbein, in der Mitte über der unteren Muschel bei der Kieferhöhle, im Riechspalt hinten über der mittleren Muschel bei dem hinteren Siebbein und der Keilbeinhöhle.

Verdacht besteht ferner, wenn nach Abschwellung der Schleimhaut des mittleren Nasenganges und der mittleren Muschel durch *Suprarenin-Spray* und nach Ansaugen mit der Saugglocke an einer der eben genannten typischen Stellen Eiter erscheint.

Probepunktion und Spülung der Kieferhöhle (Abb. 114) vom unteren oder mittleren Nasengang aus: Es wird nach Einlage eines *Pantocain-Suprarenin-Tampons* unter die untere Muschel mit einer dünnen trokarartigen Nadel mit Führungsdraht (LICHTWITZ-Nadel) unter dem vorderen Ende der unteren Muschel schräg und leicht nach oben, etwa in der Mitte der Wand des unteren Nasenganges — nicht zu nahe am Nasenboden und an

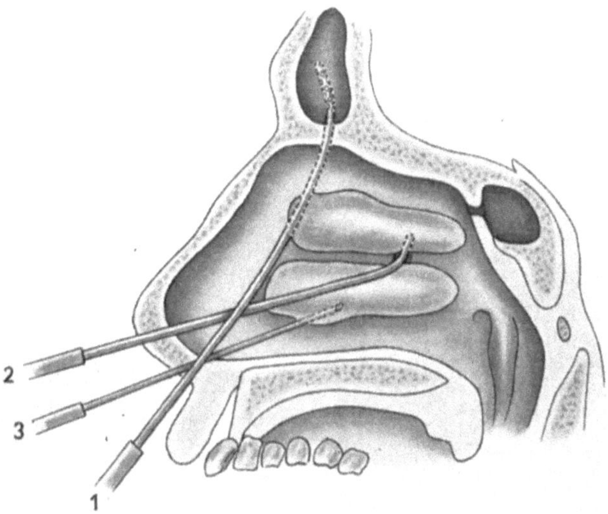

Abb. 114. Lage der Spülröhrchen. 1. bei der Stirnhöhlenspülung, 2. bei der stumpfen Kieferhöhlenspülung, 3. bei der spitzen Kieferhöhlenspülung

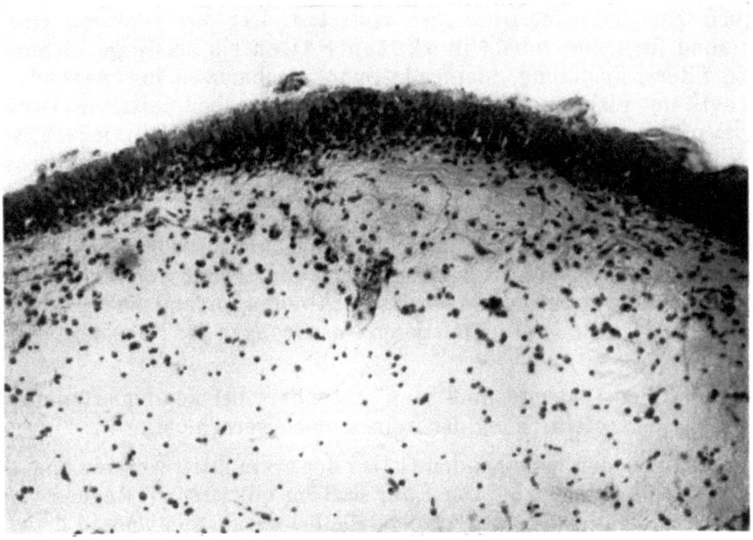

Abb. 115. Seröse Schleimhautentzündung der Kieferhöhle

dem Muschelansatz wegen der Dicke des Knochens — durchgestochen, so daß die Spitze der Nadel in die Kieferhöhle gelangt. Dann entfernt man den Führungsdraht und saugt mit Spritze an oder besser noch spült mit Klysopompe und warmem sterilem Wasser durch, während der Kopf über eine Eiterschale geneigt wird. Dabei entleert sich der Eiter entweder als große Flocke, oder er trübt, wenn er bröcklig ist, die herausfließende Spülflüssigkeit. Vor dem Durchblasen von Luft oder Wasser muß man sich stets überzeugt haben, daß die Spitze der Nadel nirgends an der gegenüberliegenden lateralen oder orbitalen Wand eingespießt ist, da sonst ein Emphysem der Backe oder Orbita oder eine Luftembolie bzw. eine

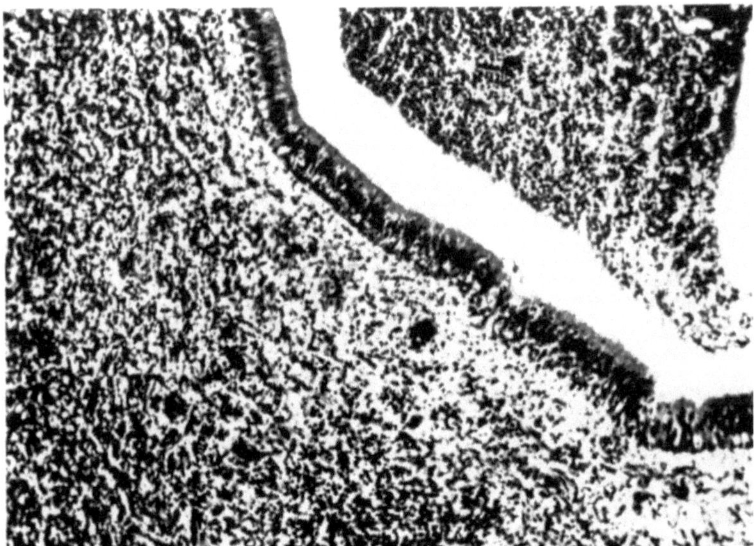

Abb. 116. Eitrige Schleimhautentzündung der Kieferhöhle

Abszedierung entstehen kann. Am besten wird das Durchblasen von Luft wegen der Gefahr der Luftembolie (Todesfälle) bei zufälliger Einspießung in ein Blutgefäß oder unter die Schleimhaut ganz unterlassen. Die Probespülung und Punktion vom mittleren Nasengang mit seitlich abgebogenem stumpfem Röhrchen ist technisch etwas schwieriger, da man nicht immer durch das natürliche oder akzessorische Ostium in die Kieferhöhle gelangt und außerdem dabei leicht eine große Siebbeinzelle anpunktieren kann, hat aber den Vorteil, daß man bei wiederholten Spülungen stets dieselbe Öffnung benutzen kann.

Die **Probespülung und Sondierung der Stirnhöhle** ist technisch nicht einfach und sollte daher nur von erfahrenen Rhinologen unter Heranziehung eines Röntgenbildes ausgeführt werden: Nach Einlage eines *Pantocain-Suprarenin-Tampons* vorn lateral unter die mittlere Muschel wird ein vorn halbkreisförmig gebogenes stumpfes Röhrchen (von Eicken-Röhrchen) dicht hinter und lateral vom Kopf der mittleren Muschel in den *Ductus nasofrontalis* eingeführt (Abb. 114). Bei einem Teil der Fälle gelangt man leicht bis in die Stirnhöhle, was daran zu erkennen ist, daß der gerade Teil des Röhrchens senkrecht an der Oberlippe anliegt. Bei Spülungen läßt sich vorhandener Eiter feststellen und entleeren. In vielen Fällen gelingt die Sondierung der Stirnhöhle erst nach Resektion des störenden vorderen Endes der mittleren Muschel mit kalter schneidender Schlinge oder Konchotom. In anderen Fällen (enges Siebbein, Knochenverdickungen am Stirnhöhlenboden) ist eine Spülung und Sondierung überhaupt nicht möglich.

Ein brüskes Vorgehen ist wegen der Gefahr lebensgefährlicher Nebenverletzungen im Bereich der Orbita und der Schädelbasis zu verwerfen.

Geht man bei der Untersuchung systematisch vor und zieht man gleichzeitig die Lokalisation der spontanen Schmerzen (Zahnschmerzen bei Kieferhöhleneiterung, Stirnschmerzen bei Stirnhöhlen-, Kieferhöhlen- und Siebbeineiterung, Hinterkopfschmerzen bei Keilbeineiterung), die örtliche Druckempfindlichkeit der Höhlenwände, etwaige örtliche Schwellungen und das Röntgenbild im sagittalen oder axialen Durchmesser (Verschattung der eiterhaltigen Höhlen und Verschleierung der Höhlenränder) zu Rate, so ist gewöhnlich genau festzustellen, welche der Höhlen erkrankt sind. **Von besonderem diagnostischem Wert ist das Röntgenbild** weniger bei Kieferhöhlen- als bei Stirnhöhlen-, Siebbein- und Keilbeinhöhlenerkrankungen, zumal wenn es sich mehr um hyperplastische Entzündungen der Schleimhaut handelt, weil dann häufig der rhinoskopische Befund wegen des Fehlens von freier eitriger Sekretion negativ ist. Nach Einspritzung eines Kontrastmittels in die Kieferhöhle können die Form und Verteilung des Kontrastmittelschattens im Röntgenbilde erkannt und eine polypöse Entartung der Schleimhaut oder eine Zystenbildung festgestellt werden. Zur schnellen orientierenden Untersuchung benutzt man statt eines Röntgenbildes bei Verdacht auf eine Kiefer- und Stirnhöhlenentzündung auch die Diaphanoskopie (s. S. 116).

II. Sinuitis maxillaris (Kieferhöhlenentzündung)

1. Sinuitis maxillaris acuta (akute Kieferhöhlenentzündung)

Man unterscheidet **serös-polypöse, eitrige und nekrotisierende Entzündungen.** Die ersteren entstehen auf Grund akuter Infekte und allergischer Erkrankungen der oberen Luftwege. Eiterungen können sowohl rhinogen als auch dental bedingt sein, im letzteren Falle sind sie meist foetide. Nekrotisierende Prozesse sind entweder die Folge von dentalen Komplikationen oder rhinogenen Infekten mit hochvirulenten Keimen (Grippe, Scharlach) (Abb. 115, 116 u. 117).

Diagnose: Zunächst muß an eine Infraorbitalneuralgie gedacht werden, jedoch ist diese durch den Eiterbefund in der Nase auszuschließen. Die Verschattung einer oder beider Kieferhöhlen bei der Diaphanoskopie oder Röntgenaufnahme und der Schleim- oder Eitergehalt der Spülflüssigkeit aus dem verschatteten Sinus sichern

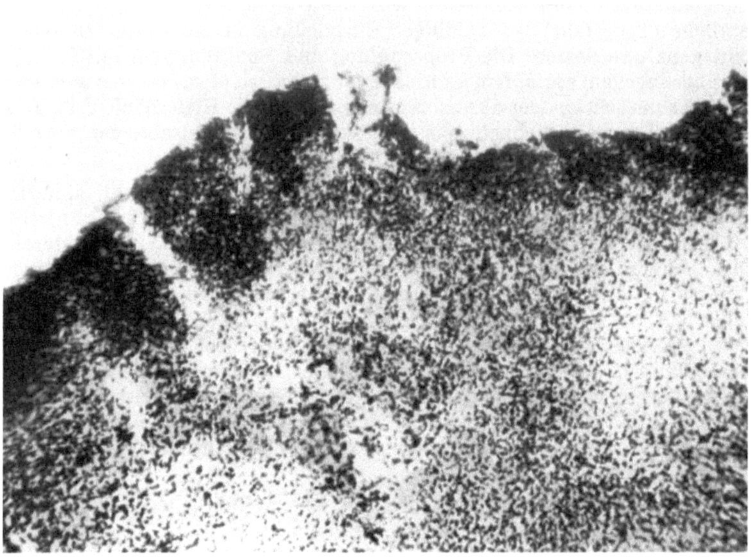

Abb. 117. Nekrotisierende Schleimhautentzündung der Kieferhöhle

die Diagnose. Bei Grippe und Scharlach können die Krankheitserscheinungen sehr stürmisch sein. So kann relativ früh äußerlich eine periostitische Schwellung bis ins untere Augenlid auftreten. Gewöhnlich verläuft aber das akute Kieferhöhlenempyem in abgeschwächter Form. Die Patienten kommen im allgemeinen wegen der Kopfschmerzen (meist in der Stirn!) und des eitrigen einseitigen Schnupfens zur Behandlung. Bei leichteren Graden von Entzündungen findet man an Stelle der eitrigen Sekretion öfter eine seröse gelbliche Absonderung, die aber manchmal schwer nachzuweisen ist. Nur wenn die goldgelbe, oft Cholesterin enthaltende Flüssigkeit aus der Spülnadel abtropft oder mit der Spritze aspiriert wird, sind diese serösen Entzündungen sofort zu erkennen.

Prognose: Die Eiterung hält gewöhnlich einige Tage bis zu einigen Wochen an, da oft der spontane Abfluß wegen Verschwellungen und wegen der hohen Lage der natürlichen Kieferhöhlenmündung ungünstig ist. Orbitale oder intrakranielle Komplikationen sind selten. Nur in vernachlässigten Fällen kommt es zum Übergang in eine chronische Eiterung.

Behandlung: Freihalten der Nase durch Einträufelungen von abschwellenden Nasentropfen und nachfolgende Behandlung durch aktive Hyperämie mit Hilfe des Brüningsschen Kopflichtbades oder der Kurzwellendurchflutung. Erfolgt hiernach, ebenso wie nach Schwitzpackungen in 8—14 Tagen keine Ausheilung, dann sind täglich oder jeden zweiten Tag Spülungen der Kieferhöhle erforderlich. Eine Allgemeinbehandlung mit *Antibiotika* ist von zweifelhaftem Wert. Sehr gut haben sich dagegen nach der Spülung Einfüllungen von *Sulfonamidpräparaten* bewährt. Gegen die Schmerzen *antipyretische* Mittel. Gewöhnlich wird die Eiterung im Laufe der Spülbehandlung nach einigen Tagen schleimig und hört nach 1—2 Wochen ganz auf. Läßt die Eiterung nicht bald nach, oder sind die Spülungen sehr schmerzhaft, so empfiehlt es sich, eine breite Eröffnung (Anbohrung) der Kieferhöhle vom unteren Nasengang aus mit Erhaltung der unteren Muschel vorzunehmen.

Nach Einlage von Tampons mit *Pantocain-Suprarenin* unter die untere Muschel und nach Injektion von ½%*iger Novocainlösung* unter die Schleimhaut der unteren lateralen Nasenwand wird eine Nasen- oder Brüningssche Septumzange zwischen Nasenboden und untere Muschel geschlossen eingeführt und durch Spreizen der Zange die untere Muschel nach oben luxiert. Die nun sichtbare Seitenwand des unteren Nasenganges wird mit seitlich abgebogenem Bohrer aufgebohrt (Thornwaldscher Bohrer). Das so entstandene Loch wird evtl. mit der Wagenerschen abgebogenen Stanze oder anderen Spezialstanzen nach vorn und hinten erweitert. Durch die tiefliegende Öffnung kann der Eiter spontan leicht abfließen oder regelmäßig durch Spülungen mit dicker, stumpfer, seitlich abgebogener Kanüle entleert werden. Hierdurch gelingt es fast stets, die Schleimhaut zu entlasten und die Eiterung in einigen Tagen zu heilen.

24. Beispiel: 25jähriger Beamter, nie nasenkrank. Vor 10 Tagen Schnupfen mit leichtem Fieber, nach einigen Tagen fieberfrei. 3 Tage darauf allgemeine Abgeschlagenheit, erneut Fieber, Kopfschmerzen, starke reißende und klopfende Schmerzen (Pulsation!) im linken Oberkiefer, die in die oberen Zähne, ins Auge, in die Stirn und in die Ohren ausstrahlen. Gleichzeitig vermehrter Schnupfen links, d. h. Verstopfung der linken Nasenseite und reichliche dünnflüssige Absonderung.

Allgemeinbefund: Temperatur 38,5, innere Organe o. B.

Nase: Äußerlich keine Schwellung, linker Oberkiefer druckempfindlich, Stirn nicht druckempfindlich, links innen Schleimhaut der Seitenwand stark geschwollen, im mittleren Nasengang reichlich Schleimeiter. Nach Anästhesierung und Anämisierung quillt unter der mittleren Muschel von neuem Eiter vor, besonders nach Ansaugen. Vorderes Ende der mittleren Muschel schlank, Stirnhöhlenostium frei.

Röntgenaufnahme: Dichte Verschattung der linken Kieferhöhle (Abb. 118). Die Probepunktion und Spülung der Kieferhöhle, bei der durch gelben Eiter stark getrübte (nicht riechende) Flüssigkeit abfließt, bestätigen die schon vorher vermutete

Diagnose: **Akute Kieferhöhleneiterung links.**

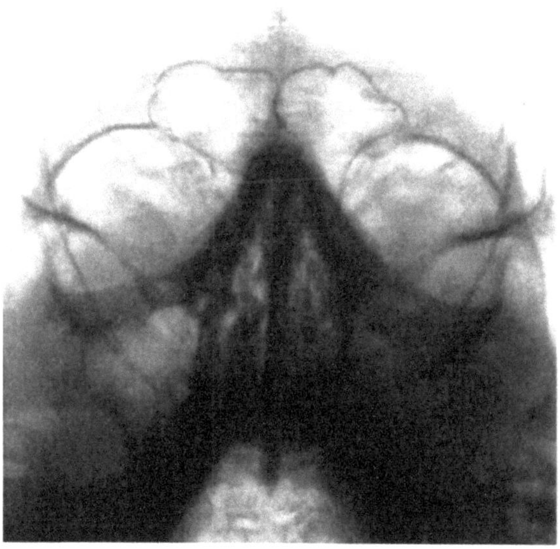

Abb. 118. Akute Kieferhöhlenentzündung links (Verschattung der linken Kieferhöhle)

2. Dentales Kieferhöhlenempyem

Die dentalen Empyeme entstehen entweder auf Grund von periapikalen Entzündungsherden oder nach Eröffnung der Kieferhöhle bei der Zahnextraktion. Hin und wieder gibt auch ein bei der Zahnextraktion in die Kieferhöhle gestoßener infizierter Wurzelrest den Anlaß für eine Eiterung. Je nach der Virulenz der eingedrungenen Erreger und der Abwehrkraft der Schleimhaut können die Infektionen milde und subakut oder stürmisch mit hohem Fieber verlaufen. Ob eine Zahnerkrankung (Prämolaren und Molaren) als Ursache des Empyems vorliegt, läßt sich am Röntgenbild der Zähne leicht erkennen (rundliche Knochenaufhellungen bei Wurzelgranulomen, verlagerte Zähne). Manchmal werden die Empyeme erst durch einen rhinogenen Infekt manifest, nachdem der erkrankte Zahn bereits extrahiert oder durch Wurzelbehandlung geheilt ist.

Behandlung: Da eine konservative Behandlung der erkrankten Zähne gewöhnlich nicht zum Ziele führt, muß meist eine Extraktion der kariösen Zähne vorgenommen werden. Von der Extraktionswunde gelangt man manchmal mit einer dünnen Sonde in die Kieferhöhle, aus der sich dann stinkender Eiter entleert. Zunächst Spülungen von der Nase oder bei bestehenden Alveolarfisteln vom Munde aus. Nach mehrfachen täglichen Spülungen versiegt die Eiterung manchmal und die Fistel nach der Kieferhöhle schließt sich in 1—2 Wochen spontan. Heilt die Eiterung nicht nach 2—3wöchiger regelmäßiger Spülung aus, so liegt gewöhnlich ein ostitischer Prozeß vor oder die Schleimhaut ist infolge chronischer entzündlicher Hyperplasie nicht mehr rückbildungsfähig. In diesen Fällen wird nur noch durch die Radikaloperation eine Heilung erzielt. Ist ein Wurzelgranulom vorhanden, und besteht die Kieferhöhleneiterung schon so lange, daß eine Ausheilung zweifelhaft erscheint, dann ist es zweckmäßiger, zugleich mit der Wurzelspitzenresektion die Kieferhöhlenradikaloperation vorzunehmen.

25. Beispiel: 39jährige Frau bekam vor 2 Tagen in dem kariösen linken oberen ersten Prämolaren heftige Schmerzen, danach eine geschwollene Backe und danach ein „Zahngeschwür". Gleichzeitig Kopfschmerzen in der Stirn, linksseitiger Schnupfen, eitrige Absonderung und übler Geruch aus der linken Nasenseite, besonders beim Bücken.

Befund: Sonst gesund. Im Munde ist der erste obere Prämolarzahn links kariös. Am Zahnfleisch findet sich daneben buccal eine eiternde Fistel.

Röntgenologisch zeigen der erste Prämolarzahn links ein bis an den Kieferhöhlenboden reichendes Granulom und die linke Kieferhöhle eine dichte Verschattung.

Nase: Rechts o.B. Links keine Schwellung und Hypertrophie. Im mittleren Nasengang in der Mitte Eiter. Die Probespülung der Kieferhöhle ergibt reichlich scheußlich stinkenden Eiter.

Diagnose: **Dentales Kieferhöhlenempyem links.**

3. Chronische Kieferhöhlenentzündung

Sind die akuten Erscheinungen gering gewesen oder wurden leichtere Beschwerden nicht beachtet, so kann sich eine chronische Kieferhöhlenentzündung entwickeln. Sie macht sich selten durch Schmerzen, meist nur durch einseitigen rezidivierenden Schnupfen, Verschwellungen und Eiterabfluß in den Rachen beim Liegen und Schlafen und infolgedessen durch Rachen- und Kehlkopfbeschwerden bemerkbar. Manchmal treten auch Magenbeschwerden und übler Geruch, der von dem Kranken selbst empfunden wird, auf. Äußere Schwellungen und Auftreibungen der orbitalen, fazialen oder palatinalen Wand kommen bei Kieferhöhlenempyemen so gut wie nie vor und sind fast stets das Zeichen einer Siebbeineiterung, einer luischen Periostitis, einer Oberkieferzyste oder einer malignen Geschwulst.

Verschiedene Formen der chronischen Entzündung: Am häufigsten sind die eitrige und die seröse (katarrhalische) Form. Während die eitrige Form mit starker eitriger Absonderung und entsprechenden eitrig-entzündlichen Veränderungen an der Mukosa ohne wesentliche Schleimhautverdickungen und -schwellungen einhergeht, bilden sich bei der serösen Form mehr oder weniger starke Schwellungen der Schleimhaut aus. Diese Schleimhautverdickungen sind, wenn sie längere Zeit bestehen, gewöhnlich nicht mehr rückbildungsfähig. Sie können das ganze Lumen der befallenen Nebenhöhle ausfüllen und ergreifen fast stets die Siebbeinschleimhaut mit. Von diesen serös-katarrhalischen Entzündungen der Nebenhöhlen gehen die meisten Nasenpolypen aus. Oft sind sie von einer Schleimhautallergie begleitet.

Prognose: Im allgemeinen gut.

Behandlung: In noch nicht behandelten Fällen wird zunächst der Versuch gemacht, die Eiterung durch Spülungen zu heilen. Die Eiterung wird häufig schleimiger und vermindert sich. Nach vorübergehender Besserung tritt jedoch nicht selten wieder eine reichliche Eiterung ein, da offenbar die Schleimhaut chronisch hyperplastisch und nicht mehr rückbildungsfähig ist.

Bei den grau-glasig aussehenden Nasenpolypen (Abb. 93) **handelt es sich also nicht um echte Neubildungen, sondern um ödemreiche entzündliche Schleimhautschwellungen.** Ihrem Ursprungsort in den Nebenhöhlen entsprechend sitzen daher die Polypen mit ihrem Stiel gewöhnlich im mittleren Nasengang, in den Ostien der Kieferhöhle oder der Siebbeinzellen. Von dort aus quellen sie in die Nasenhöhle vor und füllen nicht selten das ganze freie Lumen aus. Nur bei Befallensein der oberen und hinteren Siebbeinzellen und der Keilbeinhöhle treten die Polypen oberhalb der mittleren Muschel in Erscheinung. Diese Pathogenese der Nasenpolypen macht es verständlich, daß durch eine einfache intranasale Entfernung der Polypen keine Heilung erzielt werden kann und daß danach fast regelmäßig wieder Rezidive auftreten. **Nasenpolypen** erfordern daher stets eine sorgfältige Untersuchung der Nasennebenhöhlen, damit die dort bestehenden Schleimhautentzündungen mitbeseitigt werden. Nur so ist mit einer Dauerheilung zu rechnen.

Therapie: Stets operativ. Sie besteht in Entfernung der geschwollenen Schleimhaut aus den erkrankten Nebenhöhlen und in Fortnahme der Polypen. Sehr oft stellen gerade die serösen polypösen Schleimhautschwellungen die Ursache für deszendierende Katarrhe im Bereich der Luftwege dar. Nicht selten lösen sie ein Asthma aus. Hin und wieder beruhen die Schwellungen der Nebenhöhlenschleimhäute nicht auf Entzündungen, sondern auf einer allergischen Reaktion; sie sind dann meist flüchtig und lassen sich, wenn nicht sekundäre Entzündungen hinzugetreten sind, durch antiallergische Maßnahmen beseitigen. Auch die serös-eitrigen und nekrotisierenden Prozesse (Scharlach, Grippe) im Bereich der Nebenhöhlenmukosa und des Knochens können im allgemeinen nur durch operative Ausschaltung des Krankheitsherdes zur Ausheilung gebracht werden.

Manchmal stehen die Beschwerden von seiten der Stimme bei Rednern, Sängern, Lehrern usw. so im Vordergrund, daß die Kranken allein deswegen zum Arzt kommen. In anderen Fällen wieder treiben die starke Naseneiterung oder der Luftmangel infolge von polypösen Hyperplasien an den Ostien der Kieferhöhle und des Siebbeins oder das Schwindelgefühl und die Benommenheit im Kopfe zum Arzt.

Indikation zur Radikaloperation: Sie ist gegeben, wenn polypöse Hyperplasien im mittleren Nasengang oder erfolglose Behandlung von der Nase aus auf nicht rückbildungsfähige schwere Schleimhautveränderungen schließen lassen. Bei dentalen Empyemen muß unter Umständen zugleich die Wurzelspitzenresektion durchgeführt werden. Auch rein hyperplastisch-seröse Entzündungen meist allergischer Genese mit blasser, ödematöser und polypöser Schleimhautschwellung kommen in der Kieferhöhle vor, wenn auch seltener als im Siebbein, und sind dann, wie bereits oben ausgeführt, die Grundlagen von rezidivierenden Nasenpolypen oder von sogenannten Choanalpolypen. Sie lassen sich durch eine Radikaloperation der erkrankten Höhle leicht beseitigen. Sie sind aber ohne Röntgenkontrastfüllung schwer zu diagnostizieren, wenn sich die polypösen Hyperplasien nur auf das Innere der Nasennebenhöhlen allein beschränken. Verdächtig darauf sind alle Schleimhauthyperplasien im mittleren Nasengang, starke fleckige Verschleierung im Röntgenbild und Kopfdruck auf einer Seite mit negativem Eiterbefund bei der Probespülung (Vorsicht! Gefahr der Luft- und Wasserinfiltration der dicken Schleimhaut).

Radikaloperation der Kieferhöhle nach Luc-Caldwell:

Örtliche Betäubung des 2. Trigeminusastes mit 1%igem Novocain-Suprarenin durch lange Nadel, die seitlich dicht unter dem Jochfortsatz und vor dem *M. masseter* eingestochen und schräg nach hinten oben innen hinter dem Oberkiefer in die Nähe des *Foramen rotundum* geführt wird. Vom Munde aus werden über den Zähnen subperiostal im Bereich der *Fossa canina* etwa 15 ccm $^1/_2$%iges Novocain-Suprarenin zur Anästhesierung der Schleimhaut eingespritzt. In den unteren Nasengang unter die untere Muschel und in den mittleren Nasengang wird je ein Gazetampon mit Pantocain-Suprarenin getränkt eingelegt. Dann Schnitt im Vorhof des Mundes in der Übergangsfalte 2 cm oberhalb des Zahnfleischrandes vom Eckzahn bis zum 1. Molarzahn bis auf den Knochen. Abhebelung des Periostes und der Weichteile, so daß die vordere (faziale) Wand der Kieferhöhle freiliegt. Resektion der vorderen Wand mit Meißel, Stanze und Knochenzange bis zur *Apertura piriformis*, so daß die mit Eiter und polypös geschwollener Schleimhaut gefüllte Höhle zu übersehen ist. Die Schleimhaut wird im ganzen subendostal stumpf vom Knochen abgelöst und mit dem Löffel völlig aus allen Buchten entfernt. Dann wird im Bereich des unteren Nasenganges der Knochen unter Erhaltung der nasalen Schleimhaut fensterartig reseziert. Aus der nasalen Schleimhaut wird ein rechteckiger Lappen mit der Basis nach unten geschnitten, in die Kieferhöhle geklappt und von der Nase aus durch einen in die Kieferhöhle geführten Gazestreifen festtamponiert. Die orale Wunde wird durch Catgutnähte, die auch das Periost fassen, geschlossen. Entfernung des Tampons nach einigen Tagen. Während der Nachbehandlung wird die Höhle nach 8 Tagen so lange gespült, bis die Absonderung versiegt ist. Eine vollkommene Heilung ist gewöhnlich in 3—4 Wochen eingetreten. Man kann nach der Operation die Kieferhöhle auch ohne Tamponade lassen; die Wundheilung ist bei der Offenbehandlung besser, doch treten gelegentlich unangenehme Nachblutungen auf. Besteht neben der Kieferhöhlenentzündung gleichzeitig eine Siebbein- und Stirnhöhlenentzündung, so wird das Siebbein von der Kieferhöhle und der Nase aus mit ausgeräumt und evtl. die Stirnhöhle endonasal breit eröffnet.

Bei der Denkerschen Operation wird bei der Fensterbildung auch die *Apertura piriformis* fortgenommen.

III. Sinuitis frontalis (Stirnhöhlenentzündung)

1. Akute Stirnhöhlenentzündung

Akute Stirnhöhlenentzündungen treten abgesehen von komplizierten Vorderwandfrakturen fast ausschließlich nach rhinogenen Infekten auf. Da die Entzündung durch die Siebbeinzellen aufsteigt, sind diese stets mehr oder weniger stark miterkrankt. Die Stirnschmerzen sind gewöhnlich wesentlich intensiver als bei Kieferhöhleneiterungen. Ebenso wie bei den Kieferhöhlenentzündungen gibt es auch hier serös-katarrhalische, eitrige und nekrotisierende Formen.

Diagnose: Differentialdiagnostisch kommt eine Supraorbitalneuralgie in Frage. Dabei ist jedoch nur die Austrittsstelle des Nerven dicht unter der Mitte der Augenbraue druckempfindlich und nicht die ganze Stirnhöhlenwandung. Das pulsierende Gefühl, die regelmäßige Wiederkehr der Schmerzen täglich zu bestimmten Stunden und der Eiterbefund fehlen aber dabei.

Prognose: Im allgemeinen günstig.

Behandlung: Zunächst außer der Lüftung der mittleren Muschel (Luxation nach median) Abschwellen der Schleimhäute, Absaugen, Kopflichtbäder und *antipyretische* Mittel. In den meisten Fällen lassen die Schmerzen nach, sobald die Mündung der Höhle frei ist. Der Eiter fließt dann leicht spontan ab, da das Ostium an der tiefsten Stelle der Höhle liegt. Lassen die Schmerzen nicht nach, so muß die Sondierung des *Ductus nasofrontalis* (und die Ausspülung der Stirnhöhle) evtl. nach Resektion des freien vorderen Endes der mittleren Muschel und nach Ausräumung vorspringender vorderer Siebbeinzellen vorgenommen werden. Nach derartigen Erweiterungen des Ausführungsganges zusammen mit Kopflichtbädern und abschwellenden Nasentropfen pflegt auch eine hartnäckige Eiterung gewöhnlich schnell zu versiegen, wenn es sich nicht um verschleppte Fälle von mehrwöchiger Dauer handelt. Bei starken Entzündungen mit leichten periostalen äußeren Schwellungen (kollaterales Ödem) genügen ebenfalls oft die Resektion des vorderen Muschelendes und die Sondierung der Höhle. Am besten legt man in diesen Fällen eine etwas breitere Öffnung entlang dem *Ductus nasofrontalis* an. Gelingt es nicht, in die Stirnhöhle zu gelangen und einen Eiterabfluß oder ein Nachlassen der Schmerzen zu erzielen, oder ist es schon außen an der unteren oder vorderen Wand der Stirnhöhle zu einem Durchbruch der Eiterung durch den Knochen und zu stärkerer Periostitis mit Schwellung der Weichteile und des Oberlides gekommen, so kann die einfache Trepanation der Stirnhöhle von außen erfolgen. Doch führt, wie schon vorher erwähnt, auch bei äußerer ödematöser Schwellung häufig noch die intranasale Eröffnung der Stirnhöhle zum Ziel, besonders wenn gleichzeitig höhere Dosen von *Antibiotika* oder *Sulfonamiden* angewandt werden.

Trepanation: In Narkose oder örtlicher Betäubung Schnitt durch die Augenbraue, Ablösen des Periostes am Augenbrauenkopf, lochförmige Trepanation an der Unterwand oder Erweiterung eines vorhandenen fistulösen Durchbruchs, der gewöhnlich an der dünnen unteren Wand erfolgt. Drainage mit Gummidrain und Einführen von *Antibiotika-* oder *Sulfonamidpräparaten.* Nach 8 Tagen ist gewöhnlich die Eiterung versiegt, so daß man die Wunde zuheilen lassen kann. Bei größeren Höhlen empfiehlt es sich, den Zugang zur Nase durch Ausräumen des vorderen Siebbeins zu verbreitern und durch regelmäßiges Bougieren von der Nase aus offen zu halten. Tritt jedoch nach 8—14 Tagen keine Ausheilung ein, dann muß eine Radikaloperation der Stirnhöhle angeschlossen werden.

26. Beispiel: 19jähriger Student hatte vor 8 Tagen nach Erkältung Schnupfen. Seit 4 Tagen heftige Kopfschmerzen links in der Stirn, die gewöhnlich gegen 8 Uhr früh beginnen, mittags am heftigsten und mit Pulsieren und Klopfen verbunden sind und gegen 12 Uhr nachlassen.

Befund: Sonst gesund, Temperatur 37,2.

Nase: Links Nasenscheidewand im oberen Teil gering verbogen. Untere Muschel o. B. Vorderes Ende der mittleren Muschel nicht schlank, sondern etwas ödematös geschwollen. An der Ansatzstelle etwas Schleimeiter. Nach Einlage eines *Pantocain-Suprarenin*-Tampons lateral der mittleren Muschel und ihrer Abdrängung medianwärts mit einem langen Killianschen Spekulum und nach Ansaugen quillt oben vom Stirnhöhlenostium der Eiter nach. Außen ist links die vordere und noch mehr die untere Stirnhöhlenwand druck- und klopfempfindlich.

Röntgenaufnahme: Stirnhöhlen beiderseits mittelgroß mit mehreren Buchten. Linke Stirnhöhle im ganzen verschleiert (nicht lufthaltig!) und an den Grenzen unscharf. Aus allen diesen Zeichen ergibt sich die

Diagnose: **Akute Stirnhöhleneiterung links.**

2. Chronische Stirnhöhlenentzündung

Entstehung: Sie entwickelt sich aus verschleppten Fällen von akuter Eiterung und äußert sich wie die chronische Kieferhöhleneiterung in eitrigem Schnupfen, Rachen- und Kehlkopfbeschwerden, jedoch öfter auch in zeitweise auftretenden Stirnkopfschmerzen.

Diagnose: Sie ergibt sich aus dem Eiterbefund, aus polypösen Hyperplasien an der mittleren Muschel in der Nähe der Stirnhöhlenmündung und vor allem aus dem Röntgenbild. Druckempfindlichkeit der Höhlenwand fehlt manchmal. An der Unterwand ist sie jedoch meist in leichtem Grade vorhanden (Vergleich mit der anderen Seite!), auch bei rein serös-hyperplastischen Entzündungen, bei denen eine eitrige Sekretion fehlen kann, und die Höhle nur mit geschwollener Schleimhaut gefüllt ist (fleckige Verschleierung im Röntgenbild). In seltenen Fällen kommt es, meist infolge von Superinfektionen durch akute Infekte, zum Durchbruch der Eiterung nach außen an der unteren oder vorderen Stirnhöhlenwand oder nach innen durch die *Lamina interna*, der hinteren Stirnhöhlenwand, ins Endokranium.

Prognose: Je nach der Schwere der Schleimhautveränderungen ohne Operation unsicher.

Behandlung: In vielen Fällen gelingt es, durch eine intranasale Operation (Resektion des vorderen Endes der mittleren Muschel, Entfernung der Schleimhauthyperplasien und Ausräumung der vorderen Siebbeinzellen) einen weiten bleibenden endonasalen Zugang zu schaffen und durch regelmäßige Spülungen die Eiterung zu beseitigen oder wenigstens zu bessern, so daß der Kranke schmerzfrei und mit dem Zustand zufrieden ist trotz fortbestehender leichter schleimig-eitriger Absonderung. Besser und sicherer wird dieses Ziel durch die technisch schwierige **intranasale Eröffnung der Stirnhöhle nach Halle** (Abb. 119) erreicht.

Nach Einspritzung von ½%*igem Novocain-Suprarenin* in die Nasenhöhlenschleimhaut vor der mittleren Muschel wird vor dieser ein rechteckiger Schleimhautlappen mit der Basis nach unten umschnitten und nach subperiostaler Ablösung abwärts geschlagen. Der nun

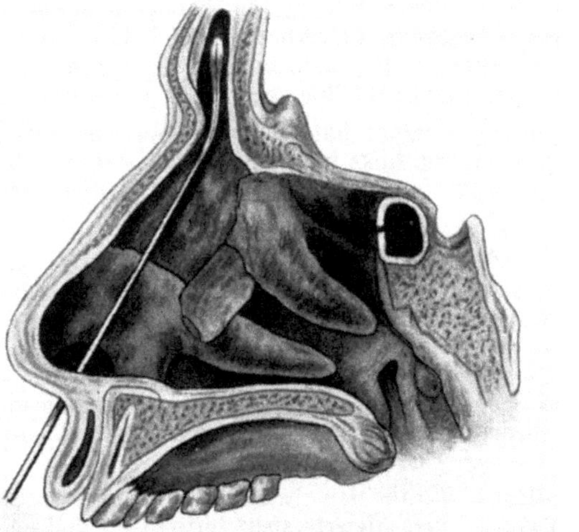

Abb. 119. Endonasale Stirnhöhlenoperation nach Halle

bloßliegende Knochen des *Processus frontalis* werden lateral vom Ansatz der mittleren Muschel mit dem Meißel abgetragen und das vordere Siebbein ausgeräumt, bis die dicksten Stirnhöhlenbougies (RITTER-Sonden) bequem einzuführen sind. Die Öffnung am Stirnhöhlenboden kann nun noch mit der birnenförmigen Fräse von HALLE nach lateral und vorn erweitert werden. Der Schleimhautlappen wird am Schluß wieder hochgeschlagen und antamponiert. Durch regelmäßiges Bougieren und Spülen der Höhle heilt die Eiterung meist aus, zumindest wird der Kranke beschwerdefrei. Die Operation wird wesentlich erleichtert, wenn man prinzipiell die submuköse Septumresektion vorausschickt und hochliegende Verbiegungen beseitigt. Die Gefahr der Verletzung der *Lamina cribrosa* fällt fort, wenn man sich immer lateral von der mittleren Muschel hält.

Statt dieser **intranasalen Operation** kann auch die **extranasale Radikaloperation** der Stirnhöhle vorgenommen werden. Sie **muß** gemacht werden bei Durchbruch nach außen, eitrigen, orbitalen und intrakraniellen Komplikationen, rezidivierenden polypösen Wucherungen, die den Abfluß verlegen, bei langdauernder, lästiger, stinkender Eiterung und Verdacht auf Knochenbeteiligung mit starken Rachen- und Kehlkopfbeschwerden. Von den vielen angegebenen Methoden, die teils wegen kosmetischer Rücksichten nicht radikal genug, teils zwar radikal, aber kosmetisch (KILLIAN- und RIEDELsche Operation) unzureichend sind, hat sich die **Operation nach Jansen-Ritter mit der Schleimhautlappenbildung nach Uffenorde** (Abb. 120) am besten bewährt, weil sie sich bei guter Kosmetik allen Verschiedenheiten bei großen, kleinen, tiefen und buchtigen Höhlen anpassen läßt. Ihr Prinzip ist folgendes:

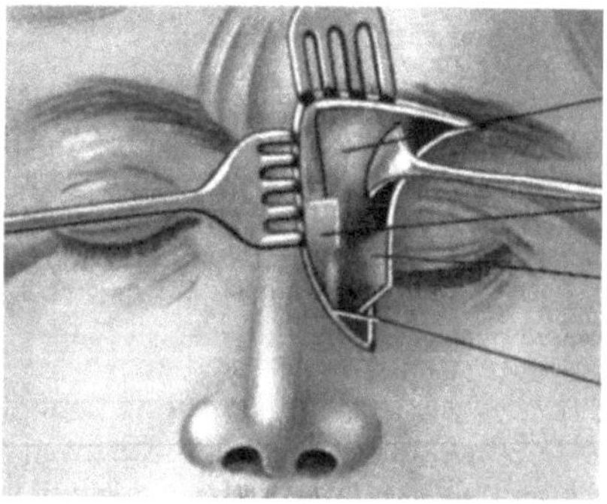

Abb. 120. Äußere Stirnhöhlenoperation nach JANSEN-RITTER-UFFENORDE
a) Mittlere Nasenmuschel,
b) Äußerer Schleimhautlappen,
c) Medialer, oberer Schleimhautlappen,
d) breit eröffnete Stirnhöhle.

In Lokalanästhesie oder Intratrachealnarkose bogenförmiger Schnitt seitlich vom knorpligen Teil der Nase bis in die Augenbraue. Ablösen der Haut und des Periostes vom *Os nasale* und *frontale*. Danach vorsichtiges Lösen der Orbitalweichteile vom Stirnhöhlenboden und der *Lamina orbitalis*. Nach Fortnahme eines Teiles des *Os nasale* und der *Lamina orbitalis* Ausräumung des Siebbeins. Danach breite Eröffnung der Stirnhöhle, sorgfältiges Auskratzen der Schleimhaut, Fortnahme des Stirnhöhlenbodens und des untersten Teiles der Vorderwand und aller orbitalen Siebbeinzellen, bis die Schädelbasis glatt und zellenfrei ist. Breite Eröffnung der Keilbeinhöhle, wenn sie miterkrankt ist. Schleimhautlappenbildung im mittleren Nasengang nach median und lateral (UFFENORDE), um Verwachsungen am Stirnhöhlenzugang zu verhindern. Naht der äußeren Wunde. Während der Nachbehandlung muß für längere Zeit die Stirnhöhle mit dicken Sonden bougiert und offengehalten werden, da sonst der geschaffene Zugang wieder verwachsen kann.

IV. Ethmoiditis (Siebbeinentzündung)

Siebbeineiterungen sind sehr häufig mit Stirnhöhlen- und Kieferhöhlenerkrankungen verbunden.

Diagnose: Sie ergibt sich in akuten Fällen aus dem klopfenden Schmerz innen am Auge, dem Röntgenbild und dem typischen Eiterbefund bei der Untersuchung. In chronischen Fällen nur aus den letzteren Befunden und den häufig und reichlich vorhandenen polypösen Hyperplasien (Polypen) im Bereich der Siebbeinostien im mittleren und oberen Nasengang. Oft ist die Eiterung nur gering und dafür die Hyperplasie der entzündeten Schleimhaut um so stärker. Man spricht dann von seröser (polypöser) Ethmoiditis als Ursache rezidivierender Nasenpolypen. Nicht selten kommen bei Kleinkindern akute Siebbeinentzündungen mit frühzeitigen Durchbrüchen in die Orbita vor.

Prognose: In chronischen Fällen rezidivieren die Eiterung und die Polypenbildung leicht.

Behandlung: In akuten Fällen, ähnlich wie bei anderen Nebenhöhleneiterungen, *antipyretische* Mittel, Schwitzprozeduren und abschwellende Nasentropfen.

Die **Indikation zur intranasalen Eröffnung und Ausräumung des Siebbeins** ist gegeben in akuten Fällen bei orbitaler Periostitis (Lidödem) infolge behinderten Sekretabflusses und in chronischen Fällen stets bei eitrigen und polypösen hyperplastischen Entzündungen.

Nach ausgiebiger Anästhesierung mit *Pantocain-Suprarenin-Einlagen* wird das vordere Ende der mittleren Muschel reseziert. Dann werden lateral von der mittleren Muschel, mit dem HAJEKschen Haken von vorn nach hinten schichtweise vorgehend, die Siebbeinzellen angerissen und die Knochenwände mit dem Konchotom und der WEILschen Nasenzange schichtweise abgetragen, so daß sich der Inhalt der Zellen breit in die Nase entleeren kann. Um die vordersten Zellen aufzudecken, muß man manchmal wie bei der HALLEschen Stirnhöhlenoperation den Knochen des *Agger nasi* mit dem Meißel abtragen.

Die **extranasale Eröffnung und Ausräumung des Siebbeins** ist angezeigt bei fistulösem Durchbruch der Eiterung nach der Orbita mit Abszeßbildung, *Protrusio bulbi* oder bei manchen chronischen Erkrankungen mit rezidivierender Eiterung und Polypenbildung, bei denen die endonasale Ausräumung keine Heilung gebracht hat. Ähnlich wie bei der äußeren Stirnhöhlenoperation wird von einem Bogenschnitt aus das Siebbein eröffnet und so radikal wie möglich ausgeräumt. Bei gleichzeitiger Miterkrankung der Stirn- oder Kieferhöhlen werden diese radikal operiert und die Siebbeinzellen extranasal und permaxillär ausgeräumt.

V. Sinuitis sphenoidalis (Keilbeinhöhlenentzündung)

Diagnose: Sie läßt sich bei Keilbeinhöhleneiterungen und Eiterungen des hinteren Siebbeins aus den tief im Kopf oder im Hinterkopf und Nacken empfundenen Kopfschmerzen und aus der charakteristischen Eiterstraße im oberen Nasengang über der mittleren Muschel (Riechspalte), die auch postrhinoskopisch an der Keilbein- und Siebbeinwand zu sehen ist, stellen. Sie machen gelegentlich Komplikationen von seiten des Sehnerven, da dieser dicht benachbart ist, und zwar in Gestalt der *Neuritis n. optici* oder der retrobulbären Neuritis. Die Erkennung isolierter und kombinierter Erkrankungen ist sehr schwierig wegen der versteckten Lage. Oft wird erst durch die Verschattung einer Keilbeinhöhle bei der axialen Röntgenaufnahme die Diagnose ermöglicht.

Behandlung: In akuten Fällen schleimhautabschwellende Mittel, Kopflichtbäder und Kurzwellenbehandlung. In chronischen Fällen oder bei Komplikationen intranasale Eröffnung. Nach Seitwärtsdrängung oder Resektion des freien Endes der mittleren Muschel oder wenn nötig nach submuköser Septumresektion wird die Vorderwand mit dem scharfen Haken angerissen und mit einer Stanze nach unten zu reseziert. In manchen Fällen mit starker *Deviatio septi* eignet sich auch die transseptale

Eröffnung, nachdem zuvor das knöcherne Septum entfernt worden ist. Bei kombinierten Erkrankungen wird die Keilbeinhöhle zugleich mit der Stirnhöhle und dem Siebbein extranasal eröffnet. In anderen Fällen empfiehlt es sich, die Eröffnung und Ausräumung zusammen mit der Kieferhöhlenradikaloperation vorzunehmen.

VI. Folgekrankheiten der Nebenhöhleneiterungen

1. Ostitische und periostitische Prozesse

Komplikationen von seiten der Nebenhöhlen sind, im Gegensatz zu der *Otitis media*, selten. Am häufigsten ist der Durchbruch der Eiterung nach außen, wenn der Abfluß nach der Nase durch Schwellungen (akute Eiterungen) oder polypöse Hyperplasien (chronische Eiterungen) gestört ist. Er führt zu äußerer Periostitis und subperiostalem Abszeß (häufig in der Orbita) und kommt meistens bei Stirnhöhlen- und Siebbeineiterungen und nur selten bei Kieferhöhleneiterungen vor. Der Durchbruch ist gewöhnlich an der der Höhle entsprechenden Lokalisation (Rötung und Fluktuation an der Stirn oder oberen oder medialen Seite der Orbita) und am Befund in der Nase zu erkennen.

Im Beginn bei leichten schmerzlosen periostitischen Schwellungen kommen differentialdiagnostisch in Frage: Gummöse luische Periostitis (derbe Schwellungen ohne stärkeres kollaterales Ödem), Geschwülste (gleichmäßige derbe Schwellungen und Verdrängung des Auges), Mukozelen oder bei der Kieferhöhle Oberkiefer-(Zahn-)Zysten (gleichmäßige Auftreibung des Knochens mit Verdrängung der benachbarten Weichteile ohne entzündliches Ödem, Verdünnung des Knochens, evtl. Papierknittern der Wand bei Betasten).

Diagnose: Sie kann im Einzelfall schwierig sein und ist gewöhnlich aus den für die einzelnen Krankheiten bezeichnenden Eigentümlichkeiten oder dem Eiterbefund in der Nase zu stellen. Die periostalen Schwellungen am Oberkiefer mit Schwellungen am Auge sind selten durch Kieferhöhleneiterungen, häufiger durch Zahnerkrankungen (Parulis) und bei Kleinkindern, bei denen die Kieferhöhle noch sehr klein ist, meist durch eine Osteomyelitis des Oberkiefers (Zahnkeimentzündung) hervorgerufen. Bei der letzteren Erkrankung muß durch eine Operation vom Munde aus über den Zähnen der Eiterherd im Knochen eröffnet werden, da sich sonst septische Erscheinungen oder ausgedehnte Sequestrierungen des Knochens einstellen. Daneben sind *Antibiotika-* oder *Sulfonamidgaben* dringend angezeigt. Bei Nebenhöhleneiterungen der Erwachsenen kommt es gelegentlich zu Sequestrierung des Knochens nach länger bestehenden subperiostalen Abszessen oder schweren nekrotisierenden Entzündungen. Bei der hochakuten Pansinuitis infolge stark toxisch verlaufender Infektionskrankheiten können frühzeitig periostale Schwellungen an den Wänden aller Höhlen mit *Protrusio bulbi* auftreten.

Behandlung: Neben hohen *Antibiotika-* oder *Sulfonamiddosen* breite Eröffnung der betreffenden Nebenhöhle von außen, wie sie in den einzelnen Fällen oben erwähnt ist. Beim Siebbein genügen vielfach die breite Eröffnung der Kieferhöhle von der *Fossa canina* und die Ausräumung des Siebbeins von dort und von der Nase aus.

Osteomyelitis des Stirnbeins: Zu dieser kommt es gelegentlich bei akuten und chronischen Stirnhöhleneiterungen, manchmal erst nach vorausgegangener Operation. Die Erkrankung äußert sich zunächst nur in Periostschwellung und teigigem Ödem über dem Bereich der Stirnhöhle. Sie ist gefährlich, weil sie schleichend in den Diploevenen des Knochens fortschreitet und sich schubweise über das ganze Schädeldach ausbreiten kann. Manchmal schließen sich letal verlaufende thrombophlebitische Prozesse im *Sinus sagittalis sup.* mit Sepsis, Meningitis und Hirnabszeß an, wenn nicht frühzeitig der gesamte kranke Knochen bis ins Gesunde abgetragen und ein Weiterschreiten durch offene Wundbehandlung, *Sulfonamide* und *Antibiotika* verhindert wird.

Spezifische chronische Infektionskrankheiten der Nebenhöhlen (Lues, Tuberkulose, Aktinomykose): Sie sind sehr selten und werden oft mit einfachen Nebenhöhleneiterungen verwechselt. Sie äußern sich in Knochen- und Periostschwellungen, Fistelbildungen mit Eiterung bei geringen Schmerzen und können nur durch das Röntgenbild (umschriebene Knochenaufhellungen bei Gummen, Tuberkulose und Aktinomykose und gleichzeitige unregelmäßige Verkalkungen bei den letzteren beiden), die serologische Blutuntersuchung sowie die histologische und bakteriologische Untersuchung diagnostiziert werden.

2. Intrakranielle Komplikationen

Extraduralabszesse, Stirnhirnabszesse (Denkträgheit und in 30% Witzelsucht, keine Herdsymptome, erst relativ spät gekreuzte Hemiplegie), Meningitis purulenta sind selten und entwickeln sich auf dem Gefäßwege oder nach Durchbruch der Eiterung durch die Hinterwand der Stirnhöhle oder durch das Dach des Siebbeins oder im Anschluß an eine Osteomyelitis des Stirn- oder Keilbeins.

Diagnose: Hierbei muß vor allem diejenige Nebenhöhle gefunden werden, die die stärksten Entzündungserscheinungen aufweist, damit der die Komplikation auslösende Herd operativ ausgeschaltet werden kann.

Behandlung: Diese besteht in breiter operativer Eröffnung der erkrankten Nebenhöhlen von außen, Freilegung der Dura und des Herdes, *Antibiotika-* und *Sulfonamidmedikamentation.* Gelegentlich kommt es bei vernachlässigten Fällen von Siebbein- oder Keilbeineiterungen (jedoch seltener als nach Gesichtsfurunkeln!) zur Thrombophlebitis des *Sinus cavernosus* mit den charakteristischen Symptomen: Schwellung der Stirn über dem Nasenrücken, Protrusio bulbi, Chemosis conjunctivae, Fieber, Schüttelfrost, Kopfschmerzen und rasch zur häufig letal verlaufenden eitrigen Meningitis.

3. Orbitale Komplikationen

Außer der erwähnten Periostitis orbitae kommt es seltener zum gefährlichen Orbitalabszeß mit *Protrusio bulbi* und Chemosis. Eine isolierte Erkrankung des Sehnerven ohne äußere Schwellung infolge toxischer Schädigung oder kollateraler Entzündung von benachbarten hinteren Siebbeinzellen oder der Keilbeinhöhle aus ist selten und zeigt sich klinisch unter dem Bilde der *Neuritis nervi optici*, der retrobulbären *Neuritis* (Zentrales Skotom, besonders für Farben) oder der schleichend verlaufenden Optikusatrophie. Bei ätiologisch unklaren derartigen Fällen ist also stets auch an die Nasennebenhöhlenentzündungen zu denken, da sich durch eine rechtzeitige intranasale Operation die Sehstörung beseitigen läßt.

VII. Mukozelen der Nasennebenhöhlen

Entstehung: Die Erkrankung befällt am häufigsten die Stirnhöhle und das Siebbein, hin und wieder auch die Kiefer- und Keilbeinhöhle. Sie entsteht recht häufig dadurch, daß es nach einer früheren Operation oder einem Trauma zu einem Verschluß des Ostiums der Höhlen und dann infolge der serös-schleimigen Sekretion der Schleimhaut allmählich zu einer zunehmenden Ektasie der Höhlen kommt (Abb. 121 u. 122).

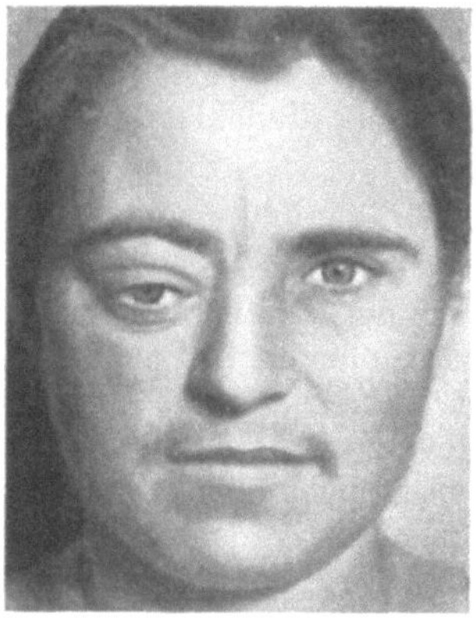

Abb. 121. Mukozele der rechten Stirnhöhle mit starker Verdrängung des Augapfels nach unten

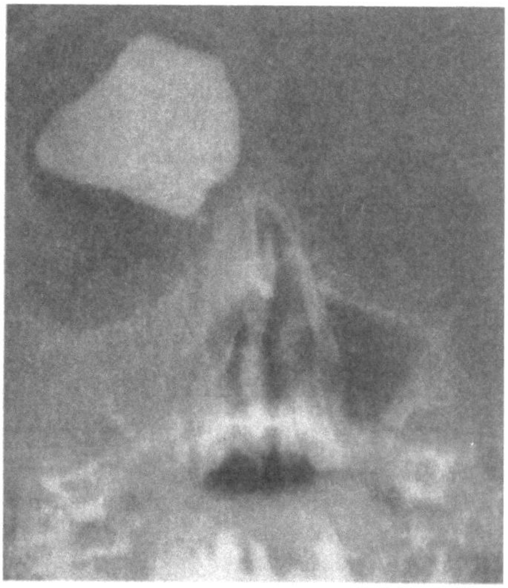

Abb. 122. Mukozele der rechten Stirnhöhle mit Jodipin gefüllt und Verschattung des rechten Siebbeins und der rechten Kieferhöhle

Diagnose: Diese gründet sich auf die Folgeerscheinungen der Ektasie: Gleichmäßige zystenartige Vorwölbung der orbitalen oder intranasalen Wand ohne entzündliche Schwellung, Verdünnung des bedeckenden Knochens (Papierknittern), Verdrängung des Augapfels (bei der Stirnhöhle nach unten, beim vorderen Siebbein nach außen unten, beim hinteren Siebbein nach außen). Dazu kommt der Nachweis des großen zystischen Hohlraumes im Röntgenbild und des gelblich schleimigen Sekrets bei der Probepunktion. **Differentialdiagnostisch** kommen vor allem Geschwülste und die luische Periostitis in Betracht.

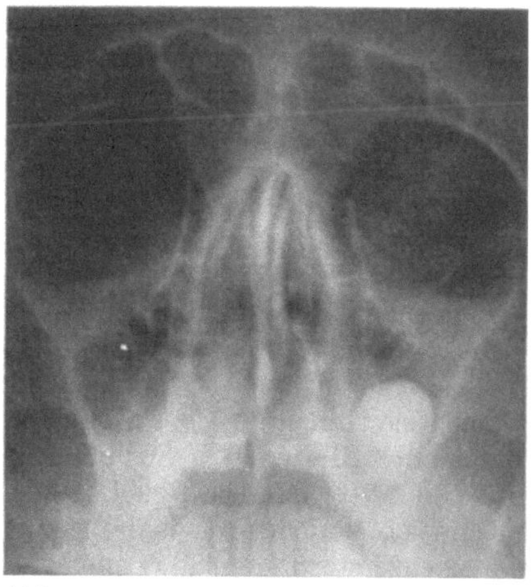

Abb. 123. Zahnzyste im Bereich der linken Kieferhöhle mit Jodipin gefüllt.

Behandlung: Manchmal, besonders bei Siebbeinmukozelen, genügt die breite intranasale Eröffnung, um in der Orbita Vorwölbung und Verdrängung des Bulbus zu beseitigen. Bei anderen Stirnhöhlen- und Siebbeinmukozelen muß in typischer Weise von außen operiert, der Schleimhautsack exstirpiert und ein breiter Zugang zur Nase geschaffen werden.

D. Oberkieferzysten

Entstehung: Sie entwickeln sich gewöhnlich durch zystische Entartung von Epithelresten in den Granulomen erkrankter Zahnwurzeln bei Zahnkaries (radikuläre oder Zahnwurzelzysten), seltener als follikuläre Zysten aus verlagerten Zahnkeimen. Durch allmähliche Usur des Knochens können sie schließlich den ganzen Oberkiefer einnehmen und die Kieferhöhle bis auf einen kleinen Spalt verdrängen. An den vorgewölbten Wänden (*Fossa canina*, harter Gaumen, Nase) zeigt sich oft an dem verdünnten Knochen das charakteristische „Papierknittern“. Die Zysten enthalten seröse gelbe Flüssigkeit mit Cholesterin-Kristallen. Bei sekundärer Vereiterung werden sie oft für Kieferhöhlenempyeme gehalten, obgleich bei der Spülung die fehlende Kommunikation mit der Nase deutlich zu erkennen ist.

Diagnose: Sie ergibt sich aus dem Befund, dem Röntgenbild (Kontrastfüllung) und der Probepunktion.

Behandlung: Bei kleineren Zysten wird entweder der Zystenbalg vollständig ausgeschält und darüber die Schleimhaut wieder vernäht, oder es wird nach PARTSCH die äußere Hälfte der Zyste vom Munde aus exstirpiert und die übrige Zystenmulde nach Vernähung der Wundlippen mit den Rändern der Zystenhaut einige Wochen tamponiert, so daß an Stelle der Zyste eine kleine Seitenbucht über dem Zahn entsteht. Bei größeren Zysten, die fast den ganzen Oberkiefer einnehmen, geht man ähnlich wie bei der Radikaloperation der Kieferhöhle vor (vgl. S. 154).

Von einem Schleimhautschnitt über den Zähnen wird der Zystenbalg nach Abtragung des überhängenden Knochens im ganzen, evtl. mit dem anhängenden Zahn, ausgeschält. Die verdünnte Knochenwand, die die verdrängte spaltförmige Kieferhöhle noch von der Zyste trennt, wird abgetragen, dann am unteren Nasengang eine große Fensterbildung nach der Nase zu hergestellt und die Mundwunde durch Nähte verschlossen. So ist an der Stelle der alten verkleinerten wieder eine große Kieferhöhle entstanden. Beim Vorliegen einer größeren **Kieferhöhlenfistel** zum Mundvorhof oder im Bereich der Zahnalveole wird diese durch Bildung eines Schleimhautperiostlappens nach REHRMANN verschlossen.

E. Geschwülste der Nebenhöhlen

Von den Neoplasmen der Nebenhöhlen (vgl. S. 142 ff.) sind die seltenen röntgenologisch diagnostizierbaren **Osteome** der Stirnhöhle und des Siebbeins hervorzuheben. Sie wachsen langsam expansiv und bewirken durch Druck und Verdrängung Komplikationen im Bereich der Nachbarschaft. Ihre Beseitigung geschieht operativ. Primäre **Sarkome** der Nasennebenhöhlen sind selten. Die **Karzinome** des Oberkiefers gehen häufig von der Kieferhöhle aus und bleiben lange latent. Manchmal äußern sie sich für geraume Zeit nur in einer stinkenden Kieferhöhleneiterung mit leichten Blutbeimengungen. Bei älteren Menschen mit derartigen Eiterungen und leichteren Auftreibungen an der fazialen, nasalen oder palatinalen Wand ist also stets an Geschwulstbildungen zu denken und durch Probeeröffnung und Exzision die Diagnose zu sichern, damit durch rechtzeitige partielle oder totale Oberkieferresektion die Neubildung radikal entfernt werden kann. **Stirnhöhlen- und Siebbeingeschwülste** entwickeln sich hin und wieder nicht einseitig, sondern nach beiden Seiten hin. Sie werden dann mit Hilfe eines T-Schnittes ausgerottet, der durch beide Augenbrauen und über die Mitte der Nase geht. Bei der **Diagnose** leistet das Röntgenbild, besonders in Hinsicht auf die Ausdehnung, oft wichtige Dienste (Verschleierung der Höhlen, Knochenzerstörungen). Das operative Vorgehen richtet sich nach der jeweiligen Ausdehnung der Geschwulst. Stets sollte eine intensive radiologische Nachbehandlung durchgeführt werden.

F. Grenzgebiete der Rhinochirurgie

Der Ausbau der rhinologischen Operationstechnik in den letzten Jahrzehnten hat zu Methoden geführt, die sich auch in der chirurgischen Behandlung von Hypophysengeschwülsten, Schädelbasisbrüchen und Verletzungen bewährt haben.

I. Hypophysenoperationen

Intranasale Hypophysenoperation nach HIRSCH. Nach submuköser Septumresektion wird zwischen den Schleimhautblättern der Scheidewand die Vorder- und Hinterwand der Keilbeinhöhle reseziert und so die Hypophyse freigelegt.

Hypophysenoperation nach CHIARI. Vom KILLIANschen Bogenschnitt aus wird wie bei der Stirnhöhlenradikaloperation das Siebbein ausgeräumt und die Keilbeinhöhle breit eröffnet. Nach Resektion der Hinterwand liegt die Dura an der Hypophyse frei.

Permaxilläre Hypophysenoperation nach DENKER. Wie bei den Tumoroperationen der Kieferhöhle wird vom Munde aus die Kieferhöhle eröffnet, die hintere laterale Nasenwand reseziert, das Siebbein ausgeräumt und die vordere und hintere Keilbeinhöhlenwand abgetragen.

Alle transnasalen Hypophysenoperationen haben den Nachteil, daß die Übersicht trotz größerer Voroperationen in der Tiefe beschränkt bleibt. Die intranasale Methode hat sich in manchen Fällen trotzdem bewährt. Um eine Meningitis zu verhindern, ist die Operation unter antibiotischem Schutz anzuraten.

II. Vordere Schädelbasisbrüche

Schädelgrundbrüche und -verletzungen ziehen häufig die Nasennebenhöhlen in Mitleidenschaft. Hierdurch wird die **Prognose** weitgehend getrübt, da bei auftretenden Eiterungen der Nebenhöhlen (infizierte Hämatome) Infektionen durch die Fissurspalten bis ins Endokranium aufsteigen können. Bei Verdacht auf Schädelbasisverletzungen ist daher stets eine klinische und röntgenologische Untersuchung der Nase und der Nasennebenhöhlen sowie der Ohren erforderlich. Besonders zu achten ist dabei auf Blutungen in der Nase und im Nasenrachenraum, auf Liquorfluß (Liquorrhoe), Art und Verlauf vorhandener Frakturlinien und äußere Eröffnungen von Nebenhöhlen. In allen diesen Fällen sind nach Bekämpfung des häufig bestehenden Schockzustandes *Antibiotika-* und *Sulfonamidgaben* unbedingt erforderlich. Bei Auftreten von Nebenhöhleneiterungen mit Temperaturen, meningitischen Erscheinungen und bei bestehendem Liquorfluß ist die sofortige operative Aufdeckung der betroffenen Nebenhöhlen notwendig.

Das jeweilige operative Vorgehen wird weitgehend von der Art und Größe der Verletzungen bestimmt. Auf jeden Fall dürfen kosmetische Gesichtspunkte hierbei nur eine untergeordnete Rolle spielen. Häufig ist man überrascht, wie groß die inneren Zertrümmerungen bei relativ geringem äußerem Befund sind. **Der operative Eingriff hat folgende Aufgaben:** Ausschaltung von Nebenhöhleneiterungen, Entsplitterung und Beseitigung von Knochenimpressionen, Naht oder Deckung von Duraverletzungen (evtl. Entfernung von Hirntrümmern). Hierbei müssen die Schädelbasis im Bereich der Nebenhöhlen entlang den Fissurlinien vollkommen freigelegt, alle Höhlenwandungen abgetragen und die Höhlen selbst verödet werden. Nur durch Schaffung von glatten und übersichtlichen Wundverhältnissen sind gefährliche intrakranielle Eiterungen auszuschalten.

Begutachtung von Nasen- und Nasennebenhöhlenerkrankungen

Bei der Beurteilung der Minderung der Erwerbsfähigkeit sind folgende Einstufungen zugrunde zu legen:

Entstellende Narben im Gesicht	10—50% M. d. E.
Verlust der Nase	30—50% „ „ „
Behinderung der Nasenatmung	10—20% „ „ „
Ozäna	20—40% „ „ „
Verlust des Geruches	10—20% „ „ „
Verlust des Geschmackes	10—20% „ „ „
Nasennebenhöhleneiterungen, Kopfschmerzen	10—40% „ „ „
Fazialisparese	20% „ „ „

Unter Berücksichtigung des jeweiligen Berufes können aber wesentlich höhere oder niedrigere Einstufungen erforderlich werden.

DRITTER TEIL

Krankheiten des Rachens

Allgemeine Pharyngologie

A. Anatomie

Man unterscheidet den Nasenrachen (Epipharynx) oberhalb des Gaumensegels, den Mundrachen (Mesopharynx) im Bereich des Mundes und den Kehlkopfrachen (Hypopharynx) unterhalb der Zunge bis zum Eingang der Speiseröhre (Abb. 124 u. 125).

Der **Epipharynx** grenzt vorn in der Choane an die Nase, oben ans Rachendach, an dem die flache, durch Längsfurchen geteilte Rachenmandel *(Tonsilla pharyngea)*

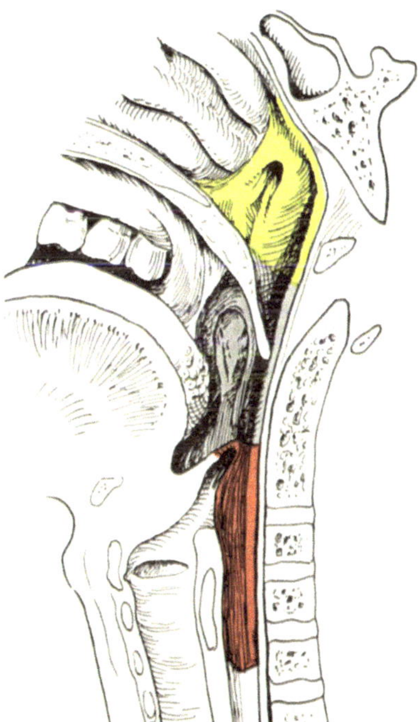

Abb. 124. Mediansagittalschnitt durch Rachen und Kehlkopf. Gelb: Epipharynx, grau: Mesopharynx und rot: Hypopharynx

sitzt, an das Keilbein und dessen Höhlen sowie an die Körper der obersten Halswirbel. Seitlich mündet, an ihrem Knorpelwulst leicht erkenntlich, die Ohrtrompete *(Tuba auditiva)*. Unten schließt das bewegliche Gaumensegel beim Schlucken und bei Verschlußlauten wie dem „K“ den Nasenrachenraum ganz oder zum Teil vom Mundrachen ab.

Der **Mesopharynx** (Abb. 126 u. 127) geht vorn unter dem Gaumensegel in die Mundhöhle über. Zu beiden Seiten zwischen dem vorderen und hinteren Gaumenbogen des Gaumensegels liegen in einer Schleimhauttasche die beiden Gaumenmandeln *(Tonsillae palatinae)*, die durch tiefe Nischen, Krypten und durch die tiefe Gipfelbucht, die *Fossa supratonsillaris*, über dem oberen Pol ausgezeichnet sind. An der Hinterwand finden sich submukös im prävertebralen Bindegewebe einige retropharyngeale Lymphknoten und in der Schleimhaut verstreutes lymphatisches Ge-

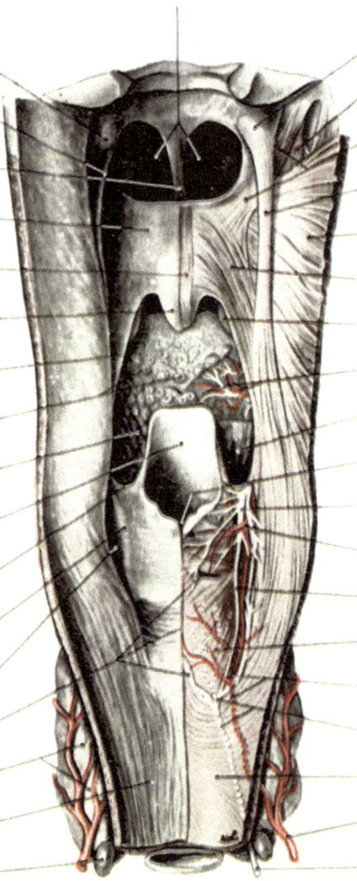

Abb. 125. Schlund von dorsal eröffnet. Links Schleimhautbild. Rechts Schlund-, Gaumen- und Kehlkopfmuskeln, Gefäße und Nerven nach Entfernung der Schleimhaut. Verdeckte Teile der Nerven punktiert (nach WALDEYER)

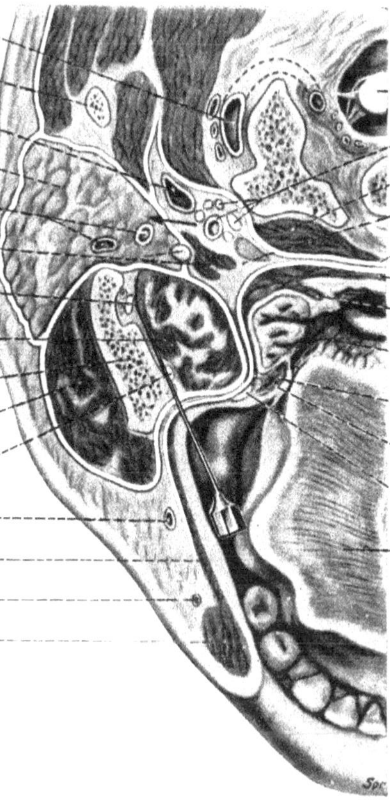

Abb. 126. Querschnitt durch den Kopf in Höhe des Foramen mandibulae bei maximal geöffnetem Munde. Die Injektionsnadel zeigt den Weg bei der Mandibularisanästhesie. Zur Darstellung der Bindegewebsräume sind die Faszien (weiß) schematisch hervorgehoben. Schwarzer Pfeil zeigt den Ausbreitungsweg von Ergüssen aus dem Spatium parapharyngeum in die Parotisloge. Nach einem Präparat und einem Bild von R. NEUMANN etwas verändert wiedergegeben

webe, und zwar in der Mitte granulaartige, rote solitäre Lymphfollikel und seitlich hinter den hinteren Gaumenbögen die länglichen, ebenfalls aus lymphatischem Gewebe bestehenden Seitenstränge. Die wichtigsten regionären Lymphknoten der Rachen- und Gaumenmandeln finden sich unterhalb des Kieferwinkels und vor, unter und hinter dem *M. sternocleidomastoideus.*

Im **Hypopharynx** ragt von vorn und unten her der Kehlkopf in das Lumen empor. Zu beiden Seiten münden die tiefen *Recessus piriformes* hinter der Ringknorpelplatte in den Mund des Oesophagus. Vorn bilden der Kehlkopf und der Zungengrund dort, wo die Geschmackspapillen und die Zungenmandel, die *Tonsilla lingualis*, sitzen, die Grenze, während seitlich die großen Gefäße und Nerven des Halses nahe an die Wand anstoßen.

Die **Schleimhaut** besteht abgesehen vom Epipharynx aus geschichtetem Plattenepithel und einer schleimdrüsenreichen Submukosa und ist am Eingang der Luft- und Speisewege durch vielfach eingestreute Lymphfollikel und Anhäufungen von lymphoidem Gewebe, das in seiner Gesamtheit den lymphatischen Rachenring bildet, ausgezeichnet.

Die **Muskulatur** des Pharynx besteht aus den *Mm. constrictores pharyngis superior, medius* und *inferior*. Sie umschließen den gesamten Pharynx zirkulär und inserieren oben an der Schädelbasis und unten am Zungenbein und Ringknorpel. Die **Arterien** *(A. pharyngea ascendens* und *Aa. facialis* und *maxillaris)* stammen aus der *Carotis externa*. Die **Venen** geben ihr Blut zum Teil über die *Vena facialis* an die *Vena jugularis interna* ab. Die **motorischen Nerven** sind der *Vagus, Glossopharyngeus* und *Facialis*. Die **sensible Versorgung** geschieht durch den *Plexus pharyngeus* (Vagus, Akzessorius und Glossopharyngeus).

In pathogenetischer Hinsicht wichtig ist die feinere **Anatomie der lymphatischen Rachenorgane.** Die größten Anhäufungen stellen die Rachen-, die Gaumen- und die Zungentonsille dar (Abb. 128 u. 129). Sie bestehen in der Hauptsache aus lymphatischen Zellelementen, die in ein retikuläres bindegewebiges Stroma eingelagert sind. In dem diffusen Lymphgewebe sind in verschiedener Zahl und Größe rundliche, hellere, meist mit einem dichten Lymphozytenkranz umgebene Gebilde (Follikel) eingelagert (Reaktionszentren). Das bedeckende Oberflächenepithel (an der Rachenmandel flimmerndes Zylinderepithel, an den Gaumenmandeln mehrschichtiges

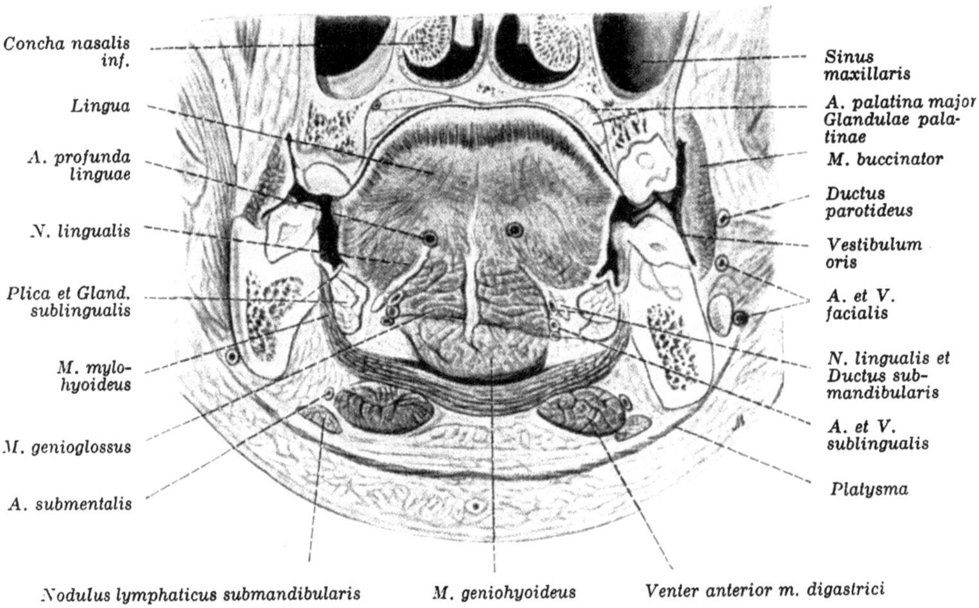

Abb. 127. Frontalschnitt durch Mundhöhle, Zunge und Mundboden (nach WALDEYER)

Plattenepithel) ist dicht und geschlossen. Dagegen ist das Epithel der zahlreichen Krypten stellenweise stark aufgelockert, retikuliert, verdickt und massenhaft mit kryptenwärts wandernden lymphozytären Zellelementen (STÖHR) angefüllt. Von der dünnen bindegewebigen Kapsel aus ziehen in verschiedener Stärke Bindegewebssepten in das Rachen- und Gaumenmandelgewebe. Das subepitheliale lymphatische Rachengewebe ähnelt in seinem anatomischen Aufbau weitgehend dem Bau des in die Darmwand eingelagerten Lymphgewebes. Charakteristisch ist, daß das lymphoepitheliale Gewebe keine zuführenden, sondern nur abführende Lymphgefäße aufweist.

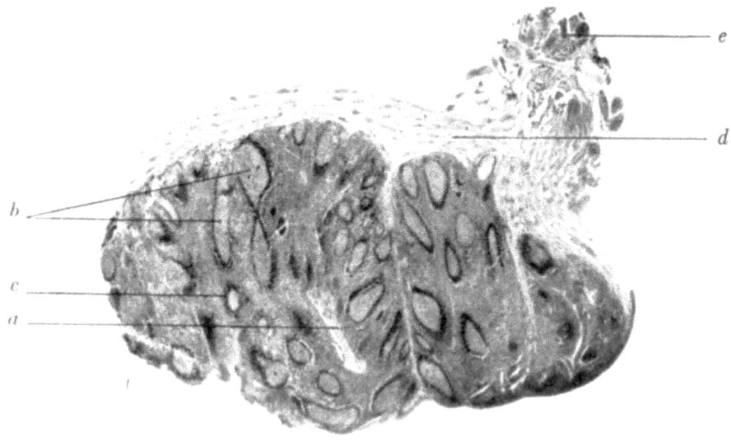

Abb. 128. Gaumenmandel. a) Krypte mit Detritus gefüllt, b) Reaktionszentren, c) dichter Lymphozytenkranz um die hellen Reaktionszentren, d) bindegewebige Kapsel, e) Pharynxmuskulatur

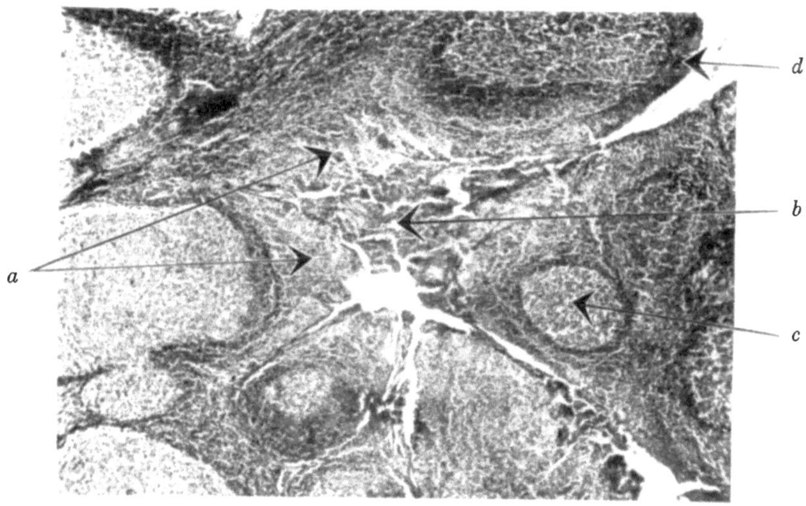

Abb. 129. Tonsillenkrypten. a) Stark retikuliertes und verdicktes Epithel, b) Lymphozyten und Zelldetritus im Kryptenlumen, c) Reaktionszentrum, d) geschlossene Epitheldecke

B. Physiologie

Der **Epipharynx** dient nur als Atemweg und Resonanzraum, der **Meso-** und **Hypopharynx** sind jedoch gleichzeitig auch Speiseweg und der Ort, wo der vom Nasenrachen nach dem Kehlkopf führende Luftstrom den vom Mund nach dem **Ösophagus** gehenden Speiseweg kreuzt. Infolgedessen kann der Erwachsene beim

Schlucken nicht gleichzeitig atmen, ohne Speise in den Kehlkopf zu aspirieren. Der kurzhalsige Säugling jedoch kann beim Trinken gleichzeitig atmen, da beim Saugen der ziemlich hochstehende Kehlkopf bis hinter die gesenkte Uvula gehoben wird und die Flüssigkeit neben der geschlossenen Luftröhre (Nase, Nasenrachen, Kehlkopf) vorbeilaufen kann.

Die **Physiologie des lymphatischen Rachenringes** ist noch weitgehend ungeklärt. Wesentlich scheint die starke Abwanderung von lymphozytären Zellelementen aus diesen Organen in die Mund- und Rachenhöhle zu sein. Er ist also ein Ausscheidungsorgan. Ungeklärt ist vor allem seine Funktion als Schutz-, Abwehr- und innersekretorisches Organ. Für die weitverbreitete Ansicht, daß die lymphatischen Rachenorgane der Infektionsabwehr dienen, liegen keine sicheren Beweise vor. Ob die große Zahl der an den Verdauungstraktus abgegebenen Lymphozyten fermentative Wirkungen ausübt, müssen weitere Untersuchungen klären.

C. Untersuchungsmethoden

Nach der Anamnese, die besonders die in der allgemeinen Symptomatologie erwähnten subjektiven und objektiven Erscheinungen zu berücksichtigen hat, folgt die eingehende Untersuchung.

Mesopharyngoskopie: Beim Öffnen des Mundes und Herunterdrücken der Zunge mit einem geraden oder gebogenen Spatel können die mittleren Teile des Rachens (Gaumensegel, Hinterwand, Zungengrund, Gaumenmandeln) übersehen werden. Die Tonsillen und ihre Buchten werden nach seitlicher Drehung des Kopfes und nach Lüften des vorderen Gaumenbogens mit einem zweiten Spatel besichtigt und durch Druck seitlich an den Gaumenbogen auf Vernarbungen und krankhafte Eiter- und Eiterpfropfbildung in den Krypten untersucht.

Bei der Mesopharyngoskopie darf man die Zunge nicht herausstrecken lassen und den Spatel wegen des Würgreflexes nicht im hinteren Drittel der Zunge aufsetzen. Am besten drückt man die Zunge fest und stetig nieder, während man „a“ oder „o“ sagen läßt, damit der Zungendruck nachläßt und die Übersicht freier wird. Gleichzeitig werden dadurch die Beweglichkeit des Gaumensegels geprüft und eine etwaige ein- oder doppelseitige Lähmung festgestellt.

Bei der **Epipharyngoskopie** (Abb. 87) mit Reflektor und Spiegel wird der Nasenrachen mit seinen Wänden (Rachenmandel am Dach, Choane, Tubenwulst usw.) besichtigt (s. S. 115).

Durch die **indirekte Laryngo- und Hypopharyngoskopie** lassen sich der Kehlkopfrachen und Zungengrund mit dem Kehlkopfspiegel übersehen (s. S. 204). Die verborgenen tiefsten Teile der *Recessus piriformes* und des *Hypopharynx* hinter der Ringknorpelplatte und am Speiseröhrenmunde werden frei und mit dem Spiegel sichtbar, sobald man nach Anästhesierung mit einer starren gebogenen Sonde in den Kehlkopf eingeht und ihn so stark nach vorn zieht, daß der Spalt zwischen Wirbelsäule und Ringknorpel klafft (indirekte Hypopharyngoskopie nach v. Eicken). Unter Umständen verschafft auch schon eine Spiegeluntersuchung in Bauchlage eine volle Übersicht über den Hypopharynx. Besser bringt man sich, wenn nötig, bei Fremdkörpern, Verdacht auf Geschwulst- und Divertikelbildung, diese Gegend direkt zu Gesicht mit Hilfe der **Autoskopie** oder **Ösophagoskopie** (s. S. 206 u. 243).

Die **Palpation** mit der stumpfen Sonde unter Leitung des Auges dient zur Feststellung der Konsistenz von Schwellungen und Tumoren und zur Prüfung der Sensibilität (Anästhesie, Hyperästhesie) und der Reflexerregbarkeit (Würgreflex). Gelegentlich wird auch der Nasenrachen mit dem Finger abgetastet, besonders bei kleineren Kindern zur Diagnose von Geschwülsten, adenoiden Vegetationen und retropharyngealen Abszessen. Um ein Zubeißen der Patienten dabei zu verhindern, preßt man gleichzeitig die Wangenweichteile seitlich fest zwischen die obere und untere Zahnreihe.

Die **Röntgendurchleuchtung** oder **-aufnahme** kommt hauptsächlich bei Fremdkörpern und Geschwülsten in Frage. Bei Fremdkörpern darf man sich jedoch durch Verknöcherungen in den Kehlkopfknorpeln nicht irreführen lassen. Die Durchleuchtung während des Schluckens von Kontrastbrei spielt bei tiefsitzenden Stenosen (Karzinom, Spasmus) und bei Divertikelbildungen eine bedeutende Rolle.

Zur Ergänzung dienen stets die Untersuchung der Nase, des Kehlkopfes, die äußere Untersuchung des Halses (Lymphknoten, Geschwülste) und die allgemeine Körperuntersuchung (akute Entzündungen, Infektionskrankheiten, Lues, Tuberkulose). Besonders wichtig und häufig erforderlich sind zur Klärung entzündlicher und geschwulstartiger Veränderungen die serologischen Blutuntersuchungen auf Lues, das Blutbild, die Probeexzision und histologische Untersuchungen.

D. Allgemeine Symptomatologie

I. Schmerzen

S p o n t a n e S c h m e r z e n und besonders S c h l u c k s c h m e r z e n sind die Hauptklagen bei akuten Erkrankungen (Angina, Peritonsillitis, Pharyngitis) und bei ulzerösen Prozessen infolge Angina ulzerosa, Tuberkulose und Geschwülsten, weniger bei chronischer Pharyngitis und sekundärer und tertiärer Lues. Bei seitlichem Sitz des Herdes (auch im Hypopharynx) strahlt der Schmerz fast stets ins Ohr aus oder wird dort lokalisiert. Leichtere Beschwerden werden als Kratzen, Druck- und Fremdkörpergefühl empfunden.

II. Sprachstörungen

G e s c h l o s s e n e s N ä s e l n bei raumbeengenden Prozessen (hyperplastische Rachentonsille, Neoplasmen, Narben) im Nasenrachen. O f f e n e s N ä s e l n bei Gaumensegellähmung, angeborenen Spaltbildungen oder Perforationen im Gaumen (Lues). K l o ß i g e v e r w a s c h e n e S p r a c h e bei beengenden und schmerzhaften Prozessen (Peritonsillitis, Geschwülsten).

III. Störungen des Schluckaktes

Sie sind häufig die Folge von schmerzhaften und raumbeengenden Prozessen und Lähmungen. Fehlschlucken in die Nase findet sich bei mangelndem Abschluß des Gaumensegels (postdiphtherische Lähmung, Gaumenspaltbildung, luische Perforationen im weichen Gaumen) und führt zur Regurgitation flüssiger Speisen durch die Nase. Bei geschwürigen Erkrankungen im Hypopharynx und am Kehlkopfeingang (Tuberkulose), bei zentral oder peripher bedingten Lähmungen, „Hyp- und Anästhesie im Vagus-Gebiet", verschlucken sich die Kranken leicht, d. h. die Speisen geraten in den Kehlkopf und die Luftröhre. Bei raumbeengenden Prozessen (Geschwülste oder Verwachsungen infolge von Lues, Tuberkulose oder Verätzungen) bleiben zunächst feste Bissen stecken. Sind die Stenosen hochgradig, dann macht auch das Verschlucken breiiger und flüssiger Nahrung Schwierigkeiten. Regurgitieren schon verschluckter Speisen ist charakteristisch für Ektasien des Hypopharynx infolge von Stenosen am Ösophaguseingang und, wenn es nach Stunden oder Tagen erfolgt, für Divertikelbildungen oder Kardiospamen.

IV. Sekretionsstörungen

Vermehrung der Speichelsekretion findet sich bei sehr vielen Erkrankungen. Pathognomonisch ist die Ansammlung von schaumigem Speichel in den *Sinus piriformes* bei Hypopharynxdivertikeln. Schleimig-eitriges Sekret stammt entweder aus der Nase (Nebenhöhleneiterungen, Entzündungen der Rachentonsille) oder von der Rachenschleimhaut selbst (Pharyngitis) oder aus den tieferen Luftwegen (Bronchitis). Eitrig-gelbe, braune oder grüne Borken an der Hinterwand und im Nasenrachen sind Begleiterscheinungen der atrophischen Rhinopharyngitis (Ozäna) oder der habituellen Mundatmung.

V. Pharyngealer Reizhusten

Dieser kann überaus lästig und quälend sein und findet sich häufig zusammen mit Räuspern bei trockner chronischer und akuter Pharyngitis ohne Auswurf. Manchmal entsteht er durch das Herabfließen von Schleimeiter aus dem Nasenrachen. Bei negativem organischem Befund ist stets an eine nervöse Ursache (Hyperästhesie der Schleimhaut) zu denken.

VI. Störungen der Atmung

Das Schnarchen im Schlaf ist ebenso wie die Austrocknung des Mundes und Rachens eine häufige Begleiterscheinung der Mundatmung. Es wird durch Vibrationen des Gaumensegels, der vergrößerten Gaumenmandeln, des Zungengrundes oder der Epiglottis hervorgerufen. Atemnot und Stridor können sich bei größeren Neoplasmen und stärkeren ödematösen Schwellungen im Bereich des Hypopharynx einstellen.

VII. Sichtbare pathologische Veränderungen an der Schleimhaut

Anämie: Starke Blässe der Schleimhaut, besonders auffällig am weichen Gaumen, findet sich bei allgemeiner Anämie und vor allem bei Lungen- und Kehlkopftuberkulose.

Hyperämie: Allgemeine Rötung der Schleimhaut ist bei Pharyngitis und akuten Katarrhen der oberen Luftwege vorhanden. Eine umschriebene Rötung findet sich bei isolierter Tonsillitis und der Seitenstrangangina.

Ödematöse Schwellungen: Diese treten ebenso wie die Rötung bei akuten katarrhalischen Entzündungen auf. Umschrieben finden sie sich bei phlegmonösen Erkrankungen (Peritonsillitis, Zungengrundabszeß).

Pathologisches Sekret: Normalerweise findet sich im Rachen nur dünnflüssiger klarer Schleim. Dicker glasiger zäher Schleim kommt vor bei der Pharyngitis und Epipharyngitis, gelber oder grüner Schleimeiter besonders entlang der Hinterwand bei Angina retronasalis und Nebenhöhleneiterungen, besonders im Bereich des Keilbeins, zähe gelbgrüne oder bräunliche eitrige Krusten und Borken bei Pharyngitis sicca.

Beläge auf der Schleimhaut und den **Tonsillen:** Sie dürfen nicht mit den vorgenannten Sekreten verwechselt werden. Weißlich-gelbe oder grauweiße Beläge sind pathognomonisch für Diphtherie, wenn sie auch auf der Schleimhaut selbst und nicht nur auf den Tonsillen sitzen. Gelbweiße kleine Beläge nur auf den Tonsillen sind typisch für die Angina lacunaris und gelbe runde mit rotem Hof auf der Schleimhaut für Aphthen. Grauweißliche, schleierartig zarte Auflagerungen, besonders an den geröteten Gaumenbögen, kennzeichnen die sekundäre Lues (Plaques muqueuses). Sonst finden sich Beläge meist auf Schleimhautgeschwüren. Sie erscheinen krümelig, gelbgrünlich oder schmutzig, leicht abwischbar und leicht blutend in wenig geröteter und wenig infiltrierter Umgebung bei Angina Plaut-Vincenti. Sie sind ähnlich bei syphilitischem Primäraffekt und schmieriggelb und unregelmäßig in kleinhöckrig infiltrierter Umgebung bei Tuberkulose. Bei ulzeröser Stomatitis findet man flache Geschwüre, die speckig gelb belegt sind, bei Geschwülsten (Karzinom) sind die ulzerierten Partien faserig und übelriechend.

Infiltrate in der Schleimhaut: Sie sind meist chronisch-entzündlicher Natur. Das tuberkulöse Infiltrat ist blaß, kleinhöckrig, flach mit kleinen Knötchen und oberflächlichen, schmierig belegten, zackig umrandeten Geschwüren versehen. Das luische gummöse Infiltrat ist hochrot, beetartig erhaben, grobhöckerig und durch tiefe steilrandige, gelb belegte Geschwüre ausgezeichnet. Manchmal können ulzerierte derbe Geschwülste den chronisch-entzündlichen Infiltraten ähnlich sein. Aus differentialdiagnostischen Gründen sind bei solchen Infiltraten meist eine serologische Blutuntersuchung auf Lues und eine mikroskopische Untersuchung einer Probeexzision erforderlich.

Defekte und Narben: Bei tiefgreifenden geschwürigen Prozessen (Lues, Angina ulzerosa, Neoplasma) kommt es an dem weichen und harten Gaumen und an den vorderen Gaumenbögen hin und wieder zur Bildung runder Perforationen. Sonst heilen die Geschwüre mit Bildung von Narben und narbigen Verwachsungen aus. Die Narben nach Lues sind meist weiß, strahlig und wulstig, während die Lupusnarben flacher und oberflächlicher erscheinen.

E. Allgemeine Therapie

Chemotherapie: Ebenso wie bei den Ohr- und Nasenerkrankungen werden bei allen eitrigen Rachen- und Halserkrankungen (Abszesse, Phlegmonen) die *Sulfonamide* und *Antibiotika* mit großem Erfolg gegeben. Vielen bösartigen von der Rachen- und Mundhöhle ausgehenden septischen und phlegmonösen Prozessen ist dadurch der lebensbedrohende Charakter genommen worden. Zwar sieht man bei der genuinen katarrhalischen und lakunären Angina selbst keine wesentliche Beeinflussung durch *Sulfonamide* und *Penicillin*, doch können sich danach auftretende beginnende oder bereits ausgebildete eitrige lokale Komplikationen durch ihre Anwendung entweder ganz zurückbilden oder in ihrem Verlauf wesentlich günstiger gestalten. Vor allem bewirken Penicillingaben (8—10 Tage lang) eine Verminderung der postanginösen Erkrankungen (rheumatisches Fieber, Nephritis).

Schwitzprozeduren: Bei allen akuten unspezifischen Racheninfekten (katarrhalische und lakunäre Anginen, Pharyngitis) haben sich Schwitzpackungen unter gleichzeitiger Anwendung von **antipyretischen Mitteln** besonders bewährt. Sie sind daher auf das wärmste zu empfehlen.

Umschläge: Um den Hals sind kalte Umschläge angebracht bei Entzündungen, warme nur dann, wenn baldige eitrige Einschmelzung erwünscht ist.

Spülungen und Gurgelungen: *Kochsalz-* oder *Emser Salzlösungen* (mit Zusatz von 1 Teelöffel Glyzerin auf ein Glas Wasser) dienen zur Bekämpfung der Trockenheit und des Spannungsgefühls besonders bei der trockenen Pharyngitis. *Wasserstoff-*

superoxyd und zahlreiche andere Gurgelmittel benutzt man zur Mundspülung und -pflege bei akuten Entzündungen und ulzerösen Prozessen.

Pinselungen: Hierzu wird ein Wattetampon auf einen Watteträger gedreht und mit dem anzuwendenden Medikament getränkt. Man benutzt *2%ige Pantocain-Suprarenin-Lösung* zur Anästhesierung bei Operationen, *2—5%ige Argentum-nitricum-* oder *5%ige Chlorzinklösung* bei chronischer Pharyngitis und *5%ige Chromsäure* oder *20%iges Argent. nitric.* bei der PLAUT-VINCENTschen Angina. Außerdem haben sich Pinselungen mit *Pyoktanin-* und *Trypaflavinlösungen* gut bewährt.

Einblasungen von Pulver: Zur schnelleren Säuberung dienen *Natriumbicarbonat* bei ulzerösen Anginen, *Sulfonamid-* und *Penicillinpulver* bei Stomatitis, *Anästhesin* und *Orthoform* zur Linderung von Schluckschmerzen. Letztere Mittel können auch auf die Zunge gestreut und trocken geschluckt werden.

Inhalationen: Man benutzt kleine Inhalationsapparate zur Zerstäubung von Salzlösungen *(Emser* und *Sodener Salz)* bei trockenen Katarrhen oder mit Handgebläse betriebene Zerstäuber von ätherischen Ölen *(Eukalyptol*, *Ol. pini*, *Turiopin)* bei chronischen Katarrhen und von *Glycirenan* und anderen Mitteln bei Asthma (Inhalation siehe auch S. 123).

Mundpastillen: *Sodener* und *Emser Pastillen*, *menthol-* und *anästhesinhaltige Dragees* lindern ebenso wie zahlreiche andere von der pharmazeutischen Industrie angebotene Lutschtabletten bei den verschiedenen Pharyngitisformen häufig die subjektiven und objektiven Krankheitserscheinungen. Bei lokalen unspezifischen oberflächlichen Schleimhautentzündungen mit Ulzerationen werden in jüngster Zeit mit gutem Erfolg *penicillinhaltige Mundpastillen* angewandt (Angina PLAUT-VINCENTI, ulzeröse Stomatitis).

Allgemeinbehandlung: Klimakuren sind vor allem bei Anfälligkeit für akute Racheninfekte zu empfehlen. Durch sie wird eine Umstimmung der Konstitution vor allem aber der Schleimhaut erzielt. Ein mildes Reizklima stellt das waldreiche Mittelgebirge, ein stärkeres das Hochgebirge, und ein starkes das Nordseeklima dar. Daneben spielen sportliche Betätigung und Abhärtungsmaßnahmen eine wesentliche Rolle. Das Küstenklima am Nordatlantik ist vor allem bei chronischen trocknen Katarrhen von Erfolg.

Alle medikamentösen Behandlungsmaßnahmen *(Esberitox*, *Lymphozil)* zur Resistenzsteigerung der lymphatischen Rachenorgane sind in ihrer Wirkung schwer zu beurteilen und ihr Erfolg ist zweifelhaft.

Spezielle Pharyngologie

A. Akute unspezifische Entzündungen

Die akuten Entzündungen des lymphatischen Rachenringes spielen als selbständige Krankheiten wie auch als Teilerscheinungen von Infektionskrankheiten eine Rolle.

I. Angina retronasalis, Epipharyngitis acuta

Während bei den akuten Entzündungen des Nasenrachenraumes im Kindesalter hauptsächlich die Rachenmandel befallen ist, handelt es sich bei der Epipharyngitis der Erwachsenen mehr um Erkrankungen der Schleimhaut. Die akuten Nasenrachenkatarrhe sind bei Kleinkindern überaus häufig und stellen eine regelmäßige Begleiterscheinung der akuten Infektionskrankheiten dar; dagegen sieht man sie bei Erwachsenen wesentlich seltener. Bei den letzteren treten sie meist als Prodromalerscheinungen bei Schnupfen, Laryngitiden und Bronchitiden auf. Es handelt sich fast ausschließlich um Virusinfektionen.

Symptome: Bei Kindern oft gering, so daß die Diagnose schwierig sein kann. Sie bestehen in Schnupfen, Rötung des Rachens und stärkerer schleimig-eitriger Absonderung, die sich häufig als Schleim-Eiter-Straße an der hinteren Rachenwand bemerkbar macht. Die Rachenmandel selbst ist gerötet und geschwollen und mit Eiter belegt. Das Allgemeinbefinden ist trotz höheren Fiebers manchmal kaum gestört. In anderen Fällen bestehen Abgeschlagenheit, Appetitlosigkeit und hohe Temperaturen um 40°. Nicht selten tritt dabei eine mehr oder weniger starke Lymphadenitis im oberen Bereich des Sternokleidomastoideus auf. Die Infektion klingt gewöhnlich nach einigen Tagen ab, kann aber auch 8—14 Tage lang andauern. Sie führt besonders häufig zu akuten Entzündungen der Mittelohren, der Nasennebenhöhlen und der tieferen Luftwege. Bei Erwachsenen verläuft die Infektion, wenn es sich nicht um einen grippalen Infekt handelt, meist harmlos und ohne wesentliche Temperaturen. Allerdings verursachen die Katarrhe oft ein unangenehmes Brennen und einen quälenden Hustenreiz.

Prognose: Gut, wenn nicht Komplikationen von seiten der Ohren, der Nasennebenhöhlen und der Lunge auftreten.

Behandlung: Bettruhe, Schwitzprozeduren, kalte Umschläge, abschwellende Nasentropfen und 2 mal täglich Einträufeln von 5 Tropfen 5%igen *Protargols* oder 3%igen *Targesins* in die Nase beim Liegen. Bei häufigen Rezidiven und Rachenmandelhyperplasie ist die Adenotomie (Abb. 94). zu empfehlen. Sie darf jedoch erst 2 Wochen nach der akuten Entzündung ausgeführt werden.

II. Genuine Angina (Angina catarrhalis und lacunaris)

Bei der Angina handelt es sich um eine der häufigsten akuten Infektionen des Menschen. Die Anfälligkeit wird begünstigt durch eine konstitutionelle Minderwertigkeit der lymphatischen Rachenorgane, Wettereinflüsse sowie lokale und allgemeine

Unterkühlungen des Körpers. Wahrscheinlich handelt es sich um eine Allgemeininfektion, die sich vorwiegend an den Gaumenmandeln manifestiert. Als Erreger kommen Viren (Adenoviren), denen sich vor allem A-Streptokokken, hin und wieder auch Pneumo- und Staphylokokken hinzugesellen, in Betracht.

Pathologische Anatomie: Es handelt sich um eine Hyperämie und ein Ödem der lymphatischen Rachenorgane mit vermehrter Einlagerung von Granulozyten. Bei stärkeren Entzündungen finden sich umschriebene Ulzerationen im Epithelbereich und fibrinöse mit Leukozyten durchsetzte Beläge. Je nach der örtlichen Gewebsreaktion unterscheidet man eine katarrhalische (Rötung und Schwellung), eine follikuläre (Rötung und Schwellung der Follikel) und eine lakunäre Form (Rötung und fibrinöse Beläge in und um die Lakunen).

Symptome: Gewöhnlich bestehen Temperaturen zwischen 38 und 40 Grad, die meist plötzlich und nicht selten mit Schüttelfrost auftreten. Daneben bestehen Kopf- und Gliederschmerzen und allgemeines Krankheitsgefühl. Manchmal sofort, meistens aber ein oder zwei Tage später, treten mehr oder weniger heftige Schluckschmerzen auf. Besonders bei Kindern schwellen häufig gleichzeitig die regionären Halslymphknoten schmerzhaft an.

Differentialdiagnose: Vor allem ist eine Diphtherie auszuschließen. Bei dieser besteht gewöhnlich nicht so hohes Fieber, außerdem sind die Beläge größer und flächenhafter. Bei der Angina lakunaris sind die Beläge klein und stippchenartig, lassen sich leicht wegwischen und erstrecken sich nicht auf die Gaumenbögen und die Rachenschleimhaut (Abb. 130). Die bakteriologische Untersuchung ergibt keine Diphtheriebakterien, sondern meist Streptokokken, die neben den selteneren Pneumo- und Staphylokokken häufig bei der Angina gefunden werden. Ob sie allein die Erreger der Entzündung des Tonsillenparenchyms (lymphatischen Rachengewebes) sind, ist zweifelhaft.

Verlauf: Meist tritt nach 2—3 Tagen allmählicher Abfall des Fiebers und ein Abklingen der Beschwerden ein. Als Komplikationen stellen sich manchmal erst nach 3—8 Tagen ein: Peritonsillarabszesse, Otitis media, Nasennebenhöhleneiterungen, Nephritis, Endokarditis, Myokarditis, rheumatisches Fieber, Appendizitis, postanginöse Sepsis.

Prognose: Im allgemeinen gut, doch muß man stets auf lokale und allgemeine Komplikationen gefaßt sein und frühzeitig darauf achten (Blut- und Urinuntersuchung).

Behandlung: Bettruhe, Schwitzpackungen, *antipyretische Mittel.* Lokale und allgemeine Komplikationen werden durch längere Gaben (8—10 Tage lang) von *Penicillin* wesentlich vermindert. Kalte Umschläge um den Hals. Mundspülungen mit *Wasserstoffsuperoxydlösungen* oder anderen Mundwässern. Gegen die Schluckschmerzen Eisstückchen, *Mentholpastillen* oder anästhesierende Mundpastillen.

Unspezifische akute Entzündungen der verstreuten Lymphfollikel an der Rachenhinterwand und der lymphoiden Seitenstränge **(Pharyngitis granulosa oder lateralis acuta)** kommen isoliert meist nach Tonsillektomien vor. Sonst treten sie zusammen mit Mandelentzündungen auf. Die Symptome sind: Schluckschmerzen, die bei Seitenstrangerkrankungen nach dem Ohr ausstrahlen, Schwellung und Rötung der Follikel und Seitenstränge, manchmal mit Bildung kleiner gelber Eiterstippchen.

Die **Tonsillitis lingualis acuta** ist seltener und kommt gelegentlich bei Menschen vor, denen die Gaumentonsillen entfernt sind. Die Symptome sind Abgeschlagenheit, Fieber, tiefsitzende Schluckschmerzen, Rötung, Schwellung und gelbe Pfröpfe in der Zungenmandel. Manchmal kommt es danach auch zu sehr schmerzhafter Abszeßbildung am Zungenrand mit Ödembildung am Kehlkopfeingang. Die Behandlung ist ebenso wie bei der Angina tonsillaris.

III. Pharyngitis acuta (akuter Rachenkatarrh)

Ein allgemeiner akuter Katarrh der Schleimhaut ohne wesentliche Beteiligung des lymphatischen Gewebes kommt selten vor, häufig ist er der Vorbote eines Schnupfens, in anderen Fällen entsteht er sekundär und absteigend nach Schnupfen. Die akute Pharyngitis ist fast regelmäßig eine Begleiterscheinung akuter Infektionskrankheiten (Masern, Scharlach), findet sich aber auch sonst bei vielen banalen Virusinfektionen der oberen Luftwege (Grippe, Laryngitis, Bronchitis).

Symptome: Kratzen, Hustenreiz und rauhes, wundes Gefühl im Hals, schleimige und eitrige Absonderung besonders an der Hinterwand, vermehrte Rötung der Schleimhaut.

Behandlung: Schwitzpackungen, *Mentholdragees*, *Emser Pastillen.* Auch zahlreiche andere, im Handel befindliche desinfizierende und anästhesierende Mundpastillen wirken lindernd. Daneben ein- oder zweimalige Pinselung mit *2%iger Pyoktaninlösung*, *2* bis *5%igem Argentum nitricum* täglich. Bei konstitutioneller Minderwertigkeit der Schleimhaut (katarrhalische Diathese) Abhärtungsmaßnahmen und längerer Klimawechsel.

IV. Phlegmonöse Entzündungen des Rachens

Sie sind gewöhnlich die Folge von akuten Racheninfekten und werden meistens durch *Strepto-* oder *Staphylokokkeninfektionen* hervorgerufen. Oberflächlich erscheinen sie in Gestalt starker ödematöser Schwellungen und Rötungen der Schleimhaut, begleitet von Schluckschmerzen. Sie können bei Übergreifen der Schwellungen auf den Kehlkopfeingang durch Verlegung der Atemwege (laryngeale Dyspnoe und Stridor) gefährlich werden. In anderen Fällen handelt es sich um das seltene Schleimhauterysipel des Rachens oder um reaktive Entzündungen nach Schleimhautverletzungen (Fremdkörper) und nach Verätzungen durch Laugen und Säuren. Mit diesen oberflächlichen Entzündungen darf man die gleichartig aussehenden kollateralen entzündlichen Schwellungen nicht verwechseln, die an den Gaumenbögen, am Gaumensegel und Zäpfchen oder an der Epiglottis und den Aryknorpeln bei versteckten schwer erkennbaren Diphtherieherden in der Tonsillennische, im Nasenrachenraum und Kehlkopf auftreten. Peritonsilläre Entzündungen der Gaumen- und Zungentonsille und der Para- und Retropharyngealabszeß sitzen wesentlich tiefer unter der Schleimhaut.

Behandlung: Eiskrawatte um den Hals, *Kalzium* intravenös, *Antibiotika* oder *Sulfonamide.* Inzision. Bei starken Schwellungen *Kortikoide* und evtl. Tracheotomie.

1. Peritonsillarabszeß

Entstehung: Er bildet sich meist nach akuten Infektionen des lymphatischen Rachengewebes, mit Vorliebe bei chronisch entzündeten Tonsillen (alte Entzündungsherde in der Kapsel), bei denen durch Verwachsungen mit den Gaumenbögen, Vernarbungen und durch oberflächlichen Verschluß der Krypten die Entleerung besonders aus der Gipfelbucht erschwert ist. Sein Sitz ist meist am oberen Mandelpol zwischen dem Tonsillenparenchym und der bindegewebigen Kapsel (Abb. 131).

Prognose: Meist gut, da selten septische Allgemeininfektionen oder gefährliche absteigende Halsphlegmonen entstehen. Im allgemeinen kommt es früher oder später zur Spontanperforation am vorderen oder hinteren Gaumenbogen oder in der Gipfelbucht *(Fossa supratonsillaris).*

Behandlung: Bei frischen Fällen mit derber Schwellung heiße Umschläge um den Hals, Kurzwellendurchflutung, Bestrahlung von außen mit der Solluxlampe. Nicht selten wird im Beginn mit *Sulfonamiden* oder *Penicillin* ein spontaner Rückgang der Entzündung erzielt und eine eitrige Einschmelzung verhindert. Bei fluktuierender Schwellung und starker Vorwölbung Entleerung des Eiters durch Inzision oder, bei gehäuftem Auftreten, Abszeßtonsillektomie.

Im Sitzen wird (bei Kindern nach Einsetzen eines Mundsperrers) nach Schleimhautpinselung mit *2%igem Pantocain* oder am besten nach Einspritzung von 1—2 cm^3 *1%igen Hostacains* in den vorderen Gaumenbogen auf der Höhe der Vorwölbung, 1—2 cm lateral und oben vom Gaumenbogenrand, eingeschnitten. Der Schnitt verläuft senkrecht oder schwach gebogen parallel zum Gaumenbogenrand. Man benutzt ein lanzettförmiges mit einem Querstück versehenes Messer, dessen Schneide etwa 2 cm lang ist, und für das tiefere Eingehen eine schlanke Kornzange, so daß die Halsgefäße nicht verletzt werden können. Der Abszeß wird durch tägliches Spreizen mit der Kornzange so lange offen gehalten, bis sich die Abszeßhöhle gesäubert hat. Statt durch Inzision kann er auch manchmal von der Gipfelbucht aus durch Lüften mit einer stumpfen Sonde oder durch Spreizen mit einer seitlich abgebogenen Kornzange eröffnet werden. Bei vorgebeugtem Kopf kann die Inzision auch in Rauschnarkose durchgeführt werden. Doch ist darauf zu achten, daß dieses erst beim Aufwachen geschieht, damit bei vorhandenem Rachenreflex kein Eiter aspiriert werden kann.

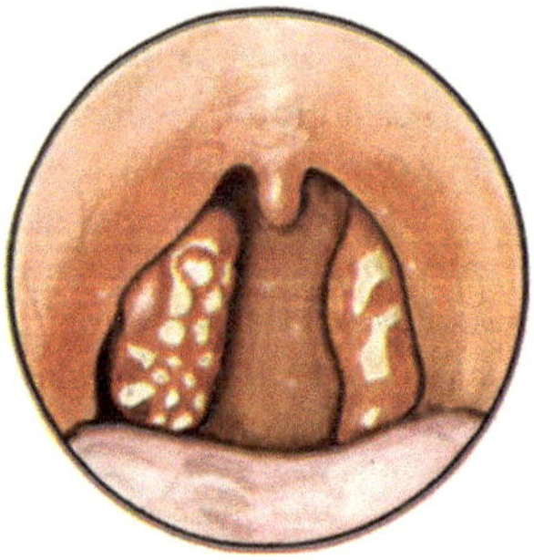

Abb. 130
Angina lakunaris

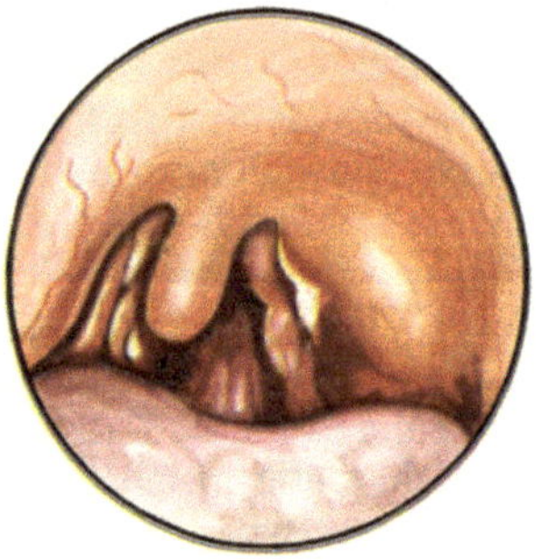

Abb. 131
Peritonsillarabszeß, links

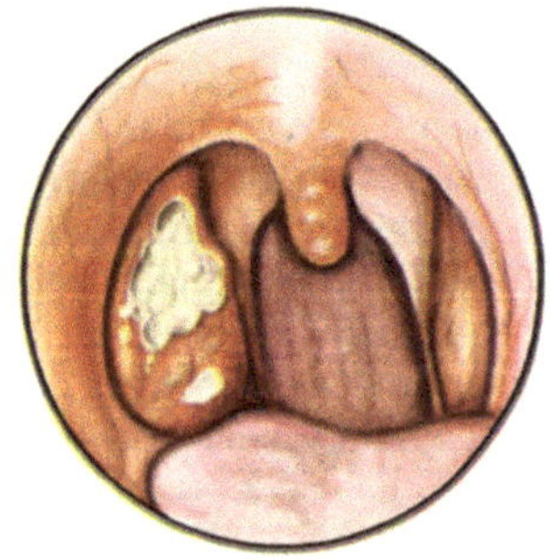

Abb. 132
Angina Plaut-Vincenti, rechts

27. Beispiel: 20jährige Arbeiterin hatte vor 8 Tagen eine Halsentzündung. Nach mehrtägigem Wohlbefinden und Fieberlosigkeit traten vor 2 Tagen erneut Fieber, linksseitige stark ins Ohr ausstrahlende Schluckschmerzen und ein klopfendes (pulsierendes) Schmerzgefühl in der linken Halsseite auf.

Befund: Blasses, übernächtigtes Aussehen. Kloßige Sprache. Der Mund kann wegen der entzündlichen Kieferklemme nur 2 Zentimeter geöffnet werden.

Rachen: Reichliche Speichelabsonderung. Links ist der vordere Gaumenbogen stark vorgewölbt und gerötet. Uvula und Gaumensegel sind ödematös geschwollen und die linke Tonsille nach median gedrängt. Rechte Mandel und Gaumenbögen katarrhalisch gerötet. Die kloßige Sprache, der ausstrahlende Schmerz nach dem Ohr, die akute Entwicklung und der örtliche Befund sprechen für die

Diagnose: **Linksseitiger Peritonsillarabszeß.**

2. Phlegmonen am Zungengrund

Sie gehen von einer Tonsillitis lingualis und von Verletzungen aus und kommen relativ selten vor. Sie sind durch heftigste Schmerzen beim Schlucken und Sprechen, hochgradige Sprachstörung, kollaterale ödematöse Schwellungen am Zungengrund und Kehlkopfeingang (Epiglottis), Luftbeschwerden und manchmal durch Infiltration oder Abszeßbildung außen am Mundboden (Mundbodenphlegmone, Angina LUDOVICI) gekennzeichnet.

Behandlung: Kalte Umschläge oder Eisbeutel und *Antibiotika* oder *Sulfonamide.* Bei umschriebener weicher Vorwölbung oder nach Punktion eines tiefen Abszesses Stichinzision entlang der Kanüle innen am Zungengrund (Vorsicht Gefäße!). Bei Abszedierung außen über dem Zungenbein Inzision der Haut und des Platysma in der Mittellinie und stumpfe Lüftung der erkrankten Muskelspartien.

3. Para- und retropharyngeale Phlegmonen und Abszesse

Diese entwickeln sich nach Verletzungen oder Schleimhautentzündungen durch Infektion der para- und retropharyngealen Lymphgefäße und -knoten, seltener bei tuberkulöser Wirbelkaries (kalte Abszesse). Bei kleineren Kindern kommen nach Entzündungen der Rachenmandel Retropharyngealabszesse häufiger als bei Erwachsenen als typisches Krankheitsbild mit und ohne Fieber vor.

Symptome: Die Kinder verweigern plötzlich die Nahrungsaufnahme oder sprudeln beim Versuch zu schlucken die Speisen wieder heraus und halten den Kopf steif, meist nach einer Seite geneigt. Im Rachen sieht man an der Hinterwand in der Mitte oder mehr seitlich eine glatte und pralle, eindrückbare, fluktuierende Vorwölbung (Palpation!), aus der sich bei Punktion mit dicker Kanüle Eiter entleert.

Prognose: Meist gut, wenn der Abszeß spontan durchbricht oder künstlich entleert wird. Nicht selten kommt es durch Absteigen der Phlegmone in den tiefen Halsfaszien zu bedrohlichen Symptomen, wie Ödem des Larynx und Erstickungserscheinungen oder zu Senkungsabszessen und zu septischer Mediastinitis. Bei tuberkulösen Abszessen ist die gleichzeitige Wirbelkaries im Röntgenbild zu erkennen. Höchst selten kommen große erweichte retropharyngeale Gummaknoten vor, die das Bild eines Retropharyngealabszesses vortäuschen können.

Behandlung: Im Anfang kalte Umschläge oder Eiskrawatte, später bei Fluktuation Inzision durch senkrechten Schnitt an der Hinterwand und Spreizung mit der Kornzange (Vorsicht seitliche Halsgefäße!). Wenn erforderlich Spaltung von außen am Hals (Kollotomie, Mediastinotomie), *Sulfonamide* und *Antibiotika.*

V. Postanginöse Sepsis

Die katarrhalische oder lakunäre Angina ist in seltenen Fällen der Ausgangspunkt einer allgemeinen, hin und wieder tödlich verlaufenden Sepsis. Die Erkrankung setzt manchmal schon am 2. und 3. Tage nach der Angina ein, meist jedoch erst später nach 8—14 Tagen. Die Infektion breitet sich entweder auf dem Wege der abführenden Lymphgefäße oder als Peri- und Thrombophlebitis der abführenden Venen *(V. pharyng. asc., V. retromandibularis, V. fac.* und *V. jugular. int.)* aus (Abb. 10). Diese Art der septischen Erkrankung, die postanginöse Sepsis, macht die Mehrzahl aller Fälle von tonsillärer Sepsis aus und ist im Gegensatz zu anderen septischen Prozessen (septische Angina) prognostisch nicht so ungünstig, da sie chirurgisch angreifbar ist. Die **frühzeitige Diagnose** dieser Sepsisform ist daher überaus wichtig. Die Krankheit äußert sich in Schüttelfrösten und intermittierendem Fieber, schwerem septischem Allgemeinzustand (belegte trockene Zunge, fahl-gelbliche Hautfarbe), Veränderung des leukozytären Blutbildes (Fehlen der Eosinophilen, Neutrophilie mit starker Linksverschiebung), Zeichen von Metastasierung (Hüsteln, Gelenk- und Muskelschmerzen), sowie in örtlicher Druckempfindlichkeit vor dem oberen Drittel des Kopfnickers, manchmal auch tiefer. Hin und wieder tritt außerdem eine Verschwellung der Konturen des hinteren Schildknorpelrandes auf. Meist besteht anfangs ein sehr schweres Krankheitsgefühl, das später der septischen Euphorie weicht. Äußere Lymphknoten- und phlegmonöse Schwellungen in der Umgebung der Mandeln kommen vor, fehlen jedoch häufig auch vollkommen. Besteht auf Grund solcher Symptome auch nur der Verdacht einer Phlebitis der abführenden Tonsillenvenen, so ist unter antibiotischem Schutz unverzüglich eine chirurgische Therapie (Aufdeckung und Unterbindung der abführenden Venen. Tonsillektomie.) erforderlich.

Differentialdiagnose: In diesen Fällen müssen stets die Agranulozytose, die akuten Leukämien und die Anginen mit lymphatischer Reaktion durch das Blutbild ausgeschlossen werden.

In Lokalanästhesie werden durch Längsschnitt am vorderen Rand des Kopfnickers die *V. jug. int.*, die *V. fac.* und die in sie einmündenden Venen mit den aus den Tonsillen kommenden Ästen freigelegt und im gesunden bluthaltigen Teil unterbunden. Der thrombosierte Teil der Vene wird geschlitzt und mit dem entzündlich vergrößerten Lymphknoten exstirpiert. Besteht nur eine Periphlebitis oder reicht die Thrombose nur bis in die *V. fac.*, so kann die *V. jug.* geschont werden. Durch die Freilegung, Eröffnung, Ausschaltung und Drainage der Peri- und Thrombophlebitisherde der Venen mit nachfolgender Tonsillektomie gelingt es meist, die Sepsis aufzuhalten. Jedoch sind bei Abszedierung schon vorhandener Metastasen (Lunge, Gelenke, Muskeln, Haut) noch weitere Operationen notwendig. Daneben große Gaben von *Antibiotika.*

B. Chronische unspezifische Entzündungen

I. Hyperplasien und chronische Entzündungen der Rachentonsille

Chronische Entzündungen des lymphatischen Rachenringes entstehen bei Organminderwertigkeit durch häufige Infektionen und führen besonders bei Kindern mit exsudativer Diathese zur entzündlichen Hyperplasie der Rachen- und Gaumenmandeln. Adenoide Vegetationen (Hyperplasien der Rachenmandel) finden sich auch ohne Entzündungen häufig bei erblicher Veranlagung bei Kindern zwischen 3 und 14 Jahren.

Diagnose: Sie ergibt sich aus dem rhinoskopischen Befund und den übrigen Erscheinungen wie Mundatmung, geschlossenes Näseln, hochgewölbter Gaumen, Einziehung der Trommelfelle, Schwerhörigkeit, häufige Ohrenschmerzen (leichte Otitis media!) bei vermehrten Nasenrachenkatarrhen. Wenn die Wucherungen längere Zeit hindurch bestanden haben, ist in vielen Fällen der adenoide Habitus mit dem offenen Mund, den vorspringenden Zähnen und dem schläfrig-dummen Wesen infolge des unruhigen Schlafes besonders ausgesprochen.

Behandlung: Bei stärkeren Wucherungen, bei denen mit einer spontanen Rückbildung nicht zu rechnen ist, chirurgisch. Vor jedem Eingriff muß jedoch das Vorhandensein einer hyperplastischen Rachentonsille durch eine genaue Untersuchung (Rhinoskopie usw.) sichergestellt werden, da auch noch andere Ursachen für die behinderte Nasenatmung vorliegen können (Nasenmuschelschwellungen, Nasenscheidewandverbiegungen).

28. Beispiel: 8jähriger Knabe leidet seit 1½ Jahren sehr häufig bei jeder leichten Erkältung an Schnupfen mit Fieber, schläft sehr unruhig und schnarchend mit offenem Mund, spricht durch die Nase und hat öfter Ohrenschmerzen und Schwerhörigkeit. Er ist in der Schule etwas träge, uninteressiert und schwerfällig geworden. Daneben besteht Appetitlosigkeit.

Befund: Sonst gesundes Kind. Auffällig sind der eigentümliche, etwas blöde Gesichtsausdruck infolge des stets offenstehenden Mundes und der vorspringenden Oberkieferzähne, „adenoider Habitus", und die tote näselnde Sprache *(Rhinolalia clausa)*.

Nase: Atmung behindert, fast ständige Mundatmung. Nach Ausschnauben des Schleimeiters sieht man im Spalt zwischen unterer Muschel und Septum (evtl. *Suprareninspray*) in der Choane und im Nasenrachen ein blaßrotes höckriges Gewebspolster (Rachentonsille!) Beim „Kuckuck"-Sagen ist von dem normalerweise hinter der Choane hochsteigenden queren Gaumensegelwulst nichts zu sehen, nur das Gewebspolster bewegt sich ein wenig.

Rachen: Hoher und spitzgewölbter harter Gaumen. Gaumenmandeln blaß, vergrößert, überragen den Gaumenbogen um 1—2 cm.

Nasenrachen: Bei der Postrhinoskopie ist am Rachendach die vergrößerte Rachentonsille als ein blaßrotes, längs gefurchtes mit Schleim bedecktes und bis an den Choanalrand reichendes Polster zu sehen.

Ohren: Beiderseits eingezogenes Trommelfell.

Diagnose: **Hyperplasie der Rachentonsille** (Adenoide Vegetationen im Nasenrachen).

Die Indikation zur Adenotomie ist gegeben:

1. Bei starker Hyperplasie (Behinderung der Nasenatmung, geschlossenes Näseln).
2. Bei mäßig hyperplastischen Rachentonsillen, die häufig retronasale Anginen, Mittelohrentzündungen oder Bronchitiden verursachen oder einen lange dauernden Tubenkatarrh mit Schwerhörigkeit unterhalten.

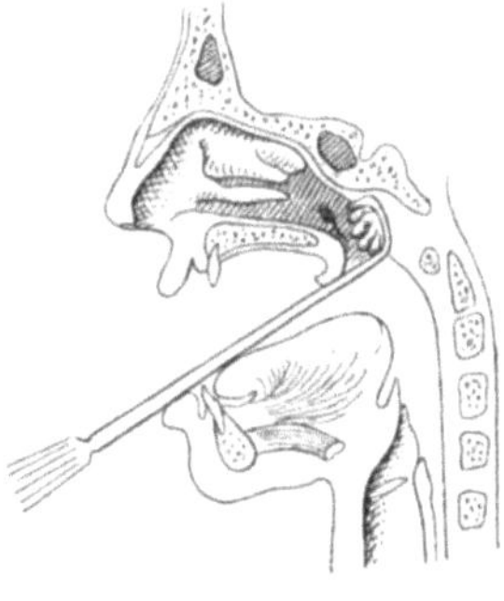

Abb. 133. Lage des BECKMANNschen Ringmessers bei der Adenotomie

Ausführung der Adenotomie: Die kleine Operation, die schnell und nur halb unter Leitung des Auges ausgeführt werden muß, erfordert einige Übung. Sie wird manchmal ohne Narkose gemacht, da letztere wegen der Aspirations- und Erstickungsgefahr durch Blut und abgeschnittene Mandelstücke gefährlich werden kann. Eine kurze Rauschnarkose, bei der der Rachenreflex erhalten bleibt, ist jedoch ungefährlich und bei ängstlichen Kindern dringend angebracht. Sie erfordert jedoch vom Operateur größere Geschicklichkeit und Schnelligkeit. Das Kind wird auf dem Schoß sitzend von einem Pfleger oder einer kräftigen Schwester so gehalten, daß die Beine zwischen denen des Haltenden eingeklemmt und die Arme fest auf dem Rücken des Kindes zusammengefaßt werden. Eine andere Hilfsperson hält den Kopf. Das Einsetzen eines Mundsperrers erleichtert die Operation wesentlich, da dadurch der Mund während des ganzen Eingriffes immer offengehalten werden muß. Bei geöffnetem Munde wird das BECKMANNsche Ringmesser an der Hinterwand des Rachens hinter dem Gaumensegel in den Nasenrachen geführt, das Gaumensegel sanft nach vorn gezogen, der Kopf vorgebeugt, so daß der Griff des Instrumentes fast senkrecht steht (Abb. 133). Dann wird das Ringmesser an das Rachendach gestemmt und durch schnellen leichten Druck und Zug entlang dem Rachendach und der Hinterwand die im Ringe des Adenotoms gefangene Rachenmandel abgeschnitten und zusammen mit dem Adenotom herausbefördert. Manchmal fällt sie in den Mund und wird dann ausgespien oder verschluckt. In ganz seltenen Fällen kann sie mal in den Kehlkopf aspiriert werden und einen schweren Erstickungsanfall hervorrufen. Dann muß das aspirierte Stück sofort mit dem Finger herausbefördert werden. Um die Rachentonsille so vollständig wie möglich zu entfernen, muß man gewöhnlich zweimal mit dem Ringmesser, wie oben beschrieben, eingehen, und zwar mit einem größeren und danach mit einem kleineren, um auch die Reste an der Wölbung des Rachendaches zu entfernen. Zur Entfernung von Rachenmandelresten besonders im Bereich der Tubenostien hat sich die Nasenrachenzange nach JURACZ gut bewährt. Zur Adenotomie werden auch tonsillotomartige Instrumente und Scheren verwandt, doch haben sie das einfache BECKMANNsche Ringmesser nicht verdrängen können (Abb. 134). In den letzten Jahren wird immer häufiger das Adenotom nach „LA FORCE" für die Operation benutzt. Es ist so konstruiert, daß das abgeschnittene Gewebe automatisch in einem „Korb" fixiert wird. Aspirationen von Gewebsteilen werden dadurch unmöglich.

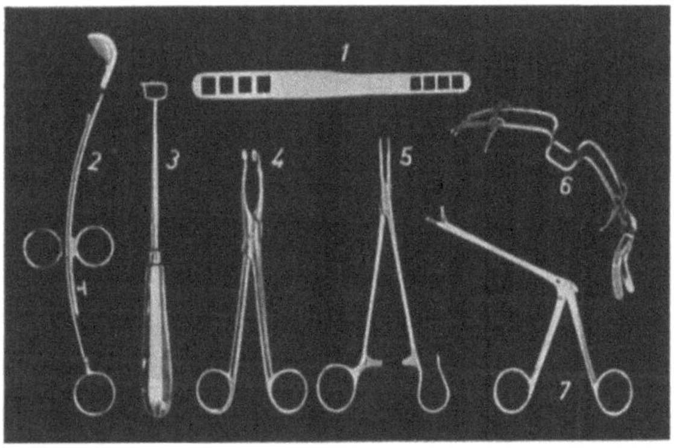

Abb. 134. Instrumente zur Adenotomie. *1.* Zungenspatel nach BRÜNINGS, *2.* Adenotom nach LA FORCE, *3.* Ringmesser nach BECKMANN, *4.* Nasenrachenzange nach JURACZ, *5.* Klemmzange nach SCHMIDT, *6.* Mundsperrer nach WHITEHEAD, *7.* Konchotom nach SCHMEDEN

Nachblutungen: Diese gehen fast stets von stehengebliebenen Rachenmandelresten oder von Schleimhautfetzen aus, die mit Vorliebe an einem stark vorspringenden *Tuberkulum atlantis* hängenbleiben. Sie stehen sofort, wenn die Fetzen mit dem dreieckigen SCHMEDENschen Konchotom oder der Nasenrachenzange nach JURACZ entfernt oder wenn größere Rachenmandelreste mit dem Ringmesser abgetragen werden.

II. Hyperplasien und chronische Entzündungen der Gaumentonsillen

Die einfache **Hyperplasie** der Gaumentonsille muß in pathogenetischer Hinsicht scharf von der chronischen Tonsillitis unterschieden werden. Bei der Hyperplasie handelt es sich um eine Vermehrung von lymphatischem Tonsillengewebe auf Grund erblicher (endogener) oder konstitutioneller (endogener und exogener) Faktoren ohne wesentliche Entzündungserscheinungen in den Organen. Nur selten nimmt die Hyperplasie solche Ausmaße an, daß dadurch Störungen (Schluck- und Atembehinderung) entstehen, die eine Entfernung der Organe rechtfertigen. Sind sie vorhanden, dann kommt nur die Ausschälung der Organe in Frage. Eine Verkleinerung durch Kappung hat sich nicht bewährt, da hiernach sehr häufig so starke Vernarbungen an der Schnittfläche und den Kryptenmündungen auftreten, daß sich später nicht selten schwerste chronische Entzündungen an den Tonsillen (Neigung zu Peritonsillarabszessen!) entwickeln. Die häufigsten Indikationen zur Tonsillektomie sind bei Kindern vermehrt auftretende eitrige Mandelentzündungen, besonders wenn sich danach Folgekrankheiten an anderen Organen (Nephritis, Endokarditis, Rheumatismus u. a.) einstellen.

Die **chronische Tonsillitis** kommt hauptsächlich bei Erwachsenen vor und stellt neben den Zähnen den häufigsten Fokus (abgeschlossener chronischer potenter infektiös-toxischer Streuherd und Antigenbilder) dar. Sie entwickelt sich entweder auf Grund vorausgegangener akuter Entzündungen (zurückgebliebene Entzündungsherde in der bindegewebigen Kapsel) oder schleichend und unbemerkt kryptogen (Kryptentonsillitis).

Symptome: In den seltensten Fällen verursacht die chronische Tonsillitis lokale Beschwerden. Treten diese auf, dann sind sie gewöhnlich geringfügiger Natur und bestehen in Druck- und Fremdkörpergefühl. Daneben finden sich manchmal ein unangenehmer Geschmack und eine leicht schmerzhafte Schwellung der Kieferwinkellymphknoten. Die Größe der Gaumenmandeln ist dabei sehr verschieden. Von starker Hyperplasie bis zu den kleinen atrophischen Tonsillen finden sich alle Übergänge.

Diagnose: Sie ist durch Ableuchten der Mandeln und aus dem Vorhandensein von flüssigem Eiter in den Krypten und in der *Fossa supratonsillaris* zu stellen. Dabei müssen die Gaumenbögen mit der Sonde gelüftet und die Mandeln mit einem stumpfen Instrument durch Streichen von unten nach oben und von lateral nach medial ausgequetscht werden. Auch eine livide Rötung der Tonsillen und des vorderen Gaumenbogens sprechen ebenso wie Vernarbungen und regionäre Lymphknotenschwellungen für einen entzündlichen Prozeß.

Behandlung: Da eine regelmäßige Ausquetschung der Tonsillen, ein Absaugen und Schlitzen, Gurgelungen und Pinselungen der Nischen ebenso wie galvanokaustische Verödung und die Röntgenreizbestrahlung meistens nicht zur Heilung führen, ist fast stets die vollständige Ausschälung der Mandeln, die **Tonsillektomie,** nötig. Die Indikation dazu ist gegeben:

1. nach häufigen Anginen (mehrmals im Jahr),
2. nach ein- oder mehrmaliger schwerer Angina mit Komplikation (Nephritis, rheumatisches Fieber, Endokarditis, Sepsis u. a.) und bei protrahierter Tonsillitis, bei der häufig im Mandelgewebe und in der Umgebung (Lymphadenitis colli) entzündliche Prozesse zurückbleiben, die leicht wieder aufflackern und eine Sepsis hervorrufen können,
3. bei allgemeinen Störungen des Körpers, für die die chronische Tonsillitis als Fokus angesehen werden muß (Gelenkrheumatismus, Endo- und Myokarditis, Nephritis u. a.),
4. nach mehrfacher Peritonsillitis (Abszesse),
5. bei chronischer Tonsillitis mit rezidivierender Eiter- und Eiterpfropfbildung, die konservativ erfolglos behandelt wurde.

Zur Klärung der Frage, ob bei bestehender chronischer Entzündung ein streuender aktiver Tonsillenfokus vorliegt, sind zahlreiche **Testverfahren** ausgearbeitet worden. Die bekanntesten sind neben der Kontrolle des Blutbildes und der Blutkörperchensenkung die Kurzwellendurchflutung der Gaumenmandeln nach GUTZEIT und KÜCHLIN, Pyriferinjektionen nach SCHELLONG und SOESTMAYER, Hauttestungen mit Tonsillenextrakten nach SCHULZ und LEIBER sowie die Prüfung des Sekundenphänomens nach HUNEKE. Positiv werden die Teste bewertet, wenn nach ihnen lokale und allgemeine Körperreaktionen (z. B. Veränderungen im Blutbild und Beschleunigung der Blutsenkung) auftreten.

Großen Eingang hat die Prüfung der **Antistreptolysinreaktion** vor allem beim rheumatischen Fieber gefunden. Vielfach wird sie obligatorisch vor jeder Mandelentfernung angestellt. Als positiv gilt sie, wenn der Titer bei mehrfacher Prüfung über 200 liegt. Sie setzt voraus, daß der Tonsillenfokus aus β-hämolytischen Streptokokken besteht. Ähnlich liegen die Verhältnisse bei Prüfung der **Antistaphylolysinreaktion.**

Keines der angegebenen Testverfahren ist absolut zuverlässig. Die Teste können den Verdacht auf das Vorliegen eines aktiven Fokus wohl bekräftigen, aber ebenso wenig wie der klinische Befund etwas Sicheres darüber aussagen.

Kontraindiziert ist der Eingriff während oder unmittelbar nach akuten Entzündungen, bei Blutungsübeln, septisch-hämorrhagischen Erkrankungen, Leukämien und Ozäna. Zurückhaltend mit der Tonsillektomie soll man auch bei allen denjenigen Menschen sein, bei denen eine Neigung zu Rachenkatarrhen (Pharyngitis sicca und granulosa), Bronchitiden und Asthma vorhanden ist.

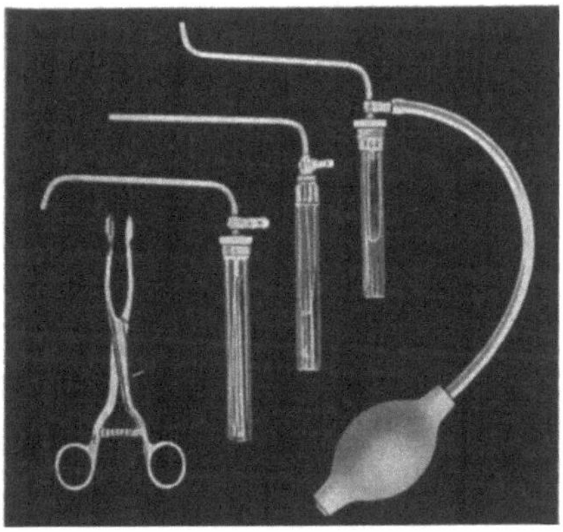

Abb. 135. Zungenfaßzange nach COLLIN und verschiedene Gebläse

Die **Tonsillektomie** (Abb. 135 u. 136) wird im allgemeinen nach entsprechender Prämedikation in örtlicher Betäubung ausgeführt (Umspritzung beider Tonsillen mit 10—15 cm³ von ½%*igem Novocain-Suprarenin*). Nach 10 Minuten ist eine Anästhesie und Anämie eingetreten. Die Mandel wird mit stumpfer Zange (Tonsillenfaßzange nach BLOHMKE) gefaßt und vorgezogen und der vordere und hintere Gaumenbogen oben mit dem Messer oder einer langen COOPER-Schere (nach GOOD) umschnitten und die bindegewebige Kapsel der Mandel freipräpariert. Dann wird die Tonsille unter starkem Vorziehen teils stumpf, teils scharf mit der COOPER-Schere entlang der Kapsel ausgeschält, bis sie nur noch am unteren Pol hängt. Nun wird eine starke schneidende Drahtschlinge (BRÜNINGS' Schlingenschnürer) um die Tonsille herumgelegt und langsam mit der Schlinge durchgeschnitten. Es ist besonders darauf zu achten, daß am oberen Pol und unten am Zungengrund die Mandel völlig entfernt wird. Größere blutende Gefäße müssen unterbunden werden. Wegen der Nachblutungsgefahr, die aber bei Anwendung der Schlinge gering ist, bleibt der Kranke 8—10 Tage in klinischer Beobachtung. Bei Nachblutungen versucht man, das blutende Gefäß nach Abtupfen mit der Klemme zu fassen und zu unterbinden. Gewöhnlich stehen die Blutungen auch nach diathermischer Verkochung, so daß das Einsetzen des Kompressoriums nach Corvin kaum noch erforderlich ist. Handelt es sich um eine parenchymatöse Sickerblutung, dann empfiehlt sich *Clauden* oder *Tachostyptan* intravenös oder *Sangostop* intramuskulär. Im äußersten Notfalle kann man durch Einlegen eines Gazetampons in die Gaumenbogennische und Vernähen der Gaumenbögen darüber eine hartnäckige Blutung zum Stehen bringen.

Bei Kindern und ängstlichen Erwachsenen kann die Tonsillektomie auch in Rausch- oder in Vollnarkose am hängenden Kopf sowie in Intratrachealnarkose ausgeführt werden. Diese Verfahren erfordern eine größere Erfahrung bzw. das Hinzuziehen eines Anästhesisten.

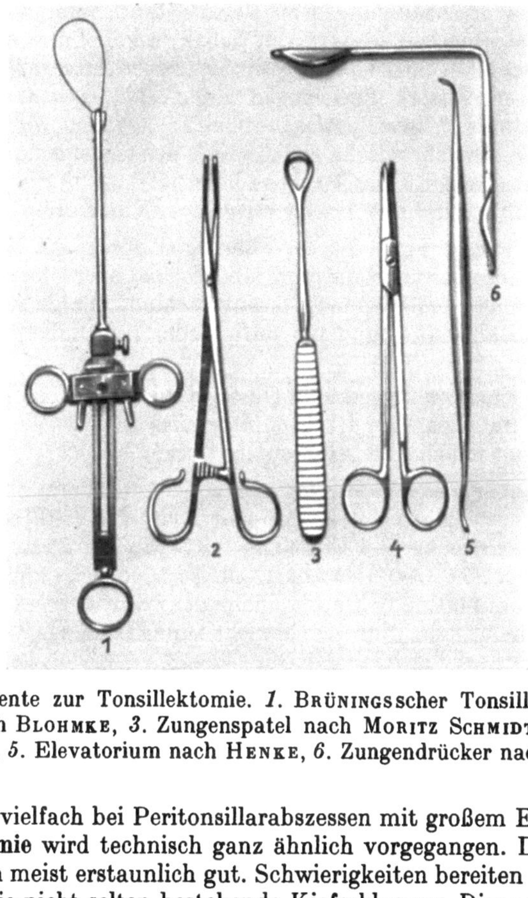

Abb. 136. Instrumente zur Tonsillektomie. *1.* Brüningsscher Tonsillenschnürer, *2.* Tonsillenfaßzange nach Blohmke, *3.* Zungenspatel nach Moritz Schmidt, *4.* Tonsillenschere nach Good, *5.* Elevatorium nach Henke, *6.* Zungendrücker nach Dworzak

Bei der heute vielfach bei Peritonsillarabszessen mit großem Erfolg ausgeführten **Abszeßtonsillektomie** wird technisch ganz ähnlich vorgegangen. Der Wundheilungsverlauf ist danach meist erstaunlich gut. Schwierigkeiten bereiten hin und wieder die Anästhesie und die nicht selten bestehende Kieferklemme. Diese werden vermieden, wenn 3—4 Tage nach der Inzision die sogenannte Anschlußtonsillektomie durchgeführt wird.

III. Pharyngitis chronica (chronischer Rachenkatarrh)

Der chronische Rachenkatarrh tritt selten als eine selbständige primäre Erkrankung auf. Meist ist er eine Folge von Berufsschädigungen durch Staub, chemische Reize, Hitze usw. (Industriearbeiter, Müller und ähnliche Berufe) oder von Alkohol- und Nikotinmißbrauch. Häufig entsteht er sekundär, d. h. infolge von Nasenleiden (chronische Rhinitis, Nebenhöhleneiterungen, Hyperplasie der hinteren Muschelenden) oder innerer Krankheiten (Magen- und Leberleiden).

Symptome: Er äußert sich in Druck- und Fremdkörpergefühl, Räusperzwang, Schleimabsonderung und Hustenreiz. Die Schleimhaut ist diffus gerötet und geschwollen und mit zähem Schleimeiter bedeckt, besonders im Nasenrachen (Epipharyngitis). Von einer Pharyngitis granulosa spricht man, wenn die einzelnen Lymphfollikel der Hinterwand oder die Seitenstränge (Pharyngitis lateralis) geschwollen und entzündlich gerötet sind.

Prognose: Die Erkrankung ist sehr langwierig und schwer beeinflußbar.

Behandlung: Vor allem Beseitigung ursächlicher Nasen- und Allgemeinkrankheiten. Fernhalten von Schädigungen im Beruf (Staub, reizende Gase) evtl. durch Tragen von Respiratormasken. Meiden von Tabak, Alkohol und zu heißen, zu scharf gesalzenen und gewürzten Speisen. Gurgeln mit *Emser-Salzlösung* und *Glyzerin* (ein Teelöffel auf ¼ Liter Wasser), Pinselungen mit *2—10%igem Argent. nitric.*, *10-* bis *20%igem Protargol* oder *2%iger Pyoktanin-* oder *Trypaflavinlösung.* Daneben *Sodener* und *Emser Pastillen.* Die chronische Entzündung der einzelnen verstreuten Lymphfollikel und der Seitenstränge des Rachens beseitigt man durch Ätzung mit *5-* bis *20%igem Argent. nitric.* oder mit *Trichloressigsäure.* Klimakuren!

Eine besonders lästige Form ist die **Pharyngitis sicca,** die sich meist als Teilerscheinung einer Rhinopharyngitis atrophicans (Ozäna) oder selbständig als Folge von Mundatmung bei länger bestehendem Nasenverschluß, infolge starker Hitzeeinwirkung (Eisen- und Stahlwerke) und hin und wieder bei Diabetes und hormonellen Störungen einstellt.

Symptome: Die Kranken klagen über Durstgefühl, starke Trockenheit und rauhes kratzendes Gefühl im Hals. Die Rachenhinterwand ist trocken glänzend, wie mit Firnis bestrichen und mit dicken gelbbraunen Borken bedeckt.

Behandlung: Außer der Beseitigung ursächlicher Erkrankungen (Nasenleiden, Diabetes) örtlich Gurgelungen mit *Emser* oder *Sodener Salz-Glyzerinlösung*, Inhalationen mit *Emser Salzlösung* und Pinselung mit *Jodglyzerinlösung (Jod. pur., Kal. jodat.* $\overline{aa}$ *2,0, Glyzerin 90,0, Aq. Menth. pip. gtt. V).* Zugleich empfiehlt sich innerlich *Jodkali*, um eine dünnflüssige Sekretion anzuregen. Ein längerer Klimawechsel, besonders der Aufenthalt an der Nordsee, bewirkt häufig für lange Zeit eine wesentliche Besserung.

C. Besondere Formen von Rachenerkrankungen

I. Rachendiphtherie und Scharlachangina

Diagnose: Eindeutig als *Diphtherie* erkennbar ist die Krankheit, wenn bei mäßigem Fieber zwischen 38 und 39 Grad auf den Tonsillen und vor allem auf der Schleimhaut des Gaumens oder der Rachenhinterwand gelblich weiße fibrinöse Beläge vorhanden sind. Schwieriger ist die Diagnose, wenn die Beläge versteckt in den Tonsillennischen oder hinter dem Gaumenbogen und Gaumensegel im Nasenrachen liegen und vorn nur die geröteten und ödematösen Gaumenbögen zu sehen sind (Verwechslung mit phlegmonöser Angina! Postrhinoskopie!), oder wenn die Beläge ähnlich wie bei der lakunären Angina allein auf die Tonsillen beschränkt sind. In allen diesen Fällen muß die genaue Untersuchung (Lüften des Gaumenbogens mit der Sonde) und die bakteriologische Untersuchung eines Abstriches auf Diphtheriebakterien die Diagnose sichern. In schweren Fällen, in denen manchmal sogar der Bakterienbefund negativ sein kann, finden sich häufig hohe Temperaturen, starker Fötor, Nekrosen im Rachen, erhebliche Lymphknotenschwellungen am Kieferwinkel und eine Leukozytose im Gegensatz zu der klinisch ähnlich aussehenden Agranulozytose und Lymphoidzellenangina.

Prognose: Günstig bei frühzeitiger Serumbehandlung. Besonders in verkannten spontan geheilten Fällen stellt sich nicht selten nach 2—3 Wochen eine Gaumensegellähmung ein.

Behandlung: Sobald wie möglich, bei klinisch eindeutigen Fällen auch ohne Abwarten der bakteriologischen Untersuchung, *Diphtherieserum* intravenös oder intramuskulär, Gurgeln mit *Trypaflavinlösung.* Innerlich *Vitamin C*, bei Kreislaufstörungen *Cardiaca.* Bei Mischinfektionen zusätzlich *Antibiotika.*

Bei **Scharlach** findet sich regelmäßig eine Angina mit starker Schwellung und dunkler Rötung der Tonsillen, in schweren „Scharlach-Diphtherie"-Fällen eine Tonsillitis mit ausgedehnten Belägen und Ulzerationen und in ganz schweren Fällen eine nekrotisierende gangränöse Angina, die durch einen sehr üblen Geruch ausgezeichnet ist.

Behandlung: Große Penicillingaben.

II. Angina ulzerosa (Angina PLAUT-VINCENTI)

Bei der Erkrankung handelt es sich um eine harmlose, meist einseitige ulzeröse Erkrankung der Tonsillen. Sie befällt vorwiegend junge Männer. Ätiologisch handelt es sich wahrscheinlich um eine *Virusinfektion* in Symbiose mit *fusiformen Bakterien und Spirillen.*

Symptome und Befund: Es findet sich häufig eine starke Diskrepanz zwischen dem großen geschwürigen Prozeß auf den Tonsillen und den geringen lokalen und allgemeinen Beschwerden. Die Schluckschmerzen sind gering, die Temperatur subfebril ohne wesentliche Beeinträchtigung des Befindens. Lokal findet man fast ausschließlich einseitig mehr oder weniger große und tiefe Ulzerationen im Tonsillenparenchym. Die Geschwüre sind mit gelblich-grauen foetiden nekrotischen Massen bedeckt. Die Gewebsreaktion ist gering, so daß die Rötung und Schwellung der Umgebung unwesentlich sind. Jedoch sind hin und wieder die regionären Halslymphknoten leicht geschwollen und druckschmerzhaft. Manchmal ist die Erkrankung mit schmierig belegten Ulzerationen an der Wangenschleimhaut und am Zahnfleisch, der *Stomatitis ulcerosa*, kombiniert.

Differentialdiagnose: Eine Diphtherie läßt sich deshalb ausschließen, weil der Belag nicht fibrinös-weißgrau, sondern krümelig-schmierig ist, und weil ein tiefer geschwüriger Zerfall ohne wesentliche Rötung der Umgebung besteht. Ein ulzerierter luischer Primäraffekt könnte zwar ähnlich belegt sein, doch fehlen die knorpelharte Infiltration und Rötung. Auch wäre eine stärkere nicht schmerzhafte Halsdrüsenschwellung zu erwarten. Für eine tertiärluische Ulzeration fehlen ebenfalls die Infiltration und Rötung der Umgebung. Die häufig ganz ähnlich aussehende Lymphoidzellenangina ist nur durch den Befund des weißen Blutbildes auszuschließen. Die Diagnose der Angina PLAUT-VINCENTI ist geklärt, wenn sich in dem gefärbten Nativpräparat in großer Zahl die auch sonst in der Mundhöhle vorkommenden *fusiformen Bakterien* und *Spirillen* finden, da dieser Mikrobenbefund pathognomonisch für diese ulzeröse Anginaform ist.

Prognose: Das Leiden kann unbehandelt wochenlang dauern, führt aber sehr selten zu schweren Folgeerscheinungen (Anämie, Sepsis, nomaartige Gangrän).

Behandlung: Nach täglicher Pinselung mit *5%iger Chromsäure, 10—20%igem Argent. nitric.* oder *2%iger Pyoktaninlösung* heilt das Ulkus gewöhnlich innerhalb einer Woche ab. Bei Versagen dieser Therapie *Penicillin* lokal oder intern.

29. Beispiel: 19jähriger Arbeiter leidet seit 8 Tagen an leichten Schluckschmerzen, die nach dem rechten Ohr ausstrahlen.

Befund: Gesundes Aussehen, Temperatur 37,5 Grad.

Rachen: Rechts auf der Gaumenmandel am oberen Pol und angrenzend auf dem hinteren Gaumenbogen sieht man einen pfenniggroßen, schmierigen, gelblichen, krümligen Belag, der sich leicht wegwischen läßt (Abb. 132). Darunter liegt ein tief in die Tonsille gehendes Geschwür, dessen Umgebung wenig gerötet und nicht infiltriert, sondern weich ist. Linke Tonsille ohne krankhaften Befund. Außen unter dem rechten Kieferwinkel gering geschwollene und leicht druckempfindliche Lymphknoten. In dem mit Methylenblau gefärbten Abstrich von dem Belag sind neben Eiterkörperchen und Gewebsdetritus fast ausschließlich das *Bakterium fusiforme* und zarte *Spirillen* vorhanden.

Diagnose: **Angina ulcerosa (Angina** PLAUT-VINCENTI)

III. Lymphoidzellenangina (Monozytenangina)

Eine seltenere Anginaform stellt die durch einen besonderen Blutbefund gekennzeichnete Lymphoidzellenangina (**Mononucleosis infectiosa**) dar. Unter Fieber (evtl. bis 40 Grad), Kopfschmerzen, Schluckbeschwerden und relativ geringen Allgemeinerscheinungen entwickelt sich vorwiegend im Kindesalter und bei Jugendlichen zwischen 18 und 30 Jahren entweder eine katarrhalische oder lakunäre Angina oder eine Tonsillitis mit zusammenhängenden, festhaftenden, gelbgrünlichen oder schwärzlichen, oft übel- und süßlichriechenden Belägen. Die Veränderungen sind im Gegensatz zur Diphtherie nur auf die Tonsillen beschränkt. Gleichzeitig stellen sich zumeist außen etwas schmerzhafte Lymphknotenschwellungen (ein- oder beiderseitig am Kieferwinkel, am Hals und Nacken bis in die Schlüsselbeingruben) und allgemeine Lymphknotenschwellungen (Achselhöhle, Schenkelbeuge usw.) sowie Milz- und Lebervergrößerung ein. Das Fieber und alle anderen Erscheinungen pflegen 2—3 Wochen und länger anzuhalten. Dazu kommt der charakteristische Blutbefund: Bei starker Erhöhung der Gesamtzahl der Leukozyten sind vorwiegend die lymphoiden Elemente (große Lymphozyten und Monozyten) stark vermehrt, oft bis zu 50—70% der Gesamtzahl. Diese Vermehrung der lymphoiden Elemente im Blut ist wahrscheinlich durch die Eigenart der Infektion (Virusinfektion) und nicht durch die besondere Reaktionsart des Individuums bedingt.

Diagnose: Sie ergibt sich aus dem Zusammentreffen der geschilderten Symptome und dem Blutausstrichbefund. Dadurch unterscheidet sich auch die Erkrankung von ähnlichen Krankheitsbildern wie Diphtherie, PLAUT-VINCENTsche Angina, Lues der Tonsillen, lymphatische Leukämie. Durch die serologischen Untersuchungen (Hammelerythrozyten-Agglutination nach PAUL-BUNNEL) wird die Diagnose erhärtet.

Prognose: Meist günstig, doch muß das Blutbild für längere Zeit kontrolliert werden, damit nicht ein beginnender leukämischer Prozeß übersehen wird. Daneben sollte man auf hin und wieder auftretende Leberschäden achten.

Behandlung: Rein symptomatisch. Außer Mundspülungen und Bettruhe sind keine besonderen Maßnahmen erforderlich. *Penicillin* und *Sulfonamide* sind ohne Erfolg, dagegen wirken Vitamin C und *Aureomycin* günstig.

IV. Angina agranulocytotica

Vorwiegend bei Frauen von 30—50 Jahren entwickelt sich häufig unter hohem Fieber an den Mandeln ein tiefgreifender nekrotisierender Prozeß ohne allgemeine Lymphknoten- und ohne Milz- und Leberschwellungen. Oft entsteht die Krankheit nach *Pyramidon (Pyrazolonderivate)*, *Salvarsan*, *Wismut*, *Sulfonamiden*, *Zytostatika* und *Dinitrophenol.* Dabei bestehen schlechtes Allgemeinbefinden, allgemeine Blässe, fahlgelbliche, septische Verfärbung der Haut, öfter sogar Ikterus und andere septische Erscheinungen (Tremor, Unruhe, Delirien usw.). Der gangränöse übelriechende Zerfallsprozeß kann auch auf die Schleimhaut des Gaumens, Rachens und Kehlkopfes übergreifen. In anderen Fällen ist er nur an der Rachentonsille oder im Hypopharynx lokalisiert. Das Blutbild zeigt eine hochgradige Herabsetzung der Gesamtleukozytenzahl (gewöhnlich 100 bis 1500) und ein fast völliges Verschwinden der Granulozyten, so daß fast nur Lympho- und Monozyten vorhanden sind (Agranulozytose). Die Erkrankung führt nicht selten innerhalb von 8—10 Tagen zum Tode. Pathologisch-anatomisch ist vor allem die schwere Schädigung des Knochenmarks (Schwund der Granulo- und Myelozyten) sichergestellt. Allgemeinbehandlung mit hohen Dosen von *Vitamin* B_{12}, *Folsäure*, *Bluttransfusionen*, *Penicillin* oder *Streptomycin* sowie *Aureomycin* und *Terramycin.* Kombinationsbehandlung mit *Leberextrakten* und *Prednisolon.* Bei der Lokalbehandlung der Ulzerationen werden auf die Schleimhaut Mullstreifen gelegt, die mit *Aureomycin* oder *Boraxglycerin* getränkt sind. Diese werden alle halbe Stunde gewechselt. Bei Tonsillenaffektionen Pinselungen mit denselben Medikamenten.

Alle im Beginn oft uncharakteristischen leukämischen Erkrankungen können Veränderungen am Zahnfleisch, an der Mundschleimhaut und den Rachenorganen bewirken, die im einzelnen recht vielgestaltig sein können. Sie bestehen in Schwellungen (Tonsillenhyperplasie), Rötungen, pseudomembranösen Belägen und Ulzerationen.

V. Pharyngitis aphthosa, Pemphigus und Herpes zoster

Bei der nicht seltenen **Pharyngitis aphthosa** treten vereinzelte stecknadelkopf- bis linsengroße gelbe Bläschen an der Seiten- oder Hinterwand des Rachens, am Gaumensegel oder an der Epiglottis oft zusammen mit Aphthen an der Zungen-, Lippen- und Wangenschleimhaut auf und zeichnen sich durch starke Spontan- und Schluckschmerzen aus. Es handelt sich dabei um *Virusinfektionen*, doch spielen häufig allergische Komponenten bei der Entstehung eine Rolle.

Behandlung: Pinseln mit *5%igem Argent. nitric.*, *2%iger Pyoktaninlösung* und Lutschen von Anästhesintabletten. Eine kausale Therapie gibt es nicht.

Bei der **Herpangina** handelt es sich um eine ähnliche mit Fieber verlaufende Virusinfektion. Allerdings finden sich die in Häufchen und Ketten auftretenden gelblichen bläschenartigen Eruptionen hierbei im Tonsillen- und vorderen Gaumenbogenbereich. Die Behandlung ist rein symptomatisch.

Der **Pemphigus** des Mundes, Rachens und Kehlkopfes ist meist eine Teilerscheinung anderer gleichartiger Schleimhauterkrankungen des Körpers. Öfter beginnt das Leiden überhaupt im Rachen, und zwar im Hypopharynx dicht am Speiseröhrenmund, lange bevor irgend eine Blase an anderen Schleimhäuten erscheint. Unter starken, tiefsitzenden brennenden Schluckschmerzen bilden sich an der Hinterfläche des Ringknorpels einige gelbe Blasen mit rotem Hof, die bald platzen, so daß dann nur die gelbe Epitheldecke als Schleimhautbelag oder exkoriierte leicht blutende Schleimhautflächen zu erkennen sind. Allmählich, im Laufe von Monaten, ergreift die Erkrankung den Larynx, Mesopharynx und Mund bis an die Lippen. Gleichzeitig entwickeln sich oft auch mit trüber Flüssigkeit gefüllte, gelbe Blasen mit rotem Hof am Genitale und an den Konjunktiven. Die Ätiologie ist ungeklärt, die Prognose quoad vitam günstig. Durch Zähne mit minderwertigen Plomben aus Kupferamalgan entstehen pemphigusähnliche Erkrankungen im Mund, Rachen und evtl. auch am Genitale. Sie heilen nach Entfernung der Plomben aus.

Behandlung: Lokal nach Eröffnung der Blasen, Pinselungen mit *Pyoktanin-* oder *Trypaflavinlösungen.* Sonst *Aureomycin* und kontinuierliche Behandlung mit *Kortisonderivaten.*

Der seltene **Herpes zoster** an der Wangenschleimhaut und am weichen Gaumen ist gekennzeichnet durch scharf umgrenzte, segmentartig angeordnete Anhäufung weiß-gelblicher, rot umrandeter schmerzhafter Bläschen, die im Laufe von einigen Tagen wieder verschwinden. Im Rachen und Kehlkopf ist er ganz selten.

VI. Hyperkeratosis tonsillarum

Die Erkrankung stellt eine, der chronischen Tonsillitis ähnliche, harmlose örtliche Erkrankung dar, die ohne jegliche Schmerzen und Beschwerden verläuft. Aus den Krypten der Tonsillen, bisweilen auch aus den zerstreuten Lymphfollikeln der Rachenwand ragen zahlreiche gelblichweiße, harte, stachelartige Gebilde, die sich durch Druck oder Kratzen nicht entfernen lassen. Sie entstehen aus einer umschriebenen Hyperkeratose des Oberflächen- und Kryptenepithels. Jedenfalls handelt es sich um eine harmlose, aber sehr hartnäckige Erkrankung, die fast jeder Behandlung trotzt. Gewöhnlich hilft nur die Ausschälung der Mandeln. Sie ist jedoch wegen der Beschwerdefreiheit selten indiziert.

D. Spezifische Rachenentzündungen

I. Lues des Rachens

Die Syphilis befällt den Rachen in allen drei Stadien.

1. **Primäraffekte** sind seltener als an der Lippe und Zunge und sitzen gewöhnlich an einer Tonsille und ulzerieren leicht. Sie erscheinen als hochrote harte Infiltrationen, die meist oberflächlich ulzeriert und krümlig-gelb belegt sind. Von der ulzerösen Angina unterscheiden sie sich durch die Indolenz, knorpelharte Infiltration (Palpation!), Rötung in der Umgebung des Ulkus und durch den fehlenden oder spärlichen Befund von *fusiformen Bakterien* und *Spirillen* im Ausstrichpräparat, von den ulzerierten gummösen Prozessen durch die Härte und Erhabenheit der Infiltration und durch die gleichzeitige indolente Lymphknotenschwellung am Hals. Zur Diagnose verhilft meist bei negativer Serumreaktion der Nachweis der *Spirochaeta pallida* im Reizserum mit Hilfe des Dunkelfeldes oder des Tuschepräparates.

Behandlung: Sofortige antiluische Kur.

2. **Sekundär luische Erscheinungen** (Angina specifica) im Rachen verlaufen unter dem Bilde von subakuten Mandelentzündungen (leichte, wochenlang anhaltende Schluckschmerzen). Sie treten in Form der Plaques muqueuses und der Papeln auf und sind, analog den makulösen und papulösen Exanthemen der Haut, als Schleimhautenanthem aufzufassen.

Stets muß man bei allen länger anhaltenden oder rezidivierenden Schluckschmerzen ohne Fieber an eine spezifische, luische Erkrankung denken und nach weiteren Anhaltspunkten dafür suchen. Die Plaques, statt deren in älteren Fällen oder bei längerer Dauer auch erhabene hypertrophische Papeln oder Kondylome auftreten, werden etwa 10 Wochen nach der Infektion manifest.

Prognose: Die Tonsillenerkrankung ist stark infektiös, doch schwinden die örtlichen Symptome bei antiluischer Behandlung schon in wenigen Tagen.

Behandlung: Sofortige systematische antiluische Therapie.

3. **Tertiär-luische (gummöse) Prozesse** treten nach dem 5. Jahr der Infektion auf. Sie finden sich wie bei kongenitaler Lues gern im Rachenbereich und werden oft verkannt. Am Gaumensegel, an den hinteren Gaumenbögen, den Seitensträngen und den Tonsillen treten beetartig erhabene, grobhöckrige, hochrote Infiltrate auf, die in der Mitte häufig ulzeriert sind. Der Ulkusgrund ist gelb, speckig-schmierig belegt, die Ränder sind steil, kraterartig, hochrot, höckrig.

Differentialdiagnostische Erwägungen: Diese müssen vor allem ein Neoplasma ausschließen (Probeexzision, serologische Blutuntersuchung). Bei Tuberkulose sind im allgemeinen stärkere Schluckschmerzen und blaßrote, feinhöckrige Infiltrate vorhanden. Die grobhöckrige rote Infiltration und das kraterförmige Ulkus sind charakteristisch für Lues.

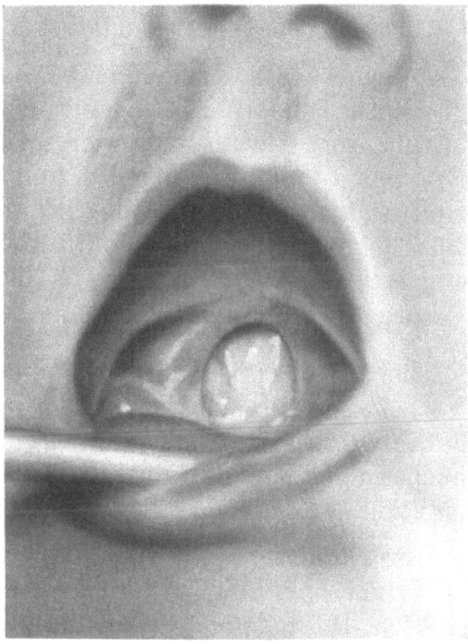

Abb. 137. Luische Narben im Bereich der hinteren Gaumenbögen und der Rachenschleimhaut

Diagnose: Bei genauer Untersuchung im allgemeinen nicht schwer zu stellen. Sie ergibt sich öfter aus Perforationen am Gaumen, gummösen Prozessen in der Nase, im Kehlkopf, in der Haut (Unterschenkel), aus der Periostitis vor allem des Stirn- und Schienbeins, aus Leberschwellungen, aus den häufig bestehenden Herz- und Atembeschwerden (Aortitis und Aneurysma), evtl. aus tabischen Erscheinungen (Pupillen, Reflexe) oder aus der Anamnese.

Prognose: Einfache Infiltrate heilen ohne sichtbare Reste, ulzerierte Gummata mit Bildung von strahligen weißen Narben oder besonders am Gaumensegel und harten Gaumen mit Defekten und Dauerperforationen (offenes Näseln und Regurgitieren der Speisen). In vernachlässigten Fällen mit großen Ulzerationen kommt es zu ausgedehnten Verwachsungen des Gaumensegels und der Zunge mit der Rachenhinterwand und zur Bildung von Narbenmembranen, bei denen mitunter kaum noch genügende Öffnungen für den Durchtritt der Speisen und der Luft vorhanden sind (Abb. 137). Dazu gesellen sich geschlossenes Näseln, Behinderung der Nasenatmung, Tubenverschluß mit Schwerhörigkeit und laryngeale Atemstörungen, die manchmal eine Tracheotomie erfordern.

Behandlung: Antiluische Therapie. Ausgedehnte Verwachsungen, die Atem- und Schluckhindernisse bilden, werden durch schwierige plastische Operationen beseitigt. Wiederverwachsungen müssen durch eine mühsame Dehnungsbehandlung mit Bougies und passenden Kunststoffröhrchen verhindert werden.

80. Beispiel: 21jährige Verkäuferin leidet seit 3 Wochen an leichten Hals- und Schluckschmerzen ohne Fieber, außerdem an anhaltenden, auch nächtlich bestehenden Kopfschmerzen und Haarausfall.

Befund: Gaumenbögen stark gerötet. An ihnen sowie an den geröteten Mandeln sind grauweiße, rundliche, konfluierende, stellenweise erhabene Flecke, *Plaques muqueuses*, und annuläre Schleimhautpapeln zu sehen (bei Tageslicht besser als bei künstlicher

Beleuchtung). Ebensolche Plaques findet man an der Wangenschleimhaut, am Zahnfleisch und an der Zunge. Im Nacken fühlt man zahlreiche bohnengroße, geschwollene, nicht schmerzhafte Lymphknoten. Die nach allen diesen Symptomen vermutete Diagnose wird bestätigt durch ein papulöses Exanthem an der Streckseite der Arme, am Rumpf, am Genitale und den geschwollenen Kubitaldrüsen sowie durch die positiven serologischen Reaktionen auf Lues im Blut.

Diagnose: **Angina syphilitica** (Sekundäre Lues des Pharynx).

II. Tuberkulose des Rachens

Man unterscheidet zwei Formen:

1. Den meist von gleichartigen Erkrankungen des Gesichts und der Nase absteigenden harmloseren Lupus des Rachens und

2. Die bösartigere exsudative ulzeröse Schleimhauttuberkulose.

Diagnose des Rachenlupus: Sie wird gesichert durch die Probeexzision eines Stückchens, das nach Anästhesierung mit dem Konchotom entnommen wird. Die histologische Untersuchung ergibt in solchen Fällen eine typische Tuberkulose mit Epitheloid- und Riesenzellen und starker, stellenweise atypischer Wucherung des Epithels. In manchen Fällen ist die Diagnose aus Lupusherden im Gesicht, an der Nase oder sonst an der Haut zu stellen. In zweifelhaften Fällen müssen Kulturen angelegt und Tierversuche zum Nachweis der Bakterien durchgeführt werden.

Prognose: Nicht ungünstig.

Behandlung: Seit der Anwendung der *Bakteriostatika* ist ein aktives chirurgisches Vorgehen in den meisten Fällen nicht mehr erforderlich. Neben der Chemotherapie evtl. diätetische, Klima- und Strahlenbehandlung. Gewöhnlich heilt die Erkrankung nach einigen Monaten unter Hinterlassung glatter, flacher, weißer Narben aus. Doch ist ständig Kontrolle nötig.

Bei rezidivierenden **tuberkulösen Halslymphomen** muß sorgfältig auf versteckte tuberkulöse Herde in den Mandeln, insbesondere der Rachenmandel, untersucht werden. Im allgemeinen ist ohne Beseitigung der Mandeltuberkulose durch Adeno-Tonsillektomie keine Heilung zu erzielen.

2. Die ulzeröse **Rachen-Schleimhauttuberkulose** ist sehr schmerzhaft und oft mit Kehlkopftuberkulose und fast immer mit Lungentuberkulose verbunden und daher prognostisch ungünstiger. Die Infektion der Rachenschleimhäute erfolgt hierbei sowohl aufsteigend auf kanalikulärem Wege als auch hämatogen.

Diagnose: Sie wird gesichert durch den einwandfreien Nachweis von tuberkulösen Veränderungen im mikroskopischen Präparat nach Probeexzision.

Prognose: Weitgehend abhängig vom Lungenbefund.

Behandlung: *Bakteriostatika.* Das Hauptgewicht ist aber bei der bestehenden Lungentuberkulose auf eine sorgfältige Allgemeinbehandlung zu legen. Hierbei wirkt es sich günstig aus, daß bei der Behandlung mit *Bakteriostatika* die Schluckschmerzen schnell zu verschwinden pflegen, so daß die Nahrungsaufnahme wesentlich gebessert wird.

E. Geschwülste des Rachens

Von den **gutartigen Geschwülsten** kommen kleine **Papillome,** pendelnde **Fibrome** und **Hämangiome** häufiger am Gaumensegel und an den Gaumenbögen vor.

Maligne Neoplasmen sind selten. An den Tonsillen und am Rachendach entwickeln sich vorwiegend schnell wachsende **Lymphosarkome.** Bei Röntgen- und Telekobaltbestrahlung bilden sich diese meist sehr schnell zurück. Häufig ist der Erfolg nur vorübergehend, vor allem bei den Rundzellen- und Retothelsarkomen. Von einer operativen Entfernung dieser Sarkome ist wegen der Gefahr der Generalisierung abzuraten.

Karzinome, die mehr als Plattenepithel- und weniger als Adenokarzinome auftreten, sind ebenfalls nicht häufig. Sie sehen meist rötlichweiß, blumenkohlartig, höckrig aus und ulzerieren frühzeitig. Sind sie am Gaumensegel lokalisiert, so lassen sie sich gewöhnlich radikal im Gesunden exzidieren und sind daher prognostisch günstig. Im Nasenrachen, an den Tonsillen, an der Rachenhinter- und seitenwand und im Hypopharynx (meist im Sinus piriformis oder dicht am Ösophagusmund) machen sie wegen der anfangs schmerzlosen Entwicklung erst spät Erscheinungen (Schluckbeschwerden, nach dem Ohr ausstrahlende Schmerzen). Gewöhnlich entstehen wegen der reichlichen Lymphgefäßversorgung des Rachens frühzeitig Metastasen in den tiefen Halslymphknoten und an der Schädelbasis. Die Exzision im Gesunden ist dann meist unmöglich und dementsprechend die Prognose infaust. Nur bei den tiefen Hypopharynxkarzinomen, die sekundär auf den Kehlkopf übergehen (äußere Kehlkopfkarzinome), ist manchmal durch große Eingriffe (Totalexstirpation des Larynx und quere Resektion des Pharynx mit Ausräumung der tiefen Halslymphknoten) eine Heilung möglich. Sonst kommt therapeutisch nur die Strahlenbehandlung in Betracht, die in 10—20% der Fälle Dauerheilung erzielt.

F. Divertikel, Atresien und Verwachsungen, Fremdkörper

I. Divertikel

Entstehung: Im Hypopharynx bilden sich am Eingang des Ösophagus, mit Vorliebe rechts, bei älteren Menschen die sogenannten ZENKERschen Pulsionsdivertikel. Infolge der verschiedensten im einzelnen noch nicht geklärten Ursachen (Überdruck im Hypopharynx beim Schlucken, Spasmen, Dyskinesien bei Entzündungen) kommt es in dem Spatium zwischen *Pars obliqua* und *fundiformis* des *M. cricopharyngeus* (KILLIAN) allmählich zu einer Ausstülpung des Pharynx nach hinten und unten, die sich im Laufe von Jahren mehr und mehr ausdehnt, weil sich die Speisen immer wieder darin fangen. Schließlich entwickelt sich ein bis in den Thorax hineinreichender Blindsack, in den die Speisen leichter hineingleiten als in die daneben verlaufende Speiseröhre (Abb. 138).

Beschwerden stellen sich erst ganz allmählich ein, wenn der Divertikelsack stärker ausgebildet ist. Sie bestehen dann in ganz charakteristischen Schluckbeschwerden. Der Kranke kann nicht mehr schnell und glatt schlucken, öfter gehen die Speisen (ganz gleich ob fest oder breiig) ein Stück hinunter, kommen dann wieder hoch und gelangen erst nach mehreren Versuchen in den richtigen Weg. Zuweilen geht das Schlucken auch glatt. Außerdem kommen häufig noch stunden-, ja tagelang nach einer Mahlzeit kleine Speisereste (z. B. Erbsen oder Bohnen) wieder zum Vorschein. Infolge der Gärung solcher im Divertikel verweilenden Speisereste stellen sich Brennen und Kratzen im Hals ein. Allmählich nehmen alle diese Beschwerden immer mehr zu, so daß schließlich das Essen eine mühselige zeitraubende Arbeit wird und der Kranke weitgehend abmagert.

Diagnose: Objektiv ist im Spiegelbild außer einer pathognomonischen Ansammlung von schaumigem Speichel zu beiden Seiten im Sinus piriformis nichts Besonderes zu sehen. Auf Grund dieser Erscheinung und der obigen Beschwerden ist die Diagnose leicht zu stellen und wird durch Füllung des Divertikels mit Kontrastbrei bei der Röntgenuntersuchung und durch die Ösophagoskopie und Sondierung (seitlich abgebogene Divertikelsonde) bestätigt.

Prognose: Bei größeren Divertikeln ohne Operation infaust. Der Sack wird immer ausgedehnter, macht das Schlucken unmöglich und führt schließlich zur Inanition.

Behandlung: Bei nicht zu alten Leuten ist die operative Exstirpation des Divertikelsackes von außen anzuraten.

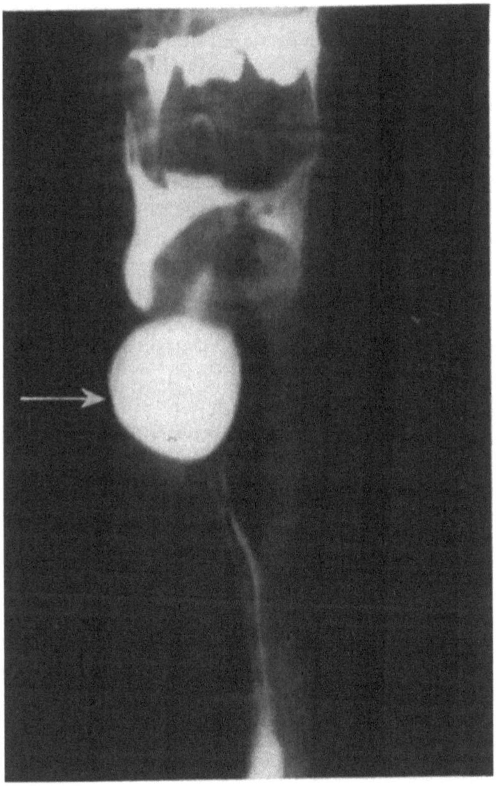

Abb. 138. Großes Hypopharynxdivertikel mit Jodipin gefüllt

In Lokalanästhesie wird durch Schnitt entlang dem Vorderrand des *M. sternocleidomastoid.* der Divertikelsack freigelegt und stumpf freipräpariert. Man erkennt ihn an der eigentümlichen gelben Farbe. Trotzdem ist das Auffinden nicht immer leicht. Kleine Divertikel können nach dem Girardschen Verfahren durch einige Raffnähte eingestülpt werden. Größere Divertikel werden am besten abgetragen. Jedoch ist darauf zu achten, daß der Sack nicht zu weit entfernt wird, damit nicht danach Ösophagusstrikturen auftreten. Drainage der Wunde für einige Tage. *Antibiotika* wegen der Mediastinitisgefahr.

Auch die von Seiffert angegebene endoskopische Schwellendurchtrennung mit einer Spezialschere führt bei größeren Divertikeln mit dünner fibröser Schwelle oft zu bleibenden Erfolgen. Unter *antibiotischem Schutz* kann dieser Eingriff auch bei älteren Menschen ausgeführt werden. Am meisten zu fürchten sind bei diesem Eingriff schwer stillbare Blutungen.

II. Atresien und Verwachsungen

Narben und Verwachsungen im Schlund, besonders zwischen Gaumensegel und Hinterwand, zwischen Zungengrund, Epiglottis und Umgebung, entstehen meist durch unbehandelte Lues, seltener durch Lupus und durch Verätzungen mit Laugen. Hin und wieder sieht man sie auch nach Verletzungen. Ihre operative Beseitigung und die Offenhaltung des Lumens durch Bougierung und andere Maßnahmen sind sehr schwierig und mühsam, bei tiefem Sitz auch manchmal gefährlich (Mediastinitis).

III. Fremdkörper

Kleinere glatte Fremdkörper rutschen gewöhnlich in die Speiseröhre und den Magen, nur Borsten, Fischgräten, Stecknadeln, spitze Knochen u. a. bleiben manchmal im Pharynxbereich stecken, am häufigsten in einer Tonsille, in den *Valleculae* zwischen Zungengrund und Epiglottis, in der Arygegend oder im *Sinus piriformis*. Je nach der Lokalisation werden die Schmerzen höher, tiefer oder seitlich empfunden.

Diagnose: Mit dem Kehlkopfspiegel ist sie oft nicht leicht wegen der Aufregung, des Würgreizes und des Speichelflusses. Hüten muß man sich vor Verwechslung der Borsten und Fischgräten mit ähnlich aussehenden Speichelfäden. Häufig läßt sich der Sitz nicht zu tief steckender Fremdkörper (Gräten, Borsten) leicht mit dem palpierenden Finger feststellen.

Größere Fremdkörper — bei Erwachsenen sind es meist Knochenstücke und ganze oder gebrochene Gebißplatten, die im Schlaf verschluckt werden, bei Kindern große Münzen, Spielmarken und Knöpfe — bleiben gewöhnlich im Hypopharynx dicht hinter dem Kehlkopf stecken und machen starke Schmerzen, Schluckbeschwerden und Speichelfluß. Sie sind mit dem Kehlkopfspiegel selten, sicher aber im Röntgenbild (seitlich) zu sehen.

Behandlung: Borsten, Gräten u. a. werden mit der knieförmigen Nasenzange aus der Tonsille und bei tieferem Sitz mit gebogener Kehlkopfzange und mit Hilfe des Kehlkopfspiegels nach Anästhesierung entfernt. Größere Fremdkörper werden entweder indirekt mit gebogenen Zangen oder direkt (siehe Stützautoskopie, S. 206, und Ösophagoskopie, S. 243) mit geraden Instrumenten extrahiert, letzteres besonders bei Kindern in Narkose.

G. Nervenerkrankungen des Rachens

1. **Sensible Störungen:** Parästhesien und Hyperästhesien wie Drücken, Stechen, Kratzen, Rauhigkeit und Fremdkörper-(Globus-)Gefühl ohne objektiven Befund sind bei nervösen, oft mit Krebs- oder Tuberkuloseangst behafteten Personen häufig und werden durch örtliche Behandlung (Pinseln) gewöhnlich nur verschlimmert. Anästhesie und Areflexie kommen vor bei Störungen im Gebiete des Trigeminus und des Vagus (Bulbärparalyse, Syringomyelie, multiple Sklerose, Tabes usw.), vor allem aber bei Hysterischen (Fehlen des Würgreflexes).

2. **Motorische Störungen:** Klonische Krämpfe und rhythmische Zuckungen des Gaumensegels ein- oder beiderseits finden sich bei herdförmigen Erkrankungen des Kleinhirns. Lähmungen organischer Art, und zwar ein- oder doppelseitige Gaumensegellähmungen (mangelnde Hebung des Gaumensegels beim „A"-sagen, offenes Näseln, Fehlschlucken durch die Nase) und Schlucklähmungen (verwaschene Sprache, Fehlschlucken in den Kehlkopf) kommen vor bei Erkrankungen der Medulla oblongata und Vaguserkrankungen (Bulbärparalyse, basale Lues, Tumoren, Tabes, Syrin-

gomyelie, Diphtherie). Am häufigsten sind die postdiphtherischen Lähmungen, die besonders nach unerkannten, als harmlose Mandelentzündungen angesehenen Rachendiphtherien und nach versteckter Diphtherie im Nasenrachenraum (Rachentonsille) auftreten. Sie äußern sich etwa drei Wochen nach der diphtherischen Erkrankung in dem unverkennbaren offenen Näseln beim Sprechen und dem Zurückfließen von Flüssigkeiten durch die Nase beim Schlucken. Sie sind häufig mit Akkommodationsstörungen (Schwierigkeiten beim Lesen), Extremitätenlähmungen und selten mit den gefährlichen Lähmungen der gesamten Schlundmuskulatur und der Atemmuskeln verbunden. Im letzteren Falle ist die Prognose ungünstig. Für gewöhnlich heilen sie in einigen Wochen ohne besondere Maßnahmen aus. Wichtig ist körperliche Ruhe, damit nicht gefährliche fortschreitende Lähmungen hinzukommen. Innerlich *Calcium*, *Vitamin B* und *C*.

H. Erkrankungen der Speicheldrüsen und ihrer Gänge

(Entzündungen, Konkrementbildungen, Geschwülste)

Durch orale in den Ausführungsgängen aufsteigende Entzündungen, durch Fremdkörper und Verletzungen, aber auch durch hämatogene Infektionen, neurovegetative, allergische und toxische Einflüsse kann es besonders nach Laparotomien zu **eitrigen Entzündungen der Parotis und der Glandula submandibularis** kommen. Oft führen leichte Gangentzündungen auch durch Ablagerung von phosphorsaurem Kalk zu Konkrementbildungen (Speichelsteine) in den Ausführungsgängen, die dann durch Stauung und Sekretverhaltung ebenfalls Entzündungen in den Drüsen bewirken können. Bei Steinbildungen ist die Anamnese meist sehr typisch, da die Schwellungen und Schmerzen gewöhnlich beim Essen am stärksten sind.

Manche Abszesse entleeren sich durch Sondierung oder Spaltung des Ganges spontan in die Mundhöhle und heilen dann unter zusätzlicher Wärme- und *Antibiotika*behandlung aus. In anderen Fällen ist eine äußere Spaltung erforderlich. Bei sicherer, durch die Palpation, die Sondierung oder das Röntgenbild (Sialographie) festgestellter **Steinbildung** (Abb. 139) kann bei dicht unter der Schleimhaut sitzenden Steinen ebenfalls durch Sondierung oder Gangspaltung eine Entfernung versucht werden. Gelingt dieses nicht oder sind bereits chronische Entzündungserscheinungen mit

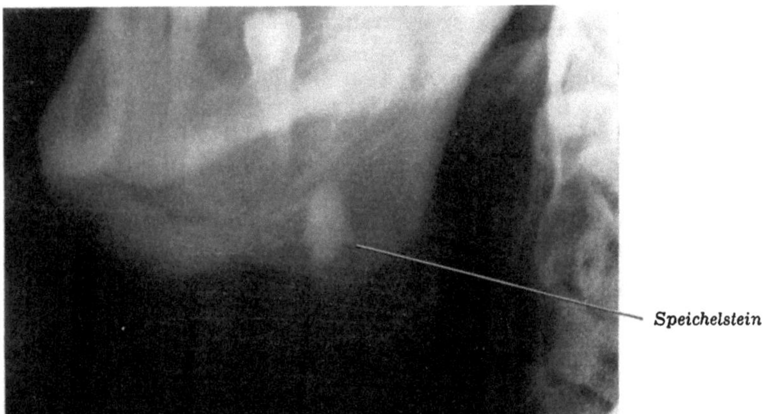

Abb. 139. Speichelstein in der Glandula submandibularis

fibröser Umwandlung des Drüsenparenchyms vorhanden, dann empfiehlt sich bei der weitaus am häufigsten von der Konkrementbildung betroffenen Glandula submandibularis die Exstirpation der Drüse von außen. Hierdurch werden auch am sichersten erneute Steinbildungen vermieden.

Weichere oder derbere chronische oder rezidivierende Schwellungen im Bereich der Parotis und der Submandibulardrüse sieht man häufiger. Außer einem Spannungsgefühl machen sie gewöhnlich keine Beschwerden. Da es sich dabei oft um latente Virusinfektionen handeln dürfte, sind *Antibiotika* meist erfolglos. *Röntgenreizbestrahlungen* und *Kortisone* bringen dagegen die Schwellungen oft zum Rückgang. Andere Schwellungen (Sialosen) können auf Hormonstörungen beruhen oder rheumatisch-allergisch bedingt sein. Das HEERFORDTsche Syndrom beruht auf einer epitheloidzelligen Sialadenitis.

Von den **spezifischen Entzündungen** sind vor allem die Tuberkulose und Aktinomykose zu erwähnen. Die Tuberkulose geht häufig von zerfallenden intraglandulären Lymphknoten aus und führt ebenso wie die Aktinomykose ohne Behandlung zu Einschmelzungen des Parenchyms und Fistelbildungen.

Von **Geschwülsten** kommen vor allem in der Parotis und ihrer Umgebung Mischgeschwülste vor. Daneben gibt es Zystadenome und Zylindrome. Karzinome sind selten und bewirken häufig Fazialislähmungen und einen frühzeitigen Befall der bedeckenden Haut.

Die unter der Zungenspitze liegende Ranula (Abb. 140) stellt eine erworbene oder angeborene Retentionszyste der Zungenspeicheldrüsen dar. Ihre operative Ausschälung muß sorgfältig geschehen, weil es sonst leicht zu Rezidiven kommt.

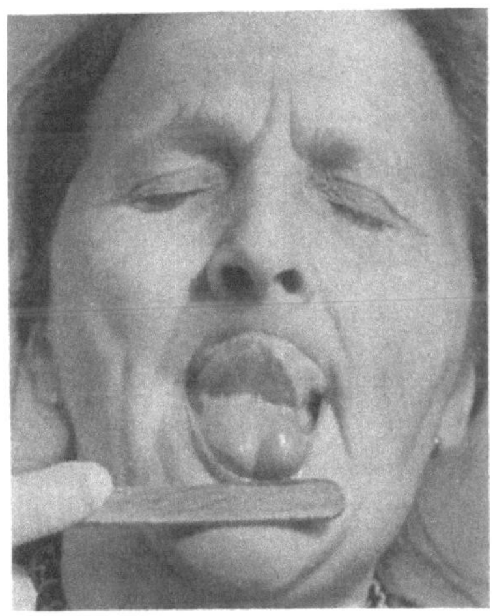

Abb. 140. Ranula

I. Operative Therapie der Fazialislähmungen

Jede Fazialisparese stellt eine beträchtliche Schädigung der Gesundheit mit meist stark belastenden seelischen und sozialen Auswirkungen dar. Während die zentralen und die peripheren retrolabyrinthären Lähmungen nur höchst selten einer operativen Therapie zugängig sind, bieten die peripheren Paresen, deren Ursachen im Bereich des FALLOPPIO-Kanals oder der Gesichtsweichteile liegen, die Möglichkeit einer erfolgreichen mikrochirurgischen Intervention.

Günstig operativ zu beeinflussen sind Paresen bei eitrigen Entzündungen infolge Otitis media, bei Herpes oticus, bei „rheumatischen" Lähmungen und den distalen intratemporalen und extratemporalen Verletzungen sowie bei manchen Geschwülsten.

Bei Versagen der konservativen Therapie (Exponentialstrom, Kortisone, Ganglion stellatum-Blockaden, Nikotinsäure, Vitamin-B-Komplex u. a.) oder auch früher bei sicherer traumatischer Durchtrennung oder Quetschung sowie eitriger

Entzündung distal vom Ganglion geniculi wird, wenn auf Grund des Elektromyogramms und des übrigen klinischen Befundes nicht mehr mit einer Funktionswiederkehr zu rechnen ist, der Nerv im Bereich des FALLOPPIO-Kanals freigelegt und dekomprimiert. Je nach Art der Schädigung (Ischämie) kann es notwendig werden, auch seine Scheide zu schlitzen. Bei Verletzungen oder Zerstörung durch Eiterungen werden seine beiden Enden vernäht oder durch eine Nervenplastik verbunden. Ähnlich geht man bei Läsionen in den Wangenweichteilen vor, nachdem man den Nervenstamm und, wenn nötig, seine Äste vom *Foramen stylomastoideum* aus freilegt.

Über den Zeitpunkt eines chirurgischen Eingriffes besteht bei den einzelnen Lähmungsarten noch keine Übereinstimmung. Alle Gesichtsplastiken ergeben unbefriedigende Ergebnisse, da durch Nerven- und Muskelverpflanzungen nur eine unvollkommene Funktion der mimischen Muskulatur erzielt werden kann.

VIERTER TEIL

Krankheiten des Kehlkopfes

Allgemeine Laryngologie

Der **Kehlkopf** ist zwischen der Schädelbasis und der Trachea teils mittels der Muskulatur teils mittels Membranen und Faszien aufgehängt. Besonders fest verankert ist er durch die *Membrana hyothyreoidea* mit dem Zungenbein. Seine Stellung ist sehr variabel und ändert sich vor allem gegenüber der Respirationsstellung beim Schlucken. Beim Schluckakt wird das Zungenbein durch aktiven Muskelzug vor allem durch die *Mm. digastricus, stylohyoideus, geniohyoideus* und *mylohoideus* nach vorne gezogen, während der Kehlkopf und die Trachea durch ihre membranösen Verbindungen im wesentlichen hierbei nur passiv nach oben bewegt werden. Durch Kontraktion des *M. thyreohyoideus* werden gleichzeitig der Schildknorpel an das Zungenbein gezogen und die Epiglottis zusammen mit dem Druck der Zungengrundmuskulatur nach hinten über den Kehlkopfeingang gedrängt.

A. Anatomie

Das Kehlkopfinnere (Abb. 141) wird in drei Abschnitte eingeteilt:

1. Der **Kehlkopfeingang** umfaßt die Epiglottis, die aryepiglottischen Falten *(Plicae aryepiglotticae)* und die Arygegend bis zum medialen Rande der Taschenbänder *(Plicae ventriculares)*, die aus Muskeln, Fett, Drüsen und Schleimhautüberzug bestehen.

2. Der **mittlere Teil** reicht von der *Rima vestibuli* zwischen den Taschenbändern bis zur *Rima glottidis* zwischen den Stimmlippen und enthält eine geräumige seitliche Ausbuchtung unter den Taschenbändern, den *Ventriculus laryngis* s. MORGAGNI. Die Stimmbänder spannen sich von dem *Processus vocalis* der Aryknorpel nach der Mitte des Schildknorpels und werden in der Mitte von Muskulatur *(Musculus thyreoarytenoideus* bestehend aus der *Pars vocalis* und der *Pars lateralis)* und am freien Rande von den Stimmbändern *(Plicae vocales)* gebildet. Glottis heißt das tonerzeugende Organ, das aus den beiden Stimmlippen und der Stimmritze besteht.

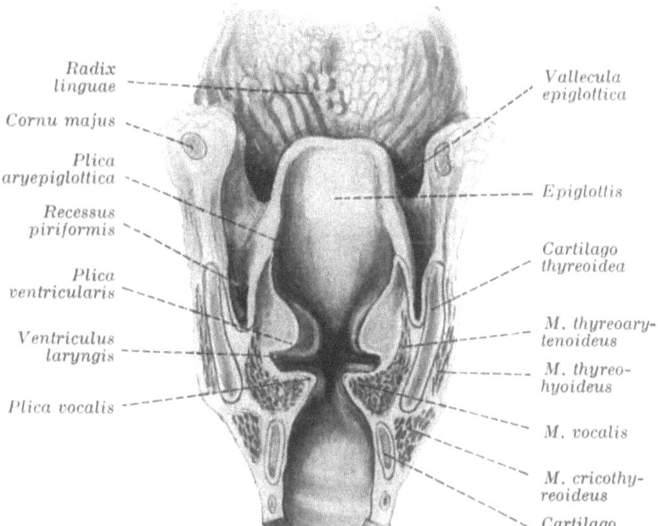

Abb. 141
Frontalschnitt durch den Kehlkopf (nach WALDEYER)

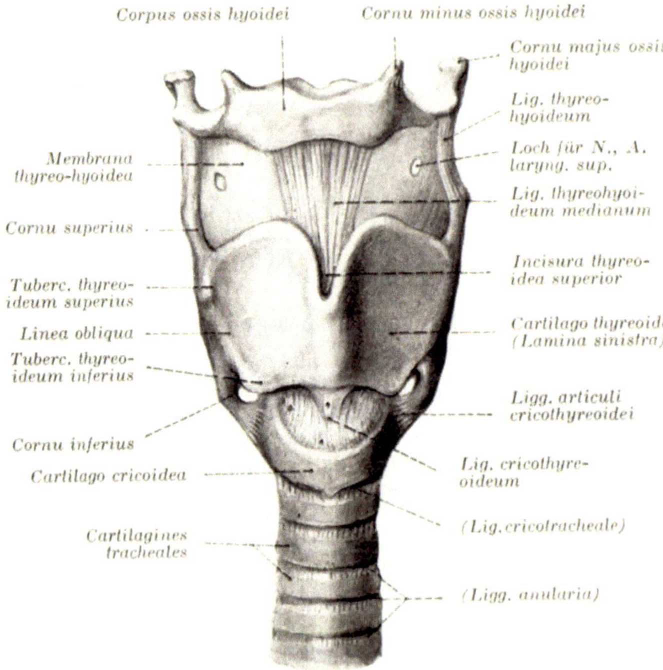

Abb. 142. Bandapparat des Kehlkopfes von ventral gesehen (nach WALDEYER)

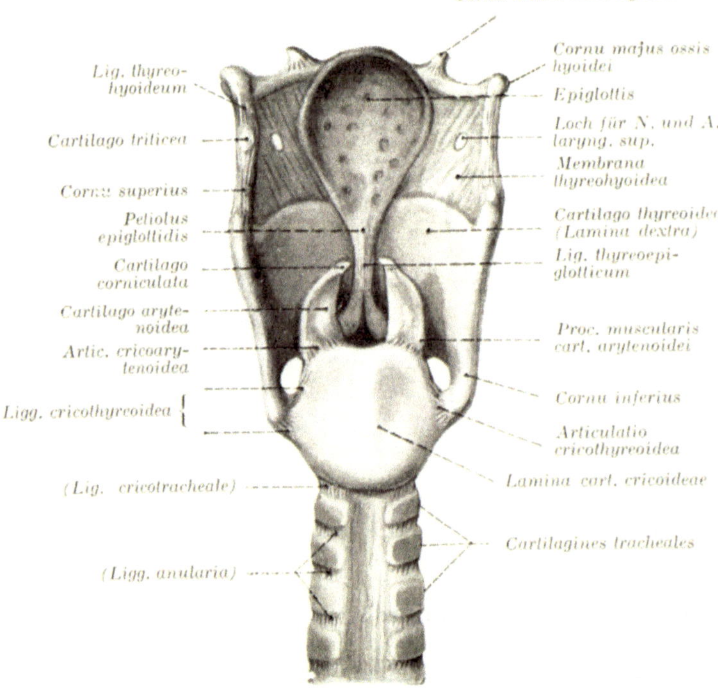

Abb. 143. Bandapparat des Kehlkopfes von dorsal gesehen (nach WALDEYER)

3. Der **subglottische Raum** liegt im Bereich des Ringknorpels und ist im Gegensatz zu den Stimmbändern, der Hinterwand und Teilen der laryngealen Epiglottisfläche mit Flimmerepithel ausgekleidet.

Das **Kehlkopfgerüst** (Abb. 142 u. 143) besteht unten aus dem Ringknorpel, der direkt mit der Luftröhre zusammenhängt und vorn schmal bogenförmig, hinten breit siegelringartig gestaltet ist. An ihn lehnt sich hinten und seitlich mit seinen beiden unteren Hörnern der Schildknorpel, der vorn durch das *Ligamentum cricothyreoideum* mit dem Ringknorpel verbunden ist. Auf der Ringknorpelplatte sitzen im Cricoarytaenoidgelenk die beiden gießbeckenförmig gestalteten Aryknorpel mit ihrem lateralen *Processus muscularis* und medialen *Processus vocalis*.

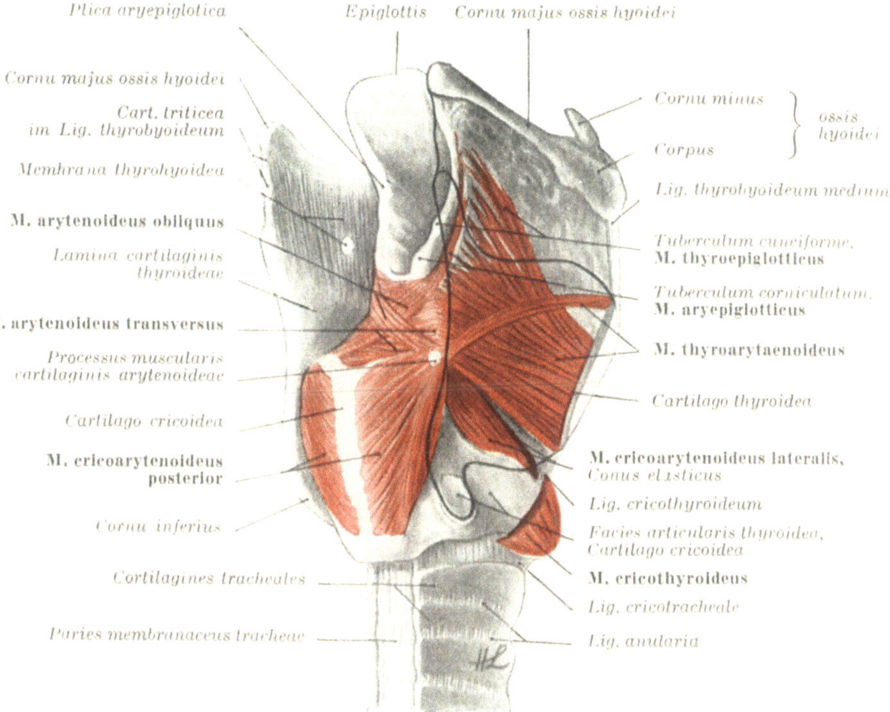

Abb. 144. Die Kehlkopfmuskeln von rechts dargestellt. Die rechte Schildknorpelplatte und der rechte M. cricothyreoideus sind z. T. entfernt. Die Umrisse des Schildknorpels sind schwarz ausgezogen (nach WALDEYER)

Kehlkopfmuskeln: Die äußeren Muskeln dienen zusammen mit der Zungenmuskulatur zur Fixierung, Hebung und Senkung des Kehlkopfes, nicht zur Bewegung der Stimmbänder. Einzig und allein der *M. cricothyreoideus*, der vorn vom Ringknorpelbogen schräg nach hinten zum Schildknorpel läuft, verursacht eine Spannung der Stimmlippen und wird vom *N. laryng. sup.* versorgt. Die Binnenmuskeln des Kehlkopfes (Abb. 144 u. 145) besorgen die feinere Bewegung der Knorpel gegeneinander und dienen damit der Atem- und Stimmfunktion der Stimmlippen. Sie werden sämtlich vom *N. laryngeus inferior*, dem *N. recurrens vagi*, versorgt.

Die wesentlich aus Muskulatur *(M. thyr.-aryten.)* bestehenden Stimmlippen verlaufen mit ihrem zarten Rande, den Stimmbändern *(Ligg. vocalia)*, von der Mitte des Schildknorpels nach dem *Processus vocalis* der Aryknorpel und bilden in der Ruhe einen dreieckigen Spalt, der seine Spitze vorn an der vorderen Kommissur hat und durch Annäherung oder Entfernung der Stimmlippen geschlossen bzw. verkleinert oder erweitert werden kann.

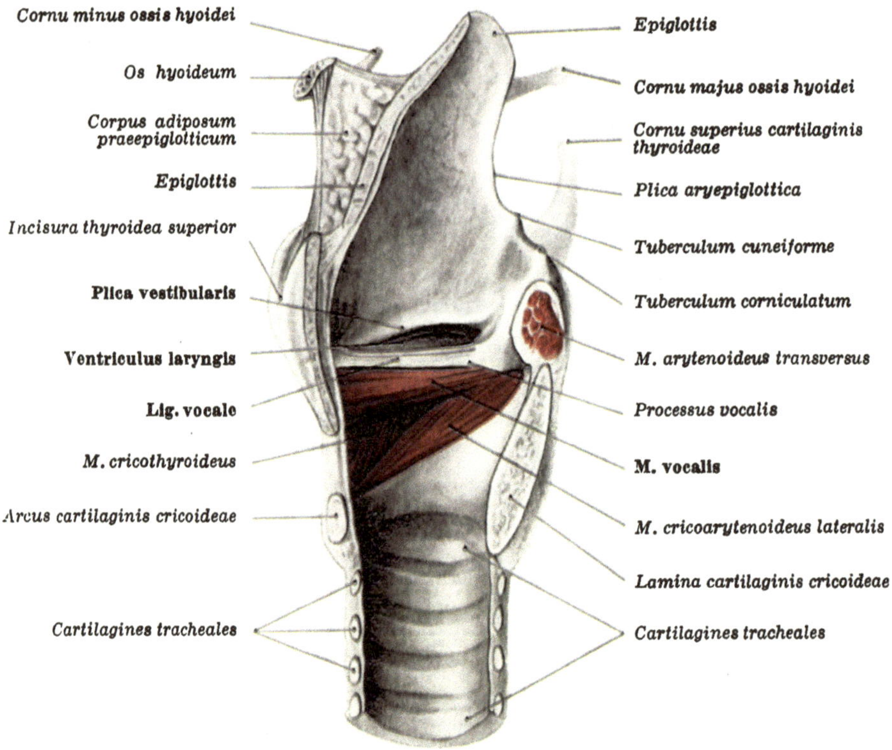

Abb. 145. Plica vocalis, Lig. vocale und M. vocalis von innen her dargestellt (nach Waldeyer)

Als einziger **Erweiterer der Stimmritze** (Abb. 146), Abduktor der Stimmlippen, wirkt entsprechend seiner Insertion der *M. cricoarytenoid. post.*, kurz „Postikus" genannt.

Die **Verengerung der Stimmritze** und Adduktion der Stimmlippen besorgt der *M. cricoarytenoideus lateralis*, kurz „Lateralis" genannt, durch Rotation des Processus vocalis nach median, wobei gewöhnlich auch eine Annäherung der beiden Aryknorpel aneinander durch den *M. arytenoideus (transversus et obliquus)*, kurz „Transversus" genannt, ausgeführt wird. Ebenfalls verengernd wirkt der *M. thyreoarytenoideus*, bei dessen Funktionsausfall die Stimmbänder ausgehöhlt und die Stimmritze oval erscheinen.

Die **Spannung der Stimmbänder,** die für die hohen Töne wichtig ist, wird besorgt durch den schon oben erwähnten *M. cricothyreoideus* und den medialen Teil des *M. thyreoarytenoideus*, der die Tonbildung vor allem dadurch beeinflußt, daß er Gestalt, Dicke und Elastizität der schwingenden Stimmlippenabschnitte verändert.

Nerven: Die Schleimhaut wird sensibel versorgt durch den vom Vagus kommenden *Nervus laryngeus superior* (Husten- und Würgreflex). Der motorische Nerv der Binnenmuskulatur ist der *Nervus laryngeus recurrens vagi (Nervus laryngeus inferior)*, an dem der lange, zum Teil absteigende und neben dem Ösophagus aufsteigende (links um den Aortenbogen herumführende) Verlauf bemerkenswert ist. Nur der äußere *M. cricothyreoideus* wird vom *Nervus laryngeus superior* innerviert.

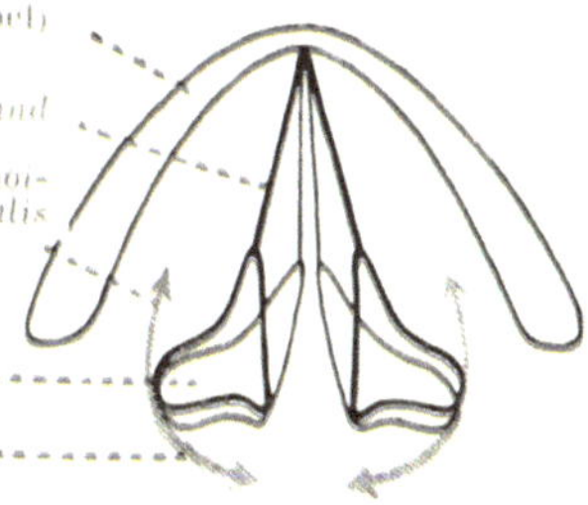

Abb. 146. Schema über die Wirkung der Mm. cricoarytenoidei posteriores und laterales. Stellung der Stellknorpel und Stimmbänder bei „Postikuswirkung" dick ausgezogen, bei „Lateraliswirkung" dünn ausgezogen

Die **Lymphgefäße** gehen vom Kehlkopfeingang nach den tiefen Zervikallymphknoten, vom mittleren Teil vorn nach einem prälaryngealen Lymphknoten am oberen Rand des Ringknorpelbogens und vom subglottischen Raum in die paratrachealen Lymphknoten.

Die **Blutversorgung** erfolgt aus der *Arteria thyreoidea superior*, während die abfließenden Venen in die *Vena jugularis* münden.

B. Physiologie

Der Kehlkopf dient vor allem der Atmung dadurch, daß während der Respiration eine Erweiterung der Stimmritze erfolgt. Den Schutz gegen eindringende Fremdkörper übernimmt der vom Kehlkopfeingang auslösbare Würg- und Hustenreflex, bei dem ebenso wie beim Pressen (schwere Arbeit, Stuhlgang) ein fester Schluß der Stimmbänder erfolgt. Sonst dient der Kehlkopf, insbesondere die Stimmbänder, zur Erzeugung der Stimme. Bei der Sprache liefert er den Ton, während die einzelnen Sprachlaute durch Mitwirkung des Mundes, des Gaumens, der Zunge usw. gebildet werden. Tönend wird die Stimme, wenn infolge periodischer Schwingungen der Stimmlippen und dadurch hervorgerufener Öffnungen und Schließungen der Glottis der Exspirationsstrom der Lungenluft in Schwingungen gerät und periodisch unterbrochen wird. Dabei kommen nicht einfache Töne, sondern aus Teiltönen verschiedener Höhe gemischte Klänge zustande.

Die **Stärke der Stimme** steht in direktem Verhältnis zum subglottischen Anblasedruck und wird durch die Einstellung des Ansatzrohres verstärkt oder abgeschwächt.

Die **Tonhöhe** richtet sich nach der Anzahl der Stimmlippenschwingungen in der Sekunde, also nach der Länge, Breite und Spannung der Stimmlippen und dem Anblasedruck. Die Stimme ist willkürlich zu beeinflussen und umfaßt zwei Oktaven. Die mittlere Sprachtonhöhe liegt im unteren Bereich des Stimmumfanges und schwankt nach Alter, Geschlecht und individuellen anatomischen Verhältnissen (Sopran, Alt, Tenor, Baß).

Die **Klangfarbe der Stimme** hängt von den Eigenschaften des Ansatzrohres (Nase, Rachen, Mund) ab und ist je nach dem Bau individuell und nach Geschlecht und Alter verschieden. Sie läßt sich jedoch auch willkürlich beeinflussen. Die sonore Rednerstimme entsteht durch Verlängerung des Ansatzrohres infolge Tiefstellung des Kehlkopfes, die helle Kommandostimme durch Verkürzung des Ansatzrohres, der näselnde oder gaumige Klang durch Formveränderungen im Ansatzrohr, die Bruststimme durch Mitklingen der Resonanz im Windrohr (Luftröhre, Lunge) und die Kopfstimme und das Falsett durch Ausschaltung der Resonanz des Windrohres und verstärkte Resonanz im Ansatzrohr.

C. Untersuchungsmethoden

Die **Anamnese** hat außer der Vorgeschichte der Kehlkopferkrankung frühere Krankheiten, sonstige Beschwerden, Lebensweise (Tabak, Alkohol), berufliche Einwirkungen (Staub, reizende Gase, Redner, Sänger) und die später aufgeführten Symptome (Schmerzen, Husten, Stimmstörung, Atemnot) zu beachten.

Zur objektiven Untersuchung gehören:

1. Die äußere Besichtigung und Betastung des Kehlkopfes (Lageveränderung, Verschieblichkeit, Schwellungen, Auftreibungen, Bewegungen bei der Atmung, dem Schluckakt und fühlbares Schwirren bei Stridor).
2. Besichtigung von Nase, Mund und Rachen mit Reflektor und Spiegel, weil dort häufig die Ursache von Kehlkopfbeschwerden zu suchen ist (z. B. Phonasthenie und Heiserkeit bei Nebenhöhleneiterung, Atemhindernissen, Tonsillitis).
3. Die indirekte und direkte Laryngoskopie mit Sondierung (Technik siehe unten).
4. Die allgemeine Untersuchung, insbesondere der Lunge bei Tuberkuloseverdacht, des Blutes bei Luesverdacht und Systemerkrankungen (Leukämien).
5. Die Röntgenuntersuchung bei Fremdkörpern und Retrolaryngealabszessen und Geschwülsten.
6. Psychiatrische oder psychosomatische Untersuchung bei funktionellen Störungen.

I. Indirekte Laryngoskopie

Der Kehlkopfspiegel wurde 1854 von dem Gesanglehrer Garcia erfunden. Unabhängig von diesem wurde er angegeben und zuerst an Kranken benutzt von Türck und verbreitet von Czermak (1857). Der Untersuchte sitzt dem Arzt mit geschlossenen Beinen gerade gegenüber, während der Arzt mit gespreizten Beinen so nahe wie möglich an den Patienten heranrückt. Mit dem Reflektor wird das neben dem rechten Ohr des Patienten stehende Licht eingefangen, zentriert und in den geöffneten Mund auf Gaumensegel und Zäpfchen geworfen. Während der Kranke die Zunge, die mit einem Gazeläppchen umwickelt und über den vor die untere Zahnreihe gelegten Mittelfinger der linken Hand herübergerollt wird, aktiv weit herausstreckt, wird der angewärmte Spiegel je nach Zungendicke etwa horizontal mit dem Stiel am Mundwinkel eingeführt und, ohne den Zungengrund zu berühren, hinten gegen Gaumensegel und Zäpfchen (nicht gegen die Rachenhinterwand!) im Winkel von 45 Grad angelegt (Abb. 147). Dann ist besonders bei Hebung des recht verschieden geformten Kehldeckels durch „Ä“- oder „A“-sagen der darunter liegende, nunmehr beleuchtete Kehlkopf im Spiegelbild zu sehen. Man beobachtet dann den Kehlkopf sowohl bei der Respiration (Abb. 148) als auch bei der Phonation. Die herabhängende Oberlippe wird mit dem Zeigefinger hochgehoben. Da bei Eingriffen die rechte Hand gebraucht wird, muß auch das Halten des Spiegels mit der linken Hand geübt werden, während der Kranke selbst die herausgestreckte Zunge hält. Schwierigkeiten bei der Untersuchung beruhen meist auf Verstößen gegen die folgenden wichtigen Grundregeln.

1. Damit die Tiefe gleichmäßig beleuchtet ist, muß das Licht für das linke Auge hinter dem Reflektor zentriert sein. Man darf also nur monokular sehen.

2. Zum Teil verdunkelt ist das Bild dann, wenn nach der Einstellung des Lichtes der Kopf des Untersuchers mit dem Reflektor hin und her bewegt wird. Zur Einstellung verschiedener Teile darf stets nur der Kopf des Patienten bewegt werden.

3. Der Spiegel darf nicht zu steil gehalten werden, sonst ist nur der Zungengrund zu sehen.

4. Häufig entstehen die Schwierigkeiten durch die starke Reizbarkeit (Würgreflex) des Untersuchten bei Berührung der Schleimhaut mit dem Spiegel. Dieser reizt am wenigsten, wenn er fest und sicher nur an dem Gaumensegel, nicht an der Hinterwand lehnt. Evtl. muß man versuchen, einen kleineren Spiegel anzuwenden, der nur frei, ohne anzustoßen, vor das Gaumensegel und die Rachenhinterwand gehalten wird. Gelingt auch das nicht, dann ist eine Anästhesierung des Gaumens und der Rachenwand notwendig.

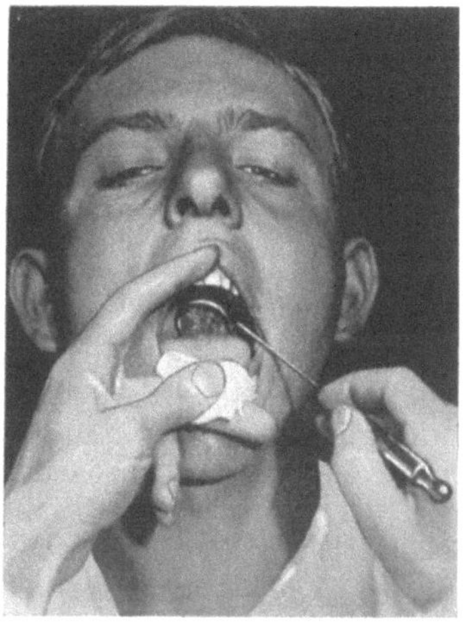

Abb. 147. Spiegelhaltung bei der Laryngoskopie

5. Manchmal bereitet eine zu dicke Zunge oder eine omegaförmige oder überhängende Epiglottis Schwierigkeiten beim Einblick. Dann muß nach Anästhesierung die Epiglottis mit gebogener Sonde nach vorne gezogen werden. Bettlägerige Kranke werden, wenn möglich, aufgerichtet, wenigstens mit dem Kopf. Die Laryngoskopie ist bei kleinen Kindern meist sehr schwierig und bei Herabdrücken der Zunge mit dem Spatel manchmal leichter auszuführen als bei Herausstrecken der Zunge. Wichtig ist es, daß man sich frühzeitig angewöhnt, das Bild schnell zu erfassen und die Einzeleindrücke bei mehrfachen Versuchen zum Gesamtbilde zu kombinieren. Bei Mißlingen ist manchmal zur Diagnose die direkte Laryngoskopie in Lokalanästhesie oder Narkose nötig.

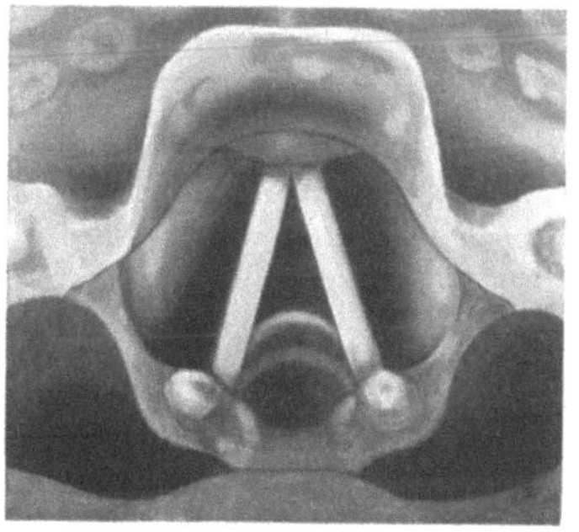

Abb. 148. Normales Spiegelbild des Kehlkopfes (indirekte Laryngoskopie). Stimmbänder in Respirationsstellung

Im **laryngoskopischen Spiegelbild** (Abb. 148) erscheinen die vorn liegenden Teile (Epiglottis) oben, alle hinteren (Arygegend) unten, während rechts und links unverändert ist. Schwierig und nur durch Übung zu erlernen ist wegen des einäugigen Sehens und der geringen Schattenbildung die Beurteilung der Tiefen- und Raumverhältnisse, da die langausgedehnten Seitenwände nur in tangentialer Sicht beurteilt werden können. Manches läßt sich durch seitliche Drehung und Neigung und Verschiebung des Kehlkopfes besser erkennen. Manchmal muß man sich das gesamte Bild aus den einzelnen Teilbildern zusammenstellen. Daher darf man die mehrfache Untersuchung nicht eher beenden, bis man alle Teile (Epiglottis, Taschenbänder, Stimmlippen, vordere Kommissur, Hinterwand, Arygegend, subglottischen Raum) und die Beweglichkeit der Stimmlippen bei Phonation und Respiration gesehen hat. Bei tiefer Inspiration kann man unter Umständen einen großen Teil der Trachea übersehen.

Um die Hinterwand des Kehlkopfes zwischen den Stimmbändern nicht nur im Profil, sondern mehr flächenhaft zu sehen (tuberkulöse Geschwüre, Geschwülste), muß man die indirekte Laryngoskopie in der KILLIANschen Stellung ausführen, d. h. während der Patient mit nach vorn gebeugtem Kopf steht und der Arzt sitzt oder bei kleinen Patienten kniet. Umgekehrt sieht der stehende Untersucher, besonders wenn der Patient den Kopf etwas rückwärts beugt, am besten die vordere Kehlkopfhälfte (vordere Kommissur u. a.). In diesen besonderen Fällen kann es von Vorteil sein, das Bild durch Gebrauch des BRÜNINGSschen Vergrößerungsspiegels zu vergrößern, um Einzelheiten (Ulzera, Knötchen) besser zu erkennen.

Mittels der **Stroboskopie** ist es möglich, die Einzelschwingungen der Stimmbänder zu sehen und zu beobachten. Differenzen in der Schwingungsart beider Stimmbänder werden durch Geschwülste, Lähmungen und Entzündungen hervorgerufen.

II. Direkte Laryngoskopie

Eine direkte optische Untersuchung des Kehlkopfes ermöglicht die **Autoskopie.** Sie wurde von KIRSTEIN eingeführt und von KILLIAN und BRÜNINGS u. a. ausgebaut und vervollkommnet und ist wegen des erforderlichen Instrumentars und der schwierigen Technik dem Facharzt vorbehalten.

Benutzt wird das **Brüningssche Spatelrohr** (Abb. 149), das, wie die bronchoskopischen Rohre, an das **Brüningssche Prismenelektroskop** angeschraubt wird. Dieses ist so konstruiert, daß die Lichtquelle weder die Sicht noch das Einführen von Instrumenten in das Rohr stört. Bei zurückgebeugtem Kopf werden die vom Patienten herausgezogene Zunge mit dem Spatelrohr unter Leitung des Auges heruntergedrückt, die Epiglottis eingestellt, mit der Spatelspitze zurückgehebelt und dann das Rohr aufgerichtet, so daß man senkrecht in den Kehlkopf und die Luftröhre hineinsieht, während der Zeigefinger der linken Hand die obere Zahnreihe vor dem Druck des Rohres schützt. Um auch die vorderen Teile gut zu überschauen, kann durch einen Gegendrücker der Kehlkopf nach hinten gedrängt werden, so daß seine Achse mit der des Spatelrohres annähernd zusammenfällt. Die Untersuchung kann im Sitzen oder in Seiten- oder Rückenlage stattfinden und ist nur bei starker Dyspnoe kontraindiziert. Diese direkte Methode ergänzt in wertvoller Weise die indirekte Besichtigung und ist anzuwenden bei nicht spiegelbaren Kranken, bei Kindern, bei manchen endolaryngealen Operationen (Papillome) evtl. in Narkose, bei Fremdkörpern und als Einleitung zur oberen Bronchoskopie. Neben dem BRÜNINGSschen Elektroskop sind, besonders zur Einstellung des Larynx bei Intratrachealnarkose, zahlreiche andere gute Modelle entwickelt worden.

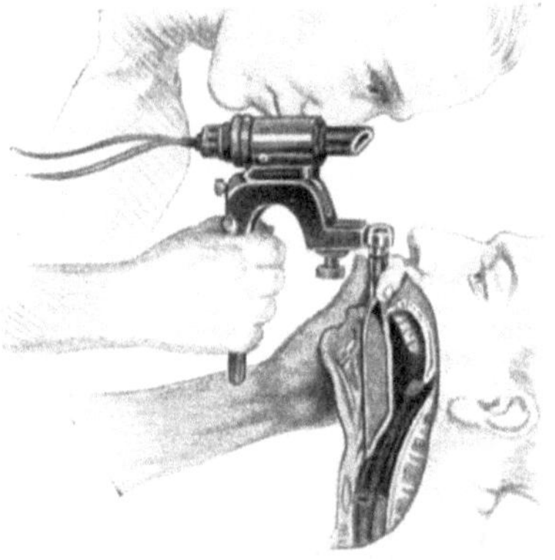

Abb. 149. Autoskopie

Eine direkte Aufsicht auf die Kehlkopf- und Tracheawand gestatten abgewinkelte Spezialoptiken. Art und Ausdehnung von krankhaften Prozessen lassen sich so wesentlich besser beurteilen als bei tangentialer Betrachtung der Schleimhaut.

Die von KILLIAN angegebene **Schwebelaryngoskopie** wird heute wegen ihrer komplizierten Apparatur nur noch selten angewandt. Dagegen hat sich die **Stützautoskopie** (Abb. 150) nach ALBRECHT und SEIFFERT sowie RIECKER bei Erwachsenen ausgezeichnet bewährt, während sie bei Kindern nur beschränkt anwendbar ist.

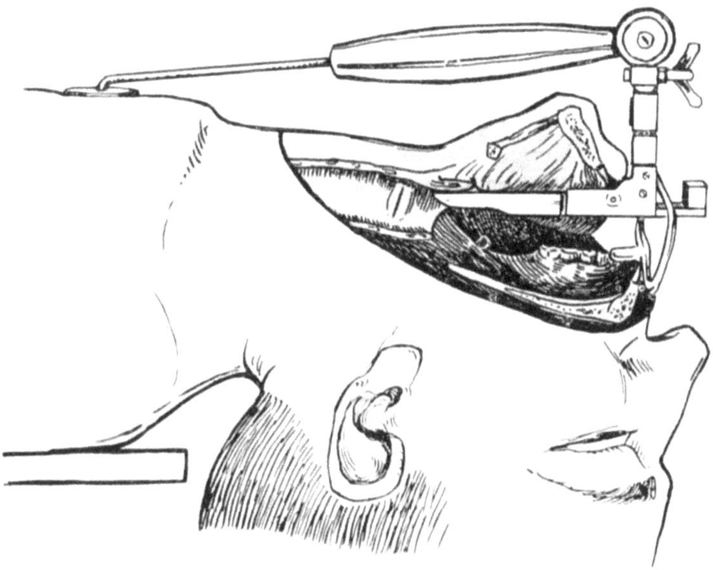

Abb. 150. Stützautoskopie

D. Allgemeine Symptomatologie

I. Schmerzen

Schmerzen im Kehlkopf, die sich besonders beim Schlucken äußern und nach dem Ohr ausstrahlen, finden sich bei akuten Entzündungen, phlegmonösen Erkrankungen, Perichondritis und bei ulzerösen Prozessen (Tuberkulose, Geschwülste, weniger bei Lues). Rauhigkeit, Kratzen und Kitzeln, die zum Husten und Räuspern reizen, sind bei leichteren Entzündungen häufig. Bekämpft wird der Schmerz ursächlich oder symptomatisch durch *antipyretische* Mittel oder durch Einstäuben von gepulverten lokalwirkenden Anästhetika, wie *Anästhesin* u. a., oder durch Unterbrechung des *Nervus laryngeus superior* mit Hilfe einer *Alkoholinjektion* in den Stamm.

II. Laryngealer Husten

Er ist feucht und locker bei Entzündungen mit Sekretion oder trocken und hart bei geringer oder gar keiner Sekretion. Bei Erkrankungen im subglottischen Raum und in der Trachea ist er bellend (Krupphusten). Zur Bekämpfung dienen die verschiedensten Hustenlösungsmittel, Inhalationen von *Salzlösungen* und besonders bei akuten trockenen Katarrhen *Acedicon*, *Detigon*, *Codein.*

III. Stimmstörungen

Sie sind sehr häufig. Leichte Grade infolge von Auflockerung und geringer Schleimansammlung an den Stimmlippen machen sich nur bei Sängern und Rednern störend bemerkbar. Sie äußern sich in mangelndem Ansprechen der hohen Töne, besonders im piano und in leichter Ermüdbarkeit der Stimme (Phonasthenie), und treten auf nach leichten Katarrhen oder als sekundäre Reizerscheinungen bei Erkrankungen der Nase und des Rachens und bei Austrocknung durch Mundatmung. Ausgesprochene Rauhheit und Heiserkeit der Stimme trifft man bei allen Erkrankungen, die eine Formveränderung der Stimmlippen oder Störungen der Beweglichkeit hervorrufen: Laryngitis acuta und sicca, Tuberkulose, Lues, Neoplasmen, Nerven- und Muskellähmungen. Fehlen des Stimmklanges (Aphonie) tritt ein bei hochgradigen anatomischen Veränderungen (Laryngitis acuta, Diphtherie, Tuberkulose), bei mangelhaftem Schluß der Stimmbänder (unregelmäßige Oberfläche bei Infiltraten, Polypen, Geschwülsten), bei Lähmungen (Rekurrenslähmung) oder bei hysterischen Störungen.

IV. Atmungsstörungen

Diese werden durch raumbeengende Prozesse im Kehlkopf hervorgerufen: Diphtherie, phlegmonöse Entzündungen, Perichondritis, Lues, Tuberkulose, Geschwülste, Fremdkörper, Hämatome nach Verletzungen, Narbenstenosen und Stimmbandschluß und -fixierung bei doppelseitiger Postikuslähmung. In leichteren Graden äußert sich die laryngeale Dyspnoe in erschwerter, verlangsamter und verlängerter Ein- und Ausatmung. Dabei rückt während der Inspiration der Kehlkopf deutlich tiefer. Beim Durchstreichen der Luft durch die verengte Stelle entsteht ein hörbares Stenosengeräusch *(Stridor laryngealis)*, das meist inspiratorisch ist, während endothorakale Erkrankungen mehr einen exspiratorischen Stridor hervorrufen. Die **Diagnose** wird oft durch andere Begleitumstände wie Stimmstörungen, Krupphusten u. a. erleichtert. Ist die Stenose hochgradig, so treten auch inspiratorische Einziehungen der Weichteile am Jugulum, an den Schlüsselbeingruben und seitlich am Thorax und Rippenbogen auf. Bei noch schwereren Stenosen kommen Zyanose und Störungen der Herztätigkeit (Arrhythmie und Aussetzen des Pulses) dazu. Bei ihnen ist die Anwendung der direkten Laryngoskopie zur Klärung der Diagnose nicht ungefährlich wegen der vermehrten Erstickungsgefahr.

Die **Behandlung** muß vor allem eine ursächliche sein. Bei schweren mechanischen Stenosen verabreicht man Sauerstoff und schafft Luft, entweder vorübergehend in geeigneten Fällen durch die **Intubation** nach O'Dwyer oder durch die **Tracheotomie**, bei der man im allgemeinen die obere bevorzugen sollte (Cave, Verletzung des Ringknorpels!), da nach ihr die wenigsten postoperativen Komplikationen auftreten. Mit großem Erfolg wird auch bei allen schweren zentralen Regulationsstörungen (Schädeltraumen, Apoplexien, Hirntumoren u. a.) die Tracheotomie ausgeführt. Sie erlaubt eine Steuerung der Sauerstoffzufuhr bei Hypoxie und ein Absaugen von Bronchialsekret zur Vermeidung von Lungenkomplikationen. Darreichung von Morphiumpräparaten gegen die Erstickungsangst, besonders vor Transporten zur Tracheotomie, ist bei allen respiratorischen Dyspnoen kontraindiziert, da die Erregbarkeit des Atemzentrums herabgesetzt und so die Kohlensäureüberladung und die Gefahr der Erstickung vermehrt werden.

E. Allgemeine Therapie

Allgemeine Maßnahmen: Außer der Vermeidung reizender Nahrung (zu heißes und zu stark gewürztes Essen) muß bei Kehlkopferkrankungen manchmal eine absolute Stimmruhe und -schonung eingehalten werden, vor allem bei akuten Katarrhen und Tuberkulose. Die akuten Entzündungen der Luftwege werden zweifellos durch sogenannte „Erkältungen" begünstigt. Sie treten auf nach direkter Schädigung der Schleimhäute durch zu kalte oder unreine Luft (Mundatmung, Industriegase) oder indirekt reflektorisch durch plötzliche Abkühlung einzelner Körperteile (Füße, Kopf), besonders anch Erhitzungen und Durchnässungen. Infolgedessen sind derartige

Schädigungen zu vermeiden, aber nicht dadurch, daß man sich durch Überhitzung der Zimmer, übermäßig warme Kleidung oder durch warme Halstücher verweichlicht, sondern dadurch, daß man sich durch allmähliche Abhärtungsmaßnahmen (freier Hals, kalte Abreibungen, Luft- und Sonnenbäder mit nachfolgender Körperbewegung) gegen Witterungs- und Temperatureinflüsse widerstandsfähiger macht. Bei akuten Infektionen sind allgemeine Schwitzprozeduren angezeigt. Eitrige und phlegmonöse Prozesse im Bereich der Halsweichteile erfordern zur Verhinderung mediastinaler Komplikationen eine operative und *antibiotische* Behandlung.

Von **äußeren örtlichen Maßnahmen** sind der kalte Umschlag und Eisschlauch um den Hals angebracht bei Entzündungen mit starker Schwellung (Phlegmone, Perichondritis, Schleimhautödem) und bei Blutungen. Die aktive Hyperämie (Halsglühlichtbad nach ALBRECHT) wirkt günstig bei akuten katarrhalischen Infekten.

Die **intralaryngealen Behandlungsmethoden** können abgesehen von den Inhalationen nur bei indirekter oder direkter Laryngoskopie angewandt werden.

Pinselungen der Kehlkopfschleimhaut werden mit bogenförmigen Watteträgern oder Zangen, um die Watte gewickelt wird, vorgenommen. Zum Tränken der Watte werden von Medikamenten u. a. benutzt: *2%iges Pantocain* mit *Suprarenin* zur Anästhesierung, *2—5%iges Argent. nitric.* bei chronischen Katarrhen, *Jod-Jodkalilösung* mit *Glyzerin* bei Laryngitis sicca.

Einblasungen von Pulvern geschehen durch Pulverbläser mit gebogenen Glasansätzen: *Natr. sozojodol.*, *Kalomel*, *Tannin* bei akuten und chronischen Entzündungen, *Anästhesin* zur Schmerzlinderung bei ulzerösen Prozessen.

Zu **Einträufelungen** dient die Kehlkopfspritze mit gebogenem Ansatz. Benutzt wird *2—5%iges Mentholöl* bei einfachen akuten und chronischen Entzündungen. Auch durch einen Flüssigkeitszerstäuber mit gebogenem Ansatz können Medikamente eingeblasen werden.

Inhalationen: In Kurorten werden durch große Vernebelungsapparate Solelösungen (Emser, Sodener Salz) in einem großen Raum (Rauminhalation) oder in Einzelapparaten zerstäubt und eingeatmet. Kleinere Inhalationsapparate sind auch im Privathaus anwendbar, vor allem zur Einatmung zerstäubter Salzlösungen. Ätherische Öle *(Ol. Pin.*, *Ol. Eucalypt.*, *Ol. Menthol. usw.)* werden in Glasapparaten verdampft und eingeatmet. Während bei der Grobvernebelung (Versprühung) das Medikament nur in der Nase, dem Rachen, dem Kehlkopf und den großen Bronchien wirksam ist, bewirkt der Aerosolfeinvernebeler (Teilchengröße 1—6 μ) eine Resorption von Medikamenten durch die kleineren Bronchien und Lungenalveolen.

Akute Infektionen, wie Tracheobronchitiden und eitrige Lungenprozesse (frische Lungenabszesse) werden durch die Aerosolfeinvernebelung von *Sulfonamiden* und *Antibiotika* besonders günstig beeinflußt.

Bei der Kehlkopftuberkulose werden mit großem Erfolg *Neoteben*, *Conteben*, *PAS* und *Streptomycin* angewandt. Besonders gut sprechen die ulzerösen Formen auf diese Mittel an, so daß chirurgische Eingriffe (Kaustik u. a.) nur noch selten erforderlich sind. Die Prognose ist bei diesen früher hoffnungslosen Kranken durch diese Behandlung ganz wesentlich verbessert worden.

Zu **kleinen Operationen im Kehlkopf** benutzt man sehr fein konstruierte gebogene (indirekte Laryngoskopie) oder gerade (direkte Laryngoskopie) Küretten mit Spezialhandgriffen oder dem BRÜNINGSschen Universalgriff, an den verschiedene Ansätze

(Doppellöffel, Stanzen, Zangen) angebracht werden können (Abb. 151). Man nimmt zu Probeexzisionen und Geschwulstexstirpationen die senkrecht schneidende drei- oder viereckige Stanze, für Polypen seitlich fassende Ansätze, für Inzisionen und Exzisionen spitze oder geknöpfte Messer oder Küretten. Der entsprechend gebogene galvanokaustische Spitz- oder Flachbrenner wird nur noch selten bei tuberkulösen Infiltraten angewandt. Vorbedingung für die schwierigen Eingriffe, bei denen man sich an das Arbeiten im Spiegelbild gewöhnen muß, sind eine gute Anästhesie und

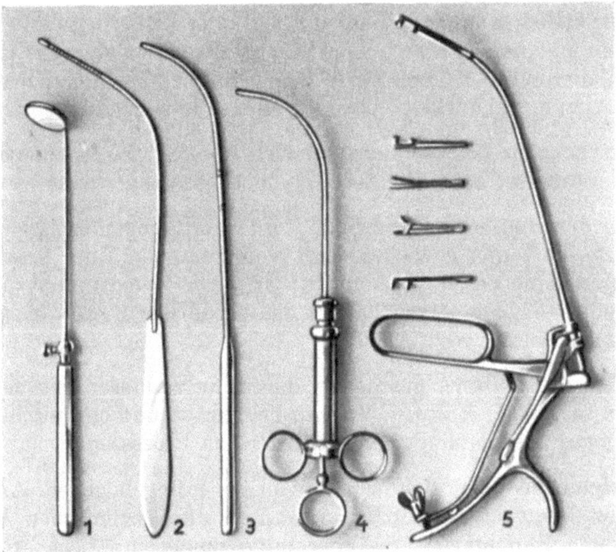

Abb. 151. Instrumente für endolaryngeale Eingriffe bei der indirekten Laryngoskopie. *1.* Kehlkopfspiegel, *2.* Kehlkopfwatteträger, *3.* Kehlkopfsonde, *4.* Kehlkopfspritze, *5.* Universalgriff mit Kehlkopfansatzrohr und verschiedenen Ansatzstücken (Doppellöffel und Stanzen)

Anämie. Sie werden erzielt 5—10 Minuten nach Instillation und mehrmaligem Pinseln der entsprechenden Stellen mit *2%igem Pantocain-Suprarenin.* Vorteilhaft und für den Kranken angenehmer ist die Leitungsanästhesie des *Nervus laryngeus superior*, die lange anhält und mit starker Anämie verbunden ist. Von einem Einstich zwischen Zungenbein und Schildknorpel wird das *Ligamentum thyreohyoideum* beiderseits bis zu den Zungenbein- und Schildknorpelhörnern mit je 5 cm^3 ½%iger *Novocain-Suprareninlösung* infiltriert. Die erzielte Anästhesie ist ideal, muß aber durch mehrmaliges Pinseln des Zungengrundes und Rachens mit *2%igem Pantocain-Suprarenin* ergänzt werden. Um die Ansammlung störenden Speichels zu vermeiden, gibt man eine halbe Stunde vorher *Morphium-Atropin* subkutan.

Spezielle Laryngologie

A. Unspezifische Entzündungen

I. Laryngitis acuta (akuter Kehlkopfkatarrh)

Entstehung: Die Laryngitis entwickelt sich gewöhnlich als absteigender Katarrh nach Schnupfen, Grippe und Halsentzündung oder aufsteigend von einer Tracheobronchitis, selten selbständig und dann mit Vorliebe bei gleichzeitigen sekundären Schädlichkeiten: Mundatmung, leichte Erkältungen mit Überanstrengungen der Stimme in überhitzten und schlecht ventilierten staubigen Räumen. Die Stimmstörung bei der Laryngitis acuta beruht gewöhnlich auch auf einer entzündlichen Schädigung der *Pars vocalis* des *M. thyreoarytenoideus*. Deswegen bleibt bei ungenügender Schonung der Stimme während der Laryngitis leicht eine dauernde Schädigung des Muskels mit Heiserkeit zurück (Internusparese). Virusinfektionen oft in Symbiose mit den verschiedensten Eitererregern sind die Ursache.

Befund: Am auffälligsten ist die mehr oder weniger starke Heiserkeit, die in manchen Fällen, besonders wenn die Stimme nicht geschont wird, fast bis zur Aphonie führen kann. Daneben bestehen ein Kitzeln und Brennen im Kehlkopf und der oberen Trachea, häufig verbunden mit einem quälenden bellenden Husten, bei dem sich erst nach einigen Tagen schleimiges Sekret entleert. Die Entzündung befällt meist die gesamte Kehlkopfschleimhaut, doch sind gewöhnlich die Stimm- und Taschenbänder besonders stark betroffen. Die Stimmbänder sind walzenartig verdickt (ödematös) und zeigen von blaßroter bis hochroter Verfärbung alle Übergänge. Häufig finden sich zähe Schleimfäden in der Glottis zwischen den Stimmbändern.

Differentialdiagnose: Es kommen nur in einzelnen Fällen andere Krankheiten in Frage. Bei einseitiger Rötung und Schwellung der Stimmlippe Tuberkulose (besonders bei Anämie der übrigen Schleimhaut), Lues oder maligne Geschwulst. Bei fest anhaftenden gelben Sekretborken und Aphonie kann auch eine subglottische Kehlkopfdiphtherie vorliegen. Bei der Grippelaryngitis findet man neben zahlreichen Schleimhautblutungen als charakteristische Veränderung lateral stark gerötete Stimmlippen, während die mittleren Teile weiß abschuppen oder fibrinös belegt sind.

Behandlung: Das wichtigste ist die Ruhigstellung der Stimmbänder durch Schweigen, bei Kindern empfiehlt sich Bettruhe. Äußerlich feuchte Umschläge, Schwitzkuren. Innerlich zur Förderung der Sekretion die verschiedenen schleimlösenden Mittel. Zur Bekämpfung des schädlichen und lästigen Reizhustens, besonders nachts, *Detigon*, *Codein* oder *Acedicon*, bei Kindern *Paracodinsirup*. Örtlich sind Inhalationen von *Emser Salzlösung* und *Kamille* oder Einträufelungen von *2%igem Mentholöl* angebracht. Pinselungen mit Höllenstein sind schädlich. Günstig wirken dagegen Halslichtbäder und Kurzwellenbestrahlungen.

81. Beispiel: 30jähriger Lehrer hatte vor acht Tagen Schnupfen und leidet seit drei Tagen an zunehmender Heiserkeit, Hustenreiz ohne Auswurf, Kratzen und Brennen in der Kehlkopf- und Luftröhrengegend.

Befund: Nase o.B. Rachen: Rötung der Schleimhaut.

Kehlkopf: Kehldeckel und Taschenbänder rot geschwollen, trocken, mit gelben Schleimfäden und einzelnen Blutpunkten (Ekchymosen) bedeckt. Die Stimmlippen sind stark gerötet und walzenförmig verdickt. Die Stimme ist bei großer Anstrengung rauh und tief, für gewöhnlich aber tonlos (aphonisch). Demnach lautet die

Diagnose: **Laryngitis acuta.**

II. Laryngitis hypoglottica

Die Laryngitis hypoglottica acuta, der **Pseudokrupp**, ist eine besondere Form der akuten Laryngitis. Sie beruht auf einer Schwellung des lockeren subglottischen Gewebes und kommt häufiger bei kleineren Kindern als bei Erwachsenen vor. Allergische und nervöse Einflüsse spielen neben banalen Virusinfekten bei diesen Schwellungszuständen oft eine entscheidende Rolle.

Symptome: Plötzlich, oft ohne Fieber oder gleichzeitig mit der Mundatmung bei Angina retronasalis stellen sich anfallsweise bellender Husten und laryngealer Stridor mit Einziehungen ein. Laryngoskopisch sieht man beiderseits unter den weißen Stimmlippen zwei rote Wülste, die oft wie ein zweites Stimmbandpaar aussehen. Die Stimme ist gewöhnlich nur rauh oder leicht heiser, nicht aphonisch wie bei Diphtherie.

Differentialdiagnose: Auszuschließen ist der echte Krupp (Fehlen von Belägen und Diphtheriebakterien im Rachen und Kehlkopf). Außerdem tritt beim echten Diphtheriekrupp die Dyspnoe nicht anfallsweise und plötzlich auf, vielmehr entwickelt sie sich allmählich im Laufe von Stunden. Auch subglottische, luische und tuberkulöse Infiltrate sowie perichondritische Prozesse am Ringknorpel kommen gelegentlich in Frage. Gleichartige subglottische Schwellungen treten manchmal bei Kindern nach oberer Tracheo-Bronchoskopie infolge des Drucks des eingeführten Rohres auf und machen nachträglich unter Umständen die Tracheotomie nötig.

Behandlung: Kalte Umschläge, Sättigung der Zimmerluft mit Wasser durch Aufhängen von nassen Tüchern oder Verdampfen und Zerstäuben von Wasser (Plastikbox). Innerlich leistet *Infus. Rad. Ipecac. 0,5: 200,0* oft vorzügliche Dienste. Daneben *Antibiotika*, *Kalzium*, *Kortisonderivate*, evtl. *Antihistaminika* und *Sedativa*. Nur manchmal ist wegen der Dyspnoe die Tracheotomie nötig. Oft sind die bedrohlichen Erscheinungen am nächsten Tage schon wieder verschwunden und wiederholen sich bei jeder „Erkältung“.

III. Laryngitis phlegmonosa

Sie ist selten und entwickelt sich zirkumskript von einer Peritonsillitis der Gaumen- oder Zungentonsille, einer parapharyngealen Phlegmone oder einem Fremdkörper im Hypopharynx. Nicht abgegrenzt, ist sie eine gefährliche fortschreitende Erkrankung, besonders wenn eine bösartige Streptokokkeninfektion oder eine abnorme Widerstandslosigkeit des Körpers vorliegt.

Symptome: Im Vordergrund stehen Fieber, starke Schluckschmerzen und Atembeschwerden, die sich in manchen Fällen rasch verschlimmern und eine Tracheotomie erforderlich machen können. Im Spiegelbild sieht man, je nach der Art der Entstehung, umschriebene ödematöse Schwellungen an der Epiglottis, an den aryepiglottischen Falten oder in der Arygegend und am Ringknorpel (bei Fremdkörpern!). Wenn es zur Abszeßbildung kommt, scheint der Eiterherd manchmal unter der Schleimhaut gelblich durch.

Differentialdiagnose: Bei diffusen Schwellungen ist an tiefsitzende subglottische Diphtherie zu denken (Krusten, Aphonie, Krupphusten), an Fremdkörper im Larynx oder Hypopharynx und an tuberkulöse Perichondritis.

Behandlung: Kalte oder Eisumschläge, um die Zunahme der Schwellung zu verhindern. Bei Zeichen von Stenose ist eine klinische Behandlung dringend angezeigt, da oft schnell eine Tracheotomie nötig werden kann. Sonst Spaltung bei erkennbarer Abszeßbildung je nach Sitz von innen oder außen, *Sulfonamide* oder *Antibiotika.* Bei den rasch fortschreitenden diffusen, nicht eitrigen phlegmonösen Formen sind breite Spaltungen von außen mit ausgiebiger Aufdeckung aller paralaryngealer Gewebsspalten erforderlich. Mitunter bleiben nach Abklingen der entzündlichen Erscheinungen ein- oder doppelseitige Ankylosen im Krikoarytaenoidgelenk mit Fixierung der Stimmlippen und Stimm- und Atemstörungen zurück.

IV. Perichondritis

Tiefsitzende Entzündungen im Perichondrium innen und außen am Kehlkopf werden durch Sekundärinfektionen von Ulzerationen bei Tuberkulose, Lues und Karzinom hervorgerufen. Außerdem kommen sie sporadisch und bei Grippe (Angina laryngis) auf Grund akuter Streptokokkeninfektionen vor. Besonders gefürchtet ist die Perichondritis nach Röntgen- und Radiumbestrahlung von malignen Kehlkopfgeschwülsten. Die **Symptome** sind sehr heftige Spontan- und Schluckschmerzen nach dem Ohr zu, manchmal mit Stenoseerscheinungen im Kehlkopf. Im Spiegelbild ist bei der Perichondritis epiglottica die Epiglottis plump und ödematös, glasig oder rot geschwollen, bei der Perichondritis arytaenoidea die Arygegend dick aufgetrieben. Bei der Perichondritis thyreoidea sind auf der befallenen Seite das Taschenband und die Schleimhaut des Ventriculus Morgagni vorgewölbt und ödematös. Bei Perichondritis cricoidea ist der hintere Überzug der Ringknorpelplatte stark geschwollen, oder es sind subglottisch einseitig oder zirkulär dicke Schwellungen zu sehen. Dazu kommen eine entsprechende äußere Schwellung und Druckempfindlichkeit. Oft treten auf der Höhe der Schwellung eine Abszedierung und Fistelbildung nach innen auf. Durchbrüche nach außen und Abstoßung von Knorpelstücken sind selten. Bei der Ausheilung kommt es gern zu narbiger Schrumpfung, narbig-schwieliger Dauerstenose und Fixierung der Stimmbänder. Öfter tritt auch hier eine Ankylose der Krikoarytenoidgelenke auf, die sich in Unbeweglichkeit des Stimmbandes äußert und daher mit der Rekurrenslähmung verwechselt werden kann.

Behandlung: Je nach der Ursache. Kalte Umschläge, *Antibiotika* oder *Sulfonamide.* Stichinzision von innen oder Operation von außen mit Spaltung von Fisteln und Entfernung von Knorpelsequestern. Bei Atemnot muß evtl. die Tracheotomie vorgenommen werden. Über die Beseitigung nachfolgender Narbenstenosen siehe S. 224.

V. Laryngitis chronica

Sie entwickelt sich schleichend und häufiger bei Männern auf Grund äußerer Schädigungen durch Staub und reizende Gase (Industriebetriebe), bei Alkohol- und Tabakmißbrauch, bei Zirkulationsstörungen (Herzleiden), durch Vernachlässigung oder unzweckmäßige Behandlung der akuten Laryngitis, Mißbrauch der Stimme bei Sängern und Rednern, ferner bei dauernder Mundatmung oder durch Infektionen deszendierender (eitrige Rhinitis, Nebenhöhleneiterung, Tonsillitis, Zahnkaries) oder aszendierender Natur (eitrige Bronchitis, Lungentuberkulose).

Symptome: Wechselnde Heiserkeit, rasche Ermüdbarkeit der Stimme (Phonasthenie), Husten, reizendes Fremdkörpergefühl im Hals mit dem Drang, viel zu husten und zu räuspern. Der laryngoskopische Befund kann gering (z. B. bei sekundärer Laryngitis infolge von Naseneiterungen) oder erheblich sein, je nach den muskulären Bewegungsstörungen oder den Veränderungen an der Schleimhaut. Die Schleimhaut ist an den Taschenbändern gewöhnlich stark gewulstet und verdickt, so daß beim Phonieren die Taschenbänder eher zusammenstoßen als die Stimmbänder und daher eine gequetscht klingende „Taschenbandstimme" entsteht. Die Schleimhaut des Ventrikulus MORGAGNI kann infolge Schwellung als roter Wulst sichtbar sein (Prolaps des MORGAGNIschen Ventrikels), ebenso auch das lockere Gewebe dicht unter den Stimmbändern ähnlich wie bei der Laryngitis hypoglottica acuta. Im Gebiet des Pflasterepithels (Stimmbänder, Hinterwand und Aryknorpel) kommt es häufig zu eigentümlichen umschriebenen faltenartigen und zackigen Wucherungen und Wulstungen (Pachydermien). Besonders entstehen an den *Processus vocales* korrespondierende schwielige und an der Kehlkopfhinterwand keglige Pachydermien, die sich bei der Phonation zwischen die Stimmbänder klemmen und starke Stimmstörungen hervorrufen. Die Schleimhaut ist entweder trocken oder mit schleimig-eitrigem Sekret bedeckt. Dazu treten häufig muskuläre Störungen. Bei Schädigung des *M. vocalis* (Internusparese) kann die Spannung der Stimmbänder so mangelhaft sein, daß beim Phonieren ein spindelförmiger Spalt zwischen den Stimmlippen offen bleibt. Bei der dabei hin und wieder zu beobachtenden Transversusparese fehlt die Annäherung der Aryknorpel, so daß hinten zwischen den Stimmlippen ein dreieckiger Spalt klafft.

Diagnose: Bei allen diesen Erscheinungen meist leicht zu stellen. Bei **Pachydermien** an der Hinterwand ist wegen ähnlicher Schleimhautwucherungen am Rande tuberkulöser Geschwüre eine Tuberkulose durch die Spiegelung in der KILLIANschen Stellung mit dem Vergrößerungsspiegel, eine Lungenuntersuchung und Probeexzision auszuschließen. Wichtig ist die rechtzeitige Erkennung von malignen Neoplasmen. Dies kann bei bestehenden Pachydermien manchmal sehr schwierig sein. Hier sind ein- oder mehrmalige Probeexzisionen zur Klärung der Diagnose unbedingt erforderlich.

Prognose: Unsicher, da häufig wegen irreparabler Muskelschädigungen erhebliche Stimmstörungen bestehen und manchmal die verschiedensten Behandlungsmaßnahmen ohne Erfolg sind.

Behandlung: Zunächst sind vorhandene Erkrankungen der Nase, der Nasennebenhöhlen, der Mandeln und der Zähne zu beseitigen. Alkohol, Tabak und andere Schädlichkeiten sind zu vermeiden. Gegen die Stimmstörung hilft häufig eine mehrwöchige strenge Schweigekur zur Erholung der Muskulatur und bei Berufsrednern ein anschließender Stimmschulungskursus. Dieser ist dann besonders dringend notwendig, wenn vorher zu weit nach hinten und gaumig oder mit gequetschter Taschenbandstimme gesprochen und der Kehlkopf infolgedessen übermäßig ermüdet wurde. Bei Schleimhautschwellung und schleimiger Sekretion sind Einblasungen von *Natr. sozojodol.*, Pinselungen mit *2—5%iger Arg. nitric.-Lösung* und Instillationen mit *5%igem Mentholparaffin* von Nutzen. Große mechanisch behindernde Pachydermien müssen mit schneidender Doppelkürette oder Stanze abgetragen werden. Klimakuren im Mittel- und Hochgebirge bringen häufig eine schnelle Besserung.

Eine besondere Form ist die **Laryngitis chronica sicca,** die bei trockenen Entzündungen im Rachen infolge von Hitzeeinwirkungen (Heizer, Schmiede) und als Begleiterscheinung der Rhinitis atrophicans (Ozäna) vorkommt. Die Stimme ist gewöhnlich hochgradig heiser oder aphonisch. Im Spiegelbild erscheinen Schleimhaut und Stimmlippen stark gerötet, trocken, firnisartig glänzend und oft bis tief in die Trachea hinein mit gelbgrünen harten Borken und Krusten bedeckt, die sich nur mit Gewalt beim Husten lösen und häufig kleine Blutbeimengungen aufweisen. Bei Besserung des Nasen- und Rachenleidens schwinden auch die Kehlkopferscheinungen. Innerlich *Jodpräparate*, örtlich Einträufelungen oder Pinselungen mit *Glyzerin* oder *Jod-Jodkaliglyzerin* zur Bekämpfung der Borken, Inhalationen mit *Emser Salz* oder *Turiopin*. Besonders günstig wirkt ein längerer Aufenthalt an der Nordsee.

B. Besondere Formen der Kehlkopfentzündung

I. Laryngitis diphtherica

Sie begleitet gewöhnlich die Rachendiphtherie, kommt jedoch auch isoliert und okkult mit protrahiertem Verlauf bei Erwachsenen wie Kindern vor.

Symptome: Es entwickeln sich zunehmende Heiserkeit bis zur Aphonie, gleichzeitig Atemstörungen mit Stridor, bellender Husten und mäßiges Fieber (38 bis 38,5 Grad).

Diagnose: Gesichert durch den Bakteriennachweis in dem ausgehusteten Sekret oder im Abstrich aus Nase, Rachen oder Kehlkopf. Der Spiegelbefund zeigt die charakteristischen gelblich-weißen Beläge im Kehlkopf. Manchmal ist der Larynx oben frei, und nur subglottisch erkennt man Massen von schmutzig-weißen Borken, oder der Kehlkopfeingang ist stark ödematös geschwollen, während darunter nur schwer sichtbar die diphtherische, fibrinöse Entzündung sitzt. Bei protrahierten, oft nicht diagnostizierten, spontan heilenden Fällen findet man auf der Schleimhaut ein charakteristisches zum Teil eingetrocknetes Sekret.

Differentialdiagnose: Es muß an Pseudokrupp, die seltene Laryngitis ulceromembranacea (ähnlich der Angina PLAUT-VINCENTI), und an Fremdkörper gedacht werden. Ein Pseudokrupp läßt sich meist schon durch die Anamnese ausschließen, da dieser plötzlich und anfallsweise Stridor und Atemnot verursacht, während bei der Diphtherie beides allmählich im Laufe von Stunden eintritt. Da außerdem ein pseudomembranöser Belag fehlt, besteht beim Pseudokrupp auch keine stärkere Heiserkeit oder Aphonie. Auch bei Fremdkörpern (Röntgenbild!) kann eine allmählich sich entwickelnde Stenose Diphtherieverdacht erwecken. Gegebenenfalls muß dann die Diagnose durch die direkte Laryngoskopie gestellt werden, die jedoch bei stärkerer Dyspnoe kontraindiziert ist.

Behandlung: Hohe Dosen von *Diphtherie-Antitoxinserum*, und zwar intravenös, beseitigen häufig schnell die Stenose. Bei schweren Stenosen muß die Intubation vorgenommen werden, wenn ständig klinische Überwachung möglich ist. Sonst ist die Tracheotomie unumgänglich (Cave! Verletzung des Ringknorpels bei eiligen Operationen wegen der späteren Stenosen). Das Dekanülement soll möglichst früh, wenn irgend angängig in den ersten acht Tagen, vorgenommen werden, da dieses bei längerem Tragen der Kanüle immer schwieriger wird.

II. Laryngitis typhosa

Bei Typhus kommen öfter an der Epiglottis, an den Aryknorpeln und der pharyngealen Fläche des Ringknorpels Geschwüre vor, die teils typhöser Art sind, teils durch Dekubitus und Sekundärinfektion bei den benommenen Schwerkranken entstehen. Bei ihrem Fortschreiten können sie phlegmonöse Entzündungen (Ödeme) und Perichondritis hervorrufen und dadurch zu Larynxstenosen führen. Daher ist bei Klagen von Typhösen über den Hals (Schluckschmerzen, Heiserkeit) stets die Laryngoskopie nötig.

Auch bei anderen Infektionskrankheiten wie Masern und Grippe ist der Kehlkopf in Gestalt einer mehr oder weniger heftigen Laryngitis beteiligt, besonders bei den schweren Grippefällen mit septischer Tracheitis.

C. Spezifische Entzündungen

I. Lues laryngis

1. **Sekundär-luische Laryngitis:** Sie erscheint entweder unter dem Bilde der subakuten hartnäckigen diffusen Laryngitis oder mit zirkumskripten spezifischen Veränderungen (Plaques, Papeln) an den Stimm- und Taschenbändern. Bei jeder länger dauernden akuten Laryngitis von Jugendlichen sollte trotz ihrer Seltenheit an Lues gedacht werden und im Rachen nach Plaques (Tagesbeleuchtung!) oder am Körper nach Exanthemen gesucht und die serologische Luesreaktion im Blut angestellt werden.

2. **Tertiäre Lues des Kehlkopfes:** Beetartige grobhöckrige Infiltrate an der Epiglottis mit steilrandigen Geschwüren und Defekten am Rand, hochrote höckrige Infiltrate am Taschenband, im Sinus MORGAGNI, an der Stimmlippe, an der Hinterwand, einseitig oder rings im subglottischen Raum sind luesverdächtig, zumal bei allmählicher schmerz- und fieberloser Entwicklung. Sie sind schwerer zu erkennen als im Rachen und machen neben Stimmstörungen leichtere oder schwerere Stenoseerscheinungen, selten Schmerzen und Bluthusten. Kommt es zu spontaner Heilung, so bleiben oft lappige schwielige Hypertrophien zurück.

Diagnose: Dazu verhelfen der übrige Befund (Gummata im Rachen und an der Haut, Aortitis, tabische Erscheinungen) und die serologischen Reaktionen. **Differentialdiagnostisch** müssen tuberkulöse Infiltrate oder Geschwülste nach dem Aussehen, dem Allgemeinbefund (Anämie der Rachenschleimhaut, Lunge, Auswurf) und dem Ergebnis der histologischen Untersuchung einer Probeexzision ausgeschlossen werden.

Behandlung: Antiluische Behandlung. Bei Stenoseerscheinungen infolge subglottischer, perichondraler gummöser Infiltrate am Ringknorpel tritt nach sofortiger Therapie gewöhnlich schon in einem Tag wesentliche Besserung ein, so daß bei schnell gestellter Diagnose die Tracheotomie umgangen werden kann.

II. Tuberculosis laryngis

Störungen von seiten des Kehlkopfes bei Lungentuberkulose können zuweilen unspezifischer Natur sein. Und zwar kommen sie in Form von myopathischen Störungen vor. Zusammen mit allgemeiner Anämie und Blässe der Schleimhaut des Rachens, weichen Gaumens und Kehlkopfes findet sich häufig eine ausgesprochene Schwäche der Stimmbandmuskeln, insbesondere eine Internus-, seltener eine Transversusparese, teils infolge der schwächenden Lungenerkrankung, teils infolge des dauernden anstrengenden Hustens. Eine allgemeine diffuse Laryngitis ohne spezifisch-tuberkulöse Veränderung kann sich auch infolge dauernden Reizes durch den eitrigen Auswurf einstellen. Die einseitige Stimmbandlähmung (Rekurrenslähmung) kommt infolge von tuberkulösen Lymphomen des Halses und Mediastinums sowie von Schwielenbildungen am Lungenhilus vor.

Häufiger sind jedoch die spezifisch-tuberkulösen Erkrankungen des Kehlkopfes.

Lupus des Kehlkopfes: Er ist die seltenere, aber prognostisch günstigere Erkrankungsform und kommt mit Vorliebe bei jüngeren Menschen als absteigende Erkrankung in Gestalt knötchenförmiger Infiltrate an der Epiglottis und den Taschen- und Stimmbändern vor. Klinisch äußert er sich in geringen Schluckschmerzen und Heiserkeit.

Diagnose: Sie läßt sich nach dem Befund und dem gleichzeitigen Rachen-, Nasen- und Hautlupus oder -tuberkulom bei fehlendem Lungenbefund stellen. Unter Umständen muß eine Probeexzision die Diagnose klären helfen.

Behandlung: Da eine starke Neigung zu spontaner Heilung mit Defekten der Epiglottis und flacher Narbenbildung besteht, sind die Aussichten der aktiven örtlichen Therapie (Galvanokaustik) und der Allgemeinbehandlung mit *Bakteriostatika* günstig.

Die **produktiv-exsudative Kehlkopftuberkulose** (Abb. 152) tritt fast stets sekundär bei den offenen Formen der Lungentuberkulose auf.

Entstehung: An Stellen mit kleinen Epitheldefekten, wie sie sich bei starkem Husten und chronischem Katarrh leicht einstellen, dringen die im Auswurf vorhandenen Bakterien ein. Entweder bildet sich nun an Ort und Stelle ein kleines Infiltrat mit oberflächlicher Ulzeration (Stimmbänder, Hinterwand), oder es entstehen an entfernteren Stellen, wenn die Bakterien in den Lymphspalten weiter verschleppt werden, kleine subepitheliale Knötchen, typische Tuberkel, d. h. gefäßarme Anhäufungen von Epitheloid- und Riesenzellen mit Neigung zu zentraler Verkäsung. Aus diesen können auch größere tumorartige blaßrote Infiltrate werden, die zuerst flach, später tiefer ulzerieren und dann durch schmierig belegte Geschwüre mit zackigen, oft unterminierten Rändern und blaßhöckrig granulierendem Grund gekennzeichnet sind. Kommt bei diesen ulzerösen Formen eine Sekundärinfektion durch Eitererreger hinzu, so folgt eine starke kollaterale Entzündung mit Ödem und heftigen Spontan- und Schluckschmerzen. Bei zunehmendem Zerfall des Gewebes und Tiefergreifen der Geschwüre stellt sich eine sehr schmerzhafte Perichondritis mit Ödem, Atem- und Schluckstörungen ein. Alle diese pathologisch-anatomischen Veränderungen treten gewöhnlich als verschiedene Stadien hintereinander auf, manchmal bestehen sie bei schweren Fällen auch gleichzeitig nebeneinander. Sie sind die hauptsächlichsten Anhaltspunkte für die Diagnose, weniger für die Prognose, da für letztere mehr der Allgemeinzustand und der Lungenbefund maßgebend sind. Die Behandlung geschieht daher nicht nur örtlich, sondern vor allem allgemein nach den Grundsätzen der modernen Tuberkulosetherapie.

Auf Grund neuerer Untersuchungen scheint die Kehlkopftuberkulose in einem hohen Prozentsatz hämatogen und manchmal auch lymphogen zu entstehen.

Die umschriebenen flachen tuberkulösen Infiltrate und Ulzera äußern sich meist nur in Stimmstörungen (Heiserkeit, Aphonie), manchmal auch in stechenden Schmerzen, die nach dem Ohr ausstrahlen. Sie sind am häufigsten an einem oder beiden Stimmbändern *(Processus vocalis)*, an den Taschenbändern oder an der Hinterwand lokalisiert und an der umschriebenen blaßroten kleinhöckrigen Infiltration und der oberflächlichen Ulzeration mit zartem gelblichem Belag zu erkennen. Der Verdacht auf ulzeröse Tuberkulose muß stets auftauchen, wenn im Spiegelbild umschriebene Rötungen zu erkennen sind und das Stimmband oder die Hinterwand im Profil unregelmäßig zackig erscheint (KILLIANsche Stellung und Seitwärtsneigen des Kopfes bei der Laryngoskopie!). Andere Erkrankungen kommen wegen der eindeutigen Erscheinungen differentialdiagnostisch gewöhnlich nicht in Frage.

Die umschriebenen großen tumorartigen tuberkulösen Infiltrate mit Ulzerationen sind häufig an der Hinterwand, einem Taschenband, einem Stimmband, im Sinus

Morgagni oder subglottisch lokalisiert. Sie erscheinen als dicke blaßrote, oft höckrige Schwellungen, die oberflächlich oder tief ulzeriert und gelblich belegt sind. Häufig ist die Ulzeration durch den erhabenen zackigen Geschwürsrand völlig verdeckt, besonders an der Hinterwand. Die Beschwerden äußern sich in Heiserkeit verschiedenen Grades, Aphonie, Hustenreiz, seltener in Schmerzen und Atemstörungen (Stenose).

Differentialdiagnostisch kommen fast stets die tertiäre Lues oder ein Neoplasma (Karzinom oder Papillom) in Frage. Auch das seltene Sklerom und die Amyloidose des Kehlkopfes können ähnliche Erscheinungen hervorrufen. Die erwähnten Krankheiten sind durch die serologische Reaktion und die mikroskopische Untersuchung nach Probeexzision auszuschließen. Dabei ist zu beachten, daß bei Lues Riesenzellen und bei Tuberkulose auch atypische Epithelwucherungen vorkommen. Sonst gründet sich die Diagnose auf den Allgemein-, Lungen- und Sputumbefund.

Prognose: Sie hängt bei allen Formen weitgehend von dem Allgemein- und Lungenbefund ab. Jedoch kommt es in seltenen Fällen auch vor, daß der Kehlkopfbefund ausheilt und der Lungenbefund fortschreitet.

Behandlung: Diese besteht in der Anwendung von *Bakteriostatika.* Hierbei sind regelmäßige Blut- und Urinkontrollen und Funktionsprüfungen der Leber und des *N. stato-acusticus* erforderlich. Daneben ist bei manchen Fällen eine Schweigekur (Ruhigstellung des Kehlkopfes) dringend angebracht.

Die häufig nicht unerheblichen Spontan- und Schluckschmerzen verschwinden nach einer bakteriostatischen Behandlung meist schnell, müssen aber sonst durch Einblasen oder trockenes Schlucken von *Anästhesinpulver* kurz vor den Mahlzeiten gelindert werden. Im Notfalle verhilft die Alkoholinjektion in den *N. laryngeus superior* zu einer mehrere Wochen lang anhaltenden Anästhesie.

Zwischen äußerem und mittlerem Drittel der Verbindungslinie des *Pomum adami* und des Zungenbeinhorns wird senkrecht 1,5 cm tief eingestochen und das Gewebe mit 1—2 cm^3 angewärmtem *80%igem Alkohol* infiltriert. Die Wirkung tritt gewöhnlich sofort ein. Die andere Seite kann nach 1—2 Tagen ebenfalls anästhesiert werden.

Die **tuberkulöse Perichondritis** der Kehlkopfknorpel entwickelt sich dann, wenn der tuberkulöse Prozeß selbst in der Tiefe auf das Perichondrium übergeht oder wenn es bei tiefgreifenden Ulzerationen zu Mischinfektionen kommt.

Diagnose: Von den Symptomen stehen im Vordergrund: Qualvolle Spontan- und stechende und brennende Schluckschmerzen, stark erschwertes Schlucken, Fehlschlucken in die Luftröhre mit Hustenreiz, übermäßige Speichelabsonderung, Atemstörungen (laryngeale Dyspnoe und Stridor), Aphonie. Im Spiegelbild ist der Kehlkopf wegen der Ansammlung reichlichen schaumigen Speichels schwer zu übersehen. Neben den oben erwähnten tuberkulösen Infiltraten mit Knötchen und schmierigen Ulzerationen springt vor allem die starke ödematöse Schwellung der Epiglottis bei Perichondritis epiglottica oder die ein- oder doppelseitige glatte Schwellung des Kehlkopfinnern in die Augen. Dazu treten manchmal auch äußerlich Schwellung und Druckempfindlichkeit über den Kehlkopfknorpeln.

Differentialdiagnose: Es kommen vor allem eine akute unspezifische Perichondritis oder Geschwülste in Betracht.

Prognose: Bei klinischer Behandlung mit geeigneten *Bakteriostatika* ernst, aber im ganzen nicht ungünstig.

Behandlung: Entsprechend den modernen Richtlinien der Tuberkulosebehandlung. Bei starkem Stridor ist die Tracheotomie erforderlich.

D. Geschwülste des Kehlkopfes

I. Gutartige Geschwülste

1. Kehlkopfpolypen

Am häufigsten sind die entzündlichen Fibrome in Gestalt der Kehlkopfpolypen. Nicht selten handelt es sich dabei um Hämangiofibrome. Die Lokalisation ist typisch und fast immer zwischen vorderem und mittlerem Drittel, selten weiter vorn oder hinten. An derselben Stelle, zwischen mittlerem und vorderem Drittel der Stimmbänder, kommen außerdem symmetrisch kleine, stecknadelkopfgroße Knötchen bei Kindern durch Überschreien (Kinderknötchen) oder bei Sängern, Rednern usw. (Sängerknötchen) durch Überanstrengung der Stimme vor. Sie stellen histologisch kleine Fibrome mit Retentionszysten dar und werden, wenn sie nachweislich beim Schluß oder Schwingen der Stimmbänder stören, mit einer guillotineartigen Stanze, die das Mitfassen von Stimmbandgewebe verhindert, entfernt.

Entstehung: Die polypösen Bildungen entwickeln sich gewöhnlich auf dem Boden von chronischen Entzündungen. Jedoch führen auch falsche Stimmbildung und Überbelastung der Stimme (Kommandieren, Schreien, Dauerreden) zu diesen pathologisch-anatomisch zwischen entzündlichen Schleimhautschwellungen und echten Geschwülsten liegenden Neubildungen.

Behandlung: Nach Anästhesierung mit 2—3 ml *1—2%igem Pantocain-Suprarenin* (Höchstdosis des resorbierten Pantocain nach Eichholtz 20 mg!) wird der Polyp mit einer Stanze entfernt. Er muß stets histologisch untersucht werden, da auch mal maligne Neoplasmen oder umschriebene tuberkulöse Knötchen gestielt sein können.

82. Beispiel: 35jähriger Marktschreier ist seit einem halben Jahr zeitweise heiser ohne Schmerzen. Minutenweise versagt die Stimme gänzlich. Auch früher schon hin und wieder vorübergehend heiser.

Befund: Sonst gesund. Nase, Rachen normal.

Kehlkopf: Eingang und Schleimhaut entzündungsfrei. Rechtes Stimmband weiß, frei beweglich. Am Rande des leicht geröteten linken Stimmbandes sitzt zwischen vorderem und mittlerem Drittel ein hanfkorngroßer, grauroter, gestielter und pendelnder Polyp (Abb. 153), der sich beim Phonieren zwischen den Stimmbändern einklemmt. Die Stimme ist fast aphonisch.

Diagnose: **Stimmbandpolyp (entzündliche fibromatöse Schleimhautschwellung).**

2. Kehlkopfpapillome

Neben den Polypen sind die Kehlkopfpapillome recht häufig. Sie bieten histologisch dasselbe Bild wie die Papillome der Haut, treten bald weich und multipel, bald mehr hart und umschrieben auf und bevorzugen das Kindesalter von 2—14 Jahren, finden sich aber auch bei Erwachsenen (Abb. 154).

Differentialdiagnose: Zwar kommen Tuberkulose und Lues in Frage, sind jedoch gewöhnlich nach Entwicklung und Verlauf der Krankheit sowie dem Spiegelbefund auszuschließen. Durch Probeexzision mit der Doppelkürette in Autoskopie und Narkose oder Lokalanästhesie wird die Diagnose gesichert. Bei kleineren Kindern läßt sich die Diagnose meist nur durch die direkte Laryngoskopie stellen.

Prognose: Das Leiden ist hartnäckig, da die Papillome zu Rezidiven neigen und bei operativen Eingriffen leicht auf andere Stellen weiterverimpft werden. Wahrscheinlich entwickeln sie sich auf Grund einer Virusinfektion. Die Papillome bei Erwachsenen sind genetisch und in ihrem Verlauf (Karzinomgefahr) anders zu beurteilen, da sie sich häufig nach chronischen Schleimhautentzündungen entwickeln.

Behandlung: Bei ausgesprochenen Atemstörungen wird bei Kindern in Stützautoskopie und Narkose der überhängende Teil der Wucherungen mit einer Doppelkürette oder einer seitlich fassenden Zange entfernt, bei Erwachsenen indirekt mit gebogenen Zangen und Stanzen. Oftmals bewirkt auch die Pinselung mit dem *Cytostatikum Podophyllin* eine Rückbildung und eine Verhinderung von Rezidiven.

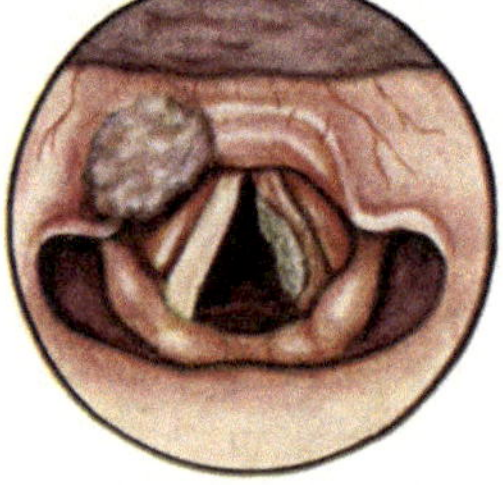

Abb. 152

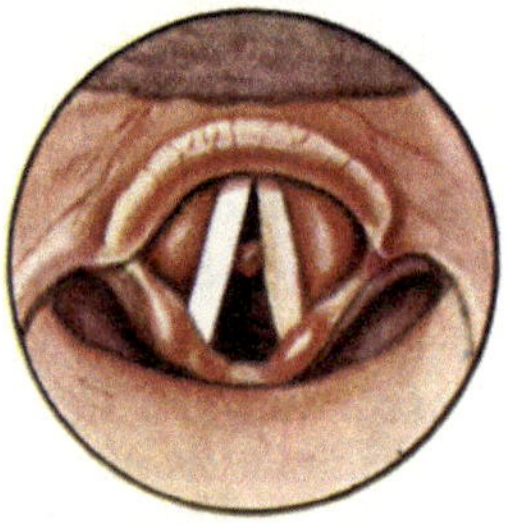

Abb. 153

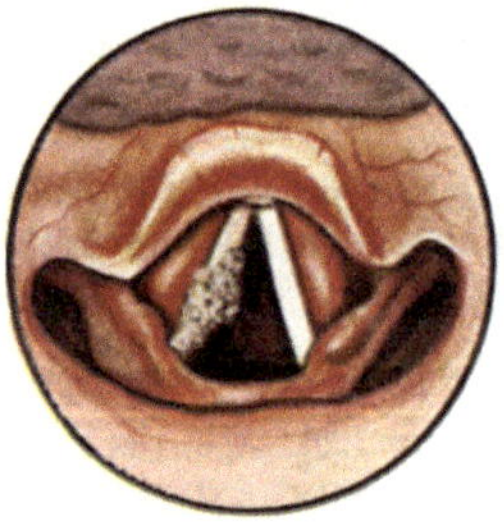

Abb. 154

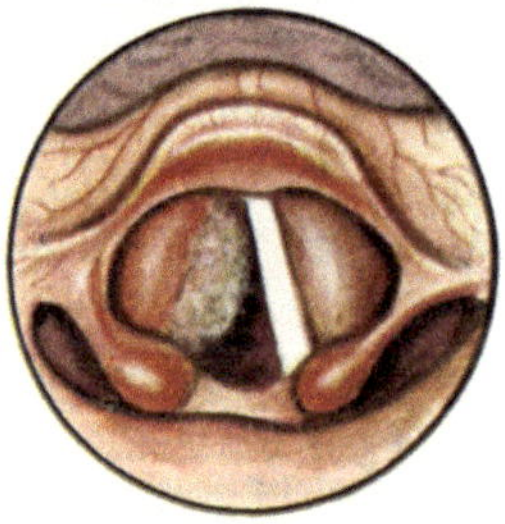

Abb. 155

Abb. 152. Tuberkulom rechts an der Epiglottis und tuberkulöse Ulzeration am linken Stimmband

Abb. 153. Linksseitiger Stimmbandpolyp

Abb. 154. Papillombildungen am rechten Stimmband

Abb. 155. Inneres Kehlkopfkarzinom

Eingriffe von außen (z. B. Spaltung des Kehlkopfes) geben im allgemeinen auch keinen Dauererfolg. Manchmal kann bei akuten Verschwellungen (Laryngitis acuta) oder starker Ausdehnung der Papillome bei Kindern eine Tracheotomie erforderlich werden. Gewöhnlich ist bei diesem Leiden das Dekanülement stark erschwert, so daß die Kinder häufig jahrelang Kanülenträger bleiben.

Von sonstigen gutartigen Geschwülsten sind noch die Lipome, die Hämangiome, die echten Fibrome und die seltenen auf Entwicklungsstörungen beruhenden Zysten am Kehlkopfeingang und die Zelenbildungen im Bereich der Taschenbänder (innere und äußere Laryngozelen) zu erwähnen.

II. Bösartige Geschwülste (Karzinome)

Sarkome in Gestalt von rasch wachsenden Rundzellensarkomen (Lymphosarkome) oder langsamer wachsenden Chondrosarkomen sind sehr selten. Dagegen treten **Karzinome,** bei denen es sich fast stets um Plattenepithelkarzinome mit Hornperlenbildung handelt, häufiger auf, und zwar als ausgesprochene Männerkrankheit, die sich vom 35. Jahre an, selten schon früher, zeigt. Manchmal entstehen die Geschwülste nicht primär, sondern stellen Metastasen von Ösophagus-, Bronchial- oder Magenkarzinomen dar. Der Lokalisation und der Prognose nach sind zwei Gruppen scharf zu unterscheiden.

1. Innere Kehlkopfkarzinome

Sie entwickeln sich primär im Kehlkopfinnern und gehen meist vom Stimmband aus (Abb. 155).

Differentialdiagnose: Im mittleren und höheren Alter muß jede hartnäckige Heiserkeit stets den Verdacht auf ein malignes Neoplasma erwecken. Dieser wird durch die Feststellung einer infiltrierenden, geschwulstartigen Rötung und Schwellung oder einer warzenartigen Bildung mit kreidig-weißen Schüppchen an der Stimmlippe verstärkt. Ähnliche tuberkulöse oder luische Infiltrate werden durch den negativen Lungenbefund, die negative serologische Reaktion auf Lues und die histologische Untersuchung einer Probeexzision ausgeschlossen. Hüten muß man sich bei der mikroskopischen Diagnose vor der Verwechslung mit ähnlich aussehenden atypischen Epithelwucherungen bei Tuberkulose. Die Frühdiagnose ist äußerst wichtig und nur möglich durch die Spiegeluntersuchung und die Feststellung einseitiger Rötungen und Verdickungen des Stimmbandes bei allen älteren Menschen. Bei dem geringsten Verdacht auf Karzinombildung sind ein- oder mehrmalige Probeexzisionen zur Klärung der Diagnose unbedingt erforderlich.

Prognose: Die Stimmlippenkarzinome wachsen sehr langsam und bilden erst relativ spät Metastasen. Sie ist daher günstig, solange das Stimmband noch beweglich und die Arygegend von der Geschwulst nicht ergriffen ist.

Behandlung: Radikale endolaryngeale Entfernung durch direkte oder indirekte Laryngoskopie ist nicht sicher möglich und daher zu unterlassen. Die radikale Exstirpation des isolierten Stimmbandkarzinoms kann nur nach Spaltung des Kehlkopfes (**Laryngofissur**) in örtlicher Betäubung geschehen.

Nach Injektion von ½%*igem Novocain-Suprarenin* und Medianschnitt vom Zungenbein bis unter den Ringknorpel werden dieser sowie der Schildknorpel unter Schonung der seitlichen Weichteile freigelegt und der Schildknorpel mit der Knorpelschere durchschnitten. In dem klaffenden, durch Haken auseinandergehaltenen Kehlkopf ist am Stimmband die Ausdehnung und Beschaffenheit der Geschwulst deutlich zu sehen. Nach Injektion von Novocain oder Betupfen der Schleimhaut mit Pantocain wird das Stimmband je nach Ausdehnung der Geschwulst im Gesunden umschnitten und subperichondral vom Knorpel mit dem Neoplasma abgehebelt (**Chordektomie**). Nach der Blutstillung und weitgehender Vernähung der Schleimhautwunde werden dann das Perichondrium, die äußere Haut und Muskulatur durch Naht vereinigt. Die Wunde verheilt gewöhnlich primär. An der Stelle der ausgeschnittenen Stimmlippe bildet sich eine stimmbandähnliche Narbe, die der gesunden Stimmlippe später als Widerlager beim Schwingen dient. Infolgedessen wird die Stimme häufig wieder weitgehend normal, so daß unter Umständen auch Lehrer u. a. ihren Beruf wieder ausüben können. Mit dieser Methode werden in etwa 80% Dauerheilungen erzielt. Je nach Ausdehnung der Geschwulst besonders zum *Processus vocalis* hin kann eine Nachbestrahlung erforderlich sein.

Gute Ergebnisse werden auch mit den **Radiumbestrahlungen** (13—1500 mgh) erreicht. Diese werden entweder nach **Fensterung des Schildknorpels mittels Kontaktbestrahlung** oder nach **Anbohrung des Schildknorpels mittels Spickung des Stimmbandes** ausgeführt. Hiernach ist das funktionelle Ergebnis besser als nach der Chordektomie. Der Dauererfolg ist ähnlich gut oder noch besser, doch kann es hin und wieder dabei zu langwierigen Perichondritiden kommen.

Hat in fortgeschritteneren Stadien die Geschwulst bereits auf das Taschenband oder vorn auf die andere Seite übergegriffen, so müssen die befallenen Teile ebenfalls im Gesunden entfernt werden. Durch Laryngofissur nicht radikal zu entfernen sind Geschwülste, die auf den Aryknorpel übergegangen und an der Unbeweglichkeit der Stimmbänder zu erkennen sind. Sie müssen ebenso wie die weiter nach oben oder nach unten ausgedehnten, aber noch rein halbseitig sitzenden Geschwülste, die in der Tiefe auf den Knorpel übergreifen, durch halbseitige Exstirpation des Kehlkopfes (**Hemilaryngektomie**) beseitigt werden. **Querresektionen** des Larynx kommen vor allem bei Neoplasmen vorne an der Epiglottisbasis in Betracht, die nicht weiter als bis zum Taschenband heruntergehen. Reicht ein derartiges Neoplasma hinten oder vorn auf die andere Seite, so ist laryngoskopisch in der ausgedehnten, grauroten, fast ringförmigen Schwellung weder das Stimm- noch das Taschenband zu erkennen. Klinisch besteht dann neben der Stimmlosigkeit eine mehr oder weniger ausgesprochene Kehlkopfstenose, d. h. Stridor, Atemnot, Einziehungen. In diesen Fällen kommt nur die Totalexstirpation des Kehlkopfes (**Laryngektomie** nach GLUCK-SOERENSEN) mit Ausräumung der regionären Halslymphknoten entlang der großen Gefäße in Frage. Durch die „*Neck-Dissection*“ (Ausräumung aller Lymphknoten bei Entfernung der vorderen Halsmuskulatur und der Resektion der *Vena jugularis* an der am stärksten befallenen Seite) werden regionäre Mikrometastasen am sichersten ausgeräumt. Die Hauptgefahren des Eingriffes, die Schluckpneumonie und die deszendierende phlegmonöse Entzündung, sind wesentlich verringert durch die Anwendung der *Antibiotika* und *Sulfonamide.* Die Operation selbst wird erleichtert, wenn vorher eine Tracheotomie ausgeführt worden ist. Gleichzeitig werden hierdurch Lungenkomplikationen weitgehend verhindert. Der Eingriff ist eine verstümmelnde Operation, nach der die Verständigung nur durch Schreiben oder durch eine schwer verständliche Pharynxstimme (Pseudoflüstern) möglich ist. Einem großen Teil der Patienten gelingt es jedoch, eine klanghafte Ösophagus- oder Röhrstimme zu erlernen. Durch eine intensive Röntgentiefenbestrahlung allein konnten bisher keine guten Dauerresultate erzielt werden. Doch hat bei sehr alten Menschen die Tiefenbestrahlung nach COUTARD wenigstens lebensverlängernde Wirkung. Bessere Erfolge erziehlt man jedoch mit harten Gammastrahlen und schnellen Elektronen. Bei weit fortgeschrittenen inoperablen Fällen mit Fern- und großen Lymphknotenmetastasen kann die Behandlung nur noch symptomatisch sein: Tracheotomie bei starker Dyspnoe, Alkoholinjektion in den *N. laryngeus superior* und *Morphium* bei starken Schmerzen.

33. Beispiel: 70jähriger Landwirt aus gesunder Familie, der früher immer kehlkopf- und lungengesund war, ist im Laufe der letzten sechs Monate, ohne Schmerzen zu haben, zunehmend heiser geworden, angeblich infolge Erkältung. Die vom Arzt (ohne Spiegeluntersuchung) verordnete Trinkkur mit Emser Salz und heißer Milch und das Gurgeln mit Emser Salzlösung waren erfolglos.

Befund: Kräftiger, gesund aussehender Mann. Lunge: ohne Anhalt für Tuberkulose. Nase, Rachen o.B. Blutuntersuchung auf Lues negativ. Keine Lymphknotenschwellungen am Hals.

Kehlkopf: Eingang, Taschenbänder und linkes Stimmband frei. Am rechten geröteten, noch etwas beweglichen Stimmband sitzt in der Mitte eine blaßrote, knotige, höckrige

Wucherung, die nicht scharf von der gesunden Umgebung abgegrenzt ist. Die Stimme ist heiser.

Diagnose: **Karzinom des rechten Stimmbandes.**

2. Äußere Kehlkopfkarzinome

Die primären **Hypopharynxkarzinome,** die erst sekundär vom *Recessus piriformis*, vom Speiseröhrenmund und der hinteren Ringknorpelfläche auf den Kehlkopf übergehen, machen anfangs keine Erscheinungen. Erst wenn sich Schluckstörungen beim Essen von Brot und festen Speisen infolge Verengerung des Oesophaguseinganges oder nach dem gleichseitigen Ohr ausstrahlende Schmerzen infolge von Ulzerationen einstellen oder wenn beim Hineinwachsen der Geschwulst in den Kehlkopf von hinten und von der Seite her eine mechanische Behinderung der Stimmbandbewegung und damit eine Heiserkeit eintreten, macht sich die Geschwulst bemerkbar. Nicht selten deuten auch äußere harte Lymphknotenschwellungen als erstes auf eine Hypopharynxgeschwulst hin. Daß es sich um sekundäre Kehlkopfkarzinome handelt, ist an dem Sitz der Hauptmasse des Tumors im *Sinus piriformis*, an dem Übergreifen der Geschwulst auf das Kehlkopfgerüst bei noch erhaltener Schleimhaut des Stimm- und Taschenbandes und aus der Anamnese zu erkennen, aus der hervorgeht, daß sich die Stimmstörungen im Gegensatz zum primären Kehlkopfkarzinom erst spät entwickelt haben.

Die **Prognose** ist wesentlich schlechter als beim inneren Kehlkopfkarzinom, weil die Geschwulst bei ihrer Entdeckung gewöhnlich schon weit fortgeschritten ist, und weil die reichliche Lymphgefäßversorgung des Rachens sehr frühzeitig Metastasen in den tiefen Halslymphknoten, teilweise weit entfernt an der Schädelbasis macht. Eine operative Heilung ist nur möglich bei totaler Exstirpation des Kehlkopfes mit querer Resektion des Hypopharynx und gleichzeitiger gründlicher Ausräumung der tiefen Halslymphknoten *(Neck-Dissection)*. Doch treten auch dann noch häufig Rezidive auf. Bei inoperablen Neoplasmen und bei Rezidiven ist eine intensive Röntgentiefenbestrahlung oder eine Telekobaltbestrahlung, evtl. kombiniert mit einer Radiumbehandlung, angebracht. In manchen Fällen kann durch diese Palliativbestrahlungen eine wesentliche Verlängerung der Lebensdauer erreicht werden.

E. Verletzungen, Verwachsungen und Stenosen

I. Verletzungen

Durch stumpfe Gewalt (Schlag, Stoß, Fall, Strangulation) entstehen Kontusionen mit Hämatomen der Weichteile und besonders bei älteren Menschen mit verkalktem Kehlkopf Knorpelbrüche, die sich subjektiv durch Schmerzen beim Schlucken und Sprechen, objektiv durch Heiserkeit, äußere Schwellungen, Atemnot und laryngoskopisch in Hämatomen, Ekchymosen und später in Ödem- und Abszeßbildung äußern können. Infolge der Atemnot ist häufig eine Tracheotomie erforderlich, wobei von unten her durch Einlage eines Kunststoffröhrchens, Gummischwammes oder -schlauches eine Reposition der Fragmente erreicht werden kann.

Bei scharfen Verletzungen (Schnitt-, Stich-, Schußverletzungen) besteht neben der Gefahr der Verblutung die der Aspiration von Blut und der Erstickung durch Schwellungen. Außerdem kann sich ein Hautemphysem entwickeln, über Gesicht, Brust und Bauch ausbreiten und bei subglottischen Verletzungen unter Umständen auf das Mediastinum übergehen. Bei solchen Verletzungen wird daher am besten unterhalb der Wunde tracheotomiert und die Wunde oberhalb exakt chirurgisch versorgt und genäht. Verletzungen von innen durch Fremdkörper, Operationen und Verätzungen (Laugen und Säuren) können wegen der sekundären reaktiven Schwellungen und Ödeme gefährlich werden.

II. Verwachsungen und Stenosen

Ein **kongenitales Diaphragma,** das sich in der vorderen Kommissur sichelförmig wie eine Schwimmhaut zwischen beiden Stimmlippen ausspannt, kommt selten vor und macht mitunter Atem-, selten Stimmstörungen. Es läßt sich operativ durch Ausstanzen mit einer dreieckigen Doppelkürette abtragen.

Narbenstenosen: Membranen, Kulissen und Verwachsungen kommen in erster Linie nach Lues, Diphtherie, Perichondritis und Verletzungen (Schuß, Schnitt, Intubation) vor und können mit schwerer Atemnot verbunden sein, die die Tracheotomie notwendig macht. Oft ist auch die Tracheotomie selbst die Ursache von Stenosen, besonders wenn der äußere Hautschnitt nicht mit dem tiefer liegenden inneren Trachealschnitt korrespondiert. Dann wird der obere Rand der Trachealöffnung durch die Kanüle nach innen gedrückt und ruft eine Stenose hervor, die das Dekanülement erschweren kann. Außerdem entstehen durch fehlerhafte Tracheotomie, d. h. dann, wenn der Ringknorpel mit durchschnitten wird, nicht selten infolge perichondritischer Schwielen- und Narbenbildung schwere dauernde Stenosen.

Behandlung: Die Narben müssen entweder intralaryngeal mit Doppelkürette und Messer oder extralaryngeal nach Laryngofissur (Spaltung des Kehlkopfes in der Mitte) exzidiert werden, am besten submukös, wenn sie sich tief unter die Schleimhaut erstrecken. Zur Verhütung erneuter Schwielen-, Membranen- und Stenosenbildung muß eine sorgfältige Nachbehandlung durch Dilatation mit gebogenen Hartgummibougies oder anderen Kunststoffen von oben aus stattfinden. Besser kann die systematische Dehnung von der Tracheotomiewunde aus erfolgen durch Einlegen von leicht formbaren Kunststoffröhrchen oder durch Metallbolzen steigender Dicke, die an der Kanüle befestigt sind (Bolzenkanüle nach THOST oder BRÜGGEMANN). Die Behandlung ist sehr mühsam und erfordert viel Geduld und Erfahrung. Erfolgreich, leicht und vielseitig verwendbar ist die Dehnung mit dem schräg abgeschnittenen Gummirohr, das auf der liegenden Kanüle (KNICK) steht.

Nach submuköser Schwielenexzision durch Kehlkopfspaltung in Lokalanästhesie wird ein entsprechend langes, unten schräg abgeschnittenes und an einem Seidenfaden befestigtes starkwandiges Gummirohr auf die Kanüle gestellt. Ein an dem heraushängenden Faden befestigtes Gewicht hält das Rohr nach Verschluß des Kehlkopfes an die Kanüle angepaßt. Das Rohr kann alle zwei Wochen leicht gewechselt werden. Gewöhnlich ist nach zwei Monaten die Stenose beseitigt.

Bei narbigen Verwachsungen im Bereich der vorderen Kommissur verhindern T-förmige dünne Paladonplatten ein Wiederverwachsen. In den gespaltenen Kehlkopf wird eine längere dünne Paladonplatte zwischen die Stimmbänder geschoben und dort so lange belassen, bis die Stimmbänder überhäutet sind. Erst wenn neue Verwachsungen unmöglich sind, werden die Platte entfernt und der Kehlkopf geschlossen. Ungünstig sind Narbenstenosen an der Hinterwand, ringförmige Schwielen bei gleichzeitigem Defekt des Knorpels und Verengerungen nach Durchschneidung des Ringknorpels infolge fehlerhafter Tracheotomie.

F. Fremdkörper

Nadeln, Nägel, Steinchen, Bohnen, Perlen, Münzen, die von Kindern häufig in den Mund gesteckt werden, können bei plötzlicher reflektorischer Inspiration aspiriert werden und im Kehlkopf steckenbleiben oder in die Trachea rutschen. Im Kehlkopf werden sie gewöhnlich zwischen den Taschenbändern oder im Sinus MORGAGNI eingeklemmt. Nicht selten sitzen sie aber auch subglottisch dicht unterhalb der Stimmbänder. Sie lösen dann starke Hustenanfälle, Schmerzen beim Schlucken und Atmen und evtl. einen Stridor aus.

Diagnose: Sie muß nach der Anamnese und den Erscheinungen gestellt werden. Bei kleinen Kindern kann sie, wenn Fremdkörper vorliegen, die im Röntgenbild keinen Schatten geben, äußerst schwierig sein. In zweifelhaften Fällen muß daher neben der Röntgenaufnahme die indirekte oder direkte Laryngoskopie ausgeführt werden.

Behandlung: Bei Erwachsenen kann bei eingespießten Fremdkörpern die Extraktion nach Anästhesierung mit dem Spray indirekt mit Hilfe des Spiegels und gebogener Zange im Sitzen vorgenommen werden. Bei Kindern und oft auch bei Erwachsenen ist die direkte Laryngoskopie in Narkose nötig. Um ein Absinken rundlicher Fremdkörper in die Trachea zu verhindern, sollte diese stets in Kopftieflage durchgeführt werden. Nur größere, über den Kehlkopf herausragende Fremdkörper oder aspirierte Rachenmandelstücke, die unmittelbare Erstickung verursachen, werden sofort mit dem Finger entfernt.

G. Äußere Erkrankungen des Halses

I. Halsfisteln und -zysten

Besonders aus Resten der zweiten Kiemenfurche entwickeln sich hin und wieder **laterale Halsfisteln** (Abb. 156). Die äußeren gehen vom Vorderrand des Sternocleidomastoideus aus und laufen von dort in die Tiefe in Richtung der Tonsille. Allerdings enden sie meistens vorher blind. Die inneren Fisteln gehen von der Tonsillennische aus und stellen divertikelartige Ausbuchtungen des Pharynx dar. Kommt es bei fehlendem Ausführungsgang bei diesen Kiemengangsresten zu Zysten-

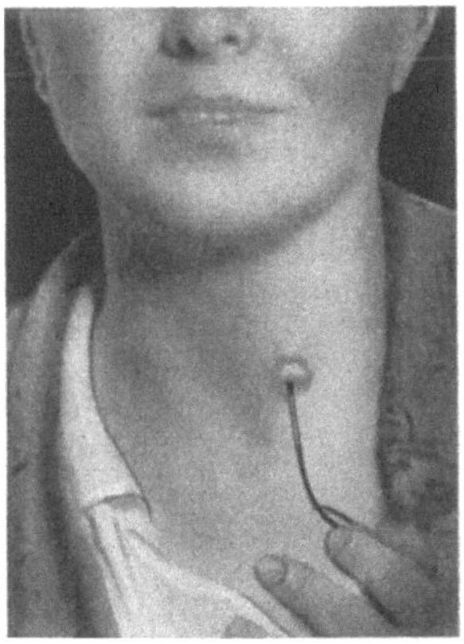

Abb. 156. Laterale Halsfistel

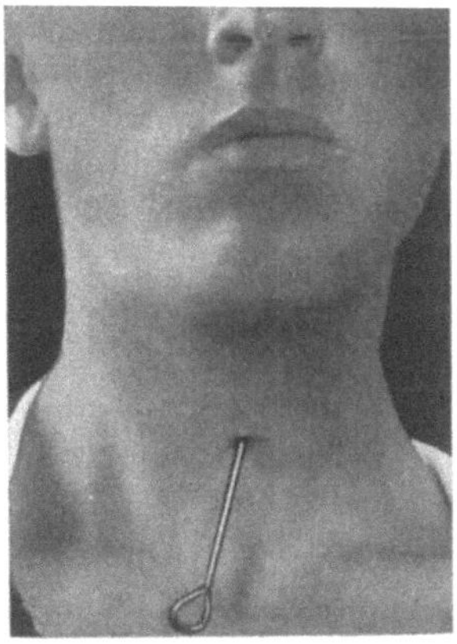

Abb. 157. Mediane Halsfistel

bildungen, so kann die Diagnose manchmal Schwierigkeiten bereiten. Nur die sorgfältige operative Ausschälung des Ganges oder der Zyste führt zu einer Dauerheilung.

Die **medianen Halsfisteln** und **Zysten** (Abb. 157) entstehen aus Resten des *Ductus thyreoglossus*. Sie sitzen in der Mitte dicht oberhalb des Schildknorpels und enthalten ebenso wie die lateralen Fisteln wäßrig-schleimiges Sekret. Sie führen von dort in Richtung auf das Zungenbein und die tiefe Zungenmuskulatur. Bei ihrer Ausschälung muß besonders darauf geachtet werden, daß alle Zystenbestandteile, d. h. unter Umständen auch der mittlere Teil des Zungenbeinkörpers, entfernt werden, da es sonst erneut zu Fistelbildungen kommt.

II. Lymphknotenerkrankungen des Halses

(Differentialdiagnostische Hinweise)

Bei Kindern kommen kleine tastbare Lymphknotenschwellungen unterhalb des Kieferwinkels fast regelmäßig vor. Sie sind im allgemeinen harmlos und ein Zeichen der verstärkten lymphatischen Reaktion des kindlichen Organismus. Während vergrößerte *Nodi lymphatici* im Bereich des oberen Ansatzes des Sternokleido gewöhnlich in Erkrankungen der Kopfhaut, des Ohres und des Epipharynx ihren Ursprung haben, rühren die Lymphknotenvergrößerungen unterhalb des Kieferwinkels und vor der Gefäßscheide meist von Erkrankungen des Meso- und Hypopharynx sowie der Zunge und des Mundbodens her. Palpable submentale Nodi deuten auf pathologische Zustände an den Wangen, den Lippen und Zähnen und supraklavikuläre auf intrathorakale (Lungen, Oesophagus) Erkrankungen hin.

Die häufigsten **entzündlichen Lymphome** stellen sich bei unspezifischen akuten Nasen-Rachen- und Mundbodeninfektionen ein. Tuberkulöse Halslymphknotenerkrankungen sind ebenfalls häufig und neigen besonders bei Mischinfektionen zu Einschmelzungen und Fistelbildungen. Sie entstehen meist haematogen, nicht selten aber auch lokal auf Grund von spezifischen Erkrankungen der Rachenorgane. Große Knoten müssen, wenn die Allgemeintherapie versagt, ebenso wie die eingeschmolzenen ausgeräumt werden. Jedoch ist es notwendig, vorhandene Primärherde im Rachen (Adenoide, Tonsillen) mitzuentfernen. Andere entzündliche Lymphknotenerkrankungen treten vor allem bei Scharlach, Diphtherie, Toxoplasmose, Katzenkratzkrankheit, Hasenpest, Lues und Morbus Boeck auf.

Von den **Systemerkrankungen** befallen besonders der Hodgkin, die Retikulosen und Lymphadenosen frühzeitig die Halslymphknoten.

Sämtliche **bösartigen Geschwülste** im Bereich der äußeren Kopfhaut, des Gesichtsschädels, der oberen Luft- und Speisewege können lymphogene regionäre Metastasen in den Halsweichteilen bilden. Nicht selten sind sie die ersten Zeichen für das Bestehen einer malignen Geschwulst in diesen Körpergebieten, so daß alle diagnostischen Möglichkeiten (Röntgen, endoskopische Untersuchungen) ausgeschöpft werden müssen, um den Primärtumor aufzufinden.

H. Sensibilitäts- und Funktionsstörungen des Kehlkopfes

I. Sensibilitätsstörungen

Ein- oder doppelseitige Herabsetzung oder Aufhebung der Sensibilität der Kehlkopfschleimhaut und des von ihr ausgelösten Würg- und Hustenreflexes kommt bei Vaguserkrankungen (Verletzungen, Geschwülste, toxische Neuritiden) oder Erkrankungen der *Medulla oblongata* oft zusammen mit Stimmbandlähmungen vor (Syringobulbie, Bulbärparalyse). Sie ist wegen der Gefahr der Aspirationspneumonie infolge des mangelnden Glottisschlusses gefährlich.

Hypersensibilität in Gestalt von Schmerzanfällen findet sich gelegentlich bei Tabes als „Larynxkrise".

II. Motorische Störungen

Von den motorischen Störungen sind, abgesehen von dem anfallsweise mit Atemnot, Angstgefühl und in schweren Fällen mit Bewußtlosigkeit einhergehenden Laryngospasmus, die Lähmungen am wichtigsten.

1. Myopathische Lähmungen

Sie entstehen meist durch entzündliche Schädigung einzelner Muskeln bei akuter und chronischer Laryngitis, Diphtherie, durch Überanstrengung der Stimmlippenmuskeln bei Rednern, durch vieles Sprechen während akuter Entzündungen.

Am meisten ist der *M. vocalis* derartigen Schäden ausgesetzt. Bei der dabei entstehenden **Internusparese** oder **-insuffizienz** ist die Muskelspannung des Stimmbandes bei der Phonation unvollkommen. Infolgedessen liegen die Stimmbänder nicht fest aneinander, sondern es klafft bei der meist beiderseitigen Störung ein ovalärer Spalt. Die Stimme ist etwas heiser oder belegt und ermüdet schnell.

Seltener, oft zusammen mit einer Internusparese, kommt die **Transversusparese** (Abb. 158, 1) vor. Sie ist ebenfalls die Folge entzündlicher Schädigungen des Muskels von der Schleimhaut aus und ruft gleichfalls eine Heiserkeit hervor. Es fehlt bei der Phonation die Annäherung der Aryknorpel an die Medianlinie. Infolgedessen schließen sich wohl die Stimmlippen vorn bis an den *Processus vocalis*, hinten jedoch klafft ein dreieckiger kleiner Spalt.

Sehr selten ist ebenfalls infolge entzündlicher Noxen die **Lateralislähmung** (Lähmung des *M. cricoarytenoideus lateralis*). Es fehlt die Adduktion der Stimmlippen durch Rotation der *Processus vocales* nach median, entsprechend der Zugrichtung des Muskels. Daher berühren sich zwar die Stimmbänder vorn und hinten (Transversuswirkung), die *Processus vocales* bleiben jedoch lateral gedreht stehen, so daß bei der Phonation die Stimmritze rautenförmig erscheint mit winkligen Einbuchtungen an den *Processus vocales*.

Die **Behandlung** aller muskulären Störungen richtet sich gegen die Ursache und besteht bei frischen Fällen in einer Schweigekur und später in Stimmübungen. Alte Paresen infolge früherer Entzündungen sind gewöhnlich wegen atrophischer Veränderungen im Muskel und Fixierung der Aryknorpel nicht mehr zu beeinflussen. In diesen Fällen haben auch die galvanische Behandlung und die Stimmübungen im Gegensatz zu frischeren Fällen oft keinen Erfolg.

2. Neuropathische Lähmungen

Periphere Lähmungen entstehen bei Affektionen des Vagusstammes (Neurofibrome, Schädelbasisbrüche, Geschwülste des Halses und der Schädelbasis, Lymphome) oder noch häufiger bei Erkrankung des *N. recurrens vagi (N. laryngeus inferior)*, der, zumal auf der linken Seite durch seinen langen, tief um den Aortenbogen herumführenden Verlauf, Schädigungen besonders ausgesetzt ist und bei folgenden Erkrankungen der Nachbarschaft und von direkten Schädigungen betroffen wird: Strumektomie, Kompression durch Aortenaneurysma, Mediastinaltumor, Struma, Ösophaguskarzinom, Lymphadenitis, besonders der peribronchialen Lymphknoten an den Hauptbronchien, nahe der Bifurkation und luische, tabische, toxische, rheumatische oder alkoholische Neuritis. Weitaus die meisten Rekurrenslähmungen betreffen daher die linke Kehlkopfseite. Die dabei auftretenden Stimmbandlähmungen können recht vielgestaltig sein und im Verlauf der Erkrankung wechselnde Formen zeigen.

Geht die Schädigung allmählich auf den Rekurrens über, so tritt manchmal zunächst eine partielle Rekurrenslähmung, und zwar eine **Postikuslähmung** (Abb. 158, 2) ein, da die Fasern für den *M. cricoarytenoideus posterior* (Abduktor), den Erweiterer der Stimmritze, zuerst gelähmt werden. Im Spiegelbild steht auf der gelähmten Seite das Stimmband dauernd in Paramedianstellung, weil der Tonus der Adduktoren wegen Lähmung des Abduktors (Postikus) überwiegt. Es kann zwar gespannt *(M. vocalis, M. cricothyreoideus)*, aber bei der Respiration nicht abduziert werden. Die Stimme ist, meist vorübergehend, nur wenig verändert, gewöhnlich nur etwas höher als sonst. Bei **doppelseitiger Postikuslähmung** (Abb. 156, 3) stehen beide Stimmbänder dauernd in Paramedianstellung. Infolgedessen leidet der Kranke trotz oft normal lauter, etwas höher als normal klingender Stimme an starker Dyspnoe und Stridor, weil nur durch den kleinen ovalären Spalt bei Entspannung der Stimmlippen und durch den kleinen Raum hinten zwischen den *Processus vocales* (Transversusentspannung) geatmet werden kann. Oft ist daher, wenn die Lähmung nicht rasch in völlige Rekurrensparalyse übergeht, die Tracheotomie erforderlich. Die häufigste Ursache doppelseitiger Postikuslähmung sind die Tabes, die Struma, die Strumektomie und das Ösophaguskarzinom.

Behandlung: Bei doppelseitiger Postikusparese kommen eine Reihe von plastischen Operationen zur Erweiterung der Stimmritze (Laterofixation der Stimmlippe nach Kelly, Rethi, Meurman u. a.) in Betracht. Sie sind recht kompliziert und stellen größere Eingriffe dar.

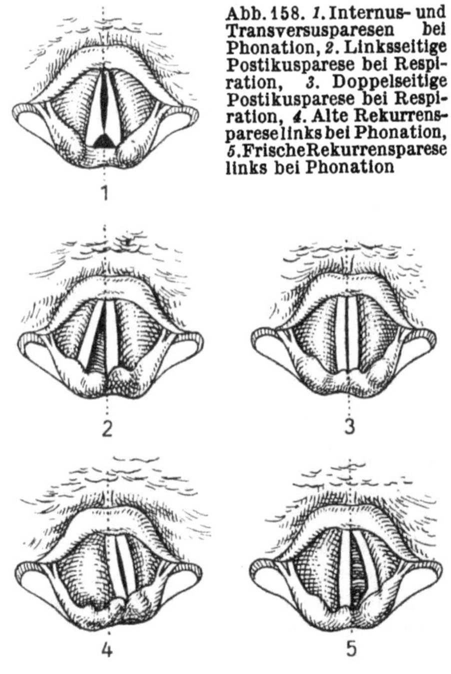

Abb. 158. *1.* Internus- und Transversusparesen bei Phonation, *2.* Linksseitige Postikusparese bei Respiration, *3.* Doppelseitige Postikusparese bei Respiration, *4.* Alte Rekurrensparese links bei Phonation, *5.* Frische Rekurrensparese links bei Phonation

Sind sämtliche Fasern des Nerven geschädigt, so liegt eine **totale Rekurrenslähmung** vor (Abb. 158, 5). Da die gelähmte Stimmlippe weder bei Phonation adduziert, noch bei Inspiration abduziert werden kann, steht sie dauernd in Intermediärstellung (Kadaverstellung) fixiert. Außerdem erscheint das Stimmband schlaff und in der Mitte eingebogen („exkaviert"), weil auch der *M. vocalis* (Spanner) gelähmt ist. Der Aryknorpel ist dabei etwas nach vorne in den Kehlkopf gekippt, während der ganze Kehlkopf bei einseitiger Lähmung allmählich eine Schrägstellung einnimmt. Im Spiegelbild ist auf der gelähmten Seite bei der Respiration häufig nichts Besonderes zu erkennen. Bei der Phonation dagegen bleibt die gelähmte Stimmlippe in Intermediärstellung stehen, so daß bei frischen Lähmungen die Stimmritze offen bleibt. Daher ist auch die Stimme zu Beginn aphonisch oder stark heiser. Erst wenn bei älteren Lähmungen durch

Hyperfunktion der Muskeln der gesunden Seite das gesunde Stimmband die Mittellinie überschreitet und sich ans gelähmte Stimmband anlegt, tritt eine gewisse Kompensation ein, und die Stimme wird wieder etwas lauter, versagt und ermüdet jedoch sehr leicht (Abb. 158,4).

Diagnose: Diese stützt sich auf die eben beschriebenen Bewegungsstörungen, die im Spiegelbild während der Phonation zu beobachten sind. Im übrigen ist nach den oben genannten Krankheiten als Ursache zu forschen, insbesondere nach **intrathorakalen Erkrankungen.**Die Diagnose „rheumatische“ Lähmung sollte erst gestellt werden, wenn alle andern möglichen Ursachen ausgeschlossen worden sind, und die Parese sich zurückbildet.

Prognose: Je nach der ursächlichen Krankheit (Aneurysma, Geschwulst, Tabes u. a.) meist schlecht. Bei den günstigen „rheumatischen“ Lähmungen stellt sich die Funktion nach etwa sechs Wochen wieder ein.

Behandlung: Richtet sich nach der Grundkrankheit. Oft ist bis zur Erholung des Nerven regelmäßiges Galvanisieren der Kehlkopfmuskeln von außen zweckmäßig. Daneben Stimmübungsbehandlung. Bei unheilbaren, bleibenden Lähmungen in Intermediärstellung kann man die Stimmstörung dadurch wesentlich bessern, daß man durch Einspritzen von Tantal-Pulver in Glycerin (ARNOLD) in das gelähmte Stimmband (am besten setzt man mit Hilfe der direkten Laryngoskopie oder in Stützautoskopie mit einer Spezialspritze mehrere Depots) eine Verdickung und damit Annäherung des erschlafften Stimmbandes an die Medianlinie und ein festes Widerlager für die gesunde Stimmlippe bewirkt. Die besten und dauerhaftesten Erfolge werden jedoch durch Knochen- oder Knorpelimplantation zwischen dem gelähmten Stimmband und dem Schildknorpel erzielt. Bei diesem technisch etwas schwierigen Vorgehen wird nach Anbohren des Schildknorpels und nach Ablösen des Stimmbandes und des inneren Perichondriums ein passendes Knochen- oder Knorpelstück durch das Bohrloch so eingeschoben, daß sich bei der Phonation beide Stimmbänder fest berühren.

Lähmungen, die nach Verletzungen, Narbenbildungen oder Kompression (Strumektomien) entstanden sind, können, wenn nach 4—5 Monaten keine Besserung eingetreten ist, manchmal durch Exploration und Neurolyse des *N. recurrens* beseitigt werden (MIEHLKE).

Zentrale Lähmungen stellen sich als Erkrankungen der Vaguskerne bei Syringobulbie, Bulbärparalyse, multipler Sklerose, Lues, Neoplasmen und anderen zerebralen Erkrankungen ein. Es entstehen entweder totale Rekurrensparalysen oder Lähmungen einzelner Muskeln.

Funktionell-neurotische Stimm- und Sprachstörungen

A. Stimm- und Sprachentwicklung

Das wichtige Gebiet der Stimm- und Sprachstörung gehört ebenfalls zur Hals-, Nasen- und Ohrenheilkunde. Die Grundlagen dieses Sonderfaches sollten jedem Arzt bekannt sein. Über die Physiologie der Stimme und Sprache wurde oben (s. S. 203) das Nötigste gesagt.

Die **Sprachentwicklung** durchläuft verschiedene Stadien. Zunächst die Schreiperiode, in deren Verlauf man etwa vom zweiten bis dritten Lebensmonat bereits den weichen und harten Stimmeinsatz (Lust- und Unlustgefühl nach GUTZMANN) als Äußerung der Stimmungslage des Säuglings unterscheiden kann. Dann folgt die Lall-Periode, in der das Kind mit seinen Sprechwerkzeugen sozusagen spielt. Hier hinein gehören schon die Worte „Mama", „Papa". Die darauf folgende Nachahmungsperiode ist für die weitere Sprachentwicklung von ausschlaggebender Bedeutung, denn hier bleiben sowohl das gehörlose Kind, das die sprachlichen Äußerungen seiner Umwelt nicht aufnehmen, als auch das blinde Kind, das die Sprechbewegungen seiner Umgebung nicht beobachten kann, und das intelligenzdefekte Kind, das gehörte sprachliche Äußerungen nicht erfaßt, zurück. Anschließend, gewöhnlich in der ersten Hälfte des zweiten Lebensjahres, beginnt die eigentliche Sprachentwicklung als Mittel zur bewußten Verständigung über den Einwortsatz, Zweiwortsatz usw. Bis zum dritten Lebensjahr kann man bei verzögerter Sprachentwicklung abwarten. Spricht das Kind dann noch nicht und können eine Taubheit, Blindheit und Demenz ausgeschlossen werden, so muß an **sensorische Hörstummheit,** bei der das Kind wohl hört, aber nicht versteht, oder an **motorische Hörstummheit,** bei der die motorischen Sprachimpulse fehlen, gedacht werden.

Eine sehr wichtige Zeit ist die des **Stimmwechsels,** der während der Pubertät bei beiden Geschlechtern eintritt. Während dieser Zeit ist eine Überbeanspruchung der Stimme unbedingt zu vermeiden. Die fast nur bei Knaben auftretende Verzögerung des Stimmwechsels ist meist hormonal (Infantilismus bei Hypogenitalismus) bedingt und bedarf neben einer allgemeinen Hormon- einer speziellen stimmärztlichen Behandlung. Die Grundlage zu vielen Stimmleiden wird bereits in der Schulzeit gelegt. Es muß daher immer wieder darauf hingewiesen werden, daß die kindliche Stimme sehr empfindlich ist. Gegenseitiges Überschreien beim Sprechen und Singen im Chor und falsche Auswahl von Liedern, die den geringen Umfang der Kinderstimme überschreiten, haben schon manche Stimme verdorben. Es ist Aufgabe des Arztes, hier aufklärend auf Lehrer und Eltern zu wirken. Aber auch während des späteren Lebens gibt es Zeiten, in denen die Stimme besonderer Rücksichtnahme bedarf, so bei entzündlichen Erkrankungen der oberen Luftwege, während der Menstruation und überhaupt bei Schwächezuständen jeglicher Art. Es darf hier nicht unerwähnt bleiben, daß nach vielen operativen Eingriffen am Kehlkopf eine Stimmbehandlung zur Wiederherstellung der normalen Funktion durchgeführt werden muß (LOEBELL).

B. Stimmstörungen

Da es sich bei den meisten Stimm- und Sprachstörungen um ein komplexes Geschehen handelt, das sowohl körperlich als auch seelisch bedingte Funktionsstörungen umfaßt, ist zur Klärung und Therapie dieser Leiden je nach Genese eine enge Zusammenarbeit zwischen Hals-, Nasen-, Ohrenarzt, Neurologen, Psychiater, Zahnarzt, Pädiater und evtl. einem Psychosomatiker erforderlich.

Funktionelle Störungen der Stimme sind häufig, besonders beim weiblichen Geschlecht und infolge von starken seelischen Einwirkungen eines Krieges (Verschüttungen, Explosionen u. ä.). Sie entstehen als psychogene und hysterische Störungen bei entsprechend veranlagten Kranken meist plötzlich im Anschluß an Gemütsbewegungen, Schreck, vermeintliche Erkältungen u. a. Zu trennen davon sind Lähmungserscheinungen und spastische Störungen.

Außerdem treten funktionelle Störungen der Stimme vor allem bei Berufen, die vieles Sprechen verlangen, also bei Lehrern, Sängern, Verkäuferinnen und anderen im Publikumsverkehr tätigen Personen auf und sind meist auf falschen Gebrauch der Stimme zurückzuführen. Die in solchen Fällen oft nachweisbare Hyperämie und Hypersekretion der Stimmlippen und Kehlkopfschleimhaut sind kein Zeichen einer Entzündung, sondern durch die funktionelle Überbeanspruchung bedingt. Deshalb ist es verkehrt, solche Fälle von Phonasthenie als Entzündung aufzufassen und mit Inhalationen und den übrigen bei einer Laryngitis üblichen Methoden zu behandeln. Hier führen nur Stimmschonung und Stimmbehandlung, bei der vor allem richtige Atemtechnik, der richtige weiche Stimmeinsatz und die der Stimmgattung des Patienten entsprechende Sprechtonhöhe einzuüben sind, zum Ziele. Zusätzlich leistet die Vibrationsmassage des Kehlkopfes ausgezeichnete Dienste. Medikamentös kommen, um das schädliche Husten und Räuspern zu unterdrücken, Einblasungen von *Anästhesinpulver* und *Codeinpräparate* in Frage. Flüstern ist schädlicher als stimmhaftes Sprechen.

Mutismus: Die Kranken verstehen alles, bringen aber kein Wort heraus. Die pharyngo- und laryngoskopische Untersuchung zeigt ein normales Bild und normale Beweglichkeit der Stimmlippen beim Würgen (Berühren des Zungengrundes!) und Husten.

Aphonie: Der Kranke kann sprechen, aber nur flüsternd. Laryngoskopisch zeigt sich in dem sonst normalen Kehlkopf, daß die Stimmbänder beim Versuch zu phonieren zusammengehen, aber sofort wieder auseinanderschnellen (Gegeninnervation!) oder ähnlich wie bei starker Internus- und Transversusparese stehenbleiben. Charakteristisch ist, daß sich beim Auslösen des Husten- und Würgreflexes die Stimmbänder völlig aneinanderlegen, also nicht gelähmt sind. Der Husten klingt daher auch nicht tonlos.

Diagnose: Sie ist nach der Anamnese, dem normalen stroboskopischen und Spiegelbefund mit den vorerwähnten Kennzeichen und dem Vorhandensein neurotischer Stigmata meist leicht zu stellen.

Prognose: Günstig.

Behandlung: Diese muß vor allem auf die Ausschaltung von Einflüssen in der Umgebung des Kranken bedacht sein, die die Neurose begünstigen. In der Hauptsache besteht sie in Suggestiv- und Psychotherapie. Häufig genügt schon Wortsuggestion beim Spiegeln oder die suggestive Sprechübung, die sich auf den beim Husten entstehenden Ton aufbaut. Manchmal muß man aktiver mit Hilfe des häufig unterbrochenen galvanischen Stromes vorgehen. Beim **Mutismus der Kriegsneurotiker** hat sich die Erzeugung eines Erstickungsschocks und -aufschreies als rasches Heilmittel erwiesen. Es wird in den nicht anästhesierten Kehlkopf unter Leitung des Spiegels rasch eine gebogene Sonde mit einer daran sitzenden 10 mm dicken Metallkugel (Mucksche Sonde) eingeführt, die das Kehlkopflumen für einen Augenblick verschließt. In hartnäckigen Fällen muß die Hypnose herangezogen werden.

Spastische Störungen wie die spastische Taschenbandphonation sind seltener. Die krampfhafte Schließung der Taschenbänder, noch bevor die Stimmbänder zusammengehen, bringt eine gequetschte rauhe Taschenbandstimme hervor, die man auch willkürlich erzeugen kann und führt auf die Dauer zu laryngitischer Reizung (Rötung). Im Kriege ist sie als Neurose und Simulation häufig. Die **Behandlung** dieser spastischen Störungen stützt sich vor allem auf systematische Sprechübungskurse nach vorangehender Schweigekur.

C. Sprachstörungen

Eine Reihe von Sprachgebrechen: Die Taubstummheit, die Hörstummheit, die hysterische Aphonie, sowie einige durch organische Anomalien in den Artikulationsorganen hervorgerufene Dyslalien, z. B. das offene und geschlossene Näseln, die bulbären Sprachstörungen sind schon früher erwähnt. Im ganzen sind Sprachstörungen, zumal im Kindesalter, nicht so selten. Nach Gutzmanns Schätzung beträgt ihre Zahl in Deutschland etwa 200000. Am häufigsten sind die Störungen bei Kindern, kombiniert mit schwereren oder leichteren Intelligenzdefekten und Hörstörungen. Manche der Sprachfehler stellen direkt eine Entwicklungshemmung, ein Stehenbleiben auf einer primitiven Sprachentwicklungsstufe dar. Als wichtigste seien folgende erwähnt:

1. Beim **Poltern,** das auf Überhastung, Unaufmerksamkeit, Mangel an Konzentration und auf einem Mißverhältnis zwischen Sprechlust und -geschicklichkeit beruht, werden Silben, Laute und Worte verstümmelt, verstellt und verschluckt. In schweren Fällen wird, besonders bei freiem Reden, aber auch beim Beten infolge der hastigen und übereilten Sprechweise und der Umstellungen, Auslassungen und Verdoppelungen von Silben und Worten und infolge der häufigen Unterbrechung der Sätze, das Gesprochene zu einem unverständlichen Kauderwelsch. Im Unterschied zum Stottern fehlen die spastischen Erscheinungen und Krämpfe im Gebiet der Atem- und Artikulationsmuskulatur. Die Prognose ist meist günstig, wenn nicht große Intelligenzdefekte und schwere Störungen der Aufmerksamkeit vorliegen. Gewöhnlich läßt sich durch Übungsbehandlung, bei der besonders das hastige übereilte Wesen des Polterers zu berücksichtigen ist, in 2—3 Monaten Heilung erzielen, und zwar bei Kindern rascher als bei Erwachsenen. Etwaige andere Sprachfehler (Stammeln) müssen mit beseitigt werden. Zunächst werden langsames Sprechen unter Benutzung des Spiegels, langsames Nachsprechen und lautes Lesen geübt, dann wird zur Beantwortung kurzer Fragen, schließlich zur freien Nacherzählung von Märchen usw. in kurzen Sätzen und zuletzt zur freien Unterhaltung übergegangen.

2. Das **Stottern** ist meist eine vielgestaltige Koordinationsneurose, d. h. eine Störung im Zusammenwirken von Sprechatmung, Stimmgebung und Lautbildung. Eine erblich-neurotische Anlage zeigt sich bei etwa 80% der Stotterer in dem erregbaren, ängstlichen Wesen. Jedoch kommen auch nicht erkannte frühkindliche Hirnschädigungen als Auslösungsfaktoren in Betracht. Das männliche Geschlecht überwiegt bei weitem (75%). Das Stottern entwickelt sich am häufigsten vom 2. bis 6. Jahre, evtl. auch erst später in der Pubertät. Unter den äußeren Veranlassungen

spielen Schreck, Angst usw. und vor allem zur Nachahmung reizende schlechte Einflüsse der Umgebung, Eltern, Kindermädchen usw. eine große Rolle. Gleichsam im Widerstreit zwischen Wollen und Können, zwischen Sprechlust und Artikulationsgeschick, kommt es zu Unlustempfindungen, Unsicherheit und inneren Hemmungen und damit zum charakteristischen Stocken, krampfhaften und vergeblichen Ansetzen und Wiederholen von Lauten und Silben, das von unwillkürlichen, tonisch-klonischen Mitbewegungen begleitet ist, z. B. Schiefhalten des Mundes, Augenzwinkern, Nicken mit dem Kopf usw. Gleichzeitig zeigen sich paradoxe und tonisch-klonische, krampfhafte und pressende Bewegungen an der Atem- und Stimmbandmuskulatur (häufiges Einatmen, Ausströmenlassen und Entweichen der Atmungsluft ohne Stimm- und Lautbildung, ungleichsinnige Brust- und Bauchbewegungen und längeres Verharren in der Ausatmung) und besonders auch an den Sprechwerkzeugen (Zunge, Lippe usw.). Durch Verschärfung der Aufmerksamkeit und Nachsprechen wird das Übel noch verstärkt, zumal bei Erwachsenen. Besonders fällt die Aussprache der weichen Verschlußlaute b, d, g schwer, weil bei ihnen der Verschluß aktiv gelöst werden muß im Gegensatz zu p, t, k. Überhaupt offenbart sich das Stottern als ein Versagen der Öffner gegenüber den Schließern an allen beim Sprechen beteiligten Muskelgruppen. Zu bemerken ist, daß das Stottern beim Singen ganz fehlt, eine Tatsache, an welche die Behandlung anknüpft.

Die **Diagnose** des Stotterns ist demnach nicht schwer und ohne weiteres an den krampfhaften und unwillkürlichen Bewegungen der Sprachorgane, die den Redefluß unterbrechen, zu erkennen.

Die **Prognose** ist sehr wechselnd und in Einzelfällen recht dubiös. Bei Kindern ist die Störung im allgemeinen noch nicht so fest eingewurzelt und daher leichter zu beseitigen, am besten unmittelbar nach der Entlassung aus der Schule. Gewöhnlich ist der Erfolg um so sicherer, je früher ein Stotterer in Behandlung des Spracharztes sowie eines Neurologen oder Psychiaters kommt.

Die **Behandlung** ist meist schwierig und erfordert psychotherapeutische Geschicklichkeit und sprachärztliche Schulung. Bei frischem Stottern nach Verletzungen (Sturz, Erschrecken durch ein Unglück) ist es, wie die zahlreichen derartigen Erkrankungen im Kriege zeigten, das beste, den Kranken zu isolieren und mit Bettruhe, Sedativa und evtl. mit Suggestion und Hypnose zu behandeln. Sprechübungen mit einem Lehrer wirken verderblich, weil sie die Aufmerksamkeit auf die Störung lenken, ebenso örtliche Behandlung am Kehlkopf (Faradisieren usw.).

Am schwierigsten ist die Behandlung des chronischen Stotterns. Bei Kindern (Sprachentwicklungsstottern) sind Sprechübungen nicht angebracht, da sie das Übel nur verschlimmern. Vielmehr muß man trachten, durch Erzählen und Erklären von Bildern im Bilderbuch oder durch besondere Tonfülle beim Sprechen und Nachsprechen, das Kind vom motorischen Teil des Sprechaktes abzulenken und die Aufmerksamkeit mehr auf das Hören und den Inhalt zu lenken. Dadurch gelingt es leichter, über die Schwierigkeiten der Artikulation hinwegzuhelfen. Bei älteren Kindern und Erwachsenen, bei denen der Sprachfehler schon eine bewußte Störung geworden ist, sind bei richtiger Übungsbehandlung Erfolge zu erzielen. Mechanische Nachsprechübungen mit Silben und Worten wirken jedoch nur schädlich. Vielmehr gilt es auch hier, den Patienten suggestiv zu beeinflussen und die Aufmerksamkeit vom Motorischen auf das Sensorische, auf das Hören, zu lenken. Das wird am besten erreicht, wenn man beim Sprechen und Lesen eine Veränderung des Sprachakzentes vornimmt und flüsternd, singend, rhythmisch betont, skandierend oder abgehackt und mit „klanglicher Fülle“ sprechen läßt. Aus dieser künstlich gehobenen Sprache, bei der meistens das Stottern verschwindet, muß man dann den Patienten allmählich zur natürlichen Rede hinüberleiten.

Sehr wichtig ist die Prophylaxe im Kindesalter. Vor allem muß der Umgang von Kindern mit Stotterern verhindert und überhaupt auf eine ruhige, nicht überhastete Sprechweise in der Umgebung des Kindes geachtet werden. Sehr schädlich wirken gewöhnlich Vorwürfe von seiten der Eltern, des Arztes und des Lehrers oder gar Aussprüche wie „Du stotterst ja".

3. Das **Stammeln** ist im Gegensatz zum Stottern ein Fehler der Aussprache bestimmter Laute, der den Redefluß nicht hemmt. Oft erstreckt sich der Aussprachefehler auf mehrere Laute. Die hauptsächlichsten derartigen Fehler, die zum Teil mechanische Dyslalien infolge von Fehlern in den Artikulationsorganen (Zunge, Gaumen, Zähne usw.), zum Teil funktionelle Störungen sind, sind folgende: Gammazismus = fehlerhafte Aussprache des K, G, Paragammazismus = Ersatz von K und G durch andere Laute, z. B. T und D, Lambdazismus = fehlerhafte Aussprache des L, Sigmatismus = die des S.

a) Stammeln bei Gaumenlauten (Gammazismus)

Die Laute K und G, deren Bildung zwischen Zungenrücken und Gaumen geschieht, werden im Anlaut weggelassen oder durch Zungenlaute (T und D) ersetzt (Paragammazismus). Behandlung: Die richtige Bildung läßt sich erreichen, wenn man mit dem Spatel auf die Zungenspitze drückt. Durch den gewölbten Zungenrücken, der sich nun an den Gaumen anlegt, entstehen dann das richtige G und K oder wenigstens Ch. Im letzteren Fall läßt sich das Ch durch Druck gegen den Mundboden leicht in K und G verwandeln. Entsprechende systematische Übungen.

b) Stammeln bei L-Lauten (Lambdazismus)

Diese Störung und der Ersatz von L durch andere Laute (Ng, N, D, T, Paralambdazismus) wirken häßlich und lächerlich. Zur Erlernung der richtigen L-Bildung läßt man bei verschlossener Nase und weit geöffnetem Mund vor dem Spiegel die Zungenspitze an die obere Zahnreihe legen und dann einen Ton in der Kehle bilden.

c) Lispeln (Sigmatismus)

Das Lispeln („Anstoßen mit der Zunge") ist der häufigste Sprachfehler und besteht in der fehlerhaften Bildung des S-Lautes und seiner Zusammensetzungen. In vielen Fällen ist es ein Hinweis auf eine Innenohrschwerhörigkeit, bei der das Hörvermögen für hohe Töne, in deren Gegend der Formantbereich des S-Lautes liegt, herabgesetzt ist. Es ist öfter erblich und entsteht durch Angewöhnung einer falschen Zungenlage, und zwar infolge von Anomalien der Zahnstellung, Fehlen von Vorderzähnen oder infolge der Nachahmung eines schlechten Beispiels in der Umgebung. Das falschgebildete S klingt je nach der falschen Lage der Zungenspitze verschieden und gibt Anlaß, verschiedene Formen des Sigmatismus zu unterscheiden: **Sigmatismus** addentalis, interdentalis, labiodentalis, lateralis, nasalis.

Die **Diagnose** ist leicht. Die **Prognose** ist bis auf einzelne hartnäckige Fälle sehr günstig, vorausgesetzt, daß schlechte Beispiele in der Umgebung ausgeschaltet werden. Bei der **Behandlung** muß die richtige Zungenstellung zu den Zähnen eingeübt werden. Zahnärztliche und orthodontische Behandlung sind häufig vorher erforderlich. Ganz unnütz und sogar gefährlich ist die früher so beliebte Lösung des Zungenbändchens. Ohne Erfolg ist auch das einfache, richtige Vorsprechen des S-Lautes, da das Hörbild mit der falschen Zungenstellung fest assoziiert ist. Man vermeidet daher das Vorsprechen und sucht mit Hilfe von Tastempfindungen und des optischen Eindruckes

(Spiegel!) die richtige Zungenlage zu erreichen. Vor allem müssen aber die oberen und unteren Schneidezähne genau aufeinanderstehen. Die Zungenspitze muß dicht hinter den unteren Schneidezähnen gesenkt liegen, so daß der Luftstrom über den gewölbten Zungenrücken und durch eine mediane Furche der Zunge direkt auf die Kante der Schneidezähne trifft und dort den scharfen Reibelaut des S erzeugt. Um beim Lispler die Senkung der Zungenspitze zu erzielen, wendet man verschiedene Mittel an. Man läßt auf dem Fingernagel oder der Bleistiftspitze blasen oder drückt die Zungenspitze mit einer Knopfsonde oder mit der gebogenen Sonde von GUTZMANN hinunter, ebenso beim Seitwärtslispeln, bei dem zuerst noch die Backenhaut an die seitlichen Zähne gedrückt werden muß. Durch die Übungen mit der Sonde usw. bekommt der Lispler allmählich das Gefühl für die richtige Zungenlage und damit die Grundlage für das richtige Aussprechen. Durch systematische Übungen von S mit Konsonanten und Vokalen und Lese- und Sprechübungen wird das Erreichte befestigt und vervollkommnet. Die Behandlung dauert gewöhnlich 14 Tage, häufig aber 4—6 Wochen. Gleichzeitig werden das Sch und das Ch geübt. Beim Sch müssen die Lippen rüsselartig gespitzt und der Luftstrom gegen die Mitte der aufeinandergestellten Schneidezähne geblasen werden. Dabei geht die Zungenspitze meist von selbst etwas hinter die Zähne zurück, oder sie muß mit dem Ring der GUTZMANNschen Sonde etwas zurückgeschoben werden.

D. Näseln

(Rhinolalia clausa, aperta und mixta)

Bei **geschlossenem Näseln** (R. clausa) genügt meist die Beseitigung der mechanischen Hindernisse in der Nase, um die Störung zu beheben. Bei dem **offenen Näseln** ist die Behandlung jedoch schwieriger. Um Verwechselungen von offenem und geschlossenem Näseln zu vermeiden, ist es zweckmäßig, stets die A—i-Probe zu machen (GUTZMANN). Bei geschlossenem Näseln klingt das A—i bei zugehaltener Nase genauso wie bei offener Nase. Bei offenem Näseln (R. aperta) verändert sich jedoch der Klang, sobald die Nase zugehalten wird. Ist das offene Näseln durch ungenügende Hebung des Gaumensegels hervorgerufen, z. B. nach Gaumenspaltenoperationen, bei submukösem Gaumenspalt (mit dem Finger abtasten!) oder nach Gaumensegellähmung (Diphtherie), so sind Übungen durch Singen und Sprechen der Vokale am Platze, und zwar so hoch und so laut wie möglich, um die Muskulatur des Gaumensegels und der Rachenhinterwand (PASSAVANTscher Wulst!) allmählich zum genügenden Verschluß des Nasenrachens zu bringen. Im Anfang ist gewöhnlich als mechanische Hilfe zur Hebung und Massage des Gaumensegels ein flacher Handobturator (GUTZMANN) notwendig. Dringend zu warnen ist bei der Rhinolalia aperta vor einer Adenotomie, da hierdurch das offene Näseln nur verstärkt wird. Ist das Näseln stark und versagt jede konservative Therapie, dann lassen sich die Bewegungsstörungen des weichen Gaumens und der zu weite Nasenrachenraum durch Schleimhautplastiken zwischen hinterer Rachenwand und Gaumensegel beseitigen. Die Rhinolalia mixta stellt eine Mischform des geschlossenen und offenen Näselns dar.

Die Tracheotomie

Der **Luftröhrenschnitt** ist, ähnlich wie die **Intubation,** meistens ein dringlicher und häufig ein lebensrettender Eingriff, den möglichst jeder Arzt beherrschen sollte. Er ist bei jedem stärkeren mit Zyanose und inspiratorischen Einziehungen einhergehenden Stridor erforderlich, der durch eine Einengung des Kehlkopf- und Trachealumens hervorgerufen wird. Diese Verengerungen können durch Entzündungen (Diphtherie, Schleimhautödeme, Pseudokrupp, Perichondritis), durch narbige Strikturen nach Verletzungen und Entzündungen (Lues, Tuberkulose), durch Fremdkörper, durch Geschwulstbildungen oder durch eine doppelseitige Postikusparese bedingt sein. Die Tracheotomie ist weiter zu empfehlen bei allen stärkeren zentralen Regulationsstörungen, die mit Bewußtlosigkeit oder Hypoxämie einhergehen. Die gewöhnlich schnell durchzuführende Operation kann einfach, bei unruhigen Patienten, diffuser venöser Blutung oder starker Schilddrüsenvergrößerung häufig auch recht schwierig sein.

Vorbereitung: Man infiltriert, wenn es der bedrohliche Zustand des Patienten noch irgend gestattet, mit ½%*iger Novocain-Suprarenin-Lösung* die Weichteile des Halses in der Mittellinie bis zur Trachea. Eine Narkose ist oft gefährlich und daher meist kontraindiziert. Sehr wichtig ist die richtige **Lagerung:** Der Kopf muß durch eine Hilfsperson fest in der Mitte fixiert werden, der Hals ist durch Hochlagerung der Schultern und Rücklagerung des Kopfes zu strecken. Hierbei ist aber stets Rücksicht auf eine möglichst freie Atmung zu nehmen. Notfalls muß der Patient diejenige Haltung einnehmen, die ihm die freieste Atmung gewährt. Manchmal ist eine zusätzliche Sauerstoffzufuhr angebracht.

Tracheotomia superior: Im Bereich des zweiten und dritten Trachealknorpels wird sie, da die Trachea hier am oberflächlichsten liegt, am häufigsten ausgeführt. Sie ist immer dann angezeigt, wenn die Stenose hoch sitzt. Man geht am besten in Höhe des meist gut palpablen Ringknorpels ein und durchtrennt nach einem Kragenschnitt durch die Haut die Weichteile bis zur Trachea genau in der Mittellinie. Nur so können störende Blutungen vermieden werden. Ist der Isthmus der Schilddrüse stark ausgebildet oder ist sogar ein größerer *Lobus pyramidalis* vorhanden, dann muß das Schilddrüsengewebe stumpf vom oberen Teil der Trachea abgelöst und mit einem kleinen LANGENBECK-Haken nach unten gezogen werden. Gelingt dies nicht genügend, dann muß nach Umstechung der Isthmus durchtrennt werden. Nach Freilegen der obersten Trachealringe wird der zweite oder dritte Trachealknorpel mit dem Skalpell durchschnitten und nach Anästhesierung der Trachealschleimhaut mit *1%iger Pantocain-Suprarenin-Lösung* ein rundliches Knorpelfenster für die Kanüle gebildet. Venöse Blutungen pflegen sofort zu stehen, wenn die Atmung nach Eröffnung der Trachea frei ist und die durch die forcierte Atmung bedingte Gefäßstauung am Halse beseitigt wird. Man soll sich daher bei der Operation selbst nicht zu lange mit einer exakten Blutstillung aufhalten.

Tracheotomia media (Eröffnung der Trachea in Isthmushöhe nach dessen beiderseitiger Umstechung) und **inferior** (Eröffnung unterhalb des Isthmus): Sie sollten nur in besonderen Fällen (tiefsitzende Stenosen, Geschwülste) ausgeführt werden, da sie wesentlich häufiger sekundäre Komplikationen in Form von Emphysembildungen, schweren lebensgefährlichen Blutungen und deszendierenden Eiterungen in sich bergen.

Koniotomie (Interkrikothyreotomie): Ist als besonders schnell durchzuführender Noteingriff zu empfehlen. Die Weichteile werden in der Medianlinie über dem Schild- und Ringknorpel durchtrennt, danach quere Durchtrennung der *Membrana cricothyreoidea.* Da sich wegen der Enge nur kleine Kanülen einführen lassen, muß im allgemeinen nach Beseitigung des akuten Luftmangels eine Tracheotomie angeschlossen werden. Am einfachsten läßt sich dieser Eingriff mit dem von DENKER angegebenen Trokar ausführen.

Die Broncho- und Ösophagoskopie und ihre klinische Anwendung

A. Bronchoskopie

Seitdem KILLIAN im Jahre 1896 ein aspiriertes Knochenstück zum ersten Male auf natürlichem Wege mit Hilfe der oberen Bronchoskopie entfernte, sind die Fremdkörper der Bronchien und viele andere Bronchialerkrankungen zum Fachgebiet des Laryngologen geworden. Besonders nachdem die KILLIANsche Bronchoskopie durch BRÜNINGS und andere systematisch verbessert wurde, haben sich fast alle Laryngologen und viele Chirurgen der Methode zugewandt und mit ihr unzählige klinische Erfolge erzielt.

I. Instrumentarium

Die heute gebräuchlichsten Modelle sind die **Bronchoskope** von BRÜNINGS, HASLINGER, ROBERTSON und JACKSON. Zum BRÜNINGSschen Instrumentarium gehören (Abb. 159):

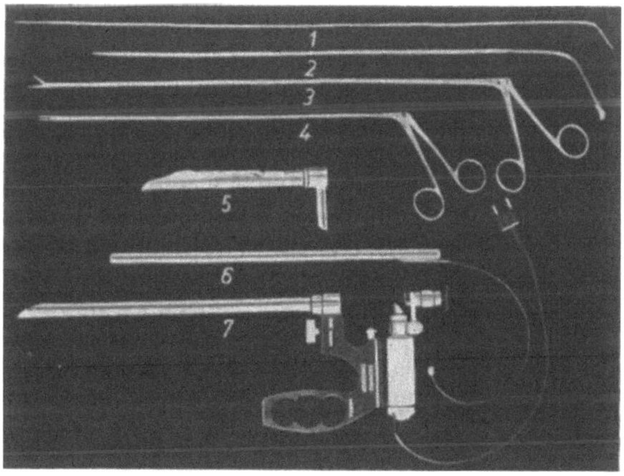

Abb. 159. Instrumentarium zur Bronchoskopie. *1* Sonde, *2* Absaugrohr, *3* Zange zur Probeexzision, *4* Fremdkörperfaßzange, *5* Kehlkopfspatel, *6* Verlängerungsrohr, *7* Elektroskop mit Bronchoskopierohr

a) Das **Elektroskop** mit dem BRÜNINGSschen („Spezial"- oder „Universal"-) Handgriff. Dieser verläuft parallel zum Rohr und gestattet daher, einen kräftigen Druck auf den Zungenrand auszuüben. Das Licht wird, ohne daß die Sicht behindert wird, durch ein Prismensystem abwärts ins Rohr geworfen. Vor allem muß darauf geachtet werden, daß durch richtige Einstellung des eingebauten Linsenträgers das Licht zentriert ist und nicht zum Teil neben das Rohr fällt oder darüber hinausstrahlt.

b) Die **bronchoskopischen Doppelrohre** in 5 Weiten und Längen. Sie lassen sich wegen der Kürze leicht einführen und dann durch Einschieben eines Einsatzrohres auf jedes erforderliche Maß verlängern.

c) Die **bronchoskopischen Zangen** in 3 Längen mit den verschiedenen krallen-, doppellöffel- und stanzenartigen Ansätzen. Sie dienen hauptsächlich zur Extraktion von Fremdkörpern, zur Probeexzision von Gewebe bei Geschwülsten und Granulationen.

d) **Spezialoptiken.** Diese gestatten mit ihrer verschiedenen Abwinklung und proximalen Belichtung die Ableuchtung und Beurteilung der einzelnen Lappen- und Segmentbronchien. Einige sind so konstruiert, daß sie gleichzeitig eine Probeexzision ermöglichen.

Hilfsinstrumente. Zum Abtupfen von Schleim, Eiter oder Blut dient Watte, die auf geraden Watteträgern mit Schraubenwindung fest aufgedreht ist. Diese Stieltupfer lassen sich durch Aneinanderschrauben aufs Doppelte verlängern. Größere Mengen flüssigen Sekrets (Speichel, Schleim, Eiter aus Bronchiektasen) werden durch die Speichelpumpe aus dem Gesichtsfeld abgesaugt und bakteriologisch und histologisch untersucht. Letztere besteht aus Röhren verschiedener Länge, aus dem Auffanggefäß mit Gummischlauch und Absaugpumpe (evtl. Wasserstrahlpumpe).

II. Technik

Die **Bronchoskopie** (Abb. 160) findet am besten im verdunkelten Raum statt, und zwar sitzend auf einem niedrigen Schemel (Brünings Autoskopiestuhl) oder liegend in Seiten- oder Rückenlage auf einem Operationstisch. Daneben auf den Instrumententisch legt man die passenden Rohre, 10—12 fertige Stieltupfer, die Zange mit den entsprechenden Ansätzen, Paraffin. liquid. zum Einfetten der Rohre und Gazeläppchen zum Reinigen des Spiegels bereit. Gleichzeitig wird die Absaugpumpe mit den Saugrohren in Betrieb gesetzt. Außerdem muß bei Dyspnoe oder Fremdkörpern alles zur Herz- und Kreislaufbehandlung, zur Sauerstoffatmung und Tracheotomie vorbereitet sein. Man untersucht zweckmäßig morgens bei nüchternem Magen, da etwaiges Erbrechen sehr störend und wegen der Aspirationsmöglichkeit von Mageninhalt gefährlich ist.

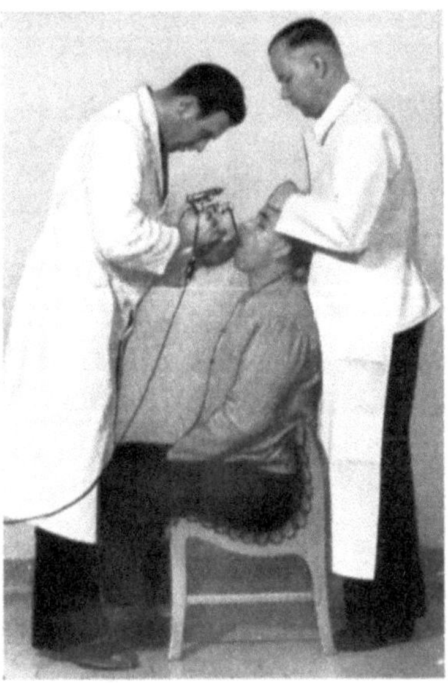

Abb. 160. Bronchoskopie im Sitzen auf dem Brüningsschen Autoskopiestuhl

Völlige Anästhesie und Areflexie des Rachens, Kehlkopfes und der Bronchien ist unbedingt erforderlich und läßt sich bei Erwachsenen durch Gaben von *Morphium-Atropin*, *Dolantin-Atropin*, *Phenothiazinen* und durch mehrmaliges Einsprayen und Einpinseln von *1%igem Pantocain-Suprarenin* erreichen (Vorsicht! Keine Überdosierung! Nur wenige Kubikzentimeter verwenden!). Bei Kindern unter 6 Jahren und oftmals auch bei Erwachsenen ist Narkose nötig. Hierzu sind gewöhnlich Beatmungsbronchoskope, eine gründliche Vorbereitung des Patienten (Prämedikation) und ein erfahrener Anästhesist erforderlich.

Die **untere Bronchoskopie** ist erheblich leichter als die obere, weil die Einführung des Rohres unschwer gelingt, und weil man durch die kürzeren und weiteren Rohre einen größeren Überblick gewinnt. Außerdem kann man mit kurzen Zangen besser arbeiten. Daher ist die **Indikation für die untere Bronchoskopie** dann angezeigt, wenn schon ein Tracheostoma besteht oder wenn besonders schwierige Verhältnisse vorliegen, d. h. bei Kindern unter 3—5 Jahren, bei starker Dyspnoe und Erschöpfung, bei sehr schwierigen Fremdkörpern (z. B. tanzende, ballotierende Fremdkörper), bei quellbaren Gegenständen (Bohnen, Erbsen) und bei alten Fremdkörpern hinter Bronchialstenosen.

Man wählt dazu am besten die Tracheotomia superior, weil bei ihr das Rohr freier beweglich ist. Durch die Trachealöffnung werden zunächst Luftröhre und Bronchien durch Pinseln mit pantocaingetränkten Stieltupfern anästhesiert. Dann wird unter Beleuchtung mit dem Elektroskop unter Leitung des Auges die vordere Trachealwand mit dem Rohrschnabel zurückgedrängt, worauf gewöhnlich schon die Trachea bis zur Bifurkation zu übersehen ist, und das Rohr leicht in die Bronchien geschoben. Der rechte Hauptbronchus ist leichter einzustellen, weil er mehr in der Verlängerung der Luftröhre verläuft, während der linke Hauptbronchus wegen seines fast rechtwinkligen Abganges von der Luftröhre nur nach starker seitlicher Verdrängung mit dem Rohrschnabel zugängig ist. Der Kopf des Patienten muß dabei nach der zu untersuchenden Seite gedreht, Griff und Elektroskop sind nach der entgegengesetzten Seite zu neigen. Als Wegweiser dienen beim Tiefergehen die Zeichnung der Trachealringe, der Bifurkationssporn, die Bronchialringzeichnung und das eigenartige Bild der abgehenden Bronchiallumina, zu deren Studium sich für den Anfänger besonders die Untersuchung von Tracheotomierten eignet.

Bei der **oberen Bronchoskopie** wird ähnlich wie zur direkten Laryngoskopie vorgegangen:

Nachdem alle obengenannten Vorbereitungen getroffen, und nachdem der Kehlkopf, Zungengrund und Rachen unter Leitung des Kehlkopfspiegels anästhesiert sind, folgt die Einführung des bronchoskopischen Rohres. Sie ist leichter im Sitzen, muß jedoch gerade bei schwierigen Aufgaben, besonders Fremdkörperextraktionen und schwierigen Probeexzisionen, in Seiten- oder Rückenlage erfolgen. Während der Kranke bei zurückgebeugtem Kopf mit der linken Hand die Zunge herauszieht, wird das Rohr bis zum Zungengrund eingeführt und dieser heruntergedrückt, bis die pharyngeale Fläche der Epiglottis erscheint. Dann wird die Kehldeckelspitze mit dem Rohrschnabel nach vorne gedrängt, so daß die Aryknorpel sichtbar werden. Indem der Zeigefinger der linken Hand des Untersuchers die obere Zahnreihe vor Druck schützt, wird nun das Rohr fast senkrecht aufgerichtet bis der Kehlkopf mit den Taschen- und Stimmbändern zu übersehen ist. Dann schiebt man das Rohr, evtl. unter seitlicher Drehung, durch die Stimmritze in die Trachea, wobei meist schon die Bifurkation und der Abgang der Hauptbronchien sichtbar werden. Nachdem das Verlängerungsrohr eingeschoben und das obere Rohrende mit dem Beleuchtungsapparat nach dem linken Mundwinkel verlagert und der Kopf etwas nach links geneigt sind, gelangt man unter langsamem Vorschieben des Einsatzrohres in den rechten Hauptbronchus (evtl. muß dabei nochmals anästhesiert werden!) und kann diesen sowie die abgehenden Bronchien erster und zweiter Ordnung überschauen und mit dem Rohr in sie eingehen. Will man den linken Hauptbronchus einstellen, der mehr horizontal verläuft, so zieht man das innere Rohr zurück, geht mit dem äußeren Rohrende in den rechten Mundwinkel und schiebt dann das Innenrohr unter lateraler Verdrängung des Tracheo-Bronchialbaumes links vom Bifurkationssporn vor, so daß das Lumen des linken Hauptbronchus mit den abgehenden Zweigen frei sichtbar wird. Um die Lumen- und Wandbilder der Bronchien gut einzustellen, muß man nicht nur die Stellung des Rohres, sondern auch die des Patientenkörpers je nach den Umständen verändern (Kopfneigung, Rückwärts-, Vorwärts-, Seitwärtsbiegung der Brust- und Halswirbelsäule). Zur besseren Erkennung von pathologischen Veränderungen dienen Vorsatzlupen oben am Rohr und besondere Optiken.

Die **Gefahren der Bronchoskopie** — Pantocainintoxikation, Kollaps mit Versagen von Atmung und Herz, Spasmen, nachträgliche subglottische Schwellungen — werden vor allem durch mangelhafte Operationsvorbereitung und zu lange Ausdehnung des Eingriffes heraufbeschworen. Wenn man daher in einer halben Stunde vor allem bei Kindern das Ziel nicht erreicht hat, wiederhole man den Eingriff besser später nochmals in einer neuen Sitzung nach gründlicher Vorbereitung, gegebenenfalls mit Hilfe der unteren Methode, zumal bei Kindern. Obgleich die obere Bronchoskopie schwerer ist als die untere, so ist sie doch die normale Methode, besonders zu diagnostischen Zwecken. Die untere Bronchoskopie bleibt in der Regel den oben genannten schwierigeren Ausnahmefällen vorbehalten.

III. Klinische Anwendung der Bronchoskopie

Fremdkörper der Bronchien: Wie beim Kehlkopf werden Fremdkörper (Speiseteile, Knochenstückchen in der Suppe, Bohnen, Erbsen oder Glasperlen, Metallhülsen, die von Kindern spielenderweise in den Mund gesteckt werden, oder Stecknadeln und Nägel, die von Erwachsenen bei der Arbeit zwischen den Zähnen gehalten werden) durch unverhoffte, unwillkürliche, d. h. besonders plötzliche und tiefe Inspirationen bei maximal erweiterter Glottis in die Trachea und Bronchien aspiriert. Manchmal geschieht dieses beim Auflachen oder Erschrecken und durch unvermuteten Schlag oder Fall. Meist ereignet sich das Unglück bei Kindern unter 5 Jahren, bei denen, wie Brünings sich ausdrückt, die „Weichenstellung" beim Schluckakt noch mangelhaft ausgebildet ist, oder bei herabgesetzter Reflexerregbarkeit im Schlaf (Gebißteile). Kleine, leichte oder weiche Fremdkörper (Speisen u. a.) werden durch die Flimmerbewegung des Epithels oder durch Hustenstöße meist wieder hinausbefördert. Schwere und harte Gegenstände (Abb. 161) jedoch bleiben in den tieferen Luftwegen sitzen, teils weil sie durch die kräftige Saugwirkung des Inspirationsstroms mit aller Kraft in die inspiratorisch erweiterten Bronchien hineingeschleudert wurden, teils weil sie durch die eigene Schwere und die exspiratorische Verengung der Bronchien und Trachea und den Glottisschluß beim Husten zurückgehalten werden.

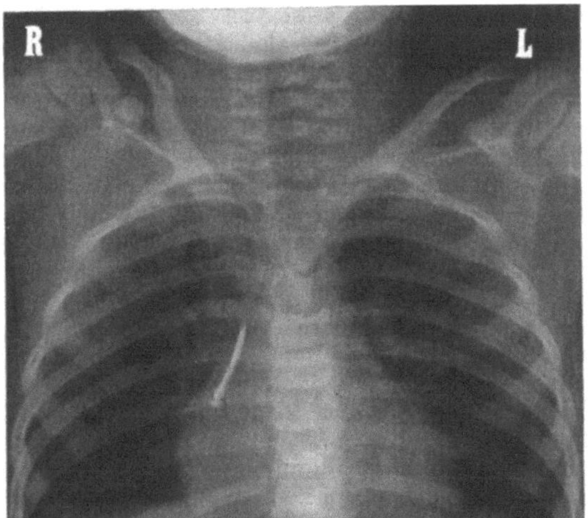

Abb. 161. Nagel im rechten Hauptbronchus

Differentialdiagnose: Bei einer eindeutigen Anamnese mit starkem initialem Husten und sich wiederholenden Hustenanfällen, bei dem leichten Bronchialstridor und den klinischen Zeichen eines Bronchialverschlusses, der auch röntgenologisch durch das Holzknechtsche Phänomen bestätigt wird, und bei einem Fremdkörperschatten im Röntgenbild an typischer Stelle ist die Diagnose gesichert. Wenn die Anamnese, wie häufig bei Kindern, versagt, und das Stadium der Latenz eintritt, kann die Diagnose sehr schwierig sein. Vor allem darf man sich nicht auf den negativen Ausfall des Röntgenbildes verlassen. Abgesehen von den Gegenständen, die gar keinen Schatten geben, sind auch Knochenstücke, Eierschalen, Knöpfe, Hartgummistücke, Porzellanperlen u. ä. oft schwer darstellbar, weil sie nicht genügend Schatten geben oder im Schatten der Wirbel, Rippen, Lymphknoten und Gefäße verschwinden. Infolgedessen ist eine große Reihe von Bronchialfremdkörpern im Röntgenbilde nicht nachweisbar. Andererseits muß man sich vor Verwechslungen mit dem Schatten verkalkter Lymphknoten hüten. Ein wichtiger Fingerzeig ist manchmal das oben geschilderte HOLZKNECHTsche Phänomen bei Röntgendurchleuchtungen. Differentialdiagnostisch kommt häufig ein Fremdkörper der Speiseröhre in Frage. Er läßt sich jedoch wegen des Fehlens von Spontan- und Schluckschmerzen sowie sonstiger Schluckbeschwerden und des Vorhandenseins von Stridor und Atemnot oder des typischen Sitzes im Röntgenbild meist ausschließen.

Jedenfalls muß grundsätzlich, auch wenn nur Verdacht auf Bronchialfremdkörper besteht, die diagnostische Bronchoskopie ausgeführt werden, da allein hierdurch in vielen Fällen die Diagnose möglich ist und unheilvolle Folgen verhütet werden.

Verlauf: Außer dem anfänglichen Hustenanfall brauchen solche Fremdkörper zunächst keine Erscheinungen zu machen, so daß sie latent lange liegen bleiben können. Wenn sie einen Bronchus vollkommen verschließen, führen sie zur Atelektase des betreffenden Lungenabschnittes und nachfolgend unter Umständen zu einer nicht selten tödlich endenden Pneumonie. In anderen Fällen, besonders bei längerem Sitz, entwickelt sich aus ihnen eine putride Bronchitis mit Bronchiektasie, oder es kommt durch Granulationswucherung in der Umgebung des Fremdkörpers zu einer Narbenstenose und danach zu einem Lungenabszeß mit Verwachsungen der Pleura oder zu einer fortschreitenden tödlichen Lungengangrän. Mitunter wird erst bei solchen Folgekrankheiten der Lunge, die sich mit Vorliebe im Unterlappen abspielen, an das frühere Eindringen eines Fremdkörpers gedacht.

Prognose: Ohne bronchoskopische Entfernung führt der Fremdkörper gewöhnlich zur tödlichen Pneumonie oder bei chronischem Verlauf zu fötider Bronchitis, Bronchiektasie oder Lungengangrän und somit unter Umständen noch nach Monaten und Jahren zu einem letalen Ausgang. Dauernd ballotierende Fremdkörper, die zwischen Glottis und Bifurkation hin und her tanzen, sind gefährlich, weil sie bei Einklemmung im größten Durchmesser sofortige Erstickung hervorrufen können. Sie werden nach Tracheotomie durch die untere Bronchoskopie entfernt. Seit Einführung der Bronchoskopie wurden über 90% aller Patienten mit Bronchialfremdkörpern geheilt.

Behandlung: Da andere Methoden (Stellen des Kranken auf den Kopf und Beklopfen von Brust und Rücken nach Tracheotomie) fast nie zum Ziele führen, ist heute die bronchoskopische Extraktion die Methode der Wahl. Der Patient muß also sobald wie möglich einem mit der bronchoskopischen Technik vertrauten Arzt überwiesen werden, da bei Zuwarten durch entzündliche Reizung der Bronchialschleimhaut, durch Lungenatelektase infolge von Bronchialverschluß, durch Aufquellen von Bohnen und Erbsen oder durch Entwicklung einer Pneumonie die Extraktionsbedingungen wesentlich verschlechtert werden.

In Narkose oder Lokalanästhesie wird mittels oberer Bronchoskopie im Liegen durch Herangehen mit dem Rohrende der Fremdkörper zangengerecht eingestellt, so daß man mit dem stark gerauhten, nicht abgleitenden Metallkörper- oder stärkeren Bohnenansatz oder anderen Spezialinstrumenten nichts anderes als den Fremdkörper fassen kann.

Man überzeugt sich, daß er fest gefaßt ist und zieht ihn unter allmählichem Zurückschieben des Innenrohres bis in das Ende des Außenrohres hinein. Unter dem Schutze des Rohrschnabels wird er zusammen mit dem Rohr, durch das er oft nicht hindurchgeht, vorsichtig durch die Glottis geleitet und zusammen mit dem Bronchoskop herausbefördert. Ein Abstreifen an den Stimmbändern kommt leicht vor und kann gefährlich werden, wenn eine einseitige Lungenatelektase besteht und der Fremdkörper in die andere gesunde Lungenseite gesogen wird und deren Bronchus verstopft. In solchen Fällen legt man vorsichtigerweise vorher in den gesunden Bronchus einen „Bronchialschützer" (BRÜNINGS) ein, dessen Borstenkranz die Luft durchläßt, aber feste Körper zurückhält.

Bei schwierigen Fremdkörpern, d. h. bei quellbaren Bohnen, Kernen usw., bei dauernd in der Luftröhre ballotierenden und bei alten Fremdkörpern hinter Stenosen müssen, wie oben bereits ausgeführt, die Tracheotomie und untere Bronchoskopie gemacht werden, weil die obere Extraktion zu schwierig und gefährlich ist. Vor allem hüte man sich, durch zu kurzes Fassen und Abgleiten der Zange das *Corpus alienum* tiefer zu stoßen oder Bohnen u. ä. zu zerquetschen, da sonst die einzelnen Brocken in tiefere kleine Bronchialäste aspiriert werden.

Gelangen kleine Fremdkörper (z. B. Stecknadeln, Nervennadeln des Zahnarztes) in die peripheren Bronchialabschnitte, dann gelingt es meist nicht, diese endoskopisch zu extrahieren. Die Entfernung muß in diesen Fällen mittels eines transthorakalen Eingriffes vorgenommen werden.

Nach der Extraktion ist klinische Beobachtung nötig wegen der Gefahr der Pneumonie und der glottischen Schwellung. Die hypoglottischen Schwellungen, die sich besonders bei Kindern einstellen, werden durch *Kortikoide*, Eiskrawatte um den Hals, Zerstäuben von *Solelösung* und *Kalziuminjektionen* bekämpft. Im Notfall bei rasch zunehmender Kehlkopfstenose, die sich gewöhnlich nach 24—48 Stunden einstellt, muß die Tracheotomie vorgenommen werden.

Die Bronchoskopie wird weiter zu diagnostischen Zwecken verwandt, z. B. bei Neoplasmen, Stenosen und Verlagerungen der Trachea und Bronchien infolge von Struma, Aneurysma oder bei Wanderkrankungen infolge von Tuberkulose und Lues. Durch Probeexzisionen und bakteriologische und zytologische Untersuchung des Bronchialsekrets kann in einem hohen Prozentsatz geklärt werden, welcher Art die meist röntgenologisch (Schichtaufnahmen, Bronchographie) festgestellten Veränderungen sind.

Neuerdings spielt die Bronchoskopie auch bei der Behandlung von frischen Lungenabszessen (4—6 Wochen alt) eine wichtige Rolle. Nach Absaugen des Eiters aus der Abszeßhöhle werden in diese jeden zweiten Tag *Antibiotika* eingefüllt. Auf diese Weise gelingt es, in einem hohen Prozentsatz neben der üblichen internen *antibiotischen Behandlung* (evtl. auch mittels *Aerosolbehandlung*) in frischen Fällen eine Heilung zu erzielen. Bei Erfolglosigkeit der Behandlung muß diese nach sechs Wochen abgebrochen und der Patient dem Chirurgen zugeführt werden.

34. Beispiel: 11jähriger Knabe spielte mit anderen Kindern gestern mit Metallperlen und steckte scherzweise eine in den Mund, die beim Lachen plötzlich verschwand. Darauf heftiger krampfartiger Hustenanfall, der sich seitdem, begleitet von Stridor und Atemnot, öfter wiederholte.

Befund: Keine Zyanose. Keine auffällige Atemnot, nur zeitweise in- und exspiratorischer Stridor. Kopf und Rumpf werden steifgehalten und nur vorsichtig bewegt aus Angst vor Hustenanfällen.

Lungen: Bei tiefer schneller Einatmung schleppt die rechte Brusthälfte nach. Das Atemgeräusch ist über der rechten Lunge stark abgeschwächt. Sonst keine Dämpfung, keine Geräusche.

Kehlkopf: Bei der indirekten Laryngoskopie erscheinen die Stimmlippen gerötet. Die Luftröhre ist in den oberen Abschnitten zu übersehen und frei. An der Vorderwand der Trachea, dicht unter dem Larynx, findet sich ein kleiner weißgelber fibrinöser Belag (Fremdkörperverletzung?). Bei tiefen Atemzügen bekommt der Patient bisweilen einen starken Husten- und Erstickungsanfall, bei dem ein lautes „Flopp"-Geräusch zu hören ist. Es rührt von dem Anstoßen des losgehusteten und gegen die Stimmlippen anschlagenden Fremdkörpers her, dessen Stoß für einen Augenblick auch am Kehlkopf zu fühlen ist.

Die Röntgendurchleuchtung und -aufnahme zeigt den länglichrunden Fremdkörperschatten an der typischen Stelle rechts neben dem 6. und 7. Brustwirbel, da, wo die helle Zeichnung des rechten Hauptbronchus von der Trachea abzweigt. Das Lungenfeld ist rechts weniger hell, außerdem ist das Holzknechtsche Phänomen des Bronchialverschlusses im Röntgenbilde deutlich vorhanden, d. h. bei der Einatmung verschiebt sich der Mediastinalschatten nach der Seite des verschlossenen rechten Bronchus, da diese Lungenhälfte sich wegen der Bronchialstenose nicht so schnell mit Luft füllt und daher ansaugend wirkt.

Diagnose: **Fremdkörper (Metallperle) im rechten Hauptbronchus.**

B. Ösophagoskopie

Zur Besichtigung der Speiseröhre bedient man sich ebenfalls des Brüningsschen oder eines ähnlichen Instrumentariums.

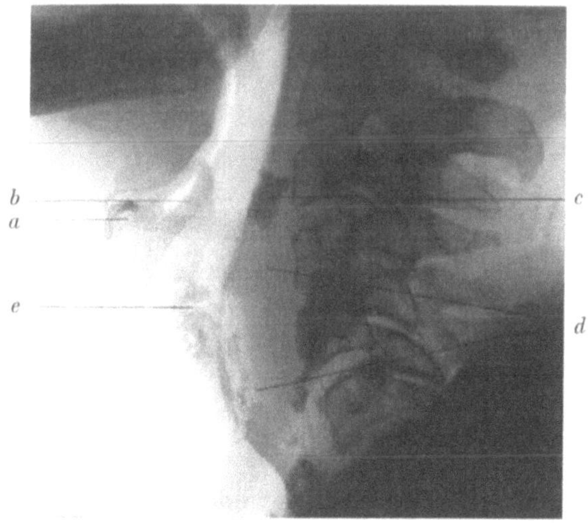

Abb. 162. Karzinom am Ösophaguseingang mit Verdrängung des Kehlkopfes nach vorne. a) Zungenbein, b) Epiglottis, c) verkalkte tuberkulöse Lymphknoten, d) Tumor, e) Schildknorpel, zum Teil mit Verknöcherungen

Technik: Nachdem der Zungengrund, Rachen und Kehlkopfeingang wie zur direkten Laryngoskopie anästhesiert sind, wird das passende, gut gefettete Rohr mit Hilfe des Elektroskopes unter Leitung des Auges eingeführt, und zwar im Sitzen (leichter) oder in Seiten- oder Rückenlage (schwieriger).

Man stellt zunächst wieder die Epiglottis ein und geht, während man sich genau in der Mittellinie hält, über den Kehldeckel und die Aryknorpel in die Tiefe hinter den Ringknorpel, bis der Eingang der Speiseröhre klafft. Dann wird der Halsteil der Speiseröhre unterhalb des Ringknorpels besichtigt. Sobald man die Enge hinter dem Kehlkopf überwunden hat, klafft auch der Brustteil des Ösophagus breit, so daß man tief hinuntersehen kann. Wenn erforderlich, wird die ganze Speiseröhre mit entsprechend verlängertem Rohr (40 cm lang) abgeleuchtet. Die Einführung des Rohres in den Ösophagusmund bereitet dem Ungeübten oft Schwierigkeiten. Bei starken Stenosen und Divertikeln geschieht die Einführung am besten über einen dicken Seidenfaden, der vorher mit einer daran befestigten kleinen Metallkugel verschluckt worden ist. Bei der Ösophagoskopie darf der Kopf in der Regel nicht so weit rückwärts gebeugt werden wie bei der Tracheoskopie, weil sonst die stark vorspringende Wirbelsäule stört. Überhaupt muß man bei der für den Patienten sehr viel unangenehmeren Ösophagoskopie die Einführung des Rohres durch ein günstiges Einstellen des Patientenkörpers (Vorbeugen, Seitwärtsneigen usw.) erleichtern. Die Beurteilung der Lumen- und Wandbilder, besonders bei Ektasien und Divertikeln ist ziemlich schwierig und durch die Speichelansammlung erschwert, zumal beim sitzenden Patienten. Infolgedessen ist man häufig gezwungen, bei schwierigen und längeren Ösophagoskopien eine starke Absaugapparatur zu verwenden.

Die Ösophagoskopie wird aus diagnostischen Gründen angewandt zur Ergänzung der Röntgenuntersuchung mit Kontrastbrei bei Narbenverengerungen, bei karzinomatösen Stenosen (Abb. 162), bei Ektasien, Divertikeln, Ösophagusvarizen und muskulären Störungen (Spasmus, Atonie).

Besonderen Wert besitzt die Ösophagoskopie jedoch bei der Diagnose und Therapie der Fremdkörper der Speiseröhre. Da es sich meist um größere Gegenstände (Münzen,

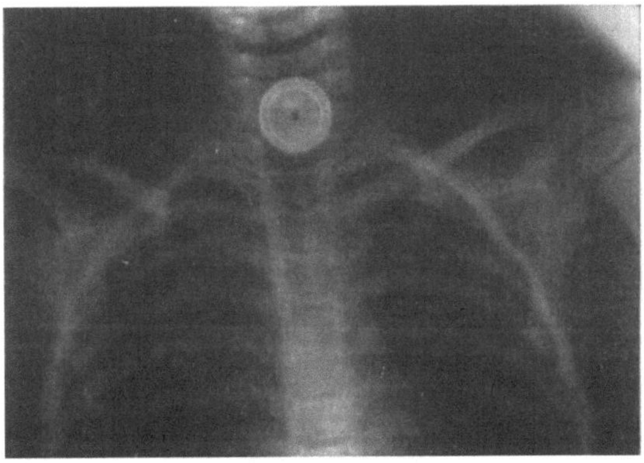

Abb. 163. Mantelknopf in der oberen Enge des Ösophagus hinter dem Kehlkopf bei 5jährigem Kind

Knochen, Gebißplatten) handelt, bleiben sie in den natürlichen Engen stecken, und zwar im Hypopharynx hinter dem Ringknorpel (Abb. 163 und 164), an der Thoraxapertur in Höhe der Bifurkation und über der Kardia.

Diagnose: Sie ergibt sich aus dem Sitz der Spontan- und Schluckschmerzen, aus den Schluckbeschwerden (Unmöglichkeit oder Erschwerung des Schluckens), aus dem Röntgenbild (seitliche oder Schrägaufnahme in Fechterstellung) und aus der Ösophagoskopie. Länger verweilende große Gegenstände führen infolge Druckusur, kleine spitze Fremdkörper (Gebiß, Nadeln, Gräten) infolge Durchspießung der Wand zu Infektionen mit der Gefahr einer tödlichen Mediastinitis.

Behandlung: Der Gebrauch der Schlundsonde zu diagnostischen und therapeutischen Zwecken ist bei Fremdkörpern wegen der Perforationsgefahr (Mediastinitis) ein Kunstfehler und daher verboten. Die Therapie besteht vielmehr in Extraktion des Fremdkörpers mittels des Ösophagoskopes. Sie ist bei manchen Fremdkörpern (spitze Knochen, Gebißplatten mit gebogenen, sich leicht einspießenden Halteklammern, offene Sicherheitsnadeln) sehr schwierig. Vor allem müssen Verletzungen und Perforationen der leicht zerreißbaren Speiseröhrenwand durch scharfe Ränder und verhakte Metallklammern von Gebissen vermieden werden, indem der Fremdkörper so gefaßt und gedreht wird, daß sich die spitzen Teile nicht in der Wand verfangen können. Festgekeilte und verhakte Gebisse müssen manchmal mit der Zange zerbrochen werden, mit dem Galvanokauter zerstückelt oder ganz selten durch Ösophagotomie entfernt werden.

Ösophagusverätzung *(Oesophagitis corrosiva)*: Sie entsteht dann, wenn versehentlich oder in Suizidabsicht eine ätzende Flüssigkeit geschluckt wird. Vornehmlich Kleinkinder sind gefährdet, wenn sich derartige Chemikalien in ihrer Reichweite befinden (z. B. laugenhaltige Putzmittel, Essigessenz). Es kommt zu einer mehr oder weniger schweren Nekrose der Schleimhaut und tieferer Gewebsschichten, wobei vorwiegend das Gebiet der drei physiologischen Engen und das untere Drittel be-

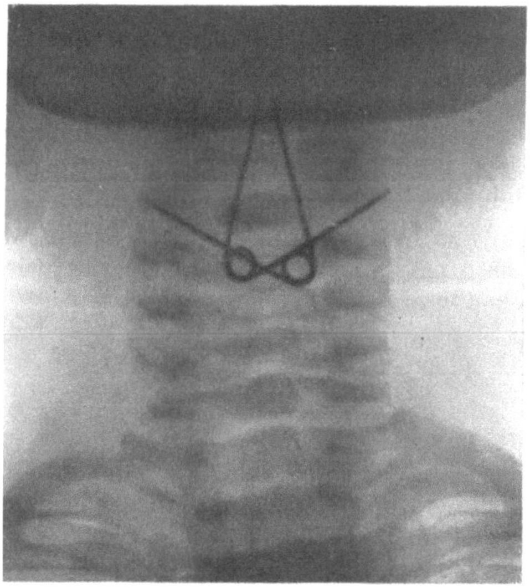

Abb. 164. Zwei offene Sicherheitsnadeln im Hypopharynx bei ½jährigem Kind

troffen werden. Eine Schädigung durch Laugen ruft eine Kolliquationsnekrose hervor und ist tiefer greifend als die durch Säureeinwirkung entstehende Koagulationsnekrose. Bei Zerstörung auch der Submukosa und der Muskularis können Bakterien in das Mediastinum einwandern, auch sind Perforationen der Speiseröhre und des Magens möglich. Verhängnisvoll wird schließlich die Ausbildung einer Striktur nach narbiger Umwandlung der geschädigten Abschnitte.

Klinisches Bild: Es wechselt mit dem Verlauf. Im Stadium der frischen Verätzung klagt der Kranke über heftige Schmerzen im Rachen, hinter dem Brustbein, zwischen den Schulterblättern und im Epigastrium. Im Mund und Rachen erkennt man häufig weißliche Ätzschorfe. In schweren Fällen steht ein Schockzustand im Vordergrund. Die Gefahren in dieser Zeit sind durch den Schock, ferner bei gleichzeitiger Verätzung auch des Kehlkopfeingangs durch das Larynxödem und schließlich durch die Möglichkeit einer Ösophagusperforation und einer Mediastinitis gegeben. Sie drohen bis zum Ende der ersten Woche. Dann setzt das zweite Stadium mit der scheinbaren Heilung ein, ehe dann im dritten Stadium nach der 2. bis 3. Woche die zunehmende Stenosierung mit wachsenden Schluckschwierigkeiten beginnt.

Behandlung: Versuche, das Ätzmittel durch Schlucken von Sodalösung, Seifenwasser usw. bei den Säureverätzungen und von Zitronensäure, verdünnter Essigsäure oder auch durch Milch bei Laugenverätzungen zu neutralisieren, kommen praktisch immer zu spät. Mit Magenspülungen, die sinnvoll sind, wenn feste Stoffe, z. B. *Sublimattabletten*, entfernt werden sollen, muß man wegen der Gefahr einer Magenperforation und weiteren Verschleppung des Ätzmittels vorsichtig sein. *Emetika* sind kontraindiziert. Das Hauptaugenmerk gilt in frischen Fällen dem Schock. Der Kreislauf muß durch Infusionen, evtl. unter Zusatz von Kreislaufmitteln, aufgefüllt werden. Gleichzeitig wird *Prednisolon* intravenös verabreicht. Die *Nebennierenrindenpräparate* haben gleichzeitig die Aufgabe, die Narbenentwicklung einzudämmen. Zusätzlich sind *Antibiotika* wegen der Gefahr einer Sekundärinfektion und einer Durchwanderungsmediastinitis unerläßlich. Anfangs ist künstliche (Infusionen), später flüssige Ernährung nötig. Die Kranken bedürfen der stationären Behandlung.

Wenn nach 8—10 Tagen die akute Gefahr gebannt ist, wird bei einer ersten Ösophagoskopie geklärt, welches Ausmaß die Schädigung hat. Davon hängt es ab, wie lange die *Kortison-Antibiotika-Behandlung* fortgesetzt werden muß und ob zusätzlich in schweren Fällen eine Bougierung zur Vermeidung narbiger Strikturen angezeigt ist. Diese Therapie muß manchmal lange Zeit und stets unter Kontrolle des ösophagoskopischen Befundes fortgesetzt werden.

Wenn die Behandlung zu früh, meist in der trügerischen zweiten Phase, beendet wird und **Narbenstenosen** entstanden sind, wird eine langwierige, schwierige und mühsame Dehnungsbehandlung nötig, wobei gleichzeitig *Kortisonpräparate* gegeben werden. Bei schweren Stenosen sind u. U. auch operative Maßnahmen (Anlegung eines antethorakalen Ösophagus, Resektionen und Anastomosen) erforderlich.

Begutachtung von Kehlkopfkrankheiten

Für die gutachtliche Beurteilung von äußeren und inneren Kehlkopfleiden sind folgende Einstufungen für die M. d. E. zugrunde zu legen:

Äußere Entstellungen (Fisteln)	10—20%	M. d. E.
Trachealkanülenträger mit Stimme	30%	„
Trachealkanülenträger ohne Stimme	40—60%	„
Kehlkopf- und Stimmverlust	50—80%	„
Kehlkopfverlust	40—60%	„
Stimmverlust	30—50%	„
Einseitige Rekurrensparese (vorübergehend), Heiserkeit bis zu	20%	„
Stark behinderte Atmung (doppelseitige Postikusparese)	50—80%	„

Es muß aber ausdrücklich darauf hingewiesen werden, daß unter Berücksichtigung des jeweiligen Berufes beträchtlich höhere oder niedrigere Einstufungen erforderlich werden können.

Sachverzeichnis

ANZEIGEN

A. WALDEYER

ANATOMIE DES MENSCHEN

Ein Grundriß für Studierende und Ärzte
dargestellt nach systematischen, topographischen und
praktischen Gesichtspunkten

2 Teile. Groß-Oktav. Ganzleinen

ERSTER TEIL

Allgemeine Anatomie · Rücken · Bauch · Becken · Bein

4., völlig neu bearbeitete und erweiterte Auflage
Mit 335, meist farbigen Abbildungen. XVI, 447 Seiten. 1962
DM 48,—

ZWEITER TEIL

Kopf und Hals · Auge · Ohr · Gehirn · Arm · Brust

Unter Mitarbeit von Dr. med. U. Schröder
2. und 3., vollständig neubearbeitete und erweiterte Auflage
Mit 447, z. gr. Tl. farbigen Abbildungen. XVI, 602 Seiten. 1965
DM 62,—

Dieser Grundriß wird dem Studierenden, der eine Verbindung der einzelnen Disziplinen der Medizin zu einem Gesamtgebäude sucht, ein willkommener Helfer sein, der ihn voraussetzungslos von der Zelle über komplizierte morphologische Gegebenheiten bis zu so manchem täglichen Problem des Arztes führt und seine Kenntnisse noch durch die notwendigsten entwicklungsgeschichtlichen und vergleichend-anatomischen Ergänzungen vertieft. Die einprägsamen schematischen Abbildungen erleichtern ihm diesen Weg.

W. Thiel, Graz, in Klinische Medizin

WALTER DE GRUYTER & CO · BERLIN 30

J. GABKA

HASENSCHARTEN UND WOLFSRACHEN

Entstehung, Behandlung und Operationsverfahren

Anhang: Das Bundessozialhilfegesetz

2., erweiterte Auflage
Mit 167 Abbildungen in 632 Einzeldarstellungen und 23 Tabellen
Groß-Oktav. XII, 253 Seiten. 1964. Ganzleinen DM 64,—

Der allgemeine Teil enthält wissenswerte Ausführungen über die Entstehung, Häufigkeit, Spaltformen und die verschiedenen Auffassungen über die Operationstermine. Daneben werden der Pflege, der vorbeugenden und nachsorgenden Betreuung der Spaltpatienten, der Sprachheilbehandlung und der Psychologie der Betroffenen besondere Beachtung geschenkt. Von großem Wert ist die gewissenhafte Auswertung des wohl größten systematisch behandelten Krankengutes im deutschen Sprachgebiet aus der ehemaligen Rosenthalschen Klinik. Ein spezieller Teil wurde der zweiten Auflage hinzugefügt. Er enthält Ausführungen über Anaesthesie, Instrumentarium und Beschreibung der plastischen Operationsverfahren für alle Spaltformen. Zahlreiche gute Strichzeichnungen erläutern das operative Vorgehen. — Besonders wertvoll erscheint die Nebeneinanderstellung der verschiedenen gebräuchlichen Operationstechniken mit Abwägung ihrer Vor- u. Nachteile. Auf diese Weise erhält der Leser einen guten Überblick über den heutigen Stand der operativen Technik.

HNO-Wegweiser für die ärztliche Praxis

WALTER DE GRUYTER & CO · BERLIN 30

H. GASTEIGER

AUGENHEILKUNDE

Leitfaden für Studium und Praxis

2., neubearbeitete und erweiterte Auflage

Mit 277, zum großen Teil mehrfarbigen Abbildungen

Groß-Oktav. XVI, 303 Seiten. 1963. Ganzleinen DM 45,—

Gasteiger hat die Fähigkeit, methodisch darzustellen und außerdem dem fachlich nicht Befaßten sofort verständlich zu sein. Dies ist vor allem bei neueren Bereichen wichtig, in denen selbst in dem alten Fach Ophthalmologie bisher die systematische Ordnung und die Erklärbarkeit noch nicht so recht ausreichten. So ist z. B. das Farbenkapitel mit kurzen, sachlichen Darstellungen so ausgezeichnet, daß dem Studenten Gelegenheit gegeben ist, den Aufbau wirklich zu verstehen. Unter den vorhandenen ist das Buch Studierenden in gleichem Maße wie dem mit dem Sachgebiet sonst nicht befaßten Arzt zu empfehlen, weil es keine Mühe macht, anderenorts häufig nicht recht verständlich geschilderte Gedankengänge übersichtlich zu lesen und endgültig zu verstehen.

Pro Medico, München

WALTER DE GRUYTER & CO · BERLIN 30

Bei Fragen zur Produktsicherheit wenden Sie sich bitte an:
If you have any questions regarding product safety,
please contact:

Walter de Gruyter GmbH
Genthiner Straße 13
10785 Berlin
productsafety@degruyterbrill.com